全国高职高专护理类专业规划教材（第二轮）

U0741438

内科护理学

（第2版）

（供护理及助产类专业使用）

主　　编　洪　霞　王　刚

副主编　高福荣　蒋　师　林　伟

编　　者　（以姓氏笔画为序）

王　贞（漳州卫生职业学院）

王　刚（四川护理职业学院）

向　月（福建卫生职业技术学院）

杨文博（福建省立医院金山分院）

陈梦越（天津医学高等专科学校）

林　伟（福建卫生职业技术学院）

林海端（漳州卫生职业学院）

洪　霞（福建卫生职业技术学院）

高福荣（山东省烟台护士学校）

蒋　师（天津医学高等专科学校）

编写秘书　向　月

中国健康传媒集团

中国医药科技出版社

内 容 简 介

本教材是"全国高职高专护理类规划教材(第二轮)"之一。共分为九章,涵盖绪论、呼吸系统、循环系统、消化系统、内分泌与代谢、血液系统、泌尿系统、风湿免疫系统、神经系统、类风湿疾病患者护理。按照概述、病因及发病机制、护理评估(健康史评估、身体评估、心理-社会评估、实验室及其他检查)、护理问题、护理目标、护理措施等护理程序编写,以临床护理工作中的常见病、多发病以及护士执业资格考试大纲要求为重点,适度增加护士执业资格考试大纲外的内容以利于学生未来职业发展与提升。本教材为书网融合教材,即纸质教材有机融合电子教材、教学配套资源(PPT、微课、视频、图片等)、题库系统、数字化教学服务(在线教学、在线作业、在线考试)。

本教材主要供高等职业教育护理及助产类专业学生使用,也可供临床护理工作者、成人高等教育学生及自学考试学生使用和参考。

图书在版编目(CIP)数据

内科护理学/洪霞,王刚主编.—2版.—北京:中国医药科技出版社,2019.7

全国高职高专护理类专业规划教材(第二轮)

ISBN 978-7-5214-0933-8

Ⅰ.①内… Ⅱ.①洪… ②王… Ⅲ.①内科学-护理学-高等职业教育-教材 Ⅳ.①R473.5

中国版本图书馆 CIP 数据核字(2019)第 116202 号

美术编辑 陈君杞
版式设计 友全图文

出版 **中国健康传媒集团** | 中国医药科技出版社

地址 北京市海淀区文慧园北路甲 22 号

邮编 100082

电话 发行:010-62227427 邮购:010-62236938

网址 www.cmstp.com

规格 889×1194 mm $\frac{1}{16}$

印张 32 $\frac{1}{4}$

字数 701 千字

初版 2015 年 8 月第 1 版

版次 2019 年 7 月第 2 版

印次 2019 年 7 月第 1 次印刷

印刷 三河市万龙印装有限公司

经销 全国各地新华书店

书号 ISBN 978-7-5214-0933-8

定价 78.00 元

版权所有 盗版必究

举报电话:010-62228771

本社图书如存在印装质量问题请与本社联系调换

获取新书信息、投稿、为图书纠错,请扫码联系我们。

数字化教材编委会

主　　编　洪　霞　王　刚

副 主 编　高福荣　蒋　师　林　伟

编　　者　（以姓氏笔画为序）

　　　　　　王　贞（漳州卫生职业学院）

　　　　　　王　刚（四川护理职业学院）

　　　　　　向　月（福建卫生职业技术学院）

　　　　　　杨文博（福建省立医院金山分院）

　　　　　　陈梦越（天津医学高等专科学校）

　　　　　　林　伟（福建卫生职业技术学院）

　　　　　　林海端（漳州卫生职业学院）

　　　　　　洪　霞（福建卫生职业技术学院）

　　　　　　高福荣（山东省烟台护士学校）

　　　　　　蒋　师（天津医学高等专科学校）

编写秘书　向　月

出版说明

"全国高职高专护理类专业规划教材"于 2015 年由中国医药科技出版社出版，全套教材共 27 门，是针对全国高职高专医药院校护理类专业教育教学需求和复合型临床人才培养目标要求而编写，自出版以来得到了各院校的广泛欢迎。为了进一步提升教材质量，使教材更好地服务于院校教学，同时为了进一步贯彻落实国务院办公厅《关于深化医教协同进一步推进医学教育改革与发展的意见》（〔2017〕63 号）等有关文件精神，不断推动职业教育教学改革，推进信息技术与医学教育融合，加强医学人才培养，使职业教育切实对接岗位需求，教材内容与形式及呈现方式更加契合现代职业教育需求，培养具有整体护理观的护理人才，在教育部、国家卫生健康委员会、国家药品监督管理局的支持下，中国医药科技出版社组织了本套教材的修订工作，并由全国近百所高职高专院校及附属医疗机构 260 余名专家、教师精心编撰，即将付梓出版。

本轮教材共包含 27 门，其中 24 门教材为新修订教材（第二版），主要特点如下。

一、内容精练，专业特色鲜明

本轮教材建设对课程体系进行科学设计，整体优化；对上版教材中不合理的内容框架进行适当调整；内容上吐故纳新，力求达到基础学科与专业学科紧密衔接、主干课程与相关课程合理配置的目标。教材内容精练、针对性强，具有鲜明的专业特色和高职教育特色。

二、对接岗位，强化能力培养

本轮教材强化以岗位需求为导向的理实教学，注重理论知识与护理岗位需求相结合，对接职业标准和岗位要求。每门教材在由教学一线经验丰富的教师组成编写团队的基础上，吸纳了多位具有丰富临床经验的医护人员参与编写，满足培养应用型人才的需求。在教材正文适当插入临床案例，起到边读边想、边读边悟、边读边练，做到理论与临床护理岗位相结合，强化培养学生临床思维能力和护理操作能力；同时注重护士人文关怀素养的养成，注重吸收临床护理新技术、新方法、新材料，体现教材的先进性。

三、对接护考，满足考试需求

本轮教材内容和结构设计，与国家护士执业资格考试紧密对接，在国家护士执业资格考试相关课程教材中以"考点提示"和"目标检测"的形式插入护士执业资格考试考点与真题，为学生学习和参加护士执业资格考试奠定基础，提升学习效率。

四、书网融合，学习便捷轻松

全套教材为书网融合教材，即纸质教材与数字教材、配套教学资源、题库系统、数字化教学服务有机融合。通过"一书一码"的强关联，为读者提供全免费增值服务。按教材封底的提示激活教材后，读者可通过 PC、手机阅读电子教材和配套课程资源，并可在线进行同步练习，实时反馈答案和解析。同时，读者也可以直接扫描书中二维码，阅读与教材内容关联的课程资源（"扫码学一学"，轻松学习 PPT 课件；"扫码练一练"，随时做题检测学习效果），从而丰富学习体验，使学习更便捷。教师可通过 PC 在线创建课程，与学生互动，开展在线课程内容定制、布置和批改作业、在线组织考试、讨论与答疑等教学活动，学生通过 PC、手机均可实现在线作业、在线考试，提升学习效率，使教与学更轻松。此外，平台尚有数据分析、教学诊断等功能，可为教学研究与管理提供技术和数据支撑。

　　本轮教材修订在组织、编写和审定过程中，得到众多专家的悉心指导和相关院校的大力支持，在此一并致谢！

　　改革创新的过程也是探索提升的过程，目标的提出至目标的实现是一个漫长、曲折的过程。在此殷切希望各医药卫生类院校师生和广大读者在使用中对教材进行检验，并提出宝贵意见，使本套教材日臻完善，为促进我国高职高专护理类专业教育教学改革和人才培养做出积极贡献。

中国医药科技出版社
2019 年 5 月

全国高职高专护理类专业规划教材（第二轮）
建设指导委员会

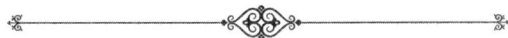

主 任 委 员　史瑞芬（南方医科大学）

顾　　　问　黄庶亮（漳州卫生职业学院）

副主任委员（以姓氏笔画为序）

马　波（安徽中医药高等专科学校）

郑翠红（福建卫生职业技术学院）

房立平（漳州卫生职业学院）

姚永萍（四川护理职业学院）

谭　工（重庆三峡医药高等专科学校）

委　　　员（以姓氏笔画为序）

王　刚（四川护理职业学院）

王亚宁（江西科技学院）

王珊珊（福建卫生职业技术学院）

尹　红（漳州卫生职业学院）

兰　萌（天津医学高等专科学校）

朱　霖（安徽医学高等专科学校）

朱美香（衢州职业技术学院）

汲　军（长春医学高等专科学校）

严家来（安徽医学高等专科学校）

杜庆伟（山东医学高等专科学校）

杨　峥（漳州卫生职业学院）

杨小玉（天津医学高等专科学校）

李大权（毕节医学高等专科学校）

李正姐（安徽中医药高等专科学校）

李丽娟（漳州卫生职业学院）

李钟峰（湄洲湾职业技术学院）

苏湲淇（重庆医药高等专科学校）

邱　波（漳州卫生职业学院）

张　庆（济南护理职业学院）

张　荣（毕节医学高等专科学校）

张　健（长春医学高等专科学校）

张　敏（安徽医学高等专科学校）

张　德（四川护理职业学院）

张亚军（内蒙古医科大学继续教育学院）

陈　燕（惠州卫生职业技术学院）

陈秋云（漳州卫生职业学院）

陈顺萍（福建卫生职业技术学院）

陈晓玲（安徽卫生健康职业学院）

陈瑄瑄（漳州卫生职业学院）

林建兴（漳州卫生职业学院）

林斌松（漳州卫生职业学院）

周卫凤（安徽医学高等专科学校）

周谊霞（贵州医科大学）

庞　燕（四川护理职业学院）

洪　霞（福建卫生职业技术学院）

郭永洪（云南工商学院）

黄小凤（漳州卫生职业学院）

谌　秘（南昌大学第四附属医院）

谢万兰（襄阳职业技术学院）

薛　梅（天津医学高等专科学校）

前 言 / PREFACE

本教材是根据《国务院关于加快发展现代职业教育的决定》等文件精神，结合临床内科护理岗位需求及《全国护士执业资格考试大纲》要求编写的全国高职高专护理类规划教材。本教材以临床内科护理工作中的常见病、多发病以及护士执业资格考试大纲的内容为重点，内容涵盖绪论、呼吸系统、循环系统、消化系统、内分泌与代谢、血液系统、泌尿系统、神经系统、风湿性疾病患者的护理，避免了不同学科之间的交叉重复，适度增加了护士执业资格考试大纲以外的内容，以利于护生未来职业的发展与提升。

本教材修订过程中参照了有关疾病的最新诊疗指南，反映了国内外临床内科护理的新进展、新技术和新护理标准，突出了常见病、多发病的护理，兼顾了知识的系统性、完整性和连贯性。本教材编者遵循以人为本的整体护理理念，以整体护理工作程序为框架，以护理岗位需求与护理岗位目标对接为宗旨，以培养护生批判性思维、规范内科护理工作方法为目标，以发现和正确解决内科护理问题的能力为根本。

为了更好地适应临床内科护理实践需要，本教材的编写是按照概述、病因及发病机制、护理评估（包括健康史评估、身体评估、心理－社会评估、实验室及其他检查）、护理诊断/问题、护理目标、护理措施等护理程序，对每个疾病患者的护理附编了"学习目标"和"目标检测"，便于学生自学和进一步掌握所学知识。为了提高和拓展教材的知识性与趣味性，本教材还有针对性地穿插了简明扼要的知识链接。

本教材在第二版修订过程中除遵循"三基""五性"基本原则外，所有护理内容均以国内外护理最新标准为依据。针对高职护生的培养目标，对接护士执业岗位的需要，编写时力求做到：形式好用（紧贴临床内科护理程序和护理实践），宽度够用（涵盖临床内科护理实践所需知识、技能和方法），深度适用（确保对临床内科常见疾病患者护理的基本知识）；同时，又提供了临床内科疾病患者护理的新知识、新理论和新技术，力争使本教材不仅能成为教师的教本、学生的学本，也是护理学专业学生未来临床护理实践和职业提升的参考本！本教材在修订过程中增加和完善了"医药大学堂"在线学习平台中的配套数字化学习资源，即纸质教材有机融合电子教材、教学配套资源（PPT、微课、视频、图片等）、题库系统、数字化教学服务（在线教学、在线作业、在线考试），以利广大师生学习参考。

本教材修订工作得到了各编者所在院校的大力支持，在此表示感谢！

各位编者在本教材的编写修订中本着认真负责的态度，克服了时间短、内容多、要求高的困难，但由于编者编写时间仓促，知识容量有限，在编写过程中难免存在一些疏漏和不足之处，恳请广大师生和读者批评指正。

编　者
2019 年 4 月

目 录/CONTENTS

第一章　绪论 ·· 1

第二章　呼吸系统疾病患者的护理 ································· 5

　第一节　呼吸系统概述、常见疾病症状体征的护理 ·········· 5

　第二节　急性上呼吸道感染患者的护理 ······················· 15

　第三节　急性气管－支气管炎患者的护理 ····················· 18

　第四节　肺炎患者的护理 ·· 21

　第五节　支气管扩张症患者的护理 ······························ 36

　第六节　支气管哮喘患者的护理 ································· 41

　第七节　肺结核患者的护理 ·· 50

　第八节　原发性支气管肺癌患者的护理 ························ 61

　第九节　慢性阻塞性肺疾病患者的护理 ························ 69

　第十节　慢性呼吸衰竭患者的护理 ······························ 75

　第十一节　胸腔穿刺患者的护理 ································· 81

第三章　循环系统疾病患者的护理 ································ 85

　第一节　循环系统概述、常见疾病症状体征的护理 ·········· 85

　第二节　原发性高血压患者的护理 ······························ 91

　第三节　冠状动脉粥样硬化性心脏病患者的护理 ············ 100

　第四节　心肌疾病患者的护理 ···································· 113

　第五节　心脏瓣膜病患者的护理 ································· 118

　第六节　感染性心内膜炎患者的护理 ··························· 125

　第七节　心包疾病患者的护理 ···································· 129

　第八节　心律失常患者的护理 ···································· 134

　第九节　心力衰竭患者的护理 ···································· 148

　第十节　慢性肺源性心脏病患者的护理 ························ 162

　第十一节　心脏介入诊断治疗患者的护理 ····················· 168

第四章　消化系统疾病患者的护理 ································ 172

　第一节　消化系统概述、常见疾病症状体征的护理 ·········· 172

　第二节　胃炎患者的护理 ·· 180

　第三节　消化性溃疡患者的护理 ································· 187

第四节　肝硬化患者的护理 ……………………………………………… 195

第五节　原发性肝癌患者的护理 ………………………………………… 204

第六节　肝性脑病患者的护理 …………………………………………… 211

第七节　溃疡性结肠炎患者的护理 ……………………………………… 218

第八节　急性胰腺炎患者的护理 ………………………………………… 224

第九节　上消化道大出血患者的护理 …………………………………… 230

第十节　消化系统常见诊疗技术的护理 ………………………………… 237

第五章　内分泌与代谢性疾病患者的护理 …………………………………… 247

第一节　内分泌系统概述、常见疾病症状体征的护理 ………………… 247

第二节　腺垂体功能减退症患者的护理 ………………………………… 251

第三节　甲状腺疾病患者的护理 ………………………………………… 258

第四节　肾上腺疾病患者的护理 ………………………………………… 278

第五节　糖尿病患者的护理 ……………………………………………… 289

第六节　肥胖症患者的护理 ……………………………………………… 305

第七节　痛风患者的护理 ………………………………………………… 310

第八节　骨质疏松症患者的护理 ………………………………………… 314

第六章　血液系统疾病患者的护理 …………………………………………… 321

第一节　血液系统概述、常见疾病症状体征的护理 …………………… 321

第二节　贫血患者的护理 ………………………………………………… 327

第三节　出血性疾病患者的护理 ………………………………………… 340

第四节　白血病患者的护理 ……………………………………………… 348

第五节　血液系统常用诊疗技术的护理 ………………………………… 360

第七章　泌尿系统疾病患者的护理 …………………………………………… 367

第一节　泌尿系统概述、常见疾病症状体征的护理 …………………… 367

第二节　肾小球肾炎患者的护理 ………………………………………… 374

第三节　原发性肾病综合征患者的护理 ………………………………… 385

第四节　急性肾衰竭患者的护理 ………………………………………… 392

第五节　慢性肾衰竭患者的护理 ………………………………………… 398

第六节　尿路感染患者的护理 …………………………………………… 407

第七节　血液净化患者的护理 …………………………………………… 413

第八章　神经系统疾病患者的护理 …………………………………………… 421

第一节　神经系统概述、常见疾病症状体征的护理 …………………… 421

第二节　脑血管疾病患者的护理 ………………………………………… 434

第三节　癫痫患者的护理 ………………………………………………… 452

第四节　帕金森患者的护理 ……………………………………………… 458

第五节　急性炎症性脱髓鞘性多发性神经病患者的护理 ……………… 463

第九章　风湿性疾病患者的护理 ··· 468

　　第一节　风湿性疾病概述、常见症状体征的护理 ························· 468

　　第二节　类风湿关节炎患者的护理 ·· 475

　　第三节　系统性红斑狼疮患者的护理 ·· 483

　　第四节　干燥综合征患者的护理 ··· 491

参考答案 ··· 497

参考文献 ··· 501

第一章

绪　论

扫码"学一学"

扫码"看一看"

　　护理学是有关疾病知识、疾病预防和治疗、患者护理、促进康复、增进健康的科学。护理学的发展基于临床护理实践需要、岗位目标与岗位要求。护理实践基于临床护理分科的需要，根据医疗服务对象、疾病特点、治疗手段的不同，分为内科护理学、外科护理学、妇产科护理学、儿科护理学、眼科护理学、耳鼻喉科护理学和传染病护理学等，而内科护理学是临床护理学中的一门重要学科，其内容在临床护理各科中均具有重要意义，是临床各科护理学的基础。因此，内科护理学的学习是其他各科临床护理学学习的基础和关键。

　　内科护理服务的对象主要是 14 岁以上人群，内容涵盖了除手术治疗以外的绝大部分疾病护理。按照"护理评估→发现护理诊断/问题→确定护理目标→制定护理方案→实施护理措施→进行护理评价"等护理程序，从生理、心理、社会适应等方面对患者实施整体护理。

一、内科护理学的发展

　　内科护理学和其他学科一样，随着临床医疗实践的发展而发展。由于基础医学和临床医学的不断发展，对许多疾病的病因和发病机制有了进一步深入的认识，从而为疾病的预防、治疗开辟了新途径。如随着分子生物技术的发展，可以采用转基因的方法治疗疾病（如血友病）；随着免疫学的发展，对肿瘤的生物学治疗、器官移植后的免疫治疗有了一定程度的发展；基于新科技、新方法的应用诞生了血管内超声、血管内超声旋切等技术。由于新技术的发展，内科护理学有了新的长足进步与发展。

　　检查和诊断技术：电子技术的发展，在器官功能监测如心、肺、脑电监护进入了小型化、随身化、动态化，并能及时报警、实时传输，有效提高了发现问题、解决问题、成功抢救的能力。而无线动态血糖的监测，不仅可以随时动态观察血糖变化情况，更可以通过远程传输至医护人员，及时发现问题，指导治疗。而 PET、SPET、PET – CT 等检查方法的运用大大提高了对一些疾病，尤其是肿瘤和内分泌疾病的早期诊断率。

　　治疗技术和方法：人工肾已经是人们耳熟能详的治疗肾功能衰竭（尿毒症）的方法，如今诞生的人工肝更是为肝衰竭患者的抢救赢得了时间。器官移植和细胞移植术（尤其是干细胞移植术）等新方法，在免疫学发展的基础上，大大提高移植的成功率和移植后的生存时间。埋藏式人工起搏器、靶向药物、生物疗法等为一些疾病的治疗带来了新希望，大大提高了治疗的效果，改善了患者的生存质量。

　　以上医疗技术的发展，也促进了护理知识和技术的发展，在各种新技术、新方法应用于临床的同时，也需要护理工作者掌握对不同技术和方法治疗前、治疗中、治疗后的护理要求、方法、注意事项和应对措施，从而有力地提高临床治疗的效果。同时，也给护理工作者提出了新的研究课题，不仅要从生物学的角度提高对疾病治疗的有效性，还要求从心理、社会层面进行有效的护理干预，为临床护理水平、护理质量的提高创造良好的条件。

二、内科护理学的内容

内科护理学是建立在基础医学、人文伦理学之上的综合性学科，涉及范围广、领域宽、内容多、整体性强。内容涉及除绪论外，还包括呼吸系统、循环系统、消化系统、内分泌与代谢系统、血液系统、泌尿系统、神经系统、风湿性疾病等患者的护理。除绪论部分外，每个系统以常见病、多发病为主线；以病因及发病机制、护理评估（含健康史评估、身体评估、心理－社会评估、实验室及其他检查评估）、护理诊断/问题、护理目标、护理措施（含一般护理、病情观察、协助治疗、心理护理、健康指导）为构架，涵盖了临床护理实践需要、职业资格考试所需的疾病范围、知识结构、系统性和整体性要求，同时又体现了知识的新颖性与前沿性。

三、内科护理学的特色

秉持整体护理理念，遵循护理程序思维和工作方式，是护理学的专业特色。

1. 整体护理理念　整体护理是指与生物－心理－社会医学模式相适应的护理理念或观念。从学校的专业教育开始，整体护理理念就贯穿整个护理教学始终，而且从课程内容选择、教材构架构建、教学过程实施，都力求体现整体理念。如护理评估过程增加了心理－社会评估；护理措施增加了心理护理；而健康指导中也强调了整个社会及家庭环境、社会医疗救护体系对疾病康复的重要性。

在知识碎片化的时代，作为教材，除了强调疾病的知识性以外，还必须强调知识的系统性、关联性和整体性。因此，在整体护理理念之下，教材不仅阐述了各系统疾病患者护理评估的重点内容、各系统常见症状的护理、常见疾病患者的护理，同时，对每个疾病患者护理都给出了"学习目标""目标检测"，并通过"知识链接"以增加趣味性、前沿性。

2. 护理程序　是护理任务得以执行的保障，是整体护理理念得以实现的规范。临床实践中，由于疾病病种的多样性、病变演变的多变性、病情发展的不可预测性，因此，要求护理人员在实践中必须认真仔细监测病情变化、认真执行医嘱、实施护理措施，并对护理措施实施的效果进行评价，从而综合评估患者生理－心理－社会各层次的需求。

以护理程序收集患者资料、综合评估资料、做出判断（护理问题/合作性问题）、制定护理计划、实施护理方案并对护理结果进行评估，这一过程不但有利于护士业务水平的提高、规范有序地开展护理工作，还有利于增强护士的专业意识、调动护士专业自主性、体现护理专业的独特性，也有利于护理人员之间的有效沟通，给患者提供连续和整体的护理。

本教材贯彻临床护理程序实施过程，从疾病的病因与发病机制，到对患者护理评估、找出护理诊断/问题、确定护理目标、制定护理措施，以及目标结果的评价，养成和强化了护士对护理程序的思维习惯，进而转化为临床护理的工作方法。

四、内科护理中护士的角色

内科护理的对象是 14 岁以上的人群，年龄跨度大、对健康及保健的护理要求复杂，加上护士角色的诞生和护理工作范围的扩展，要求护士不仅仅是患者的护理者，还应是医患、医护、患者与家庭以及社会的协调者，是承担健康教育和治疗方法实施的教育者，是医疗卫生和实践行为的代言者，是患者及病房的管理者，是新技术、新方法、新问题解决方法的研究者。

1. 护理者 是护士的基本角色，也是护理工作者的基本职责。作为专业的护理人员，必须有科学的理论和知识指导实践，由整体观出发，从生理－心理－社会层面对患者、家庭及社区进行全面评估，满足其生理、心理、文化、环境等方面的需求。因此，护理者不仅需要专业的知识、技能，还需要良好的专业素养、人文社科知识，以护理的形式，将爱、关怀、知识传递给患者、家庭和社会。

2. 协调者 护理工作涉及的不仅是疾病的载体——患者，同时需要与医生、其他护士、营养师、康复治疗师、心理治疗师、社会工作者以及有关机构和政府、社团进行合作、协调、沟通，共同制定和完成护理计划，才能提供高质量、协调而高效的护理。

3. 教育者 随着医疗和护理模式的改变、疾病发展的需要，越来越多的健康教育需要由护士来承担和完成。而单纯的疾病治疗模式也由"治"转变到以"增进健康、促进预防"为主。不仅针对患者，同时还要承担对护理学生、低年资护士的带教与培养工作。

4. 代言者 护士不仅是所在单位的代言者，也是卫生行业的代言者；不仅承担疾病护理的工作者，也是国家卫生政策的宣传者、代言人；更重要的是，护士还是患者的隐私保护着、权益的代理人和维护者。因此，护士应该积极参与我国医疗卫生体制改革，为提高护理质量、效率而建言、献策。

5. 管理者 护理工作不仅要做好对所服务对象的管理，同时还涉及护理资源、环境、人员以及时间的管理。如何有效分配好时间、利用好资源、协调好同行及上下级关系，需要护理工作者学习和运用好有关管理理论和技巧，营造良好的护理环境，保障优质的护理质量。

6. 研究者 护理学的发展需要建立在对临床护理实践中遇到的问题进行研究，找到解决问题的方法，优化护理方案，归纳总结经验得失的基础之上。因此，作为护理工作者，应当加强科研意识，以临床护理工作中的问题为研究对象，分析、探究解决方案，丰富护理学知识体系。

五、内科护理学的教学

传统的内科护理学和其他临床护理学科教学一样，分为课堂理论教学和临床实践教学。然而，随着护理事业发展和对护理工作者要求的提高，尽快适应工作岗位能力的对接要求，"割裂式"的教学方法正在逐渐被"理实一体化"的教学所取代。在教学实践中，需要充分利用各种形式和信息资源，及时介绍临床诊疗技术、护理方法和技术的发展。

如今的护理学教学，已经将护理问题摆在了现场，案例搬到了床边，教室开在了病房，学校办在了医院。这样更有利于增加学生对学科特点的真实感、现场感，有利于将患者的实际护理问题和书本知识更加紧密结合，不但提高学生的学习兴趣，同时也提高了教学效果。而临床实践阶段，更是通过顶岗实习的方式，在临床带教老师的指导下，通过对内科疾病患者的整体护理，将所学知识、技能、方法综合运用于临床护理实践，有助于更好地适应工作岗位需要，增强与岗位的对接能力。这样，在学生毕业时不但取得了上岗证——

护士执业资格证书，一定程度上掌握了岗位实践所需的理论、知识和技能，而且有利于及早熟悉临床护理岗位的工作规范和流程，为将来所从事的护理岗位进行良好的对接。

正如特鲁多医生的墓志铭所言："To Cure Sometimes, To Relieve Often, To Comfort Always"，治疗并不是万能的，而帮助和安慰是护理工作者所要承担的重要工作的一部分。

（洪　霞）

第二章

呼吸系统疾病患者的护理

第一节　呼吸系统概述、常见疾病症状体征的护理

扫码"学一学"

学习目标

知识要点

1. 掌握咳痰、肺源性呼吸困难、咯血的身体评估、护理问题和护理措施。

2. 熟悉呼吸系统的解剖构成和生理功能。

技能要点

掌握促进排痰的方法、指导有效排痰。

呼吸系统疾病是危害我国人民健康的常见病、多发病。据原国家卫生和计划生育委员会公布的《2013 第五次国家卫生服务调查分析报告》显示，居民分疾病类别两周患病率，呼吸系统疾病占城市居民的 42.4%、占农村居民的 40.2%，均居第二位。居民分疾病类别慢性病发病率，呼吸系统疾病占城市居民的 15.8%、占农村居民的 15.5%，均居第五位。由于呼吸系统和外界相通，有害物质可直接侵入造成损害。近年来，由于大气污染加重、吸烟、各种理化因子、生物因子及人口老龄化等因素影响，呼吸系统疾病如肺癌、支气管哮喘的发病率明显增加，慢性阻塞性肺疾病的发病率也居高不下，曾在 20 世纪 80 年代被基本控制的肺结核，近年来发病率也有增高趋势。许多慢性呼吸系统疾病导致肺功能逐渐减退，最终危及生命。由此可见，呼吸系统疾病的研究、防治和护理任务仍然艰巨。

一、概述

呼吸系统主要包括呼吸道和肺。

（一）呼吸道

以环状软骨为界将呼吸道分为上呼吸道和下呼吸道。

1. 上呼吸道　由鼻、咽、喉构成。除作为气体通道外，还有湿化和净化空气的作用。鼻对吸入气体有加温、湿化和净化作用，可使吸入空气的温度达到 37℃左右、相对湿度达到 95% 左右，适合人体生理需求。建立有创人工气道（气管切开或气管插管）的患者，吸入气体均需经过湿化和加温设备处理，否则会引起患者的不适，并损伤呼吸道的防御功能。

咽是呼吸道与消化道的共同通道，吞咽时会厌软骨将喉关闭，防止食物和口腔分泌物误吸入呼吸道；喉由甲状软骨与环状软骨等构成，环甲膜连接甲状软骨和环状软骨，是上呼吸道梗阻时行环甲膜穿刺的部位。

2. 下呼吸道 环状软骨以下的气管、支气管为下呼吸道。从气管（0级）向下逐渐分级（图2-1），在胸骨角水平分叉为左、右主支气管（1级），右主支气管较左主支气管粗、短且陡直，因此气管插管、异物及吸入性病变易进入右侧主支气管。主支气管向下逐级分支为肺叶支气管（2级）、肺段支气管（3级）直至终末细支气管（16级），均为传导性气道，不参与气体交换。从呼吸性细支气管（17级）开始到肺泡囊（24级）为呼吸区，是气体交换气道。

临床将吸气状态下内径<2 mm的细支气管称为小气道，其管腔细、管壁薄且无软骨支撑而易扭曲陷闭，发生炎症时容易因痉挛和黏液阻塞致通气障碍。

3. 呼吸道的组织结构 气管、支气管由黏膜层、黏膜下层和外膜组成。

（1）黏膜 黏膜上皮为假复层纤毛柱状上皮，由纤毛柱状上皮细胞和杯状细胞组成。纤毛向咽部摆动，具有清除呼吸道分泌物和异物功能；杯状细胞位于纤毛柱状上皮细胞间，与黏液腺一起分泌黏液，黏附空气中的细菌、灰尘和异物。黏液分泌不足或过量，吸烟、吸入有害气体及病原体感染均可影响纤毛活动，纤毛活动能力减弱可导致呼吸道防御功能下降。

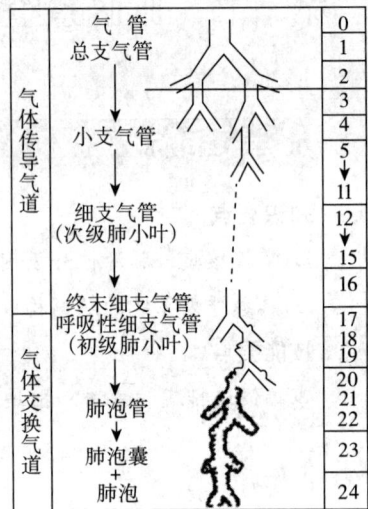

图2-1 支气管分级

（2）黏膜下层 为疏松结缔组织，含黏液腺和黏液浆液腺。在慢性炎症时，腺体增生肥大，分泌亢进，使黏膜下层增厚，黏液分泌增多，黏稠度增加。

（3）外膜 由"C"形软骨、结缔组织和平滑肌构成。软骨缺口处由平滑肌、腺体和结缔组织封闭。随着支气管分支，软骨逐渐减少而平滑肌相应增多，至细支气管时软骨完全消失。支气管平滑肌的舒缩受神经和体液调节，是影响气道阻力的重要因素。

（二）肺

1. 肺泡 是气体交换的场所，周围有丰富的毛细血管网，相邻肺泡间经肺泡孔（Cohn孔）相通，正常成人肺泡总面积可达$100m^2$。

2. 肺泡上皮细胞 包括Ⅰ型和Ⅱ型肺泡上皮细胞。

（1）Ⅰ型肺泡上皮细胞 位于肺泡内表面，覆盖肺泡总面积的95%，与邻近的肺毛细血管内皮细胞紧密相贴，两者的基底膜融合为一，组成肺泡-毛细血管膜（呼吸膜）。

（2）Ⅱ型肺泡上皮细胞 分泌表面活性物质，降低肺泡表面张力，维持肺泡稳定性，防止肺泡萎陷。

3. 肺泡巨噬细胞 吞噬进入肺泡的微生物和尘粒，还可生成、释放多种细胞因子，在肺部疾病的发病过程中起重要作用。

4. 肺间质 即肺内的结缔组织及其中的血管、淋巴。起着重要的支撑作用，疾病累及肺间质可致肺纤维化。

（三）肺的血液供应

肺有双重血液供应，即肺循环和支气管循环。

1. 肺循环 由肺动脉、肺毛细血管、肺静脉构成，具有低压、低阻、高血容量的特点，执行气体交换功能。

2. 支气管循环 由支气管动脉（起源于胸主动脉）和静脉（汇入奇静脉、半奇静脉或肋间静脉，最后经上腔静脉回流到右心房）构成，为各级支气管和肺提供营养。

（四）胸膜和胸膜腔

胸膜分脏层和壁层。脏层胸膜覆盖在肺的表面且无痛觉神经，壁层胸膜覆盖在胸壁内面有感觉神经末梢，病变累及壁层胸膜时可致胸痛。两层胸膜围成的密闭潜在性腔隙称为胸膜腔，内有少量液体（每侧 3～15ml）起润滑作用，正常情况下胸膜腔内为负压，有利于肺的扩张和静脉血回流到心脏。

（五）肺的呼吸功能

机体与外环境之间的气体交换称为呼吸，包括①外呼吸：由肺通气和肺换气组成。②气体在血液中的运输。③内呼吸：血液与组织细胞间的气体交换。

1. 肺通气 外环境与肺之间的气体交换。临床常用以下指标衡量。

（1）每分通气量（MV 或 V_E） 静息状态下，每分吸入或呼出的气体总量。MV = 潮气量（V_T）× 呼吸频率，正常成人潮气量为 400～500ml，呼吸频率 16～20 次/分。

（2）肺泡通气量（V_A） 每分钟进入肺泡参与气体交换的气量，又称有效通气量。$V_A = (V_T - V_D) ×$ 呼吸频率。生理无效腔量（V_D）是解剖无效腔量与肺泡无效腔量之和。解剖无效腔量是指吸入的气体留在口、鼻和气道中，没能参与交换的气量，约150ml；肺泡无效腔量在正常情况下可忽略。

2. 肺换气 肺泡和肺毛细血管血液之间的气体交换过程，以弥散的方式进行。正常的肺换气功能有赖于空气通过呼吸膜的有效弥散、充足的肺泡通气量和肺血流量以及两者之间的恰当比例（正常约0.8）。

（六）呼吸系统的防御功能

为了保护机体免受病原微生物和有害理化因子的侵袭，呼吸系统具有完善的防御机制。主要包括①物理防御：鼻部加温、过滤、喷嚏、咳嗽，支气管收缩、黏液－纤毛运输系统等。②化学防御：溶菌酶、乳铁蛋白、蛋白酶抑制剂、谷胱甘肽、超氧化物歧化酶等。③细胞吞噬：肺泡巨噬细胞、多形核粒细胞。④免疫防御：包括非特异性和特异性免疫（B细胞分泌的 IgA、IgM 等，T 细胞介导的迟发型免疫反应及细胞毒作用）。

（七）呼吸的调节

呼吸运动的调节通过中枢神经控制、神经反射性调节（肺牵张）和化学反射性调节（感受 O_2、CO_2、H^+ 浓度）来完成。

二、常见症状体征的护理

咳嗽和咳痰

咳嗽和咳痰是呼吸系统疾病最常见的症状之一。咳嗽是人体的一种保护性反射，以清除呼吸道内分泌物和异物。咳痰是借助支气管黏膜上皮细胞的纤毛运动、支气管平滑肌的收缩及咳嗽反射，将呼吸道分泌物经口腔排出体外的动作。

【护理评估】

（一）健康史评估

1. 病因评估　患者有无呼吸道感染、支气管扩张、支气管哮喘、肺炎、肺结核、肺癌、胸膜炎、气胸等呼吸系统疾病。有无各种原因导致的左心衰竭、肺栓塞。有无理化因素和中枢神经因素引起的咳嗽咳痰等。

2. 诱因评估　有无受凉、劳累、吸入过敏源等。

（二）身体评估

1. 咳嗽

（1）咳嗽的性质　①干性咳嗽：咳嗽无痰或痰量很少，常见于急性咽喉炎、急性支气管炎初期、胸膜炎、肺癌等。②湿性咳嗽：咳嗽伴有痰液，常见于慢性支气管炎、支气管扩张、肺脓肿及空洞型肺结核等。

（2）咳嗽发作与时间、体位的关系　①突然发作：多见于急性上呼吸道感染、气管及支气管异物。②长期反复发作：多见于慢性呼吸道疾病，如慢性支气管炎、肺脓肿、支气管扩张、空洞型肺结核等。③体位变动、清晨起床或夜间睡眠时咳嗽加剧：见于肺脓肿、支气管扩张。④夜间咳嗽：多见于左心功能不全患者，与夜间迷走神经兴奋性增高及肺淤血加重有关。

（3）咳嗽的音色　①金属音调咳嗽：见于原发性支气管肺癌、纵隔肿瘤等。②声音嘶哑：见于声带炎、喉癌及喉返神经麻痹等。③犬吠样咳嗽：见于急性喉炎、气管受压、会厌及喉部疾病。④咳嗽声音无力：见于极度衰竭、声带麻痹等。

2. 咳痰

（1）痰的性质　可分为黏液性、浆液性、脓性和血性等。①黏液性、浆液性痰：见于急慢性支气管炎、支气管哮喘。②脓性痰：见于化脓性感染，如支气管扩张、肺脓肿时，痰量多，且多呈脓性，静置后可出现分层现象。③血性痰：见于肺结核、支气管扩张、肺癌或急性左心衰竭。

（2）痰的颜色　①铁锈色痰：见于肺炎球菌肺炎。②草绿色痰：见于铜绿假单胞菌感染。③血性痰：多见于支气管扩张、肺结核、支气管肺癌等。④粉红色泡沫痰：见于急性肺水肿。⑤砖红色果冻样痰：见于克雷伯杆菌肺炎。

（3）痰的量、气味　①急性呼吸道炎症：痰量较少。②支气管扩张症、肺脓肿：痰量增多，且排痰与体位有关。根据咯痰量多少将其严重程度分为三度：轻度 <10ml/d、中度 10~150ml/d、重度 >150ml/d。③合并厌氧菌感染：痰有恶臭。

（三）心理－社会评估

长期、频繁、剧烈的咳嗽咳痰可致头痛、睡眠不佳、精神萎靡、食欲不振，体力消耗，影响患者工作与休息。而原因不清、诊断不明、治疗效果不佳时则产生焦虑、恐惧心理。

（四）实验室及其他检查

评估患者的血液、痰液、胸部影像、肺功能、血气分析、纤维支气管镜等检查结果有无异常。

【护理诊断/问题】

1. 清理呼吸道无效 与痰液黏稠或（和）咳嗽无力有关。

2. 潜在并发症：窒息、自发性气胸。

【护理目标】

（1）患者能进行有效排痰，保持呼吸道通畅。

（2）患者未发生窒息等并发症，或并发症及时被发现并及时得以处理。

【护理措施】

（一）一般护理

1. 环境 环境应整洁、舒适、安静，室内空气新鲜，温度 18～20℃，相对湿度 50%～60%。

2. 休息与体位 避免剧烈运动，卧床休息，取舒适的坐位或半坐位。

3. 饮食 给予高蛋白、高热量、高维生素、清淡饮食，避免油腻和辛辣刺激性饮食。每日饮水 1500～2000ml。

（二）促进排痰

1. 指导患者有效咳嗽 适用于神志清醒能咳嗽的患者。指导患者取坐位或立位，先行 5～6 次深而缓慢的腹式呼吸，然后在一次深吸气后屏住呼吸 3～5 秒，继而咳嗽数次将痰咳到咽喉部附近，再迅速用力咳嗽将痰咳出。

2. 湿化气道 适用于痰液黏稠不易咳出的患者。方法有气管内滴药和雾化吸入法。可在湿化液中加入抗生素、祛痰药、平喘药、糖皮质激素等，达到抗炎、排痰、平喘作用。湿化温度控制在 35～37℃，每次 10～20 分钟，避免湿化过度，治疗后及时帮患者翻身拍背排出痰液以防窒息，严格消毒隔离防止感染。

3. 胸部叩击 适用于长期卧床、久病无力咳嗽者，禁用于咯血、低血压、肺水肿、气胸、肋骨骨折的患者。患者取侧卧位，护士五指并拢、向掌心微弯呈空心掌状，用手腕的力量，自下而上、由外向内迅速而有节律地叩击患者胸壁，震动气道，每一肺叶叩击 1～3 分钟，每分钟 120～180 次，同时鼓励患者咳嗽。叩击力度要适中，每次叩击时间以 5～15 分钟为宜，餐后 2 小时至餐前 30 分钟进行，以免诱发呕吐。

4. 体位引流 利用重力使肺、支气管内分泌物排出。适用于痰液量较多、呼吸功能尚好者，如肺脓肿、支气管扩张。禁用于严重心肺功能不全、近期咯血的患者。具体操作方法见本章第四节"支气管扩张护理"。

5. 机械吸痰 经患者的口腔、鼻腔、气管插管或气管切开处进行负压吸痰。适用于痰液黏稠而无力咳出、意识不清、排痰困难或建立人工气道者。机械吸痰时应注意：①严格执行无菌操作，避免交叉感染。②选择粗细适宜的吸痰管。③每次吸痰时间＜15 秒，两次间隔＞3 分钟。④吸痰动作快速、轻稳，防止损伤呼吸道黏膜。⑤痰液黏稠时可配合叩击、雾化吸入等方法，提高吸痰效果。⑥关机前一定要先将负压降到 0.02mPa 以下。具体操作方法见《基础护理与技术》相关章节。

（三）病情观察

1. 咳嗽、咳痰情况 观察痰的颜色、性质、量，痰液能否顺利咳出。

2. 窒息 对于意识障碍、痰多且咳嗽无力的患者，应警惕窒息的发生，如患者突然出现排痰减少或停止、烦躁不安或意识不清、呼吸急促、咽喉部痰鸣音，面色苍白或发绀、出冷汗等，为窒息的表现，应立即机械吸痰并通知医生，并做好抢救准备。

3. 自发性气胸 如患者在剧烈咳嗽后突然一侧胸部刺痛，呼吸困难并进行性加重，发绀、叩诊鼓音，可能并发自发性气胸。应立即通知医生，并做好胸腔穿刺排气或胸腔闭式引流准备。

（四）心理护理

帮助患者了解咳嗽、咳痰的相关知识，增强患者战胜疾病的信心。指导患者家属理解和满足患者的心理需求，给予心理支持。

（五）用药护理

常用药物有抗生素、镇咳药、祛痰药，掌握并观察药物疗效和不良反应，镇咳药不可滥用。

（六）健康指导

指导患者避免诱因，掌握正确有效的咳嗽、咳痰方法。

肺源性呼吸困难

呼吸困难是指患者主观感觉空气不足、呼吸不畅，客观表现为呼吸用力，并伴有呼吸频率、深度与节律异常。肺源性呼吸困难是指由于呼吸系统疾病引起的肺通气、换气功能障碍，导致缺氧和（或）二氧化碳潴留所致。

【护理评估】

（一）健康史评估

评估患者有无慢性阻塞性肺疾病（COPD）、支气管哮喘病史。有无喉、气管与支气管的炎症、水肿、肿瘤或异物所致狭窄或梗阻。有无肺炎、肺结核、肺不张、肺淤血、肺梗死、气胸及大量胸腔积液等病史。

（二）身体评估

1. 呼吸困难的特点 肺源性呼吸困难分三种类型。①吸气性呼吸困难：吸气时呼吸困难、吸气费力及吸气时间延长，常伴有干咳及高调喘鸣，重者出现"三凹征"，即胸骨上窝、锁骨上窝和肋间隙在吸气时凹陷，多见于喉头水肿、气管炎症、异物、肿瘤或受压等引起的上呼吸道梗阻。②呼气性呼吸困难：呼气时呼吸困难、呼气费力及呼气时间延长，常伴有呼气性哮鸣音，多见于支气管哮喘、COPD 等。③混合性呼吸困难：吸气与呼气均感费力，呼吸频率增快、变浅，常伴呼吸音减弱或消失，常见于重症肺炎、重症肺结核、大量胸腔积液和气胸等。

2. 呼吸困难的严重程度 根据呼吸困难与日常活动的关系，呼吸困难分度见表2-1。

表2-1　呼吸困难程度与日常生活自理能力评价

分度	呼吸困难程度	日常活动能力水平
Ⅰ度	日常活动无不适，中、重体力活动时出现气促	正常，无气促
Ⅱ度	与同龄健康人平地行走无气促，登高或上楼时出现气促	满意，有轻度气促，但日常生活可自理，不需要帮助或中间停顿
Ⅲ度	与同龄健康人以同等速度行走时呼吸困难	尚可，有中度气促，日常生活可自理，但必须停下来喘气，费时、费力
Ⅳ度	以自己的步速平地行走100m或数分钟即有呼吸困难	差，有显著呼吸困难，日常生活自理能力下降，需部分帮助
Ⅴ度	洗脸、穿衣，甚至休息时也有呼吸困难	困难，日常生活不能自理，完全需要帮助

3. 评估要点　重点评估：①呼吸的频率、节律、深度。②肺部有无异常呼吸音、干湿性啰音。③有无表情痛苦、口唇发绀、鼻翼扇动、张口呼吸、三凹征等严重呼吸困难表现。④有无烦躁不安、嗜睡、意识模糊甚至昏迷。

（三）心理-社会评估

严重呼吸困难时患者常有紧张、疲乏、失眠、抑郁、焦虑甚至恐惧心理，长期呼吸困难可致患者的生活和工作能力下降或丧失，可产生悲观、沮丧等心理。

（四）实验室及其他检查

评估患者的动脉血气分析、肺功能测定、胸部X线、CT检查结果，判断呼吸困难的类型、程度和病因。

【护理诊断/问题】

1. 气体交换受损　与气道痉挛、呼吸面积减少、肺换气功能障碍有关。

2. 活动无耐力　与呼吸功能受损致机体缺氧有关。

【护理目标】

（1）患者呼吸困难消失或减轻。

（2）患者活动耐力逐渐提高。

【护理措施】

（一）一般护理

1. 环境　病房间内应温湿度适宜、空气新鲜，避免刺激性气体或放置花草、羽毛等易引起过敏的物质，重症患者置于呼吸病监护病房。

2. 休息与体位　保证充分的休息，协助患者取坐位或半卧位，以改善通气，使用靠背垫、跨床小桌等支撑物增加患者的舒适度。

3. 保持呼吸道通畅　协助患者排痰，必要时协助医生建立人工气道并做好相应护理。

4. 活动和呼吸训练　病情减轻后，根据呼吸困难程度合理安排活动，有计划地逐步增加活动量，以不引起呼吸困难和患者不感到疲劳为宜。指导患者做缩唇呼气和腹式呼吸，以训练呼吸功能。详见本章第九节"慢性阻塞性肺疾病患者的护理"。

（二）氧疗护理

根据呼吸困难类型、严重程度和血气分析结果进行合理的氧疗，选择吸氧的浓度、方法和时间。严重缺氧无二氧化碳潴留者，给予高流量、高浓度、间歇吸氧，如面罩吸氧；

缺氧伴二氧化碳潴留者，应低流量、低浓度、持续吸氧，可用鼻导管或鼻塞吸氧。氧疗过程中应有专人监护，密切观察氧疗效果，及时调整吸氧浓度和流量，定期检查、消毒氧疗装置，做好机械通气患者的护理。

（三）病情观察

密切监测患者生命体征变化；观察呼吸道是否通畅；判断缺氧的类型和严重程度；观察有无心衰、心律失常等并发症；监测动脉血气分析和血氧饱和度。

（四）心理护理

呼吸困难会使患者产生烦躁不安、焦虑甚至恐惧等，这些不良的情绪反应会进一步加重呼吸困难。护士应陪伴在患者身边，给予患者相应的解释和适当的安慰、疏导，以增强患者的安全感。

（五）用药护理

常用药物有抗生素、支气管舒张药、呼吸兴奋剂、糖皮质激素。观察药物疗效和不良反应。

（六）健康指导

向患者讲解呼吸困难的病因诱因，指导其掌握所患疾病的预防和保健知识；指导患者掌握正确、有效的呼吸功能训练方法；指导氧疗的相关知识。

咯 血

咯血是指喉及喉以下呼吸道和肺部出血经口咯出。需与呕血、鼻咽部及口腔出血鉴别。

【护理评估】

（一）健康史评估

详细询问患者有无肺结核、支气管扩张、肺炎、肺癌等病史。有无二尖瓣狭窄、肺梗死、急性肺水肿等。有无血小板减少性紫癜、再生障碍性贫血、急性白血病等血液病。有无急性传染病、子宫内膜异位症等病史。

（二）身体评估

1. 咯血程度　根据咯血量的多少，将咯血分为如下几种。

（1）痰中带血　痰中混有少量血液。

（2）少量咯血　每日咯血量 <100ml。

（3）中等量咯血　每日咯血量 100～500ml。

（4）大咯血　每日咯血量 >500 ml，或一次咯血量 >100 ml。

2. 并发症　咯血的并发症有窒息、失血性休克、肺不张和肺部感染。窒息是咯血直接致死的主要原因，应及时识别和抢救。精神紧张、坐卧不安、面色灰暗、咯血不畅为窒息先兆，应予警惕；出现表情恐怖、胸闷气促、张口瞪目、双手乱抓、大汗淋漓、唇指发绀、意识丧失，提示窒息发生，应紧急处理。

（三）心理－社会状况

咯血常引起患者及家属紧张和恐慌，一旦大量咯血或发生窒息，患者会产生极度恐惧心理。

（四）实验室及其他检查

评估患者的血液及胸部 X 线、CT 检查结果，明确咯血的病因。

【护理诊断/问题】

1. 有窒息的危险　与咯血不畅引起气道阻塞有关。

2. 恐惧　与突然大咯血或咯血反复发作有关。

【护理目标】

（1）患者呼吸道通畅，无窒息发生。

（2）患者咯血量、次数减少或咯血停止，情绪稳定。

【护理措施】

（一）一般护理

1. 休息与体位　小量咯血者应静卧休息。大咯血患者需绝对卧床休息，减少搬动，协助患者取患侧卧位或平卧位头偏向一侧。病室内保持安静，避免不必要的交谈。

2. 饮食护理　大咯血者暂时禁食，小量咯血者宜进少量温凉流质饮食，多饮水，多食富含纤维素的饮食，避免刺激性食物，保持大便通畅。

3. 保持呼吸道通畅　及时清除患者口、鼻腔内血液，保持口腔清洁。鼓励患者轻轻咯出气道内积血，不能屏气，以免导致窒息。

（二）病情观察

观察患者咯血的量、颜色、次数及速度。定时监测血压、脉搏、呼吸、心率、瞳孔及意识变化并做好记录。密切观察窒息的发生，一旦发现窒息立即报告医师并协助抢救。

（三）窒息的抢救配合

1. 做好急救准备　凡是大咯血及意识不清的患者，应床旁备好急救器械，做好气管插管或气管切开的准备与配合。

2. 保持合适体位　立即置患者头低足高 45° 俯卧位，头偏一侧，轻拍背部以利气道内血液排出。

3. 及时清理呼吸道　为抢救窒息最为重要的措施。及时清除口腔、鼻腔内血块，或迅速用鼻导管接吸引器插入气管内抽吸，以清除呼吸道内的积血。必要时立即行气管插管或气管镜直视下吸取血块。

4. 氧疗　血块清除后患者呼吸仍未恢复者，应行人工呼吸，给予高流量吸氧或遵医嘱应用呼吸中枢兴奋剂，密切观察病情变化，警惕窒息再发生。

（四）心理护理

大咯血患者异常紧张恐惧，护士应陪伴患者床旁，安慰患者，说明情绪放松有利于止血，嘱其不能屏气，以免血液引流不畅形成血块导致窒息。及时清洗患者面部及床单上的血迹，消除不良刺激。

（五）用药护理

大量咯血时，应迅速建立静脉通路，遵医嘱应用止血药、及时补充血容量，并备好吸痰器及气管插管等抢救用物。

1. 垂体后叶素　是治疗大咯血的首选药物。使用时要遵医嘱控制滴速，观察患者有无恶心、排便感、面色苍白、心悸、腹痛等不良反应。高血压、冠心病、心衰及妊娠者禁用。

2. 镇静剂　烦躁不安者遵医嘱应用镇静剂如地西泮 5～10mg 肌内注射，禁用吗啡、哌替啶，以免抑制呼吸。

3. 镇咳药 剧烈咳嗽者遵医嘱予以小剂量止咳剂，年老体弱、肺功能不全者慎用强镇咳药，以免抑制咳嗽反射，使血块不能咯出而发生窒息。

（六）健康指导

指导患者及家属咯血翻身时的正确卧位和保持呼吸道通畅的方法；指导合理饮食，保持大便通畅。

目标检测

一、选择题

A1/A2 型题

1. 咳粉红色泡沫痰常见于

  A. 肺结核   B. 支气管扩张

  C. 肺炎   D. 肺水肿

  E. 肺脓肿

2. 呼气性呼吸困难见于

  A. 支气管哮喘   B. 大叶性肺炎

  C. 支气管异物   D. 胸腔积液

  E. 急性喉炎

3. 对大咯血患者，病情观察最重要的内容是

  A. 体温   B. 脉搏

  C. 血压   D. 神志

  E. 窒息先兆

4. 大咯血窒息抢救时患者的体位应为

  A. 平卧位   B. 病侧卧位

  C. 头低脚高俯卧位   D. 半卧位

  E. 端坐位

5. 下列咯血护理措施中，不正确的是

  A. 大咯血时应取平卧位，头偏向一侧

  B. 保持大便通畅

  C. 肺结核咯血患者应向患侧卧位

  D. 静卧休息，尽量少翻身

  E. 咯血不止时，嘱患者屏气以利止血

二、思考题

1. 试述三种肺源性呼吸困难的特点和常见病因？

2. 大咯血患者发生窒息时，护士如何配合医生进行抢救？

扫码"练一练"

（高福荣）

第二节　急性上呼吸道感染患者的护理

扫码"学一学"

学习目标

知识要点

1. 掌握急性上呼吸道感染患者的身体评估、护理问题和护理措施。

2. 熟悉急性上呼吸道感染的病因、辅助检查。

技能要点

能熟练为急性上呼吸道感染患者进行健康指导。

急性上呼吸道感染（acute upper respiratory tract infection）简称上感，是鼻腔、咽部和喉部急性炎症的总称。常见病原体是病毒，少数由细菌引起。本病具有病情轻、病程短、发病率高、可自愈、易传染等特点。多数预后良好，少数可引起严重并发症，甚至危及生命。本病全年均可发病，冬春季多发。主要通过含有病原体的飞沫或被污染的手和用具传播，多为散发，在气候突变时可有局部小规模流行。

【病因及发病机制】

（一）病因

1. 病毒　70%～80%的上呼吸道感染由病毒引起。主要有鼻病毒、腺病毒、流感病毒、副流感病毒、冠状病毒、呼吸道合胞病毒、埃可病毒、柯萨奇病毒等。

2. 细菌　20%～30%的上呼吸道感染由细菌引起。可直接或继发于病毒感染后，以口腔内定植细菌溶血性链球菌多见，其次是流感嗜血杆菌、肺炎链球菌和葡萄球菌。

（二）发病机制

当受凉、淋雨或过度疲劳时，机体和呼吸道局部的防御能力降低，从外界侵入或原已存在于呼吸道的病原体迅速繁殖引起发病。

【护理评估】

（一）健康史评估

评估患者有无与急性上呼吸道感染患者密切接触史；有无受凉、淋雨及过度疲劳等诱因；有无呼吸道慢性炎症。

（二）身体评估

根据病因和临床表现不同，急性上呼吸道感染分为不同类型。

1. 普通感冒　又称急性鼻炎，俗称"伤风"。多为鼻病毒所致，以鼻咽部的卡他性炎症为主要表现。起病较急，初期有咳嗽、咽干、咽痒或烧灼感，继而出现打喷嚏、鼻塞及流清涕，2～3天后鼻涕变稠，可伴咽痛、流泪及声音嘶哑。如有耳咽管炎可致听力减退。一般无发热或仅有低热、轻度头痛、全身不适。体检鼻腔黏膜充血、水肿、有分泌物，咽部轻度充血等。如无并发症，5～7天痊愈。

2. 急性病毒性咽炎和喉炎 多为鼻病毒、腺病毒、流感病毒、副流感病毒所致，以咽喉部炎症为主。

（1）急性病毒性咽炎 表现为咽部发痒和灼热感，咽痛轻且短暂，咳嗽少见，可伴有发热。体检可见咽部充血、水肿及颌下淋巴结肿大和触痛。

（2）急性病毒性喉炎 表现为声音嘶哑、说话困难、咳嗽时咽喉疼痛，可伴发热或咽炎。体检可见喉部充血、水肿，局部淋巴结肿大和触痛。

3. 急性疱疹性咽峡炎 多为柯萨奇病毒 A 所致。表现为明显咽痛、发热。体检可见咽部充血，软腭、悬雍垂、咽及扁桃体表面有灰白色疱疹及浅表溃疡，周围有红晕。多见于儿童，夏季多发，病程约为 1 周。

4. 急性咽结膜热 多为腺病毒、柯萨奇病毒引起。表现为发热、咽痛、畏光及流泪，体检可见咽及结膜明显充血。好发于夏季，通过游泳传播，儿童多见，病程 4~6 天。

5. 急性细菌性咽－扁桃体炎 多由溶血性链球菌引起。起病急，咽痛明显，畏寒、发热，体温 >39℃，伴头痛、乏力、恶心、呕吐及全身肌肉酸痛。体检可见咽部明显充血，扁桃体肿大、充血，表面有脓性分泌物，颌下淋巴结肿大、触痛。

6. 并发症 急性上呼吸道感染如果未及时治疗，部分患者可并发急性鼻窦炎、中耳炎及急性气管－支气管炎等。少数患者也可继发病毒性心肌炎、肾小球肾炎及风湿热等。

（三）心理－社会评估

患者因发热、全身酸痛等症状导致情绪低落，或因发生并发症而焦虑。也有少数患者对疾病抱无所谓态度，不及时就诊而延误病情。

（四）实验室及其他检查

1. 血常规检查 病毒感染时白细胞计数多正常或降低，淋巴细胞比例升高。细菌感染时白细胞计数及中性粒细胞比例增高，可有核左移现象。

2. 病原学检查 做咽拭子培养判断病原体类型，做细菌药物敏感试验可指导临床用药。

【护理诊断／问题】

1. 体温过高 与鼻、咽、喉部病毒或细菌感染有关。

2. 急性疼痛：头痛、咽痛 与鼻、咽、喉部感染有关。

【护理目标】

（1）患者体温逐渐降至正常。

（2）患者头痛、鼻咽部疼痛消失或减轻。

【护理措施】

（一）一般护理

1. 休息与活动 注意休息，适当活动，避免劳累，发热时应卧床休息，保持病室内空气新鲜和适宜的温、湿度。

2. 饮食护理 选择清淡易消化、高蛋白、高维生素、高热量饮食，避免刺激性食物。忌烟酒，鼓励患者多饮水。

3. 对症护理 高热时应进行物理降温，必要时遵医嘱使用药物降温，患者出汗后应及时更换内衣和被褥，预防受凉。鼓励患者勤漱口或给予口腔护理，预防口腔感染。

(二)病情观察

1. 观察患者生命体征变化。

2. 观察有无并发症发生 如患者咳嗽加重、咳脓痰、体温进一步升高，提示并发下呼吸道感染；若发热、头痛加重伴流脓性鼻涕，提示鼻窦炎；如有耳痛、耳鸣、听力下降、外耳道流脓，提示中耳炎；如患者出现心悸、胸闷、心律失常提示合并病毒性心肌炎；若出现水肿、血尿、高血压等，提示并发肾小球肾炎。应及时通知医师并协助处理。

(三)协助治疗

急性上呼吸道感染目前尚无特效的治疗药物，以对症处理为主，继发细菌感染者可应用抗生素治疗。遵医嘱用药，告知患者药物的名称、作用、剂量、用法、不良反应及注意事项；应用抗生素者，注意观察有无过敏反应发生；应用解热镇痛药时，避免大量出汗，以防引起虚脱。

(四)心理护理

向患者讲解本病预后良好，多数在1周内痊愈，不必担心；但如治疗不当也可发展为下呼吸道感染或出现并发症，以引起患者重视。对出现并发症的患者，护士应与患者耐心沟通，解答患者的疑问，缓解其焦虑情绪。

(五)健康指导

1. 疾病预防指导

（1）避免诱因 避免与上感患者接触，避免受凉和过度疲劳，在上感流行季节尽量少去公共场所。

（2）提高机体抵抗力 坚持有规律的体育运动以增强体质；坚持冷水洗脸或冷水浴等耐寒训练；注意劳逸适度，生活规律；注意个人卫生、勤洗手。

2. 疾病知识指导

（1）患病期间注意休息，多饮水，遵医嘱用药，不要滥用抗菌药物。

（2）采取适当的隔离措施，避免疾病传播。

（3）识别并发症：药物治疗后症状不缓解，或出现耳鸣、耳痛、外耳道流脓等中耳炎症状，或恢复期出现胸闷、心悸、眼睑水肿、腰酸或关节痛者，应及时就诊。

目标检测

一、选择题

A1/A2 型题

1. 上呼吸道感染的病原体，最多见的是

    A. 病毒　　　　　　　　　　　　　B. 溶血性链球菌

    C. 流感嗜血杆菌　　　　　　　　　D. 葡萄球菌

    E. 革兰阴性杆菌

2. 上呼吸道感染最常见的病原菌是

    A. 肺炎球菌　　　　　　　　　　　B. 溶血性链球菌

    C. 流感嗜血杆菌　　　　　　　　　D. 葡萄球菌

E. 革兰阴性杆菌

3. 下列对急性上呼吸道感染患者的健康指导不正确的是

    A. 避免淋雨

    B. 增强机体抵抗能力

    C. 饮用中草药汤剂预防

    D. 患者使用的餐具、痰盂等用具应每日消毒

    E. 接触患者时注意做好床边隔离，防止交互感染

二、思考题

简述如何预防急性上呼吸道感染？

（高福荣）

扫码"练一练"

扫码"学一学"

第三节　急性气管 – 支气管炎患者的护理

学习目标

知识要点

1. 掌握急性气管 – 支气管炎患者的身体评估、护理问题和护理措施。

2. 熟悉急性气管 – 支气管炎的病因、辅助检查。

技能要点

1. 应用护理程序为急性气管 – 支气管炎患者实施整体护理。

2. 熟练为急性气管 – 支气管炎患者进行健康指导。

急性气管 – 支气管炎（acute tracheobronchitis）是由生物、理化或过敏等因素引起的气管 – 支气管黏膜的急性炎症。好发于寒冷季节或气候突变时。

【病因及发病机制】

（一）病因

急性气管 – 支气管炎主要由生物、物理、化学刺激或过敏等因素引起。过度疲劳和受凉是常见的诱因。

1. 生物因素　病毒或细菌感染是本病最主要病因。常见病毒为腺病毒、流感病毒、鼻病毒、呼吸道合胞病毒和副流感病毒。常见细菌为流感嗜血杆菌、肺炎链球菌和葡萄球菌。

2. 物理与化学因素　包括冷空气，粉尘，刺激性气体或烟雾（如二氧化硫、二氧化氮、氨气、氯气等）吸入。

3. 过敏因素　吸入花粉、有机粉尘、真菌孢子、动物皮毛等过敏源或对细菌蛋白质过敏。

（二）发病机制

病毒和细菌可直接感染，也可由急性上呼吸道感染迁延引起，或在病毒感染后继发细菌感染。理化因素可刺激气管 – 支气管黏膜而引起本病。过敏因素引起气管 – 支气管的变

态反应。

【护理评估】

（一）健康史评估

评估患者有无上呼吸道感染病史，诊疗经过和效果。有无受凉等诱因。

（二）身体评估

1. 症状 起病较急，常先有鼻塞、流涕、声音嘶哑、咽痛等急性上呼吸道感染症状，继之出现干咳或少量黏液性痰，随后咳嗽加剧，痰量增多，可转为黏液脓性痰，偶有痰中带血。气管受累时可在深呼吸和咳嗽时感胸骨后疼痛；伴支气管痉挛时，可有气促和胸闷。咳嗽、咳痰可延续2~3周。全身症状一般较轻，可有低中度发热，多于3~5天降至正常。

2. 体征 胸部听诊呼吸音增粗，并可闻及散在的干、湿性啰音，啰音部位不固定，咳嗽后可减少或消失。支气管痉挛时可闻及哮鸣音。

3. 并发症 急性气管－支气管炎如迁延不愈可演变成慢性支气管炎。

（三）心理－社会评估

频繁的咳嗽、咳痰可引起胸痛或影响睡眠，发热乏力可致身体不舒适，患者常有焦虑情绪。

（四）实验室及其他检查

1. 血常规 病毒感染时白细胞计数多正常或降低，淋巴细胞比例增高。细菌感染时白细胞计数及中性粒细胞比例增高，感染较重时可有核左移现象。

2. 痰液检查 痰涂片或痰培养可发现致病菌。

3. X线胸片检查 大多数表现正常或仅有肺纹理增粗。

【护理诊断/问题】

1. 清理呼吸道无效 与支气管炎症、痰液黏稠有关。

2. 体温过高 与气管－支气管感染有关。

3. 胸痛 与频繁咳嗽、气管炎症有关。

【护理目标】

（1）患者能够有效咳嗽，排痰液顺利。

（2）患者体温逐渐降至正常。

（3）患者胸痛逐渐减轻至消失。

【护理措施】

（一）一般护理

1. 环境与休息 保持病室内空气新鲜，温、湿度适宜。症状明显者卧床休息，症状较轻者，适当活动，避免劳累。

2. 饮食 给予清淡易消化、高蛋白、高维生素、高热量的流质或半流质饮食，避免刺激性食物。忌烟酒，鼓励患者多饮水。

3. 对症护理 指导患者有效咳嗽排痰的技巧，必要时行雾化吸入以利于痰液排出。高热时进行物理降温，必要时遵医嘱应用药物降温，患者出汗后应及时更换内衣和被褥，防止受凉。

（二）病情观察

观察咳嗽、咳痰情况，痰液能否顺利咳出；观察生命体征变化；观察肺部体征变化以及辅助检查改变。

（三）协助治疗

1. 抗感染治疗　早期选用抗病毒药有一定效果，常用利巴韦林、奥司他韦、吗啉胍和抗病毒中成药。细菌感染时根据痰培养和药敏试验结果选用敏感抗生素，一般选用青霉素、头孢菌素、大环内酯类、氟喹诺酮类等抗生素。给药方式以口服为主，症状较重者可注射给药。

2. 对症治疗　剧烈咳嗽者，可用右美沙芬、喷托维林（咳必清）等止咳药，不宜应用可待因等强镇咳药。痰液不易咳出者，可选用盐酸氨溴索、溴己新（必嗽平）、复方氯化铵合剂等，也可给予雾化吸入帮助祛痰。发生支气管痉挛时，可用茶碱类等平喘药物。发热者可选择物理降温，必要时可用解热镇痛药。

3. 用药护理　①督促患者按时服药。②用药期间注意观察有无迟发过敏反应及其他不良反应。③注意避免采取大量化学药物降温，以免大量出汗引起虚脱。

（四）心理护理

与患者进行耐心、细致的沟通，告知患者本病愈后良好，仅少数患者可因延误治疗或治疗不当发展为慢性支气管炎，以解除患者的焦虑情绪。

（五）健康指导

1. 疾病预防指导　积极预防和治疗上呼吸道感染，寒冷季节或气候骤然变化时注意保暖。平时进行适当的体育锻炼和耐寒锻炼，以增强体质。生活要有规律，避免过度劳累、受凉、淋雨等诱发因素。

2. 疾病知识指导　患病期间增加休息，避免劳累；饮食清淡富于营养；按医嘱用药；症状改变或加重时应及时就诊。

目 标 检 测

一、选择题

A1/A2 型题

1. 引起急性气管–支气管炎最常见的原因是

　A. 物理因素　　　　　　　　　　B. 化学因素

　C. 过敏因素　　　　　　　　　　D. 感染

　E. 寒冷季节

2. 急性气管–支气管炎最主要的临床表现是

　A. 咳嗽和咳痰　　　　　　　　　B. 咯血

　C. 呼吸困难　　　　　　　　　　D. 胸痛

　E. 喘息

二、思考题

简述急性气管–支气管炎的主要症状、体征有哪些？

扫码"练一练"

（高福荣）

第四节　肺炎患者的护理

扫码"学一学"

学习目标

知识要点

掌握肺炎分类方法（尤其是解剖学分类和患病环境分类方法）及各类肺炎常见致病菌；肺炎球菌性肺炎、克雷伯杆菌性肺炎及葡萄球菌性肺炎的好发人群、典型临床特征、评估要点、治疗要点及护理措施。

技能要点

1. 结合"第一节咳痰护理"正确指导肺炎患者有效排痰。

2. 掌握休克型肺炎的抢救配合。

3. 能给各型肺炎患者提供有效的护理措施。

一、概述

肺炎（pneumonia）是指终末气道、肺泡和肺间质的炎症。可由细菌、病毒、真菌、寄生虫等病原微生物，以及放射线、吸入性异物等理化因素引起，以细菌感染最常见。临床主要症状为发热、咳嗽、咳痰（或有痰中带血），可伴胸痛或呼吸困难等。

肺炎是常见感染性疾病之一，常年发病，但冬春寒冷季节及气候骤变时多见。尽管不断有新型有效抗生素和疫苗投入临床应用，但其发病率和病死率仍较高，并有增高趋势。其原因可能与人口老龄化、吸烟、患有基础疾病、机体免疫力低下、病原体变迁、病原学诊断困难、不合理应用抗生素致使细菌耐药性增高等因素有关。

肺炎分类方法很多，常根据病原体、解剖部位和患病环境分类如下。

（一）按病原体分类

按病原体分类对于肺炎的抗菌治疗有决定性意义，此种分类方法最为重要。

1. 细菌性肺炎　最为常见，致病菌有肺炎链球菌、金黄色葡萄球菌、肺炎克雷伯杆菌、流感嗜血杆菌、铜绿假单胞菌等。

2. 非典型肺炎　由军团菌、肺炎支原体、肺炎衣原体等所致的肺部感染。

3. 病毒性肺炎　儿童最常见，如呼吸道合胞病毒、腺病毒及巨细胞病毒等感染所致的肺炎。2002 年冬季和 2003 年春季在我国出现一种由新型冠状病毒引起传染性非典型肺炎，世界卫生组织将其命名为严重急性呼吸综合征（SARS），以肺间质病变为主，传染性强，病死率高。近年来发现禽流感病毒所致肺炎病情亦十分严重，至今发现能直接感染人的禽流感病毒亚型有 H_5N_1、H_7N_1、H_7N_2、H_7N_3、H_7N_7、H_9N_2 和 H_7N_9 亚型。

4. 真菌性肺炎　致病菌有白色念珠菌、曲霉菌、隐球菌等。多继发于长期使用免疫抑制剂、广谱抗生素及病情危重患者。

5. 其他病原体所致肺炎　立克次体、弓形体、寄生虫（肺包虫、肺吸虫）等。

6. 理化因素及过敏所致肺炎 如放射性肺炎、化学性肺炎等。

（二）按解剖部位分类

1. 大叶性（肺泡性）肺炎 病变始于肺泡，经肺泡间孔（Cohn 孔）蔓延至其他肺泡，致使一部分或整个肺段、肺叶发生炎症。致病菌以肺炎链球菌最为常见，典型表现为整叶肺实变，通常不累及支气管。现典型大叶性肺炎不多见，多数为肺段或亚肺段的肺实质性炎症。

2. 小叶性肺炎 又称支气管肺炎。病原体经支气管入侵，继而累及细支气管、终末细支气管及肺泡。多见于伴其他慢性疾病及长期卧床的危重患者。致病菌有细菌、病毒及肺炎支原体等。无肺实变体征，X 线表现为不规则的斑片状阴影，病灶不受肺叶或肺段限制，与大叶性肺炎不同。

3. 间质性肺炎 病变主要累及支气管壁及支气管周围组织，导致肺泡壁增生及间质水肿。可由细菌、病毒、理化因素等引起。由于病变局限在肺间质，故呼吸道症状常较轻，但病变广泛时呼吸困难明显，异常体征较少。X 线下可见肺下部不规则条索状及网织状阴影，其间散在小点状高密度影。

（三）按患病环境分类

1. 社区获得性肺炎（community acquired pneumonia，CAP） 指在医院外罹患的感染性肺实质炎症，包括具有明确潜伏期的病原体感染而入院后在平均潜伏期内发病的肺炎。主要是由革兰阳性菌所致，其中以肺炎链球菌最为常见，占已知病原的 40% ~ 60%，其次有金黄色葡萄球菌、流感嗜血杆菌、肺炎支原体等。

2. 医院获得性肺炎（hospital acquired pneumonia，HAP） 亦称医院内肺炎。是指患者入院时不存在、也不处于感染潜伏期，而在入院 48 小时后在医院（包括老年护理院、康复院）内发生的肺炎，还包括呼吸机相关性肺炎和卫生保健相关性肺炎。患者往往有各种基础疾病，年老、体弱、慢性病或危重症患者易发，在医院内感染中居第一、第二位。临床症状常不典型、治疗困难、预后差、死亡率高。常见致病菌为革兰阴性杆菌（如铜绿假单胞菌、肺炎克雷伯杆菌、肠杆菌等），占 50% ~ 70%，其次为金黄色葡萄球菌、真菌等。

除以上分类方法外，还有按病程分类，病程 <1 个月的为急性肺炎；1 ~ 3 个月为迁延性肺炎；病程 >3 个月为慢性肺炎。但其时间界定并不明确，故较少应用。

肺炎的诊断程序如下。

1. 确定肺炎诊断 结合患者典型症状、体征、辅助检查（如血常规、肺部 X 线）等，排除肺结核、肺癌、肺脓肿、非感染性肺部浸润等类似疾病后可明确肺炎诊断。

2. 评估严重程度 肺炎诊断明确后，还需评估病情严重程度，这对进一步的治疗选择起重要意义。2007 年美国胸科学会（ATS）和美国感染病学会（IDSA）发布的 CAP 处理指南，重症肺炎的标准。主要标准：①需要有创性机械通气；②感染性休克需要血管收缩剂治疗。次要标准包括：①呼吸频率 ≥30 次/分；②氧合指数（PaO_2/FiO_2）≤250；③多肺叶受累；④意识障碍/定向障碍；⑤尿毒症（BUN ≥20mg/dl）；⑥白细胞减少（WBC < 4.0 ×10^9/L）；⑦血小板减少（血小板 <100 ×10^9/L）；⑧低体温（中心体温 <36℃）；⑨低血压需要强力液体复苏。符合 1 条主要标准，或至少 3 项次要标准可诊断为重症肺炎。结合我国情况，中华医学会呼吸病学分会公布的重症肺炎诊断标准：①意识障碍；②呼吸频率 >30 次/分；③PaO_2 <60mmHg，氧合指数（PaO_2/FiO_2）<300，需行机械通气治疗；④血

压 <90/60mmHg；⑤胸片显示双侧或多肺叶受累，或入院 48 小时内病变扩大≥50%；⑥少尿：尿量 <20ml/h，或 <80ml/4h，或急性肾功能衰竭需要透析治疗。医院获得性肺炎中晚发患者（入院 >5 天、机械通气 >4天）和存在高危因素者，即使不完全符合重症肺炎规定标准，亦视为重症。重症肺炎需收入 ICU 治疗。

3. 确定病原体 可通过痰涂片或培养来明确病原体，并可同时做药物敏感试验来指导抗生素选择。临床最常选取痰液做检查，可通过咳痰、经纤支镜或人工气道吸引、支气管肺泡灌洗等方法获取标本。也可通过血清学方法检测病原体抗体得出病原学诊断。

二、肺炎球菌性肺炎患者的护理

肺炎球菌肺炎（pneumococcal pneumonia）即肺炎链球菌肺炎（streptococcus pneumonia），是由肺炎链球菌或称肺炎球菌所引起的肺炎，是细菌性肺炎中最常见的一种，尽管近年来比例有所下降，但仍居 CAP 首位。

肺炎球菌肺炎患者起病急骤，有寒战、高热、咳嗽、血痰（铁锈色痰）及胸痛等症状。解剖学分类属于大叶性肺炎，胸部 X 线片见肺段或肺叶急性炎性实变。近年来因为抗生素的广泛应用，肺炎球菌肺炎患者典型的起病方式、症状以及 X 线改变已较少见。

肺炎球菌肺炎四季散发，但以冬季及初春最多，最常见于无基础疾病的青壮年及老年人或婴幼儿，男性多见。

【病因及发病机制】

（一）病因

肺炎链球菌为革兰阳性球菌，属链球菌的一种，常呈双排列，旧称肺炎双球菌。菌体无鞭毛，不形成芽孢。有荚膜，在荚膜中有荚膜多糖抗原。根据荚膜多糖抗原性的不同将肺炎球菌分为 86 个血清型，仅有部分血清型可致病。成年患者中约 75% 由 1~9 及 12 型引起，半数以上为 1~3 型，3 型产生大量荚膜物质，毒力最强，病死率高。儿童以第 6、14、19 及 23 型肺炎链球菌感染最常见。

肺炎链球菌抵抗力较弱，阳光直射 1 小时、加热至 52℃ 10 分钟即可被杀死，对一般消毒剂如石炭酸（苯酚溶液）敏感。抗干燥力较强，能在干燥痰中存活数月。

（二）发病机制

正常人上呼吸道中寄生有肺炎链球菌，一般不致病，只形成带菌状态，气候骤变及机体抵抗力降低时可进入下呼吸道而致病，尤其在呼吸道病毒感染后或婴幼儿、年老体弱者易发生肺部感染。也可由飞沫传播，经上呼吸道到达肺部引起感染。感染后，可建立较牢固型特异性免疫，同型病菌的再次感染少见。

肺炎球菌不产生毒素，不引起原发性组织坏死和空洞，其致病力来自于荚膜中的多糖体对组织的侵袭作用。细菌入侵后最先引起肺泡壁水肿，白细胞和红细胞及纤维蛋白原渗出，渗出液有利于细菌大量生长繁殖，含菌渗出液经肺泡间孔向肺中央部分扩展，累及数个肺段或整个肺叶，导致大叶性肺炎。

【病理】

大叶性肺炎典型病理改变分为充血期、红色肝变期、灰色肝变期和消散期。①充血期：最初阶段大量浆液性渗出物，血管扩张及细菌迅速增殖。②红色肝样变期：气腔充满多形核细胞，血管充血及红细胞外渗，因此肉眼检查呈淡红色肝样外观，称"红色肝样变"。③灰色肝样变期：与纤维蛋白集聚在处于不同分解阶段的白细胞和红细胞有关，肺泡腔充满炎症渗出物，呈灰色肝样外观。④溶解消散期：以渗出物吸收为特征。各期间难以明确区分，且因早期使用抗生素，典型的病理分期已很少见。炎症消散后肺组织结构多无破坏，不留纤维瘢痕，极少数患者由于机体反应性差，纤维蛋白不能完全吸收或有纤维细胞形成而导致"机化性肺炎"。

【护理评估】

（一）健康史评估

典型患者起病前多有受凉、淋雨、疲劳、酗酒、病毒感染等诱因，多数有上呼吸道感染前驱症状，应注意询问。评估近日有无接受麻醉或手术。是否为年老体弱、长期卧床、意识不清、吞咽和咳嗽反射减弱患者。是否长期应用糖皮质激素、免疫抑制剂。了解既往健康状况，有无慢性基础疾病。

（二）身体评估

1. 症状 起病多急剧，突发寒战、高热，体温在数小时内升至 39～40℃，呈稽留热，高峰在下午或傍晚，心率会随之加快。伴有全身肌肉酸痛、疲乏和烦躁不安。患侧胸部疼痛，放射至肩部或腹部，深呼吸或咳嗽时加剧。早期咳嗽不明显，无痰，渐有少量黏液痰，24～48 小时后痰呈典型铁锈色或痰中带血，铁锈色痰的形成与肺泡内浆液和红细胞、白细胞渗出有关。病程中常有食欲不振、恶心呕吐、腹痛、腹胀、腹泻，易误诊为急腹症。也有少部分患者会出现神志模糊、谵妄、昏迷等症状。

2. 体征 急性热病面容，面色潮红或发绀，呼吸浅而急促。皮肤灼热、干燥。口角及鼻周可有单纯疱疹。肺部体征随病程分期而变化，早期仅有胸廓呼吸活动度减小，叩诊音稍浊，听诊呼吸音稍减低及胸膜摩擦音；肺实变时呈现典型肺实变体征，如叩诊浊音、触觉语颤增强、闻及支气管呼吸音。消散期可闻及湿啰音。

本病自然病程为 1～2 周。发病 5～10 天后体温可自行下降，使用有效的抗生素后可使体温在 1～3 天内恢复正常。患者的其他症状与体征亦随之逐渐消失。

3. 并发症 近年来由于抗生素的有效使用，肺炎链球菌肺炎的并发症已很少见。严重败血症或毒血症患者易发生感染性休克，尤其是老年人，有神志恍惚或淡漠、面色苍白、四肢厥冷、口唇或指端发绀、脉搏细速、出冷汗、血压降低等，而高热、胸痛、咳嗽等症状并不突出，又称为"休克型肺炎"或"中毒性肺炎"。老年人及婴幼儿患者还可能出现胸膜炎、脓胸、心包炎、脑膜炎和关节炎等并发症。

（三）心理 - 社会评估

肺炎球菌肺炎起病急骤，病情严重，患者及家属常会紧张不安。病情发生急骤变化时，如休克时，家属的心理状况会急剧恶化，出现焦虑甚至恐惧感。

（四）实验室及其他检查

1. 一般检查 血常规检查常可见白细胞增多并核左移，中性粒细胞多在 80% 以上，细胞内可见中毒颗粒。少数患者的白细胞总数低下，如年老体弱、免疫力低下者，提示病情危重。

2. 病原学检查 多选取痰液做检查，痰标本送检应注意器皿洁净无菌，在抗菌药物应用之前漱口后采集，取深部咳出的脓性或铁锈色痰。痰涂片如发现典型的革兰染色阳性、带荚膜的双球菌或链球菌，即可初步做出病原诊断。痰培养需时 24～48 小时。也可做气道分泌物、血液、胸水培养。聚合酶链反应（PCR）监测及荧光标记检测可提高病原学诊断率。

3. X 线检查 早期仅见肺纹理增粗，或受累肺段、肺叶稍模糊。典型表现为与肺叶肺段分布一致的片状均匀致密阴影，肺实变影中可见支气管充气征。累及胸膜，少量胸腔积液时可见肋膈角变钝。在消散期，X 线呈现"假空洞"征，一般在起病 3~4 周后才完全消散。

【护理诊断/问题】

1. 体温过高 与肺部感染有关。

2. 气体交换受损 与肺组织炎症使肺换气功能受损有关。

3. 清理呼吸道无效 与痰液过多、黏稠、咳嗽无力、胸痛有关。

4. 潜在并发症：感染性休克。

【护理目标】

（1）患者体温逐渐恢复正常。

（2）呼吸平稳，缺氧消失或减轻；学会运用缓解疼痛的方法，胸痛消失或减轻。

（3）能有效咳嗽、咳痰，保持呼吸道通畅。

（4）生命体征平稳、无感染性休克发生。

【护理措施】

（一）一般护理

1. 休息与环境 病室环境要安静清洁、空气清新，温度 18~20℃，湿度 55%~60% 为宜。患者应卧床休息，减少体力和氧气消耗，取高枕卧位或半卧位，以增加肺通气量，有利于减轻呼吸困难程度。

2. 吸氧 中等或重症患者（$PaO_2 < 60mmHg$ 或有发绀）应给氧。

3. 饮食 给予高热量、高蛋白、富含维生素的流质或半流质饮食，鼓励患者多饮水以补充丢失的水分，每日 1~2L，有助于稀释痰液利于痰液咳出，并有利降温。消化道症状突出，如有严重麻痹性肠梗阻或胃扩张者，应暂禁食、禁饮、胃肠减压，直至肠蠕动恢复。

4. 口腔护理 加强口腔护理，鼓励患者经常漱口，避免口腔继发感染，有口唇疱疹者可局部涂液状石蜡或抗病毒软膏。

5. 其他 出汗时保证患者衣物、被褥干燥清洁，避免受凉感冒。及时留取痰液，尽量取痰中脓液或铁锈色黏液部分送检。

（二）病情观察

（1）观察咳嗽、咳痰、胸痛的变化；观察患者痰液的色、质、量。

（2）严密监测生命体征，特别是重症或老年肺炎患者，注意有无体温骤升或低于正常、血压降低、发绀、四肢湿冷、尿量减少（每小时 < 30 ml）、神志模糊、烦躁等休克征象，一旦发现立即处理。重症肺炎患者还应监测血气分析，及早发现有无缺氧或呼吸衰竭。

（三）心理护理

护理人员应多与患者沟通，鼓励患者倾诉自己的感受，评估患者焦虑程度，向患者及家属解释疾病全过程，告知患者此病在应用有效抗生素后，大部分效果及预后良好。消除患者紧张恐惧的不良心理，积极配合治疗护理。

（四）协助治疗

1. 一般治疗

（1）控制体温 寒战时应注意保暖，高热时给予物理降温或小剂量退热剂，尽量不用阿司匹林或其他解热药，以免过度出汗导致脱水；注意在体温下降期给予补液。

（2）止痛　剧烈胸痛者，嘱其患侧卧位，或用宽胶布固定患侧胸廓减轻疼痛，必要时可酌情用少量镇痛剂，如可待因既可镇咳、又具有镇痛作用。

（3）其他　烦躁不安、谵妄、失眠者酌情用地西泮或水合氯醛，用药时注意监测呼吸频率、节律、深度，禁用抑制呼吸的镇静药。

2. 抗菌治疗　肺炎球菌性肺炎治疗的关键。明确诊断后立即给予抗菌药物治疗，首选青霉素 G。给药途径及剂量根据病情轻重及有无并发症而定，分次给予维持有效血药浓度。对青霉素过敏，或耐青霉素（约 25% 肺炎球菌对青霉素耐药）者，可改用喹诺酮类药物（左旋氧氟沙星，司帕沙星，格帕沙星和托法沙星）、头孢噻肟或头孢曲松等，多重耐药菌株感染者可用万古霉素、替考拉宁等。红霉素和克林霉素亦有一定疗效。疗程通常为 10～14 天，或热退后 3 天停药或由静脉用药改为口服，维持数日。

用药护理：①严格按医嘱使用药物，注意药物浓度、滴速、用药间隔和配伍禁忌，观察药物不良反应（包括毒性反应、过敏反应、二重感染）。②青霉素过敏者不得使用此类药物，并不再做皮肤过敏试验，以免发生意外。③喹诺酮类药物会影响骨骼发育，儿童、孕妇及哺乳期妇女禁用。④头孢类药物可出现皮疹、消化道反应等不良反应。⑤使用万古霉素时注意静脉炎、皮疹、药物热、耳聋和肾损害等不良反应。

3. 并发症的治疗　对就诊较晚者必须注意常见的并发症，如脓胸、肺脓肿、心包炎、心肌炎等，应给予相应的治疗。伴胸腔积液者，应取胸腔积液检查及培养以确定其性质。脓胸、肺脓肿需穿刺抽脓，全身使用抗生素的同时可局部加强抗感染治疗。

4. 休克型肺炎的治疗

（1）患者取平卧位或仰卧中凹卧位，保持呼吸道通畅、高流量吸氧、注意保暖。

（2）尽快建立两条静脉通道，合理安排输液顺序。监测中心静脉压，作为调整补液速度的指标。

（3）无肾功能不全者，根据患者的心率、血压和尿量可快速输液 800～1000ml，待血压回升，尿量 >30ml/h 后减慢输液速度，24 小时补液量可达 3000～4000ml。

（4）休克时，常有代谢性酸中毒存在，使心脏收缩力减弱加重循环衰竭，因此，根据酸中毒情况，酌情给予碱性液体纠正酸中毒，如 5% 碳酸氢钠溶液。

（5）先留取患者痰液做细菌培养，再选用敏感的抗生素。早期、足量、联合应用抗生素控制感染，静脉滴入。病原菌未确定前，可先选用青霉素类、头孢或喹诺酮类抗生素。获得病原菌培养和药敏试验结果后再调整抗菌药物。

（6）肾上腺糖皮质激素能改善血流动力学及机体代谢，产生抗休克的作用。可使用氢化可的松、地塞米松静滴。

（7）观察病情转归，神志转清、皮肤变暖、脉搏有力、呼吸平稳、血压回升、尿量增多等说明抢救有效。

（五）健康指导

1. 疾病知识指导　宣传肺炎球菌肺炎的发病、防治基本知识。介绍病因和诱因，如避免受凉、淋雨、疲劳等诱因，积极指导预防。学会观察肺炎症状及复发症状，及时就诊，就诊时携带有关资料。

2. 生活指导　注意休息、劳逸结合、生活规律、足够营养、适当锻炼、戒烟。老年人、慢性病患者预防上感，长期卧床者需协助排痰，促进有效排痰。有感染征象时及时就诊。

3. 用药指导　遵医嘱按时服药，了解药物的疗效、疗程及毒副作用，避免自行停药、减药或换药。

三、克雷伯杆菌性肺炎患者的护理

克雷伯杆菌性肺炎（klebsiella pneumonia）是由肺炎克雷伯杆菌（又称肺炎杆菌或 Friedlander 杆菌）引起的肺部炎症，该菌是最早被认识可引起肺炎的革兰阴性杆菌，是 HAP 的主要致病菌，40 岁以上中老年人多见，男性占 90%，预后与有无基础疾病有关，病死率高达 30% 以上。肺部 X 线典型表现为肺叶实变，尤其以右上叶实变伴叶间隙下坠多见，常伴有脓肿形成。

【病因及发病机制】

（一）病因

肺炎克雷伯杆菌革兰染色阴性，杆状，成对或短链状排列，不活动，有荚膜，在普通培养基上易生长，在固体培养基上繁殖的菌落高出表面，光滑而黏湿是其特点。根据荚膜抗原成分不同，肺炎杆菌可分 75 亚型，引起肺炎者以 1～6 型为主。肺炎克雷伯杆菌能很快适应宿主环境而长期生存，并易产生耐药性。

本病多见于中老年人，凡导致机体免疫功能受损的情况都可成为引起本病的诱因：① 如患有慢性疾病（如糖尿病、恶性肿瘤等）、长期服用激素和免疫抑制剂，以及抗代谢药物的使用造成全身免疫功能紊乱及各种严重疾病。② 某些侵入性检查、创伤性治疗和手术、使用污染的呼吸器、雾化器等都有导致感染发病的可能。

（二）发病机制

克雷伯杆菌性肺炎属于机会感染性疾病，该菌存在于正常人上呼吸道及肠道，当机体抵抗力下降时，经呼吸道吸入肺部而感染。因此，吸入（误吸）是该肺炎发病的关键。70% 正常人睡眠时可发生误吸，但误吸后是否致病与咽部细菌吸入的浓度有关。此外，院内工作人员的手部、器械、患者及慢性病菌携带者均是病菌的来源。

【病理】

原发性肺炎克雷伯杆菌性肺炎多以大叶分布，常见于肺上叶，尤其是右上叶；继发性肺炎多以小叶分布，为双肺斑片样支气管肺炎样表现。总体病理与肺炎球菌肺炎相似，但发展较快，无明显肺炎的阶段性变化。本病具有以下特点。

1. 大体病理　特征性病理改变是肺叶切面可见到黏液样渗出物，或可以挑起黏稠的丝状渗出物，因这些炎症渗出物黏稠而重，可致叶间裂呈弧形下坠。肺组织破坏迅速，4 天之内可形成多发性脓肿或单一大脓肿，肺泡壁破坏，致肺泡萎缩，肺容积减小，主要肺血管可发生栓塞，引起继发性肺坏疽、坏死。

2. 组织学改变　肺泡内可见到水肿液、单核细胞及细菌，后期可见肺泡壁破坏，有大量多形核中性粒细胞，纤维组织增生活跃，易发生机化改变。肺内出血、脓气胸、心包炎、支气管扩张等改变，部分可发展为慢性克雷伯杆菌肺炎。

3. 合并症　常侵犯胸膜，发生胸膜纤维素性渗出、粘连，甚至合并心包积液。

【护理评估】

（一）健康史评估

本病好发于长期酗酒、久病体弱的住院患者，尤其是患有慢性呼吸系统疾病、糖尿病、恶性肿瘤、长期使用糖皮质激素或广谱抗生素、免疫功能低下或全身衰竭者，应重点评估有无上述病史。长期在重症监护病房（ICU）治疗的患者，应用呼吸治疗装置的患者，如机械通气、雾化治疗等，亦是高发人群，应注意评估。

（二）身体评估

1. 症状　起病突然，寒战、高热、咳嗽、咳大量脓痰，砖红色胶冻痰为其典型表现（有人将其描述为无核小葡萄干性胶冻样），但典型痰液临床上并不多见。因炎症易侵犯壁层胸膜而致大部分（约80%）患者有胸痛。部分患者有上呼吸道感染症状，也可出现恶心、呕吐、黄疸、腹泻等消化道症状。极少数患者表现为慢性病程，也可由急性病程迁延而来，表现为低热、咳嗽、体重减轻。

2. 体征　急性病容、呼吸困难、发绀，少数患者可发生黄疸、休克。肺部可闻及湿啰音。

3. 并发症　有脓胸、气胸、心包炎、脑膜炎及多发性关节炎等。

（三）心理－社会评估

本病起病急骤，病情危重，死亡率高，患者常会出现紧张不安、焦虑、恐惧等不良情绪。

（四）实验室及其他检查

1. 一般检查　血常规白细胞计数增高，范围平均在（15～20）×10^9/L，有中毒颗粒及核左移现象，常合并贫血。约1/4的患者白细胞总数正常或减少，白细胞计数减少常是预后不良的征兆。

2. 病原体检查　目前条件而言，痰涂片革兰染色及培养仍是一项重要的初步筛选手段及诊断措施。查到肺炎克雷伯杆菌，是确诊依据。

3. X线表现　大叶实变、小叶浸润、脓肿形成，可呈蜂窝状。大叶实变多位于右上叶，由于炎性渗出物量多，黏稠且重，故叶间裂呈弧形下坠。炎症浸润中见脓肿，胸腔积液，少数呈支气管肺炎改变。

【护理诊断/问题】

1. 体温过高　与细菌引起肺部感染有关。

2. 气体交换受损　与肺组织炎症使肺换气功能受损有关。

3. 疼痛　胸痛与炎症累及壁层胸膜有关。

4. 潜在并发症：感染性休克。

【护理目标】

（1）症状改善，患者体温逐渐恢复正常。

（2）呼吸困难减轻，缺氧消失或减轻。

（3）学会运用缓解疼痛的方法，胸痛消失或减轻。

（4）生命体征平稳、无感染性休克发生。

【护理措施】

（一）一般护理

1. 休息与饮食　患者卧床休息，休息环境清新舒适、温湿度适宜。给予足够热量、营养丰富的饮食，多饮水。

2. 吸氧　必要时给予吸氧。

3. 加强口腔护理，协助患者有效排痰　在应用抗生素前正确留取痰液标本，及时送检。

（二）病情观察

严密监测患者症状、体征，有无并发症；特别是重症或老年肺炎患者，及时发现有无休克征象，一旦发现立即配合医生抢救；注意监测辅助检查变化，了解病情转归。

（三）协助治疗

1. 一般治疗　参见"肺炎球菌肺炎"内容。

2. 抗菌治疗　原则上应根据药物敏感试验选择抗生素。经验性用药建议第二、三或四代头孢菌素或联合氨基糖苷类药物，有药敏结果选择敏感药物。新一代的广谱青霉素如哌拉西林，氟喹诺酮类如环丙沙星、左氧氟沙星等，头孢菌素如头孢西丁、头孢美唑，β-内酰胺类/β-内酰胺酶抑制剂的复合剂如舒他西林（氨苄西林/舒巴坦）、头孢哌酮/舒巴坦、哌拉西林/克拉维酸等均可使用。产β-内酰胺酶肺炎克雷伯杆菌首选碳青霉烯类药物如亚胺培南、美罗培南等。

肺炎杆菌肺炎的抗感染疗程一般为 10～14 天，病变广泛特别是出现多发性小脓肿时，则至少 3 周。

用药护理：①抗菌药物使用过程中需注意用药间隔时间，保证有效的血药浓度。②并观察药物不良反应，氨基糖苷类抗生素注意其肾毒性、耳毒性及神经肌肉阻断等毒副反应。

（四）心理护理

积极有效的心理沟通能缓解患者紧张恐惧情绪，应多与患者及家属交流，加强心理支持，缓解其紧张、焦虑、恐惧的心理。

（五）健康指导

1. 疾病知识指导　积极宣传克雷伯杆菌肺炎基本知识，指导患者加强基础疾病（如糖尿病、恶性肿瘤、慢性呼吸系统疾病等）的诊疗，长期酗酒吸烟患者需戒酒戒烟，避免病因和诱因，积极预防疾病发生。

2. 生活指导　平时注意锻炼身体，尤其要加强耐寒锻炼，增加营养的摄入，保证足够的休息时间，以增强对感染的抵抗能力，气候变化时注意及时增减衣服，预防上呼吸道感染。

3. 用药指导　遵医嘱按时按量服药，观察药物的疗效，学会识别药物毒副反应，使用氨基糖苷类抗生素期间注意监测肾功能及听力。

四、葡萄球菌性肺炎患者的护理

葡萄球菌肺炎（staphylococcal pneumonia）是由葡萄球菌所引起的急性肺部化脓性感染。本病起病多急骤，病情重，有寒战、高热、胸痛，咳大量脓性痰，易早期出现循环衰竭，若治疗不及时或治疗不当，病死率极高。占 HAP 的 11%～25%。

【病因及发病机制】

（一）病因

葡萄球菌为革兰阳性球菌，是最常见的化脓性球菌，是医院交叉感染的重要来源，有金黄色葡萄球菌（凝固酶阳性）及表皮葡萄球菌（凝固酶阴性）两类。典型的葡萄球菌为圆形或卵圆形，菌体直径约 0.8μm，小球形，常呈葡萄状排列，故而得名。无鞭毛，无荚膜，不产生芽孢，在普通培养基上生长良好。

（二）发病机制

葡萄球菌侵入人体主要有两种途径：一是继发于呼吸道感染，常见于儿童患流感或麻疹时，葡萄球菌经呼吸道进入肺部；另一种属血源性感染，葡萄球菌经皮肤感染灶（痈、疖、毛囊炎、蜂窝组织炎、感染伤口）或静脉导管经血液循环到达肺部而导致肺部感染。侵入人体的葡萄球菌产生致病物质，如溶血毒素、杀白细胞素、肠毒素等，具有溶血、坏死、杀白细胞及致血管痉挛等作用。其中，血浆凝固酶阳性者致病力较强，如金黄色葡萄球菌，是化脓性感染的主要原因。但凝固酶阴性的葡萄球菌亦可引起感染，随着医院内感染的增多，由凝固酶阴性葡萄球菌引起的肺炎亦有发现。

【病理】

原发性吸入感染可致肺组织化脓坏死、形成脓肿，呈大叶性分布或呈广泛的、融合性的支气管肺炎。细支气管往往因坏死组织或脓液阻塞而伴发肺气肿，尤多见于儿童患者。脓肿可以溃破而引起气胸、脓胸或脓气胸，有时还伴发化脓性心包炎、胸膜炎等。血源性感染者可引起肺多发性小脓肿、实变、组织坏死等改变。

【护理评估】

（一）健康史评估

葡萄球菌肺炎易感人群有糖尿病、血液病（白血病、淋巴瘤、再生障碍性贫血等）、艾滋病、肝病、营养不良、酒精中毒、静脉药瘾者，以及原已患有支气管肺病的患者。应注意评估既往有无以上疾病病史。询问有无先发皮肤感染病灶，有无置入静脉导管等。

（二）身体评估

1. 症状

（1）发热　起病多急骤，寒战、高热，体温达 39～40℃。

（2）咳嗽、咳痰　咳嗽，常伴有胸痛。痰为脓性，量多，典型痰液常带血丝或呈脓血状。

（3）其他　重症患者胸痛，呼吸困难逐步加重。并有周围循环衰竭表现，如肢体湿冷、发绀、血压下降、脉速、少尿等。全身毒血症明显，肌肉关节酸痛、疲软无力、精神萎靡。院内感染者通常起病较隐匿，体温逐渐上升，有少量脓痰。老年患者、血源性感染、有慢性基础疾病者症状可不典型。

2. 体征　早期无明显异常体征，与严重中毒症状和呼吸道症状不平行。其后可出现一侧或两侧肺部散在湿啰音。如病变较大或融合时有肺实变体征。

（三）心理－社会评估

本病起病急骤，病情严重，病死率高。患者极易出现紧张、惶恐不安等不良情绪，甚至会出现恐惧、无力、畏死感。

（四）实验室及其他检查

1. 一般检查　血常规白细胞计数明显升高，常为（15～25）×10^9/L，中性粒细胞比例增加、核左移并有中毒颗粒。

2. 病原学检查　在应用抗生素前进行痰涂片、培养或血培养、胸水培养找到大量葡萄球菌可明确诊断。

3. X 线检查　肺部 X 线片显示肺段或肺叶实变，可见空洞、小叶样浸润、单个或多发的液气囊腔。X 线阴影的易变性，表现为一处炎性浸润而在另一处出现新的病灶。或很小的单一病灶发展为大片阴影，此为金葡菌肺炎的另一重要特征。治疗有效时，病变消散，阴影密度逐渐减低，2~4周后病变完全消失，偶可遗留少许条索状阴影或肺纹理增多。

【护理诊断/问题】

1. 体温过高　与金葡菌引起肺部感染有关。

2. 清理呼吸道无效　与痰液过多、黏稠、无力咳嗽、胸痛有关。

3. 潜在并发症：感染性休克。

【护理目标】

（1）实施有效降温措施，维持体温在正常范围。

（2）能有效咳嗽、咳痰，呼吸平稳，发绀消失或减轻。

（3）胸痛缓解；无感染性休克发生。

【护理措施】

（一）一般护理

参见"肺炎球菌肺炎及克雷伯杆菌肺炎"的相关内容。

（二）病情观察

参见"肺炎球菌肺炎及克雷伯杆菌肺炎"的相关内容。

（三）心理护理

参见"肺炎球菌肺炎及克雷伯杆菌肺炎"的相关内容。

（四）协助治疗

1. 一般治疗　详见"肺炎球菌肺炎"所述。

2. 抗菌治疗　用药原则为"早期、足量、联合、交替、静脉使用"。大部分葡萄球菌对青霉素耐药，应给予耐酶的 β - 内酰胺类抗生素，如苯唑西林、氯唑西林或萘夫西林。部分医院外感染的金黄色葡萄球菌肺炎，仍可选用青霉素 G。对耐甲氧西林耐金黄色葡萄球菌选用万古霉素、替考拉宁、利福平等。

用药护理：①抗菌药物使用过程中，应注意药物配伍禁忌、用药间隔时间等。②利福平注意肝毒性、胆道梗阻等，早孕妇女禁用。③其余药物毒副反应见"肺炎球菌肺炎及克雷伯杆菌肺炎用药"所述。

3. 引流治疗　应在早期将原发病灶清除引流，特别是对气胸、脓胸、脓气胸应尽早引流治疗，并辅以局部强化抗感染治疗。

（五）健康指导

参见"肺炎球菌肺炎及克雷伯杆菌肺炎"的相关内容。

目标检测

一、选择题

A1/A2 型题

1. 肺炎的最常见病原体是

　　A. 病毒　　　　　　　　　　　　B. 真菌

    C. 细菌　　　　　　　　　　　　D. 衣原体

    E. 肺炎支原体

2. 按肺炎病因学分类，下列哪个不属于

    A. 细菌性肺炎　　　　　　　　　B. 非典型病原体肺炎

    C. 真菌性肺炎　　　　　　　　　D. 间质性肺炎

    E. 病毒性肺炎

3. 慢性肺炎的病程为

    A. ＜1 个月　　　　　　　　　　B. 1 个月

    C. 2 个月　　　　　　　　　　　D. 1 ~ 3 个月

    E. ＞3 个月

4. 2002 年冬季到 2003 年春季在我国发生一种传染性非典型肺炎，世界卫生组织将其命名为严重急性呼吸道综合征。初步认定的病原体是

    A. 肺炎球菌　　　　　　　　　　B. 军团菌

    C. 支原体　　　　　　　　　　　D. 衣原体

    E. 新型冠状病毒

5. 区别轻症肺炎与重症肺炎的重要依据是

    A. 发热程度　　　　　　　　　　B. 年龄大小

    C. 呼吸困难程度　　　　　　　　D. 肺部啰音的多少

    E. 有其他系统受累表现

6. 下列哪项症状提示有重症肺炎可能

    A. 体温 39.5 ~ 40℃

    B. 脉搏 ＞90 次/分

    C. 白细胞计数 ＞10×10^9/L

    D. 血压 ＜80/60mmHg

    E. 面色潮红，四肢温暖、潮湿

7. 肺炎球菌肺炎好发人群为

    A. 婴幼儿　　　　　　　　　　　B. 儿童

    C. 少年　　　　　　　　　　　　D. 青壮年

    E. 老年人

8. 肺炎球菌肺炎患者最具特征性的表现是

    A. 稽留热　　　　　　　　　　　B. 咳铁锈色痰

    C. 胸痛　　　　　　　　　　　　D. 呼吸困难发绀

    E. 咳嗽

9. 肺炎球菌肺炎的抗菌治疗应首选

    A. 头孢菌素类　　　　　　　　　B. 红霉素

    C. 青霉素　　　　　　　　　　　D. 庆大霉素

    E. 链霉素

10. 院外感染所致肺炎中，主要病原体是

A. 肺炎克雷伯杆菌   B. 流感嗜血杆菌

C. 金黄色葡萄球菌   D. 肺炎球菌

E. 支原体

11. 克雷伯杆菌肺炎最典型的表现是

A. 咳嗽、胸痛   B. 上肺呼吸音低，有湿啰音

C. 高热   D. 痰黏稠呈砖红色胶胨状

E. X 线检查示肺叶实变

12. 医院内获得性肺炎的主要病原体是

A. 肺炎球菌   B. 革兰阴性杆菌

C. 病毒   D. 肺炎支原体

E. 金黄色葡萄球菌

13. 克雷伯杆菌肺炎剧烈胸痛者宜取

A. 平卧位   B. 半卧位

C. 坐位   D. 患侧卧位

E. 健侧卧位

14. 肺炎高热患者降温不宜采用

A. 温水擦浴   B. 乙醇擦浴

C. 大剂量退热药   D. 大血管区放置冰袋

E. 多饮水

15. 下列最易并发肺脓肿的肺炎是

A. 肺炎球菌肺炎   B. 支原体肺炎

C. 金黄色葡萄球菌肺炎   D. 克雷伯杆菌肺炎

E. 病毒性肺炎

16. 葡萄球菌肺炎的感染途径除呼吸道吸入外，还常见

A. 直接感染   B. 垂直感染

C. 上行感染   D. 消化道感染

E. 皮肤感染后经血液传播

17. 高某，男性，25 岁，工人。因发热、胸痛、咳嗽、咳痰 2 天入院。体检：体温 40℃，右下肺闻及湿啰音。血白细胞计数 $13.0 \times 10^9/L$。入院诊断：发热待查；肺炎？下列符合该患者的护理诊断是

A. 发热待查   B. 肺炎

C. 体温过高   D. 肺部啰音

E. 白细胞计数增高

18. 蒋先生，20 岁，大学生。近期期末考试经常熬夜，2 天前开始高热，右上腹尖锐刺痛，向右肩放射，呼吸及咳嗽时加重。急性面容，呼吸急促，口唇疱疹，右下肺语颤增强，听诊呼吸音减弱，闻湿性啰音，右上腹轻度肌紧张及压痛。血白细胞 $21.0 \times 10^9/L$，中性粒细胞 0.89。应首先考虑的诊断是

A. 急性胆囊炎   B. 胆石症

C. 右侧胸膜炎   D. 右侧气胸

E. 肺炎球菌肺炎

19. 赵先生，70 岁。入院诊断"肺炎"，经抗感染及对症治疗，病情未见好转。平素体质较差。病情监测中应特别注意观察

A. 血压变化   B. 体温变化

C. 肺部体征变化   D. 血白细胞变化

E. 呼吸系统症状变化

20. 某男性，55 岁，寒战高热 1 天，体温达 39.9℃，咳嗽伴有显著胸痛，咳痰呈砖红色胶冻状，量多。查体：轻发绀。Bp 80/50 mmHg。右上肺叩诊浊音，呼吸音低。X 片示右上肺多发性蜂窝状阴影，并见叶间裂呈弧形下坠。最可能的诊断是

A. 休克型肺炎   B. 克雷伯杆菌肺炎

C. 真菌性肺炎   D. 军团菌肺炎

E. 金黄色葡萄球菌肺炎

21. 某老年糖尿病患者，昨日突发高热、寒战、右胸痛，今咳嗽、咳痰，为黄色脓性带血丝，量多。X 线显示右下肺实变，其中有多个液性囊腔，最可能的诊断是

A. 干酪性肺炎   B. 铜绿假单胞菌性肺炎

C. 克雷伯杆菌性肺炎   D. 葡萄球菌性肺炎

E. 军团杆菌肺炎

22. 中年女性，足部化脓性感染 1 周，前日开始寒战、发热，头痛伴咳脓性血丝痰。两肺听诊呼吸音增强，偶闻及少量湿啰音。WBC $22 \times 10^9/L$，中性粒细胞 0.89，胸片：两肺散在密度较淡的圆形病变，其中部分病灶有空洞伴液平。应考虑为

A. 支气管扩张继发感染   B. 金黄色葡萄球菌肺炎

C. 肺炎球菌性肺炎   D. 多发性肺囊肿伴感染

E. 肺转移瘤

A3/A4 型题

(23～24 题共用题干)

王先生，36 岁。突发寒战、高热、咳嗽、右下胸痛 1 日，随后热退，出现恶心、呕吐、意识模糊。体检：体温37℃，脉搏110 次/分，呼吸 28 次/分，血压 80/50mmHg，患者面色苍白，口唇发绀，肢端湿冷，右下肺叩诊音稍浊，闻及少许湿啰音。

23. 目前患者最主要的护理诊断是

A. 体温过高   B. 气体交换受损

C. 组织灌注量改变   D. 胸痛

E. 清理呼吸道无效

24. 除给予抗菌药物治疗外，首要的护理措施是

A. 遵医嘱给予止咳祛痰药物

B. 预防并发症的发生

C. 鼻饲高热量富含维生素的流质饮食

D. 按休克原则处理好体位、保暖、吸氧、静脉输液等问题

E. 注意观察生命体征、神志、瞳孔、尿量等变化

（25～26题共用题干）

男性，60岁，有慢性肺气肿病史，发热咳嗽一周，痰量多而黏稠，偶有砖红色胶冻样痰液，胸片示右上肺大片状阴影，内有多个空腔，水平裂呈弧形下坠。

25. 该患者最可能的诊断是

　　A. 干酪性肺炎　　　　　　　　　B. 肺脓肿

　　C. 阻塞性肺炎　　　　　　　　　D. 金葡菌肺炎

　　E. 肺炎杆菌肺炎

26. 为明确诊断，应当首选

　　A. 痰细菌培养　　　　　　　　　B. 胸部CT

　　C. 血培养　　　　　　　　　　　D. 痰抗酸杆菌检查

　　E. 纤维支气管镜检查

27. 该患者药物治疗应选择

　　A. 万古霉素　　　　　　　　　　B. 阿米卡星 + 头孢西丁

　　C. 苯唑西林　　　　　　　　　　D. 阿米卡星 + 红霉素

　　E. 庆大霉素 + 利福平

二、思考题

1. 病例分析：李某，男性，29岁。发热、咳嗽3天。3天前夜班后，淋雨受凉后突发寒战、高热、咳嗽、黏液痰，痰中带血丝，今晨咳出少量带铁锈色的痰液。伴有右侧胸痛，疲乏无力、头痛、全身肌肉酸痛，遂收治入院。既往史无特殊，平素体健。体格检查：T 39.5℃，P 110次/分，R 30次/分，Bp 105/60mmHg。神志清楚。面色潮红，气促，鼻翼扇动，口唇微绀，口周可见疱疹。咽部充血。颈软。胸廓无畸形，胸壁无压痛，右下肺触觉语颤增强，叩诊稍浊，右下肺可闻及湿啰音和支气管呼吸音，语音传导增强，未闻及胸膜摩擦音。心浊音界无扩大，心率110次/分，律齐，各瓣膜听诊区未闻及病理性杂音。腹软，全腹无压痛，肝脾肋下未触及。无杵状指（趾）。神经系统检查无异常。辅助检查：血常规示红细胞计数5.0×10^{12}/L，血红蛋白140g/L，白细胞计数12.0×10^{9}/L，中性粒细胞0.95，淋巴细胞0.05。胸片示肺纹理增粗，右下肺可见大片均匀致密阴影。痰直接涂片：革兰阳性成对球菌，带荚膜。

请问：

（1）结合病历资料，该患者最可能患何种疾病？

（2）有哪些主要护理诊断？

（3）如何给患者提供合理的护理措施？

2. 简述休克型肺炎的抢救配合措施有哪些？

扫码"练一练"

（王　贞）

第五节　支气管扩张症患者的护理

扫码"学一学"

学习目标

知识要点

1. 掌握支气管扩张症患者的身体评估、护理问题和护理措施。
2. 熟悉支气管扩张症的病因、辅助检查。

技能要点

1. 能应用护理程序为支气管扩张症患者实施整体护理。
2. 能熟练为支气管扩张症患者进行体位引流排痰和健康指导。

支气管扩张症（bronchiectasis）发生在直径＞2mm的支气管，由于支气管及其周围肺组织反复发作的急、慢性感染和支气管阻塞导致支气管壁结构破坏，引起支气管腔的慢性异常持久性扩张。临床表现为慢性咳嗽、咳大量脓痰和（或）反复咯血及反复肺部感染。患者童年多有麻疹、百日咳或支气管肺炎等病史。近年来，由于麻疹、百日咳疫苗的预防接种及抗生素的应用，本病发病率已明显降低。

【病因及发病机制】

（一）病因

1. 支气管－肺组织感染和阻塞　婴幼儿时期支气管－肺组织感染是支气管扩张症最常见的原因。

2. 支气管先天性发育缺损和遗传因素　较少见，如巨大气管－支气管症、先天性软骨缺失症、肺囊性纤维化、遗传性α－抗胰蛋白酶缺失症等。

3. 全身性疾病　如类风湿关节炎、系统性红斑狼疮、克罗恩病、溃疡性结肠炎等可同时伴有支气管扩张症。心脏移植术后可因慢性肺移植物排斥发生支气管扩张。另外，支气管扩张症可能与机体免疫功能失调有关。

（二）发病机制

婴幼儿支气管壁薄、管腔细，易阻塞，反复感染破坏了支气管壁各层组织，尤其是平滑肌和弹性纤维的破坏，削弱了对管壁的支撑作用。支气管炎症引起支气管黏膜充血、水肿，分泌物阻塞管腔，致使引流不畅而加重感染。另外，肺结核纤维组织增生和收缩牵引，或因支气管结核引起管腔狭窄、阻塞，均可引起支气管扩张。肿瘤、异物吸入，或支气管周围肿大淋巴结压迫引起支气管阻塞也可致支气管扩张。总之，感染引起支气管阻塞，阻塞又加重感染，两者互为因果，促使支气管扩张的发生与发展。

【病理】

支气管扩张主要发生在段或亚段支气管，由于管壁软骨、肌肉及弹性组织破坏，形成以下三种类型扩张。①柱状扩张：扩张部位支气管呈管形，而在某处突然变细，远处小气道常被分泌物堵塞；②囊状扩张：扩张的支气管呈囊状改变，支气管末端的盲端呈难以辨认的囊状结构；③不规则扩张：扩张的支气管呈不规则或串珠样改变。镜下可见支气管炎症、纤维化、溃疡形成、鳞状上皮化生及黏液腺增生。

【护理评估】

（一）健康史评估

评估患者有无童年期麻疹、百日咳、支气管肺炎等病史。是否有肿瘤、异物、支气管周围淋巴结肿大或肺癌等所致的支气管阻塞或受压。有无支气管先天发育障碍、肺囊性纤维化、遗传性 A_1-抗胰蛋白酶缺乏症等疾病。是否患有类风湿关节炎、系统性红斑狼疮等全身性疾病。

（二）身体评估

1. 症状

（1）慢性咳嗽、咳痰　晨起和入夜卧床时咳嗽，咳痰量增多。由于分泌物积聚在支气管扩张部位，晨起和入夜卧床时体位改变痰液在气管内流动刺激支气管黏膜而引起咳嗽、咳痰。呼吸道感染急性发作时，黄绿色脓痰明显增加，每日可达数百毫升。痰液静置后分三层：上层为泡沫下悬脓性黏液、中层为混浊黏液、下层为坏死组织沉淀层。若有厌氧菌感染时，痰有恶臭味。

（2）反复咯血　50%～70%患者有不同程度的反复咯血，咯血量可为痰中带血、小量或大量咯血，与病变范围和严重程度不一定成正比。部分患者无咳嗽、咳痰，或咳嗽咯痰不明显，而以反复咯血为唯一症状，称"干性支气管扩张症"，常见于结核引起的支气管扩张，病变多位于引流良好的上叶支气管。

（3）反复肺部感染　表现为同一肺段的反复感染，迁延不愈。

（4）全身毒血症状　可出现高热、乏力、盗汗、食欲不振、消瘦和贫血等。

2. 体征　早期或干性支气管扩张症可无异常肺部体征。病变重或继发感染时常在两下肺、背部可闻及较粗的湿啰音；结核引起的支气管扩张症，湿啰音多位于肩胛间区；慢性重症支气管扩张症致肺功能严重障碍时，稍活动即有气急、发绀并伴有杵状指（趾）。

（三）心理-社会评估

疾病迁延不愈、反复发作，患者容易产生焦虑、悲观情绪。反复咯血或大咯血时患者会出现紧张、恐惧心理。

（四）实验室及其他检查

1. 影像学检查

（1）胸部 X 线检查　早期无异常或仅见患侧肺纹理增多增粗。典型 X 线表现为粗乱肺纹理中有多个不规则蜂窝状透亮阴影或沿支气管的卷发状阴影（图 2-2），感染时阴影内出现液平面。

（2）CT 检查　是支气管扩张症的主要诊断方法。显示管壁增厚的柱状扩张，或成串成簇的囊样改变（图 2-3）。

（3）支气管造影　为明确支气管扩张症的影像学检查，因其为创伤性检查而已被 CT 取代。

2. 纤维支气管镜检查　不但可明确出血、扩张部位及阻塞原因，还可进行局部灌洗，取冲洗液做细胞学和细菌学检查。

3. 痰液检查　痰涂片或细菌培养可发现致病菌，指导治疗。

4. 血常规检查　可有轻度贫血，继发感染时白细胞计数和中性粒细胞可增多。

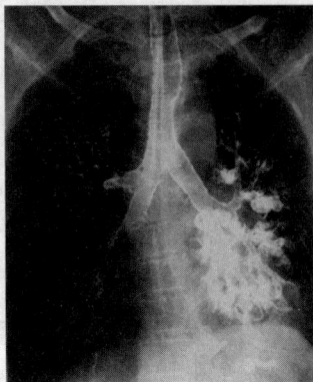

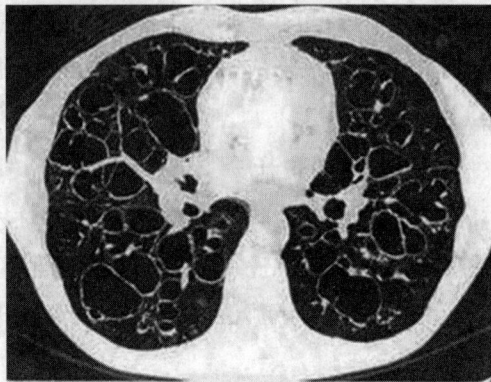

图 2-2 支气管扩张症 X 线（囊状）检查   图 2-3 支气管扩张症 CT 检查

【护理诊断/问题】

1. 清理呼吸道无效 与痰多黏稠、无效咳嗽有关。

2. 有窒息的危险 与痰多黏稠、大咯血不能及时排出有关。

3. 营养失调：低于机体需要量 与慢性感染导致机体消耗增多有关。

【护理目标】

（1）患者能够有效咳嗽、顺利咳痰，保持呼吸道通畅。

（2）患者未发生窒息，或窒息能够及时发现并得以处理。

（3）患者营养状态得到改善，并能够保持正常。

【护理措施】

（一）一般护理

1. 休息与体位 急性感染、咯血或病情严重者应卧床休息，协助患者取舒适体位，保持病室内空气新鲜、温湿度适宜。慢性病患者应适当活动，如散步、参加力所能及的工作和活动。保持病室环境的清洁、安静、空气新鲜，随时更换卧具，保持床单整洁。

2. 饮食护理 给予高热量、高蛋白、高维生素饮食。咯血期间食物宜温凉，大咯血时应禁食。鼓励患者每日饮水不少于 1500 ml，以稀释痰液、利于排痰。

3. 保持呼吸道通畅 采用体位引流配合有效咳嗽、湿化气道、胸部叩击、机械吸痰等方法促进排痰。咯血时嘱患者轻轻咳出气道内血液，不要屏气，以免血液引流不畅形成血块，导致窒息。

（二）病情观察

1. 观察咳嗽、咳痰情况 观察痰的量、颜色、性质、气味，咳痰与体位的关系，是否能顺利咳出，静置后有无分层现象等。

2. 观察咯血情况 观察患者咯血的颜色、性质、量及次数，有无失血性休克等表现。

3. 观察有无窒息 对于大量咯血患者应严密观察有无窒息表现，一经发现立即告知医生，并做好窒息的抢救配合。详见本章第一节。

（三）协助治疗

支气管扩张症的治疗原则是促进排痰、控制感染、处理咯血。

1. 控制感染 常用药物有青霉素类（如阿莫西林）、头孢菌素类、氨基糖苷类、喹诺酮类、替硝唑等抗生素。根据临床表现、痰培养和药敏试验结果选用敏感抗生素。用药期间注意观察药物疗效，注意有无迟发过敏反应及其他不良反应。

2. 祛痰平喘 常用药物有溴己新、盐酸氨溴索、*N*－乙酰半胱氨酸、氨茶碱等。

用药护理：①溴己新常见不良反应为胃肠道反应，消化性溃疡患者慎用。②氨茶碱可引起恶心、呕吐、心律失常、血压下降等，应注意观察。③*N*－乙酰半胱氨酸应避免与酸性较强药物合用；因可降低青霉素、头孢菌素等疗效而不宜同服；可诱发支气管平滑肌痉挛，支气管哮喘患者慎用；偶发恶心、呕吐、上腹部不适、腹泻等不良反应，减量或停药后缓解。

3. 止血 咯血时应用垂体后叶素等药物止血。

用药护理：①使用前应询问有无高血压、冠心病、心衰和妊娠等用药禁忌证。②遵医嘱控制滴速。③用药中观察有无恶心、排便感、面色苍白、心悸、腹痛等不良反应。

4. 体位引流 是利用重力作用使肺、支气管内的分泌物排出体外的方法，适用于有大量痰液而排除不畅时。护理要求①引流前准备：向患者解释体位引流的目的、方法和注意事项，测量生命体征，明确病变部位，痰液黏稠者，引流前15分钟行雾化吸入，备好纱布或面巾纸、一次性痰杯、漱口水、吸痰器等用物。②引流体位：根据病变部位选择合适的体位，务必使病变部位在上，引流支气管开口向下。③引流时间：根据病情、病变部位确定，一般每日引流1～3次，每次15～20分钟，应在空腹时进行（餐后1～3小时、餐前0.5～1小时）。④引流中的护理：指导患者有效咳嗽，无力咳痰时辅以胸部叩击，提高引流效果；观察患者反应，引流中观察患者有无面色苍白、发绀、心悸、呼吸困难、出汗、咯血、体力不支等症状，评估其耐受程度，如出现心率＞120次/分、血压异常（高血压或低血压）、眩晕或发绀，应立刻停止引流，并协助医生处理。⑤引流后护理：及时漱口，帮患者取舒适体位，复查生命体征、肺部呼吸音、啰音变化，观察痰液性质、量及颜色，做好记录。

5. 窒息的抢救 详见本章第一节。

（四）心理护理

多与患者交谈，耐心讲解支气管扩张症反复发作的原因及治疗进展。帮助患者树立战胜疾病的信心，解除焦虑不安心理。咯血时陪伴并安慰患者，避免其因情绪波动而加重出血。

（五）健康指导

1. 疾病预防指导 告知患者呼吸道感染与支气管扩张症的发生发展密切相关，积极防治百日咳、麻疹、支气管肺炎、肺结核等呼吸道感染。及时治疗上呼吸道慢性病灶。避免受凉，注意保暖，预防感冒；减少刺激性气体吸入，戒烟。

2. 疾病知识指导 指导患者正确认识和对待疾病，与患者及家属共同制定长期防治计划。教会患者体位引流、有效咳嗽、雾化吸入等保持呼吸道通畅的方法。指导患者生活规律，保证休息，劳逸结合，保持情绪稳定。教会患者和家属自我监测病情，一旦发现痰量增多、咯血、呼吸困难加重、发热、寒战、胸痛等，及时就诊。

目标检测

一、选择题

A1/A2 型题

1. 支气管扩张症患者咳嗽的特点是

    A. 午间咳嗽   B. 带金属音的咳嗽

    C. 刺激性咳嗽   D. 变换体位时咳嗽

E. 阵发性咳嗽

2. 护理支气管扩张症患者的首要措施是

A. 促进排痰 B. 预防咯血

C. 超声雾化吸入 D. 使用抗菌药物

E. 使用支气管舒张药

3. 男性，30岁。常在晨起及晚间躺下时咳出大量脓痰，伴少量鲜血，并且痰液放置后分三层。可能的临床诊断是

A. 慢性支气管炎 B. 肺癌

C. 肺结核 D. 支气管扩张症

E. 肺气肿

4. 女性，21岁，支气管扩张症，因大咯血入院。下列护理措施中不妥的是

A. 观察咯血的情况 B. 给予抗感染治疗

C. 保持呼吸道通畅 D. 保持大便通畅

E. 指导患者咯血时屏气

5. 某患者右肺下叶支气管扩张症有大量脓痰，做体位引流应采取何种体位

A. 俯卧头高足低 B. 坐位

C. 仰卧头低足高 D. 左侧头低足高位

E. 仰卧头高足低

A3/A4 型题

(6~8 题共用题干)

黄女士，26岁，妊娠5个月。支气管扩张症5年。今晨突然鲜血从口鼻涌出，随即烦躁不安，极度呼吸困难，口唇发绀，大汗淋漓，双手乱抓，两眼上翻。

6. 应首先考虑发生的问题是

A. 肺性脑病 B. 肺栓塞

C. 窒息 D. 自发性气胸

E. 呼吸衰竭

7. 最关键的抢救措施是

A. 胸腔穿刺抽气 B. 立即鼻导管给氧

C. 进行人工呼吸 D. 清除气道内血块

E. 注射呼吸兴奋剂

8. 该患者不宜选用的药物为

A. 酚磺乙胺 B. 抗生素

C. 垂体后叶素 D. 6-氨基己酸

E. 抗血纤溶芳酸

二、思考题

如何为支气管扩张症的患者进行体位引流？

扫码"练一练"

（高福荣）

第六节　支气管哮喘患者的护理

扫码"学一学"

学习目标

知识要点

1. 掌握支气管哮喘患者的身体评估、常见诱因、护理问题和护理措施。

2. 熟悉支气管哮喘的病因、辅助检查。

技能要点

1. 能应用护理程序为支气管哮喘患者实施整体护理。

2. 能熟练为支气管哮喘患者进行健康指导。

3. 指导患者正确使用雾化吸入器。

支气管哮喘（bronchial asthma）简称哮喘，是由多种细胞（嗜酸性粒细胞、肥大细胞和 T 淋巴细胞、中性粒细胞、平滑肌细胞、气道上皮细胞）参与，多种介质（组胺、乙酰胆碱、白三烯、PAF）介导的气道慢性变应性炎症性疾病。由于气道慢性炎症导致气道反应性增高，出现广泛多变的可逆性气流受限，并引起反复发作性的喘息、气急、胸闷或咳嗽等症状，常在夜间和（或）清晨发作、加剧，多数患者可自行缓解或经治疗缓解。如诊治不及时，随病程的延长可产生气道不可逆性狭窄和气道重塑。

哮喘是全球性疾病，全球约有 3 亿哮喘患者，我国哮喘患者超过 1500 万。一般认为儿童患病率高于青壮年，老年人群的患病率有增高趋势，我国五大城市的资料显示同龄儿童的哮喘患病率为 3%～5%，成人男女患病率大致相同。哮喘患病率随国家和地区不同而异，发达国家高于发展中国家，城市高于农村。约 40% 的患者有家族史。

知识链接

世界哮喘防治日

1998 年 12 月 11 日，在西班牙巴塞罗那举行的第二届世界哮喘会的开幕日上，全球哮喘病防治创议委员会（GINA）与欧洲呼吸学会（ERS）代表世界卫生组织（WHO）提出了开展世界哮喘日活动，并将该日作为第一个世界哮喘日。自 2000 年起，每年 GINA 都会选择一个主题并举行相关的活动。此后的世界哮喘日改为每年 5 月的第一个周二，而不是 12 月 11 日。世界哮喘日的宗旨是：使人们意识到哮喘是一个全球性的健康问题；宣传已经取得的科技进步；并促使公众和有关当局参与实施有效的管理方法。

【病因及发病机制】

（一）病因

哮喘的病因尚不十分确切，目前认为是一种复杂的、多基因遗传倾向、多因素综合作用的结果。

1. 遗传因素　哮喘患者的亲属患病率高于群体患病率，亲缘关系越近、患病率越高、

病情越严重。有研究表明，气道高反应性、IgE 调节和特应性反应相关的基因在哮喘的发病中起着重要作用。

2. 环境因素 是哮喘发作的激发因素，主要包括①吸入性变应原：如尘螨、花粉、真菌、动物毛屑、二氧化硫、氨气等各种特异和非特异性吸入物。②感染：如细菌、病毒、原虫、寄生虫等。③食物：如鱼、虾、蟹、蛋类、牛奶等。④药物：如普萘洛尔（心得安）、阿司匹林等。⑤其他：如气候变化、运动、妊娠等。

（二）发病机制

哮喘的发病机制不完全清楚。免疫－炎症机制、神经机制和气道高反应性与哮喘的发病密切相关（图2－4）。

1. 免疫－炎症机制 气道的炎症是哮喘发病的本质，哮喘的炎症是由多种炎性细胞、炎性介质和细胞因子共同参与相互作用的结果，体液免疫和细胞免疫均参与发病过程。根据变应原吸入后哮喘发生的时间，可分为速发型哮喘反应（IAR）、迟发型哮喘反应（LAR）和双相型哮喘反应（DAR）。IAR 几乎在吸入变应原的同时立即发生反应，15～30 分钟达高峰，2 小时后逐渐恢复正常。LAR 约在吸入变应原6 小时左右发病，持续时间长，症状重，常呈持续性哮喘表现，是气道慢性炎症反应的结果。

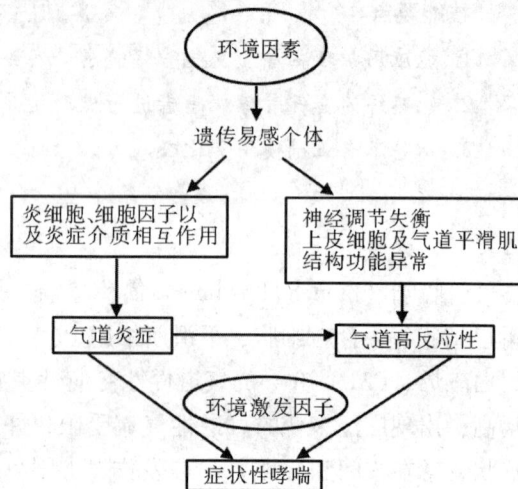

图2－4　支气管哮喘发病机制

2. 神经机制 支气管受自主神经支配，包括胆碱能神经、肾上腺素能神经和非肾上腺素能非胆碱能神经（NANC）。哮喘发作与 β－肾上腺素能受体功能低下和迷走神经张力增高有关，也与 NANC 能释放舒张和收缩支气管平滑肌的神经递质失调有关，均可导致支气管平滑肌痉挛。

3. 气道高反应性 表现为气道对各种刺激因子出现过强或过早的收缩反应，是支气管哮喘患者的共同病理特征。目前普遍认为气道炎症是导致气道高反应性的重要原因。

（三）分期

根据临床表现，支气管哮喘分为急性发作期、慢性持续期和缓解期。

1. 急性发作期 指喘息、气促、胸闷或咳嗽等症状突然发生或症状加重，以呼气流量下降为特征，多因接触变应原等刺激物或治疗不当所致。其严重程度分为四级（表2－2）。

表2－2　支气管哮喘急性发作时严重程度分级

临床特点	轻度	中度	重度	危重
气促	步行、上楼	稍活动	休息时	－
体位	可平卧	喜坐位	端坐呼吸	－
讲话方式	可连成句	单词	单字	不能讲话
精神状态	有焦虑、尚安静	时有焦虑或烦躁	常有焦虑、烦躁	嗜睡或意识模糊
出汗	无	有	大汗淋漓	－

临床特点	轻度	中度	重度	危重
呼吸频率	轻度增加	增加	常 >30 次/分	—
辅助呼吸肌活动及三凹征	常无	可有	常有	胸腹矛盾运动
哮鸣音	散在、呼吸末期	响亮、弥漫	响亮弥散	减弱乃至无

2. 慢性持续期　患者虽无哮喘急性发作，但在相当长的时间内仍有不同频度、不同程度哮喘症状即喘息、咳嗽、胸闷等，伴肺通气功能下降。

3. 缓解期　指经过治疗或未经治疗症状和体征消失，肺功能恢复到急性发作前水平，并维持 3 个月以上。

【护理评估】

（一）健康史评估

1. 病因与诱因　询问患者有无哮喘家族史。是否接触变应原，如花粉、尘螨、动物皮毛和排泄物等。室内是否有密闭窗户、地毯、化纤饰品、空调等造成室内空气流通减少的因素存在。有无主动或被动吸烟，有无吸入工业废气和油漆、杀虫剂等挥发气体。有无食用鱼、虾蟹、蛋和牛奶等食物。有无服用阿司匹林、普萘洛尔等药物。有无受凉、剧烈运动、妊娠等诱发因素。有无紧张、烦躁不安、焦虑等精神因素。

2. 患病及治疗经过　询问患者发作时的症状、持续时间、诱发和缓解因素。了解既往的治疗经过及效果，了解患者对疾病知识的认知程度，了解疾病对患者日常生活和工作的影响程度。

（二）身体评估

1. 症状

（1）先兆症状　支气管哮喘起病急，发作前常有干咳、打喷嚏、流清涕、胸闷等先兆症状，随后出现哮喘症状。

（2）呼吸困难、咳嗽　典型表现为发作性呼气性呼吸困难伴有哮鸣音，或发作性胸闷、咳嗽，干咳或咳大量白色泡沫样痰，夜间、凌晨发作或加重为其特征。严重者被迫坐位或端坐呼吸，甚至发绀。部分患者以咳嗽为唯一症状，称为咳嗽变异型哮喘。哮喘症状在夜间及凌晨发作和加重是哮喘的特征之一，可在数分内发作，持续数小时至数日，可自行缓解或应用支气管舒张剂后缓解。有些青少年的哮喘症状表现为运动时出现胸闷、咳嗽和呼吸困难，称为运动性哮喘。

2. 体征　发作时胸部呈过度充气状态，听诊双肺广泛哮鸣音、呼气音延长，轻度哮喘或严重哮喘发作时哮鸣音可不出现。严重者还可出现心率增快、发绀、颈静脉怒张、奇脉和胸腹反常运动。非发作期无阳性体征。

3. 并发症　发作时可并发自发性气胸、纵隔气肿、肺不张，长期反复发作可并发慢性支气管炎、阻塞性肺气肿、支气管扩张、间质性肺炎、肺纤维化和慢性肺源性心脏病等。

（三）心理－社会评估

评估患者和家属对疾病知识的认知程度，以及疾病对患者日常生活和工作的影响程度。哮喘症状反复发作，会影响患者的睡眠和活动，患者容易产生烦躁、焦虑心理，哮喘严重发作时严重的呼吸困难会使者产生恐惧心理。由于哮喘需长期治疗，加重了患者及家属的精神负担，可能会对疾病治疗失去信心。

（四）实验室及其他检查

1. 肺功能检查

（1）通气功能检测 哮喘发作时呈阻塞性通气障碍，有关呼气流速的全部指标均显著下降，如第一秒用力呼气容积（FEV_1）、第一秒用力呼气容积占用力肺活量的比值（$FEV_1/FVC\%$）、呼气峰流速值（PEF）等均显著减少，其中$FEV_1/FVC\%$低于70%或FEV_1低于正常预计值的80%为判断气道阻塞的重要指标；肺容量指标可有用力肺活量减少，残气量、肺总量增加，残气量占肺总量百分比增高。

（2）支气管激发试验 用以测定气道反应性，常用吸入激发剂为醋甲胆碱、组胺。适用于FEV_1占正常预计值的70%以上的患者。吸入激发剂后如FEV_1下降≥20%，为激发试验阳性。

（3）支气管舒张试验 用以测定气道的可逆性，常用吸入支气管舒张药如沙丁胺醇、特布他林，如FEV_1较用药前增加≥12%，且绝对值增加>200ml，PEF较治疗前增加60L/min或≥20%，为舒张试验阳性。

（4）PEF及其变异率测定 PEF可反映气道通气功能的变化，哮喘发作时PEF下降。如昼夜PEF变异率≥20%，符合气道受阻可逆性改变的特点。

2. 血气分析 哮喘严重发作时PaO_2降低。发作早期过度通气可使$PaCO_2$下降，pH值上升，出现呼吸性碱中毒。若病情进一步加重，气道严重阻塞，$PaCO_2$升高，pH值下降，出现呼吸性酸中毒。若缺氧明显，可合并代谢性酸中毒。

3. 胸部X线检查 发作时双肺透亮度增加，呈过度充气状态，合并肺部感染时，可见肺纹理增粗及炎症的浸润阴影。缓解期多无异常。

4. 血常规检查 发作时可有嗜酸性粒细胞增高，如合并感染时白细胞计数和中性粒细胞增高。

5. 痰液检查 涂片可见较多嗜酸性粒细胞。

6. 特异性变应原检测 有助于病因诊断。

【护理诊断/问题】

1. 低效性呼吸型态 与支气管痉挛、气道炎症、黏液分泌增加、气道阻力增加有关。

2. 清理呼吸道无效 与支气管痉挛、痰液黏稠及气道黏液栓形成、无效咳嗽有关。

3. 知识缺乏 缺乏正确使用雾化吸入器的有关知识。

【护理目标】

（1）患者呼吸困难缓解，能进行有效呼吸。

（2）患者能进行有效咳嗽，顺利排出痰液。

（3）患者能正确使用定量雾化吸入器。

【护理措施】

（一）一般护理

1. 环境与体位 保持室内空气流通、新鲜，维持适宜的温湿度，室内不宜放置花草、地毯、皮毛及羽绒、蚕丝织物，湿式清扫，避免房间内尘埃飞扬。发作期患者应卧床休息，协助患者取舒适的半卧位或坐位，使用跨床小桌供患者伏桌休息，以减轻其体力消耗。

2. 饮食护理 给予清淡、易消化、足够热量、高蛋白、富含维生素的食物。忌食易诱发哮喘的食物如鱼、虾、蟹、蛋、奶；避免进食生、冷、硬、油炸及刺激性食物；避免某些易诱发哮喘的食物添加剂如酒石黄、亚硝酸盐；戒烟酒；若无心肾功能不全，鼓励患者每日饮水 2000～3000 ml，必要时静脉输液补充液体，以防脱水及痰栓阻塞小支气管。

3. 口腔和皮肤护理　哮喘发作时，患者常会大汗淋漓，应每日以温水擦浴，勤换衣服和床单，保持皮肤清洁、干燥和舒适。协助并鼓励患者咳嗽后用温盐水漱口，保持口腔清洁。

4. 氧疗护理　吸氧流量一般 1～3L/min，吸氧浓度不宜大于 40%，重症患者可行机械通气。吸氧时避免气道干燥、痉挛，应保持吸入氧气的湿化和温暖。

5. 保持呼吸道通畅　指导患者有效咳嗽、协助胸部叩击，以促进排痰。痰液黏稠者，可蒸汽吸入或氧气雾化吸入，以湿化气道；以上措施无效时机械吸痰。

（二）病情观察

1. 观察哮喘发作先兆症状　如鼻咽痒、喷嚏、流涕、眼痒等黏膜过敏症状。

2. 观察哮喘发作时情况　观察患者意识状况，呼吸频率、节律、深度及辅助呼吸肌是否参与呼吸运动等，监测呼吸音、哮鸣音的变化，监测动脉血气分析和肺功能检查情况，观察治疗效果。哮喘严重发作时，如治疗无效，应做好机械通气准备。

3. 加强监护　急性期患者加强监护，尤其夜间和凌晨是易发生哮喘的时间段，严密观察有无病情变化。

（三）协助治疗

支气管哮喘目前尚无特效的治疗方法。治疗目的在于控制症状，防止病情恶化，尽可能保持肺功能正常，维持正常活动能力（包括运动），减轻并发症，防止不可逆气道阻塞，避免死亡。

1. 脱离变应原　脱离变应原的接触是防治哮喘最有效的方法，对有明确变应原或其他非特异刺激因素的患者，发作时应立即使患者脱离变应原。

2. 药物治疗及护理　治疗哮喘药物分为缓解药物（支气管舒张药）和控制药物两类。

（1）β_2 肾上腺素受体激动剂　是控制哮喘急性发作的首选药物。主要作用是舒张支气管的平滑肌，改善气道阻塞。长效 β_2 受体激动剂尚具有一定的抗气道炎症的作用。

1）常用药物　短效 β_2 受体激动剂有沙丁胺醇、特布他林和非诺特罗，作用时间为 4～6 小时；长效 β_2 受体激动剂有福莫特罗、沙美特罗及丙卡特罗，作用时间为 10～12 小时。

2）用药方法　有吸入（包括定量气雾剂吸入、干粉吸入、持续雾化吸入等）、口服和静脉注射法。首选定量吸入法，因药物吸入气道直接作用于呼吸道，局部浓度高且作用迅速，所用剂量较小，全身性不良反应少。

3）用药护理　①按医嘱用药，不宜长期规律、单一、大剂量使用，否则会引起 β_2 受体功能下降，出现耐药。②指导患者正确使用雾化吸入器，以保证药物疗效。③静脉点滴沙丁胺醇时应注意滴速（2～4μg/min），并注意观察有无心悸、骨骼肌震颤等不良反应。

（2）糖皮质激素　是当前控制气道炎症最有效的药物。主要作用是抑制炎症细胞的迁移和活化；抑制细胞因子的生成；抑制炎症介质的释放；增强平滑肌细胞 β_2 受体的反应性。

1）常用药物　常用吸入药物有倍氯米松、氟替卡松、莫米松。口服常用泼尼松（强的松）、泼尼松龙（强的松龙）。静脉给药常用琥珀酸氢化可的松或甲泼尼龙（甲基强的松龙）。

2）用药方法　可吸入、口服和静脉用药。吸入治疗是目前推荐长期抗感染治疗哮喘的最常用方法。

3）用药护理　①吸入糖皮质激素时，指导患者掌握正确的吸入方法，吸药后立即用清水漱口，以防口咽部真菌感染。②当用吸入剂代替口服剂时，需在口服剂量的基础上加用吸入剂，同时使用2周后逐步减少口服量。③嘱患者勿自行减量或停药，应遵医嘱逐渐减量至停药。④口服用药宜在饭后，以减少其对胃肠道的刺激。⑤长期用药可导致肥胖、高血压、糖尿病、骨质疏松、消化性溃疡等，应注意观察。

（3）茶碱类　仍是目前治疗哮喘的有效药物。茶碱类除能抑制磷酸二酯酶、提高平滑肌细胞内的cAMP浓度外，还能拮抗腺苷受体、刺激肾上腺分泌肾上腺素、增强呼吸肌的收缩、增强气道纤毛清除功能和抗炎作用。与糖皮质激素合用具有协同作用。

1）常用药物　口服常用氨茶碱片和控（缓）释茶碱片，静脉给药常用氨茶碱注射液。

2）用药方法　口服适用于轻、中症患者，口服控（缓）释茶碱尤其适用于夜间哮喘患者；危重症哮喘静脉给药。

3）用药护理　①主要不良反应为恶心、呕吐、心律失常、血压下降和抽搐，甚至心搏骤停等。②静脉注射时浓度不宜过高，速度不宜过快，注射时间应在10分钟以上，氨茶碱用量不宜过大，日用量一般不超过1.0g。③用药中监测血药浓度，其安全有效浓度为6~15μg/ml。④茶碱缓释片或茶碱控释片，不能嚼服，必须整片吞服。

（4）其他药物

1）抗胆碱药　为胆碱能受体（M受体）拮抗剂，可阻断节后迷走神经通路，降低迷走神经兴奋性而起舒张支气管作用，并有减少痰液分泌的作用。常用异丙托溴铵雾化吸入。不良反应为口苦和口干感。

2）白三烯（LTs）调节剂　通过调节LTs的生物活性而发挥抗炎作用，同时具有舒张支气管平滑肌的作用。常用药物如孟鲁司特、扎鲁司特口服。不良反应为胃肠道症状、皮疹、血管性水肿，停药后可恢复。

3）色甘酸钠　对预防运动或变应原诱发的哮喘最为有效，有咽喉不适、胸闷等不良反应。

4）H_1受体拮抗剂　有酮替酚和新一代组胺H_1受体拮抗剂阿司咪唑、曲尼斯特、氯雷他定，对轻症哮喘和季节性哮喘有一定效果。不良反应有镇静、头晕、口干、嗜睡，高空作业者、驾驶员应慎用。

3. 吸入器应用护理

（1）定量雾化吸入器（MDI）　MDI的使用需要患者协调呼吸运动，正确使用是保证吸入治疗的关键。①介绍雾化吸入器具。②掌握MDI的正确使用方法（图2-5）：打开盖子、摇匀药液→头略后仰并深呼气至不能再呼时张口→将喷嘴放入口中含住，双唇包紧→做深而慢的吸气，最好大于5秒，同时用手指按压喷药→吸气末屏气10秒钟，使较小的雾粒沉降到气道远端→然后缓慢呼气、休息3分钟后可再进行一次。③医护人员应指导患者反复练习，直至患者完全掌握。

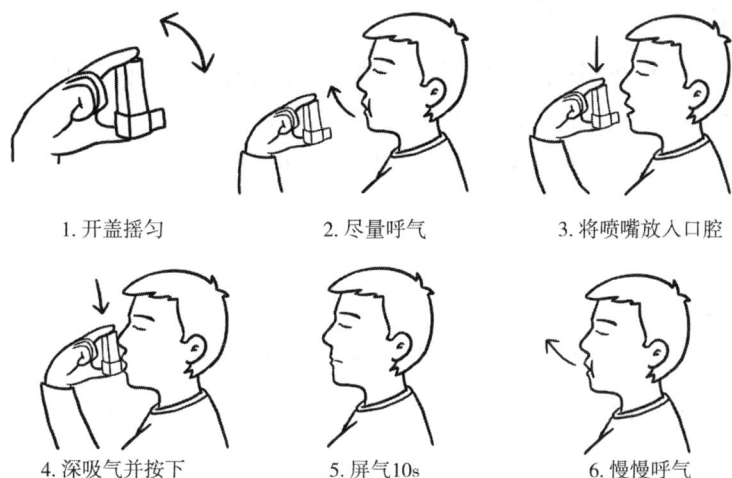

1. 开盖摇匀　　　　2. 尽量呼气　　　　3. 将喷嘴放入口腔

4. 深吸气并按下　　　5. 屏气10s　　　　6. 慢慢呼气

图 2 - 5　MDI 使用方法

（2）干粉吸入器　常用的是都保装置和准纳器。

1）都保装置（图 2 - 6）　即储存剂量型涡流式干粉吸入剂。使用方法：①旋转并拔出瓶盖，确保红色旋柄在下方。②一手握住瓶体，另一手握住底盖红色部分，先向右转到底再向左转到底，听到"咔嗒"的一声，即完成一次剂量的装药。③吸入之前先呼气，然后含住并双唇包住吸嘴，用力深吸气，然后将吸嘴移开，屏气 5～10 秒钟后恢复正常呼吸。

2）准纳器　常用的有沙美特罗替卡松粉吸入剂（舒利迭）。使用方法（图 2 - 7）：①一手握住外壳，另一手拇指放在拇指柄上，向外推动准纳器的滑动杆，直至发出"咔嗒"声，表明准纳器已做好吸药的准备。②握住准纳器，在保证平稳呼吸的前提下，尽量呼气。③将吸嘴放入口中，深而平稳地吸气，将药物吸入口中，屏气约 10 秒钟。④拿出准纳器，缓慢恢复呼气，关闭准纳器。

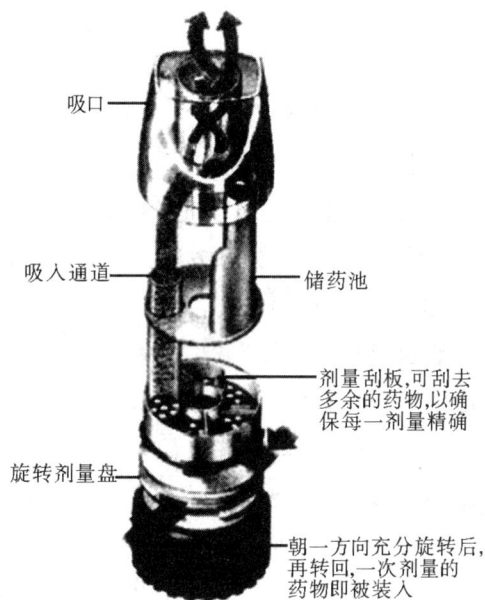

吸口

吸入通道　　　　　储药池

剂量刮板,可刮去多余的药物,以确保每一剂量精确

旋转剂量盘

朝一方向充分旋转后,再转回,一次剂量的药物即被装入

图 2 - 6　都保装置

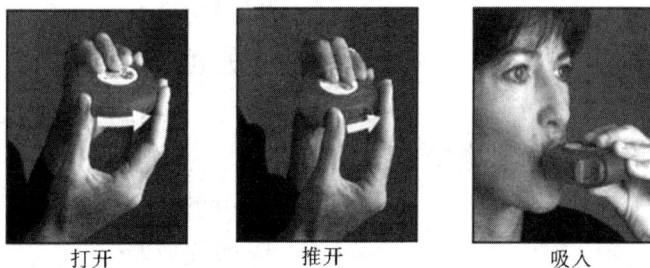

打开　　　　　推开　　　　　吸入

图 2 - 7　准纳器使用方法

（四）心理护理

哮喘发作时，患者的紧张、烦躁、恐惧情绪常会加重哮喘发作。护理人员应向患者解释不良心理反应不利于疾病的治疗和恢复。尽量守护在床旁，与患者耐心沟通，并给予适当的心理疏导和安慰，帮助患者保持情绪稳定，使其产生信任和安全感。鼓励患者的家属为其提供身心支持，提高患者对治疗的信心和依从性。

（五）健康指导

1. 疾病知识指导　向患者和家属介绍哮喘的有关知识，使患者认识到哮喘虽不能彻底治愈，但通过长期、适当、充分的治疗，可以有效地控制哮喘发作。帮助患者熟悉哮喘发作的先兆表现及哮喘发作时的自我紧急处理方法。指导患者缓解期适当运动和耐寒训练，以增强机体对气候改变的适应性和抗病能力。

2. 避免诱因指导　根据患者情况，指导患者控制诱发哮喘的各种因素：①室内勿放置花草，墙上勿挂壁毯、地面勿铺地毯及草垫，避免使用丝棉、呢绒、皮毛、羽绒等制品，不养宠物，避免吸烟，避免杀虫剂、樟脑丸等有挥发性气味的物品，保持室内空气新鲜。②避免诱发哮喘发作的食物、调味品、食品添加剂和药物，避免刺激性食物。③冬春季节外出戴口罩，避免接触花粉、刺激性气体和冷空气。④注意保暖，预防呼吸道感染。⑤避免剧烈运动和强烈精神刺激。

3. 病情监测指导　指导患者和家属识别哮喘发作的先兆症状及病情加重的表现；学会哮喘发作时的自我紧急处理方法；学会峰流速仪的使用方法，做好哮喘日记；知道病情严重时应立即去医院就诊。

4. 心理指导　向患者说明精神心理因素在哮喘的发病和发展中起着重要作用，向患者介绍心理调节的方法，指导患者保持有规律的生活和乐观情绪。充分利用社会支持系统，动员患者的家属参与对哮喘患者的管理，为其身心康复提供各方面的支持。

5. 用药指导　指导患者了解常用药物的名称、用量、用法、不良反应及注意事项，指导患者和家属掌握正确的药物吸入技术。

目标检测

一、选择题

A1/A2 型题

1. 哮喘发作时不宜采用的治疗是

    A. 吸氧　　　　　　　　　　　　B. 雾化吸入

    C. 普萘洛尔口服　　　　　　　　D. 应用糖皮质激素

    E. 喘定静脉注射

2. 目前防治哮喘最有效的药物是

    A. 糖皮质激素　　　　　　　　　B. 异丙基肾上腺素

    C. 酮替芬　　　　　　　　　　　D. 沙丁胺醇

    E. 特布他林

3. 重症哮喘患者禁用的药物是

A. 吗啡   B. 氨茶碱

C. 异丙基肾上腺素   D. 泼尼松

E. 特布他林

4. 王先生，70岁。因突然停用糖皮质激素出现哮喘重度发作，表现为端坐呼吸、明显发绀、大汗淋漓，呼吸频率32次/分，脉搏120次/分，血压90/60mmHg。治疗宜选用的药物是

A. 酮替芬   B. 色甘酸钠

C. 喘定   D. 肾上腺素

E. 氨茶碱

A3/A4 型题

（5~7题共用题干）

吴女士，33岁。3个月来多次发作咳嗽、咳痰、胸闷憋气、心悸、气急，夜间明显。3天前咳嗽、咳痰及喘息又发作，经门诊给予"氨茶碱"等解痉平喘药后病情仍未好转，呼吸困难、喘息加重而入院。烦躁不安，端坐位，心率120次/分，两肺满布哮鸣音。既往有类似发作病史，有过敏性鼻炎。

5. 首先考虑的临床诊断是

A. 肺气肿   B. 急性细支气管炎

C. 心源性哮喘   D. 支气管哮喘急性发作

E. 喘息型支气管炎急性发作期

6. 患者经用大剂量氢化可的松、氨茶碱等药物静滴，症状仍未缓解，痰黏稠难以咳出，呼吸音低，两肺哮鸣音明显减少，精神状态差。应配合医生给予

A. 雾化吸入   B. 静滴毒毛花苷K以减慢心率

C. 进一步补充液体   D. 静滴广谱抗生素

E. 准备气管插管，建立人工通气

7. 该患者首优的护理问题是

A. 焦虑   B. 体液不足

C. 清理呼吸道无效   D. 低效性呼吸型态

E. 营养失调：低于机体需要量

（8~10题共用题干）

小沈，女，17岁。在春季旅游中突感胸闷，呼吸困难，伴大汗。既往有类似发作，可自行缓解。唇稍发绀，咳嗽、气促，两肺布满干性啰音，心率90次/分，律齐。

8. 可能性最大的临床诊断是

A. 过敏性休克   B. 支气管哮喘发作

C. 心源性哮喘   D. 喘息型支气管炎

E. 变态反应性肺浸润

9. 急救时，应首先使用

A. 沙丁胺醇吸入   B. 呋塞米

C. 氨茶碱   D. 阿托品

E. 倍氟米松吸入

10. 下列预防发作的护理措施中，错误的是
A. 寻找及避开过敏源　　　　　B. 抗原脱敏
C. 菌苗疗法　　　　　　　　　D. 应用色甘酸钠
E. 随身携带止喘气雾剂备用

二、思考题

1. 支气管哮喘发作的典型临床表现有哪些？
2. 如何指导支气管哮喘患者正确应用定量雾化吸入器？

（高福荣）

第七节　肺结核患者的护理

学习目标

知识要点

1. 掌握肺结核患者的身体评估、化疗原则、护理诊断和护理措施。
2. 熟悉肺结核的病因、分型、辅助检查。

技能要点

1. 能应用护理程序为肺结核患者实施整体护理。
2. 能熟练为肺结核患者进行健康指导。

扫码"练一练"

扫码"学一学"

肺结核（pulmonary tuberculosis）是由结核分枝杆菌引起的肺部慢性感染性疾病。结核分枝杆菌侵入人体后可累及全身多个脏器，但以肺部感染最为常见。

肺结核是全球性疾病，据世界卫生组织统计，自 20 世纪 80 年代以来，肺结核出现全球性恶化趋势，每年新增病例 800 万 ~ 1000 万，每年有近 200 万人死于肺结核，其中约 95% 来自发展中国家。我国是世界卫生组织公布的全球结核病流行严重的 22 个国家之一，也是全球多重耐药肺结核流行严重的 27 个国家之一，年发患者数约为 130 万，占全球发患者数的 14%，位居全球第二位。2010 年我国第五次结核病流行病学调查结果显示，近 10 年来我国肺结核发病率呈下降趋势。但耐多药肺结核病例日益增多，每年新发患者数约 12 万，未来数年内可能出现以耐药菌为主的结核病流行态势。

【病因及发病机制】

（一）病因

1. 结核分枝杆菌　1882 年由德国科学家罗伯特·科赫（Robert Koch）首先发现，属分枝杆菌属，分为人型、牛型、非洲型和鼠型四型，其中引起人类结核病的主要是人型结核分枝杆菌，少数为牛型菌感染。其生物学特性如下。

（1）抗酸性　结核分枝杆菌涂片染色呈红色，因其具有抗酸性，可以抵抗盐酸酒精的脱色作用，故又称抗酸杆菌。

（2）生长缓慢　结核分枝杆菌为需氧菌，生长缓慢，增殖一代需要 10 ~ 20 小时，一般

需培养 4 周以上才能形成菌落。这种特点使得结核病成为一种慢性疾病，其治疗周期也显著长于其他细菌所致的感染。

（3）抵抗力强 结核分枝杆菌对干燥、寒冷、潮湿、酸、碱有较强的抵抗力。在干燥环境中能存活 6~8 个月甚至数年，在阴湿环境中可存活数月。但对热和紫外线敏感，阳光下暴晒 2~7 小时、紫外线 0.5~1m 照射 30 分钟、煮沸 5 分钟、70% 乙醇 2 分钟均可杀死结核杆菌。将痰吐在纸上直接焚烧是最简易的灭菌方法。

（4）菌体结构复杂 结核分枝杆菌菌体成分复杂，主要有类脂质、蛋白质及多糖类。类脂质占 50%~60%，与结核病的组织坏死、干酪液化、空洞形成及结核变态反应有关；菌体蛋白质是结核菌素的主要成分，诱发皮肤变态反应；多糖类参与血清反应等免疫应答。

2. 肺结核的传播

（1）传染源 痰中排菌的肺结核患者是主要传染源，尤其是未经治疗者。

（2）传播途径 经呼吸道传播是肺结核最主要的传播途径，飞沫传播为最常见的方式。患者咳嗽、咳痰、打喷嚏时，可喷出大量含有结核菌的微滴悬浮于空气中，被密切接触者吸入后引起感染。其他传播途径有经消化道、皮肤及泌尿生殖系统传播等，现已罕见。

（3）易感人群 普遍易感，尤其与肺结核患者密切接触者、长期应用免疫抑制剂和糖皮质激素者、HIV 感染者、糖尿病患者，老年人、婴幼儿、流浪人员以及生活贫困、居住拥挤营养不良者更易感染。

（二）发病机制

1. 人体感染后的反应 结核分枝杆菌侵入人体后可发生两种反应。

（1）免疫反应 人体接种卡介菌或感染结核分枝杆菌后，可发生特异性（获得性）免疫力。结核病的特异性免疫主要是细胞免疫，表现为淋巴细胞致敏和吞噬细胞功能增强，杀灭入侵的结核分枝杆菌，防止发病或使病变趋于局限。但在糖尿病、艾滋病及其他慢性疾病或营养不良、使用糖皮质激素、免疫抑制剂等情况下，由于人体免疫功能低下，则易受结核分枝杆菌感染而发病，或使原先稳定的病灶重新活动。

（2）变态反应 结核分枝杆菌侵入人体 4~8 周，机体对结核分枝杆菌及其代谢产物所发生的反应，属于Ⅳ型（迟发性）变态反应。可通过结核菌素实验来测定，呈阳性反应。

2. 肺结核的发生与发展 肺结核可分为原发性和继发性两大类。

（1）原发性肺结核 结核分枝杆菌初次感染而在肺内发生的病变，称为原发性肺结核，常见于小儿。此时，人体的反应性低，结核分枝杆菌在肺部形成渗出性炎症病灶，称为原发病灶。原发病灶中的结核分枝杆菌常沿淋巴管到达肺门淋巴结，引起淋巴管炎和淋巴结炎。肺部原发病灶、淋巴管炎和局部淋巴结炎，统称为原发综合征。原发病灶继续发展，可直接或经血液播散至邻近组织器官。大多数原发性肺结核病灶中的结核分枝杆菌被消灭，病灶迅速吸收、钙化愈合，但仍有少量结核分枝杆菌未被消灭，长期处于休眠期，称为潜在病灶，当机体抵抗力下降时，这些结核分枝杆菌则重新生长繁殖而发生结核病。

（2）继发性肺结核 是指初次感染后再次感染结核杆菌，多由原发结核感染后潜伏在肺内的结核分枝杆菌重新活跃或结核分枝杆菌再次感染而发生。通常发生在受过结核分枝杆菌感染的成年人。继发性肺结核病变较局限，发展也较缓慢，很少出现全身播散，局部病变容易出现渗出、干酪样坏死、液化而形成空洞和排菌，有传染性，是肺结核防治工作的重点。肺结核的演变过程见图 2-8。

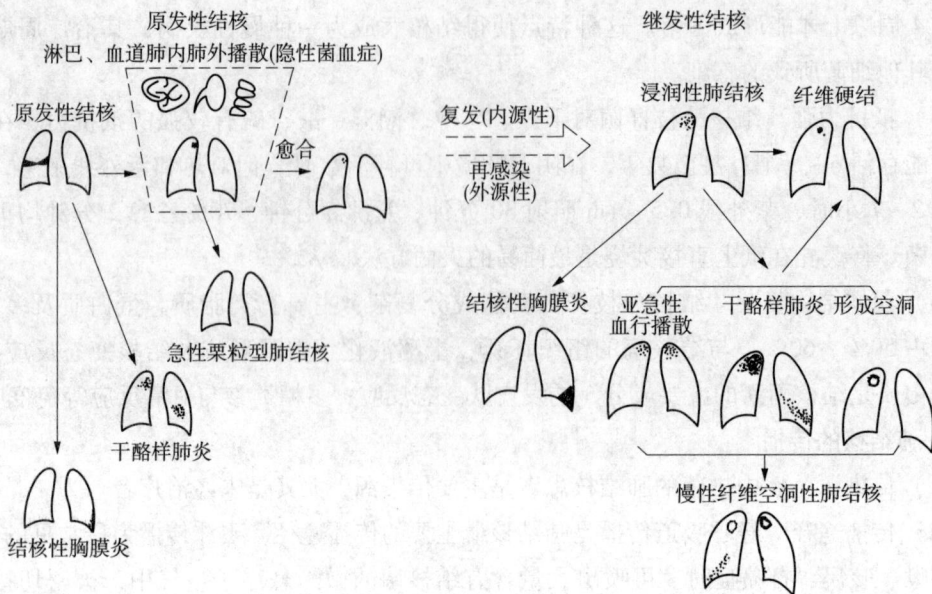

图 2 - 8 肺结核演变过程

知识链接

科赫（Koch）现象

1890 年，科赫（Koch）观察到，将结核分枝杆菌注射给未感染的豚鼠，10～14 天后注射局部红、肿、溃烂、形成深溃疡不愈合，局部淋巴结肿大，最后结核分枝杆菌全身播散造成豚鼠死亡。而将相同剂量结核分枝杆菌注射到 3～6 周前受少量结核分枝杆菌感染且结核菌素试验阳性的豚鼠体内，2～3 天后注射局部红、肿、形成浅溃疡并较快愈合，无局部淋巴结肿大和全身播散，也不死亡。这种机体对结核分枝杆菌初感染与再感染产生出不同反应的现象，称为科赫（Koch）现象。

【护理评估】

（一）健康史评估

（1）评估患者有无与结核病患者密切接触史，是否接种过卡介苗，有无结核病史及既往诊治情况。

（2）评估患者是否患有使机体免疫低下的疾病，如糖尿病、HIV 感染等。

（3）评估患者是否长期应用免疫抑制剂、糖皮质激素等。

（二）身体评估

1. 症状

（1）全身症状　发热最常见，多为长期午后潮热（下午或傍晚开始升高、翌晨降至正常）。部分患者有乏力、食欲减退、盗汗、体重减轻等全身毒性症状。若肺部病灶进展播散时，可有不规则高热、畏寒等。育龄女性有月经失调或闭经。

（2）呼吸系统症状　有咳嗽、咳痰、咯血、胸痛、呼吸困难等。

1）咳嗽、咳痰　是肺结核最常见症状。咳嗽、咳痰两周及以上或痰中带血是结核常见的可疑症状。多为干咳或有少量白色黏液痰。有空洞形成时痰量增多；合并细菌感染时，痰呈脓性且量增多；合并厌氧菌感染时有大量脓臭痰；合并气管结核表现为刺激性咳嗽。

2）咯血 1/3~1/2 患者有不同程度的咯血，是引起我国年轻人咯血最常见病因。多为小量咯血，少数严重者可有大量咯血，甚至发生失血性休克。

3）胸痛 病变累及壁层胸膜时有胸壁刺痛，且随呼吸和咳嗽而加重。

4）呼吸困难 多见于干酪样肺炎和大量胸腔积液患者，也可见于病变广泛的纤维空洞性肺结核患者。

2. 体征 因病变性质和范围而异。病变范围小者多无异常体征。渗出性病变范围较大或干酪样坏死可有肺实变体征。慢性纤维空洞型肺结核出现广泛纤维化或胸膜粘连增厚者，可有胸廓塌陷，纵隔和气管向健侧移位，健侧可有代偿性肺气肿体征。结核性胸膜炎时有胸腔积液体征。支气管结核可有局限性哮鸣音。

3. 并发症 有自发性气胸、脓气胸、支气管扩张、慢性肺源性心脏病。结核分枝杆菌随血行播散可并发淋巴结、脑膜、骨及泌尿生殖器官等肺外结核。

4. 分类 我国将肺结核病分为五类。

（1）原发性肺结核 系初次感染结核杆菌所致，包括原发综合征和胸内淋巴结结核。常见于儿童及从边远山区、农村初进城市的成人。症状多轻微而短暂，类似感冒，少数患者有低热、咳嗽、食欲不振、体重减轻等。原发病灶多好发于肺上叶底部、中叶或下叶上部，继而引起淋巴管炎和肺门淋巴结炎。X 线胸片表现为哑铃状阴影（图2-9），即原发病灶、淋巴管炎和肺门淋巴结肿大，三者合称原发综合征。大多数病灶可自行吸收或钙化。

（2）血行播散型肺结核 包括急性血行播散型肺结核（急性粟粒型肺结核）及亚急性、慢性血行播散型肺结核。①急性粟粒型结核多见于婴幼儿和青少年。当机体免疫力下降时，大量结核分枝杆菌进入血循环在肺内形成广泛播散，引起急性血型播散型肺结核，起病急，全身毒血症状重，常并发结核性脑膜炎。X 线胸片显示两肺满布粟粒状阴影，大小、密度、分布一致，结节直径2mm 左右（图2-10）。当机体免疫力较强时，少量的结核分枝杆菌分批经血液循环进入肺部，形成亚急性、慢性血行播散型肺结核。临床可无明显中毒症状，病情发展也较缓慢，X 线胸片显示两肺斑点状阴影，大小不均、密度不等（图2-11）。

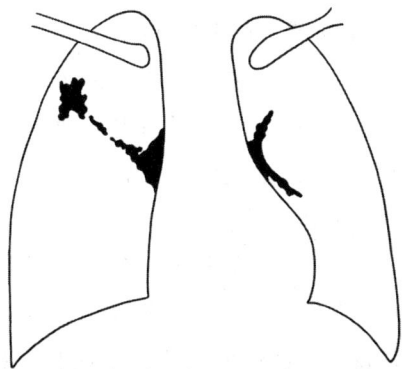

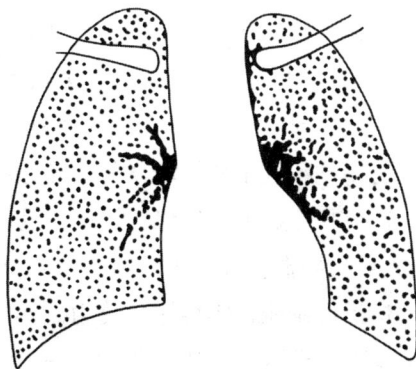

图2-9 原发综合征　　　　　　图2-10 急性粟粒型肺结核

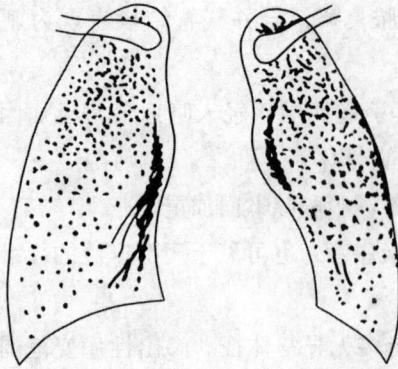

图 2 - 11　亚急性、慢性播散型肺结核　　　　　　　图 2 - 12　浸润型肺结核

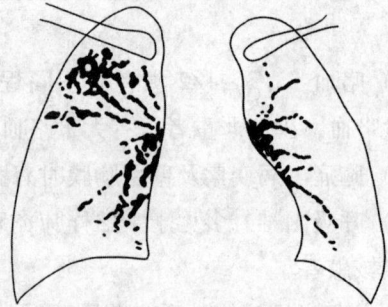

（3）继发性肺结核　包括浸润型肺结核、慢性纤维空洞型肺结核和干酪样肺炎等。成人多见，病程长，易反复，其中浸润型肺结核为肺结核中最常见的类型。

1）浸润型肺结核　为最常见的继发性肺结核，病变多发生在肺尖和锁骨下。X 线胸片显示为片状、絮状阴影，可融合形成空洞（图 2 - 12）。

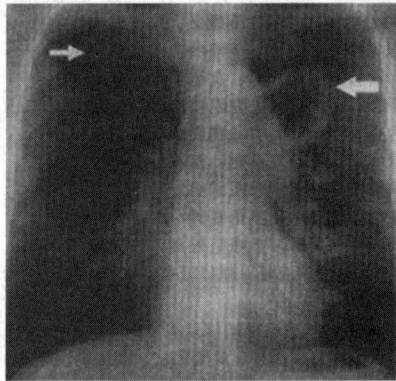

图 2 - 13　空洞性肺结核　　　　　　　　　　　图 2 - 14　结核球

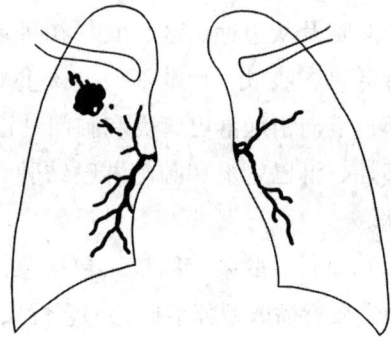

2）空洞性肺结核　多由病灶干酪样坏死、液化，进而形成空洞和病灶的支气管播散。临床表现为发热、咳嗽、咳痰和咯血等，痰中常有结核分枝杆菌。X 线胸片显示单个或多个形态不一的薄壁空腔（图 2 - 13）。

3）结核球　干酪样坏死灶部分吸收后，周围形成纤维包膜；或空洞的引流支气管阻塞，空洞内干酪物质不能排出，凝结成球形病灶，称"结核球"（图 2 - 14）。

4）干酪样肺炎　发生于免疫力低下、体质衰弱、大量结核分枝杆菌感染的患者，或有淋巴结支气管瘘，淋巴结内大量干酪样物质经支气管进入肺内，引起以渗出和细胞浸润为主、伴有不同程度干酪样坏死的病变，症状明显。分为大叶性干酪样肺炎和小叶性干酪样肺炎。X 线胸片显示大片状、絮状、毛玻璃状阴影（图 2 - 15）。

5）纤维空洞性肺结核　肺结核未及时发现或治疗不当，使空洞长期不愈，出现空洞壁增厚和广泛纤维化；随机体免疫力的高低，病灶吸收、修复与恶化交替发生，形成纤维空洞。X 线胸片显示单侧或两侧出现一个或多个厚壁空洞和广泛纤维增生，造成肺门抬高，肺纹理呈下垂样，纵隔向患侧移位。健侧呈代偿性肺气肿（图 2 - 16）。

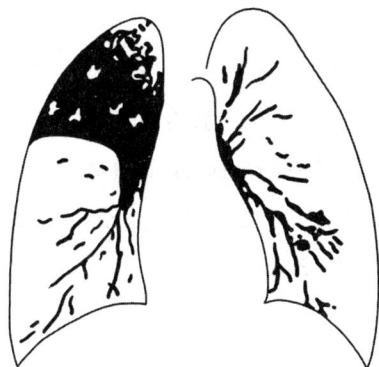

图2-15 干酪样肺炎

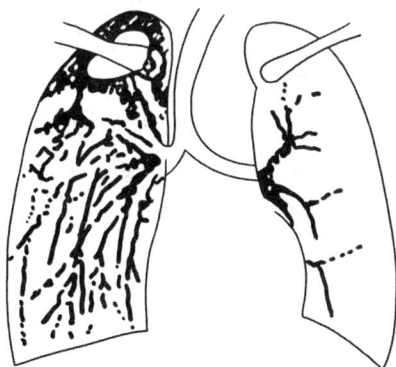

图2-16 纤维空洞性肺结核

（4）结核性胸膜炎 包括干性胸膜炎、渗出性胸膜炎、结核性脓胸。均有结核病接触史。干性胸膜炎发生在胸腔渗液早期液量较少时，以胸痛和干咳为主要症状，可闻及胸膜摩擦音。渗出性胸膜炎最常见，全身毒血症状明显，可有高热、胸闷、呼吸困难。随胸腔积液增多，胸痛可减轻，但呼吸困难加重，有胸腔积液体征。X线胸片显示少量积液时仅见肋膈角变钝，中等量积液时表现为中下肺野呈一片均匀的密度增高阴影，上缘呈外侧高、内侧低的弧形曲线（图2-17）。大量胸腔积液时，肺野大部呈均匀浓密阴影，纵隔向健侧移位。

（5）菌阴肺结核 为3次痰涂片及一次培养阴性的肺结核。其诊断标准为：①典型肺结核临床症状和胸部X线表现。②抗结核治疗有效。③临床可排除其他非结核性肺部疾病。④PPD（5IU）强阳性，血清抗结核抗体阳性。⑤痰结核菌PCR+探针

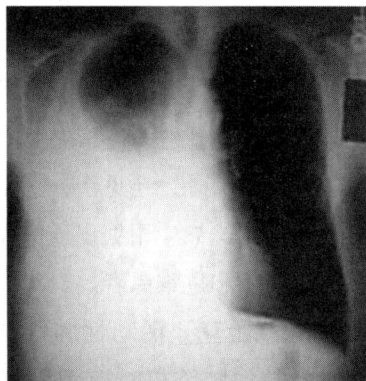

图2-17 结核性胸膜炎（渗出性）

检测呈阳性。⑥肺外组织病理证实结核病变。⑦BALF检出抗酸分枝杆菌。⑧支气管或肺部组织病理证实结核病变。具备①～⑥中的3项或⑦～⑧中任何一项可确诊。

（三）心理-社会评估

1. 评估患者的心理状态 肺结核病多呈慢性过程，疾病早期症状不明显，往往不引起患者的重视。病情一旦发展到影响工作和生活时，则会导致患者心理压力增加。如住院隔离治疗者常有焦虑、孤独感；担心疾病传染影响生活、工作、社交，会出现自卑、多虑；病程较长者有悲观厌世情绪；咯血时患者会紧张、恐惧。

2. 评估患者的社会支持 系统评估如患者及家属对结核病知识了解的程度；家庭成员对患者的态度、关心程度及照顾的方式，患者的经济状况，出院后的就医条件，居住地的社区保健服务等。

（四）实验室及其他检查

1. 痰结核分枝杆菌检查 是确诊肺结核最可靠的方法，也是制订化学药物治疗方案和考核治疗效果的主要依据。每一个有结核可疑症状或肺部有异常阴影的患者都必须查痰。方法有痰直接涂片法、痰集菌法、痰培养法。应连续多次送检，初诊者至少送三次：晨痰、

夜间痰和即时痰，复诊者送两次，无痰者采用痰诱导技术获取标本。

2. 影像学检查

（1）胸部 X 线检查　是早期发现肺结核的重要方法。可判断病变的部位、范围、性质以及了解其演变。①原发综合征呈哑铃状阴影；②纤维钙化的硬结病灶表现为密度较高、边缘清晰的斑点、条索或结节；③干酪样病灶表现为密度较高、浓密不一的阴影；④空洞显示为有环形边界的不规则透光区；⑤浸润性结核显示为云雾状、边缘模糊的阴影。

（2）肺部 CT 检查　可发现微小或隐藏病灶，帮助鉴别肺病变。

3. 结核菌素试验　用于检出结核分枝杆菌感染，不能检出结核病。检验时使用的结核菌素为纯蛋白衍化物（PPD）。

（1）试验方法　抽取 0.1ml（5IU）结核菌素，在左前臂屈侧做皮内注射 0.1ml，48～72 小时后观察局部反应，测量皮肤硬结直径，并记录结果。

（2）结果判断　硬结直径≤4mm 为阴性（－），5～9mm 为弱阳性（＋），10～19mm 为阳性（＋＋），20mm 及以上或虽不足 20mm 但局部有水泡、淋巴管炎及组织坏死为强阳性（＋＋＋）。

（3）临床意义　结核菌素试验阳性反应仅表示曾有结核分枝杆菌感染，并不一定现有患病。3 岁以下强阳性反应者，应视为有新近感染的活动性结核病，应进行治疗。PPD 试验阴性除未感染结核外，还见于：①结核感染 4～8 周以内，处于变态反应前期。②免疫力下降或免疫受抑制，如应用糖皮质激素或免疫抑制剂、淋巴细胞免疫系统缺陷、麻疹、百日咳、严重结核病和危重患者。

4. 血常规检查　活动性肺结核患者白细胞计数可在正常范围或轻度升高，血沉加快。急性粟粒型肺结核时白细胞计数减低或出现类白血病反应。严重病例常有继发性贫血。

5. 纤维支气管镜检查　对于发现支气管内膜结核、了解有无肿瘤、吸取分泌物、解除阻塞或做病原菌及脱落细胞检查，以及取活组织做病理检查等，均有重要诊断价值。

【护理诊断/问题】

1. 营养失调：低于机体需要量　与机体消耗量增加，食欲减退有关。

2. 体温过高　与结核分枝杆菌所致的毒血症状有关。

3. 知识缺乏　缺乏肺结核的发生、发展、治疗、护理级预后的相关知识

4. 潜在并发症：大咯血、窒息、自发性气胸、胸腔积液、呼吸衰竭。

【护理目标】

（1）患者的营养状况逐渐改善和恢复。

（2）患者的体温逐渐恢复正常。

（3）患者能获得并掌握结核病的相关知识。

（4）患者未发生并发症，或并发症被及时发现并处理。

【护理措施】

(一) 一般护理

1. 休息与体位

(1) 肺结核患者症状明显,有咯血、高热等严重结核病毒性症状,或结核性胸膜炎伴大量胸腔积液者,应卧床休息。

(2) 恢复期可适当增加户外活动,如散步、打太极拳、做保健操等,以增进机体免疫功能,提高机体的抗病能力。

(3) 轻症患者在坚持化学治疗的同时,可进行正常工作,但应避免劳累和重体力劳动,保证充足的睡眠和休息,做到劳逸结合。

(4) 痰涂阴性或经抗结核治疗后痰菌转阴 4 周以上的患者,可以过正常的家庭和社会生活。

2. 饮食护理

(1) 向患者及家属宣传饮食营养的重要性。

(2) 制定全面的饮食营养摄入计划 ①为患者提供高热量、高蛋白、富含维生素的饮食。②蛋白质不仅能提供热量,还能增强机体的抗病能力及机体修复能力,每日蛋白质摄入量为 1.5~2.0g/kg,其中优质蛋白质应占一半以上,如鱼、肉、蛋、牛奶等;③多食新鲜蔬菜和水果,以补充维生素,食物中的维生素 C 有减轻血管渗透性的作用,可以促进渗出病灶的吸收;维生素 B 对神经系统及胃肠神经有调节作用,可促进食欲。

(3) 增进食欲,增加饮食的品种,采用患者喜欢的烹调方法。患者进食时应心情愉快、细嚼慢咽,促进食物的消化吸收。

(4) 监测体重,每周测体重 1 次并记录,判断患者营养状况是否改善。

3. 对症护理

(1) 发热患者应卧床休息,多饮水,必要时给予物理降温或小剂量解热镇痛药;盗汗的患者注意室内通风,衣被勿太厚,及时擦干身体和更换汗湿衣服、被单等;咳嗽、咳痰患者适当给予止咳祛痰剂,如复方甘草合剂等;胸痛患者取患侧卧位,减少患侧胸廓活动而减轻疼痛。

(2) 咯血、窒息的护理 详见本章第一节。

(二) 病情观察

注意咳嗽、咳痰的次数及痰液的颜色、性质、量的变化,观察咯血的程度,以及发热、盗汗、消瘦、贫血等全身症状。

(三) 协助治疗

1. 抗结核杆菌治疗 合理的抗结核化学药物治疗(简称化疗)是治愈肺结核的关键。所有活动性肺结核(有全身中毒症状、痰菌阳性、X 线显示病灶处于进展或好转阶段)患者均需进行抗结核药物治疗。

(1) 化疗原则 早期、联合、适量、规律和全程治疗。

(2) 常用药物 根据抗结核药物的抗菌作用强弱分为杀菌剂和抑菌剂。异烟肼、利福平能杀灭细胞内外的结核分枝杆菌,称全杀菌剂。链霉素在碱性环境中能杀灭巨噬细胞外的结核分枝杆菌，吡嗪酰胺能杀灭巨噬细胞内酸性环境中的结核菌分枝杆菌，故二者称半杀菌剂。乙胺丁醇、对氨基水杨酸钠为抑菌药。

知识链接

抗结核治疗一线和二线药物

非耐药性肺结核最常用的药物包括异烟肼（INH）、利福平（RFP）、乙胺丁醇（EMB）、吡嗪酰胺（PZA）、链霉素（SM）五种，这五种药物被称为一线药物，对80%以上新感染的肺结核患者治疗都有效；但当患者体内的结核菌，由于各种原因，出现对一线药物的治疗耐药性时，则必须更换为二线药物，包括卡那霉素（KM）、阿米卡星（AM）、卷曲霉素（CM）、氧氟沙星（Ofx）、左氧氟沙星（Lfx）、莫西沙星（Mfx）、丙硫异烟胺（Pto）、环丝氨酸（Cs）、对氨基水杨酸（PAS）、阿莫西林/克拉维酸（Amx/Clv）和克拉霉素（Clr）。

（3）治疗方案 通常化疗方案分强化和巩固两个阶段。强化阶段旨在有效杀灭繁殖菌，迅速控制病情；巩固阶段的目的是杀灭生长缓慢的结核菌，以提高治愈率，减少复发。复治涂阳，强化期2个月，巩固期6~10个月。①初治涂阳肺结核治疗方案：每日用药方案为2HRZE/4HR，间歇用药方案为$2H_3R_3Z_3E_3/4H_3R_3$。②复治涂阳肺结核治疗方案：每日用药方案为2HRZSE/4~6HRE；间歇用药方案为$2H_3R_3Z_3S_3E_3/6H_3R_3E_3$。③初治涂阴肺结核治疗方案：每日用药方案为2HRZ/4HR；间歇用药方案为$2H_3R_3Z_3/4H_3R_3$。

知识链接

耐药肺结核

从肺结核患者的痰液中分离出结核菌，通过试验发现这种结核菌在一种或多种抗结核药物存在时仍能生长，确诊为耐药肺结核。耐药结核杆菌包括以下四种类型。①单耐药：仅对一种抗结核药物耐药。②多耐药：除对异烟肼或利福平耐药外，还对其他一种以上的抗结核药物耐药。③耐多药：至少对异烟肼和利福平同时耐药，必须更换为二线的抗结核药物治疗。④广泛耐药：除对异烟肼和利福平耐药之外，同时对任意一种氟喹诺酮类药物及对三种二线抗结核药物中的至少一种耐药。耐药结合菌的产生主要与医院使用药不规范、患者治疗不规范有关。耐药肺结核治疗难度大、治疗时间长，必须启用二线抗结核药物，治疗费用更高。

（4）用药护理

1）向患者和家属宣传讲解坚持、规律、全程、合理化疗的重要意义，反复强调不可自行停药、减药或换药，督促患者按医嘱服药。

2）告知患者所用抗结核药物的主要不良反应及注意事项。①异烟肼可致周围神经炎，用药期间注意观察肢体远端的感觉改变。②利福平最突出的不良反应是肝功能损害，应定期监测肝功能。还应告诉患者利福平可致体液呈现橘红色。③链霉素可造成听神经、肾功能损害。用药期间注意询问患者有无耳鸣、耳聋、眩晕，并定期做尿常规及肾功能检查。

④吡嗪酰胺可致胃肠道不适和高尿酸血症。应观察患者有无关节疼痛、皮疹，监测血清尿酸浓度。⑤乙胺丁醇可致球后视神经炎，应检查视觉灵敏度和颜色鉴别力的变化。⑥对氨基水杨酸的主要不良反应是胃肠道反应，应饭后服药。

2. 对症及并发症治疗

（1）咯血　垂体后叶素仍是治疗肺结核大咯血最有效和首选止血药，可用5～10U加入25%葡萄糖40ml缓慢静注，持续10～15分钟。非紧急状态也可用10～20U加入5%葡萄糖500ml缓慢静滴。对垂体后叶素有禁忌的患者可采用酚妥拉明10～20mg加入25%葡萄糖40ml静脉注射，持续10～15分钟；或10～20mg加入5%葡萄糖250ml静滴。注意观察血压。

（2）自发性气胸　对闭合性气胸，肺压缩<20%，临床无明显呼吸困难患者可采用保守疗法。对张力性、开放性气胸及闭合性气胸超过2周未愈合者常用肋间插管、水封瓶引流，对闭式水封瓶引流持续1周以上破口未愈合者、有胸腔积液或脓胸者采用间断负压吸引或持续恒定负压吸引，一般采用负压为：－14～－10cm水柱。

（三）心理护理

（1）护理人员要积极主动地接近患者，取得患者和家属的信任和配合。热情向患者和家属介绍有关结核病的知识，给予心理安慰。

（2）教会患者自我心理调节的技巧，帮助其保持稳定、乐观的情绪。

（3）争取家庭、社会的支持，鼓励患者的亲朋好友关爱、支持患者，积极参与和监督患者的治疗，减轻患者的自卑和孤独感，树立信心。

（4）了解患者所处社区结核病防治情况，保证患者出院后得到规范治疗。

（五）健康指导

1. 疾病预防指导

（1）控制传染源　关键是早发现和早治疗，建立结核病管理信息通道，应做好病例报告和管理。痰菌阳性提示病灶是开放的，具有传染性，应予以隔离。

（2）切断传染途径　落实各项消毒隔离措施。①开放性肺结核患者应独居一室，实施呼吸道隔离，室内保持良好通风，每日用紫外线消毒。患者外出时必须戴口罩。②教育患者严禁随地吐痰，咳嗽时用双层纸巾遮住口鼻，用过的痰纸应焚烧。痰液须经处理，如用5%～12%的甲酚皂溶液浸泡2小时以上再弃去。③患者的餐具煮沸消毒或用消毒液浸泡消毒，患者与他人同桌共餐时使用公筷。④患者的被褥、书籍在强烈日光下暴晒至少6小时。⑤为患者做诊疗护理用过的医疗器械可用乙醇浸泡。

（3）保护易感人群　①对未受过结核菌感染的人群及时接种卡介苗，使机体对结核菌产生特异性免疫力。②加强对高危人群的教育，提高防病意识。③对明确接触者、高危人群进行预防性治疗。

2. 疾病知识指导　指导患者保证充足的休息和睡眠，避免过劳、情绪波动及呼吸道感染和刺激；指导患者进行有利于身心健康和疾病恢复的有益活动，以促进疾病早日康复；宣传休息、营养、阳光、空气对结核病康复的重要性。宣传结核病的传播途径及消毒、隔离重要性，指导患者采取有效的消毒、隔离措施，并能自觉遵照执行。

3. 用药指导　督促患者按医嘱坚持规则合理的抗结核治疗，向患者和家属强调不可私自减量或停药，否则可导致治疗失败，还会诱导结核菌产生继发耐药，增加治疗的困难。

4. 病情监测指导 指导患者定期随诊，报告用药的反应，接受 X 线胸片检查，以便医生及时调整用药，继续巩固治疗至痊愈。

目标检测

一、选择题

A1/A2 型题

1. 处理肺结核患者的痰液最简易的方法是
   A. 用纸包裹后焚烧
   B. 乙醇消毒
   C. 阳光下暴晒
   D. 掩埋
   E. 来苏水消毒

2. 肺结核的主要传染源是
   A. 原发型肺结核患者
   B. 肺内有空洞的肺结核患者
   C. 痰中排菌的肺结核患者
   D. 血行播散型肺结核患者
   E. 结核性胸膜炎患者

3. 确诊肺结核的最可靠的辅助检查方法是
   A. 结核菌素试验
   B. 胸部 X 线检查
   C. 胸部 CT 检查
   D. 痰结核菌检查
   E. 血常规检查

4. 肺结核的主要传染途径是
   A. 呼吸道
   B. 消化道
   C. 泌尿道
   D. 皮肤
   E. 淋巴道

5. 最易引起肝功能损害的抗结核药物是
   A. 异烟肼
   B. 利福平
   C. 链霉素
   D. 吡嗪酰胺
   E. 乙胺丁醇

6. 赵女士，43 岁。糖尿病病史 8 年。咳嗽、咳痰 3 个月，今日早晨突然咯血。胸部 X 片示右肺上野斑片状阴影，内可见一个直径 1.5cm 的空洞。最可能的诊断是
   A. 肺炎
   B. 肺癌
   C. 肺结核
   D. 支气管扩张
   E. 肺囊肿

7. 姜先生，25 岁。咳嗽、咳痰 4 周，结核菌素试验（1：2000 稀释度）阳性。下列解释正确的是
   A. 现在患活动性肺结核
   B. 可排除结核病
   C. 曾有结核菌感染
   D. 需做胸部 CT 检查

E. 需用抗结核化疗

A3/A4 型题

（8～10 题共用题干）

刘女士，24 岁。因低热、咳嗽、咯血 2 周，门诊以"肺结核"收住入院。今晨在病房突然剧烈咳嗽、大量咯血，随即烦躁不安，极度呼吸困难，唇指发绀，大汗淋漓，双手乱抓。

8. 最可能发生的病情是

    A. 肺栓塞　　　　　　　　　　　B. 呼吸衰竭

    C. 休克　　　　　　　　　　　　D. 窒息

    E. 自发性气胸

9. 首选的止血药物是

    A. 卡巴克洛　　　　　　　　　　B. 垂体后叶素

    C. 三七片　　　　　　　　　　　D. 6 - 氨基己酸

    E. 抗血纤溶芳酸

10. 最关键的抢救措施是

    A. 立即输血、输液　　　　　　　B. 胸腔穿刺抽气

    C. 立即人工呼吸　　　　　　　　D. 立即清除血块，保持呼吸道通畅

    E. 立即吸氧，注射呼吸兴奋剂

二、思考题

1. 护士应如何做好开放性肺结核患者的消毒隔离？

2. 常用抗结核药物有哪些，各有何副作用？

（陈梦越）

扫码"练一练"

第八节　原发性支气管肺癌患者的护理

学习目标

知识要点

掌握原发性支气管肺癌的定义、常见病因及好发人群、临床表现、评估要点及护理要点。

技能要点

1. 能指导好发人群科学预防原发性支气管肺癌。

2. 能正确指导患者对疼痛及咯血的护理。

扫码"学一学"

原发性支气管肺癌（primary bronchogenic carcinoma）简称肺癌（lung cancer），为起源于支气管黏膜或腺体的恶性肿瘤。肺癌是严重危害人类健康的疾病，根据世界卫生组织2003年资料显示，无论是发病人数（120万/年）还是死亡人数（110万/年），均居全球各种癌症首位。我国肺癌死亡率已经超过癌症死因20%，且发病率和死亡率均迅速增长。英国肿瘤学家 R. Peto 预言：如果中国不及时控制吸烟和空气污染，到2025年中国每年肺癌发患者数将超过100万，成为世界第一肺癌大国。

【病因及发病机制】

肺癌的病因和发病机制尚未明确，但认为与下列因素密切相关。

1. 吸烟 是肺癌发病率和死亡率增加的首要原因。烟雾中的苯并芘、尼古丁、亚硝胺等均有致癌作用。

2. 职业致癌因子 已经被确认的肺癌职业因子包括：石棉、砷、铬、镍、铍、煤焦油、芥子气、三氯甲醚、氯甲甲醚、烟草的加热产物、某些放射性物质、电离辐射和微波辐射等。

3. 空气污染 包括室内小环境和室外大环境污染。室内被动吸烟、室内用煤和烹调过程中都可能产生致癌物。室外的汽车尾气、工业废气、沥青等都含有致癌物质。

4. 电离辐射 大剂量电离辐射可引起肺癌，不同射线辐射产生的效应不同。

5. 饮食与营养 β胡萝卜素、维生素 A 摄入过少，肺癌发生的危险性升高，进食β胡萝卜素、维生素 A 丰富的食物，可减少肺癌发生的危险性。

6. 遗传和基因改变 上述的外因可诱发细胞的恶性转化和不可逆的基因改变，包括原癌基因的活化、抑癌基因的失活、自反馈分泌环的活化和细胞凋亡的抑制，从而导致细胞生长的失控。

7. 其他因素 美国癌症学会将肺结核列为肺癌的发病因素之一。此外，病毒感染、真菌毒素等，对肺癌的发生也起一定作用。

【病理】

1. 按解剖学部位分类

（1）中央型肺癌 指发生在段支气管至主支气管的肺癌，约占3/4，以鳞状上皮细胞癌和小细胞癌多见。

（2）周围型肺癌 指发生在段支气管以下的肺癌，约占1/4，多为腺癌。

2. 按组织病理学分类

（1）非小细胞肺癌（NSCLC） 包括鳞状上皮细胞癌、腺癌、大细胞癌、腺鳞癌、类癌等。

（2）小细胞肺癌（SCLC） 包括燕麦细胞型、中间细胞型、复合燕麦细胞型，较早出现淋巴和血行转移，是肺癌中恶性程度最高的一种。

知识链接

肺癌临床分期评估

2017 年国际肺癌研究会公布了修订的肺癌 TNM 分期见表 2 - 3，TMN 与临床的关系见表2 - 4。

表 2 - 3　肺癌的 TNM 分期（第八版）

分期		特点
T 分期	T_X	未发现原发肿瘤，或者通过痰细胞学或支气管灌洗发现癌细胞，但影像学及支气管镜无法发现肿瘤
	T_0	无原发肿瘤的证据
	T_{is}	原位癌
	T_1	肿瘤最大径≤3cm，周围包绕肺组织及脏层胸膜，支气管镜见肿瘤侵及叶支气管，未侵及主支气管
	T_{1a}	肿瘤最大径≤1cm
	T_{1b}	肿瘤最大径 >1cm，≤2cm
	T_{1c}	肿瘤最大径 >2cm，≤3cm
	T_2	肿瘤最大径 >3cm，≤5cm；侵及主支气管（不常见的表浅扩散型肿瘤，不论体积大小，侵犯限于支气管壁时，虽可能侵犯主支气管，仍为 T_1），但未侵及隆突；侵及脏胸膜；有阻塞性肺炎或者部分肺不张，不包括全肺不张。符合以上任何一个条件即归为 T_2
	T_{2a}	肿瘤最大径 >3cm，≤4cm
	T_{2b}	肿瘤最大径 >4cm，≤5cm
	T_3	肿瘤最大径 >5cm，≤7cm。直接侵犯以下任何一个器官，包括：胸壁（包含肺上沟瘤）、膈肌、膈神经、纵隔胸膜、心包；同一肺叶出现孤立性癌结节。符合以上任何一个条件即归为 T_3
	T_4	肿瘤最大径 >7mm，无论大小，侵及以下任何一个器官，包括：纵隔、心脏、大血管、隆突、喉返神经、主气管、食管、椎体。隔肌；同侧不同肺叶内孤立癌结节
N 分期	N_x	区域淋巴结无法评估
	N_0	无区域淋巴结转移
	N_1	同侧支气管周围及（或）同侧肺门淋巴结以及肺内淋巴结有转移，包括直接侵犯而累及的
	N_2	同侧纵隔内及（或）隆突下淋巴结转移
	N_3	对侧纵隔、对侧肺门、同侧或对侧前斜角肌及锁骨上淋巴结转移
M 分期	M_x	远处转移不能被判定
	M_0	没有远处转移
	M_1	远处转移
	M_{1a}	局限于胸腔内，包括胸膜播散（恶性胸腔积液、心包积液或胸膜结节）以及对侧肺叶出现癌结节（许多肺癌胸腔积液是由肿瘤引起的，少数患者胸液多次细胞学检查阴性，既不是血性也不是渗液，如果各种因素和临床判断认为渗液和肿瘤无关，那么不应该把胸腔积液纳入分期因素）
	M_{1b}	远处器官单发转移灶
	M_{1c}	多个或单个器官多处转移

知识链接

表 2-4　TNM 与临床分期的关系（第 7 版）

临床分期	TNM 分期
0 期	$T_{is}N_0M_0$
Ⅰa 期	$T_{1a\sim1b}N_0M_0$
Ⅰb 期	$T_{2a}N_0M_0$
Ⅱa 期	$T_{2b}N_0M_0$　$T_{1a\sim1b}N_1M_0$　$T_{2a}N_1M_0$
Ⅱb 期	$T_{2b}N_1M_0$　$T_3N_0M_0$
Ⅲa 期	$T_4N_{0\sim1}M_0$　$T_3N_{1\sim2}M_0$　$T_{1\sim3}N_2M_0$
Ⅲb 期	$T_4N_{2\sim3}M_0$　任何 T 分期 N_3M_0
Ⅳ 期	任何 T 分期任何 N 分期 $M_{1a\sim1b}$

【护理评估】

（一）健康史评估

了解患者性别、年龄。询问吸烟情况，包括主动和被动吸烟情况。询问职业情况，了解有无致癌因子的接触史。询问生活环境，了解有无长期煤烟、油烟等接触史和其他环境污染情况。

（二）身体评估

1. 症状　与肿瘤大小、类型、发展阶段、所在部位、有无并发症或是否转移等有关。少数（5%～15%）患者可无明显症状，仅在体检、胸部影像学检查等情况下发现。当呼吸道症状超过 2 周，经对症治疗不能缓解，尤其是痰中带血、刺激性干咳，或原有呼吸道症状加重，要高度警惕肺癌的可能性。

（1）原发肿瘤引起的症状

1）咳嗽　为早期症状，常为无痰或少痰的刺激性干咳。当肿瘤引起支气管狭窄后可加重咳嗽，呈高调金属音性咳嗽或刺激性呛咳。细支气管-肺泡癌可有大量黏液痰。继发感染时会有黏液脓性痰。

2）血痰或咯血　多见于中央型肺癌。肿瘤向管腔内生长者可有间歇性或持续性痰中带血，如果表面糜烂严重侵蚀大血管时出现大咯血。

3）气短或喘鸣　肿瘤向支气管内生长或转移到肺门淋巴结压迫主支气管或隆突，可出现呼吸困难、气短、喘息，偶尔表现为喘鸣。

4）发热　肿瘤组织坏死可引起发热，但多数发热是由于肿瘤引起阻塞性肺炎所致。

5）体重下降　消瘦为恶性肿瘤常见症状之一。疾病晚期，由于肿瘤毒素和消耗，加上感染或食欲减退等因素，患者会出现消瘦或恶病质。

（2）肺外胸内扩展引起的症状

1）胸痛　可有模糊或难以描述的胸痛或钝痛，多由肿瘤细胞侵犯或引起炎症波及壁层胸膜导致；若肿瘤侵犯肋骨和脊柱时，则有压痛点；肿瘤压迫肋间神经时，胸痛可累及分布区。

2）声音嘶哑 由肿瘤直接或转移到纵隔淋巴结压迫喉返神经所致。

3）咽下困难 多由肿瘤侵犯或压迫食管引起。严重者可引起气管食管瘘，导致肺部感染。

4）胸腔积液：约10%的患者有不同程度的胸腔积液，通常提示肿瘤转移累及胸膜或肺淋巴回流受阻。

5）上腔静脉阻塞综合征：肺癌转移性淋巴结肿大压迫、右上肺原发性肺癌侵犯上腔静脉，上腔静脉内癌栓阻塞引起静脉回流障碍。表现为面颈部和上半身淤血、水肿，颈静脉扩张，或者诉领口进行性变紧，可在前胸壁见到扩张的静脉侧支循环。

6）Horner 综合征 肺尖部肺癌又称肺上沟瘤（Pancoast 瘤），易压迫颈部交感神经，引起患侧眼睑下垂、瞳孔缩小、眼球内陷，同侧颈部与胸壁少汗或无汗。肿瘤压迫臂丛神经造成以腋下为主、向上肢内侧放射的火灼样疼痛，在夜间尤甚。

（3）胸外转移引起的症状 3%～10%的患者有胸腔外其他系统如中枢神经系统、骨骼、腹部、淋巴结等的转移，并引起相应症状。

（4）副癌综合征 常见的有肥大性肺性骨关节病、异位促性腺激素、分泌促肾上腺皮质激素样物、分泌抗利尿激素、神经－肌肉综合征、高钙血症、类癌综合征等。

2. 体征 取决于肿瘤的类型、大小、部位、有无并发症和转移。肿瘤引起气道狭窄时听诊可闻及局限性哮鸣音；引起阻塞性肺炎时有肺部实变体征；侵犯到胸膜时可有胸腔积液体征；转移到浅表淋巴结时可触及肿大的淋巴结等。

（三）心理－社会评估

患者在出现疼痛、呼吸困难、咯血等症状时会出现焦虑甚至恐惧，严重者会影响到生活和工作。

（四）实验室及其他检查

1. 影像学检查 发现肿瘤最重要的方法之一，包括胸部 X 线检查和胸部 CT 检查。

（1）胸部 X 线 是肺癌治疗前后基本的检查，包括正、侧位片。

（2）胸部 CT ①可以发现普通 X 线检查所不能发现的病变；②有效地检出早期周围型肺癌；③进一步验证病变所在的部位和累及范围，也可鉴别其良、恶性；④还可显示早期肺门和纵隔淋巴结肿大及有无侵犯邻近器官。是目前肺癌诊断、分期、疗效评价及治疗后随诊中最重要和最常用的影像手段。肺癌初诊胸部 CT 扫描应包括双侧肾上腺。

2. 磁共振显像（MRI） 与 CT 相比，在明确肿瘤与大血管之间的关系上有优越性，但在发现小病灶方面不如 CT 敏感。

3. 正电子发射计算机体层显像（PET） 可用于肺癌及淋巴结转移的定性诊断。是肺癌诊断、分期与再分期、疗效评价和预后评估的最佳方法。

4. 纤维支气管镜检查 纤支镜可见的支气管内病变，结合刷检诊断率可达92%，通过活检诊断率可达93%。经支气管镜肺活检（TBLB）可提高周围型肺癌的诊断率。

5. 痰脱落细胞检查 如果痰标本收集方法得当，3 次以上的系列痰标本可使中央型肺癌的诊断率提高到80%，周围型肺癌诊断率达50%。

6. 其他 如针吸细胞学检查、纵隔镜检查、胸腔镜检查、肺穿刺及开胸肺活检、肿瘤标志物检查等。

【护理诊断／问题】

1. 恐惧 与肺癌的确诊、不了解治疗计划及预感到治疗对机体功能的影响和死亡威胁有关。

2. 疼痛 与癌细胞浸润、肿瘤压迫或转移有关。

3. 营养失调 与肿瘤致机体过度消耗、吞咽困难、化疗后食欲下降等有关。

4. 潜在并发症：化疗药物不良反应、肺部感染、呼吸衰竭等。

【护理目标】

（1）让患者和家属对支气管肺癌有正确认识，能充分理解并积极配合诊治。让患者的悲观、恐惧心理等到改善。

（2）消除或缓解患者疼痛，让其生活质量得到改善。

（3）让患者能够摄取足够的营养以满足机体需要。

（4）遵医嘱用药，积极观察药物不良反应等问题，及时处理并发症。

【护理措施】

（一）一般护理

1. 休息和活动 合理安排休息，适当活动，保持良好精神状态。

2. 饮食 进食高蛋白、高热量、高维生素、易消化食物，多吃新鲜蔬菜水果和富含 β 胡萝卜素、维生素 A 的食物。有吞咽困难者应给予流质饮食，进食宜慢，取坐位或半卧位进食以免发生误吸。

（二）病情观察

注意观察患者症状的变化和有无并发症。观察化疗、放疗等治疗的不良反应，观察患者心理情绪变化。晚期患者注意观察其生命体征和重要脏器功能情况。

（三）协助治疗

1. 外科手术治疗 解剖性肺切除术是早期肺癌的主要治疗手段，也是目前临床治愈肺癌的重要方法。详见外科护理学相关章节。

2. 非外科手术治疗

（1）非小细胞肺癌（NSCLC） 局限性病变根据肿瘤分期选择手术、根治性放疗或根治性综合治疗。播散性病变 70% 不能手术患者预后较差，据情选择化疗、放疗或支持治疗。

1）化学药物治疗 简称化疗，应使用标准方案。基础化疗方案有：紫杉醇＋卡铂、多西紫杉醇＋顺铂或长春瑞滨＋顺铂、吉西他滨＋顺铂、丝裂霉素 C＋长春地辛＋顺铂等。

用药护理 ①做好宣教：耐心向患者介绍化疗目的、可能出现的反应，鼓励患者树立信心，配合治疗。②准备好静脉通路：为长期治疗考虑，有条件患者可以置入 PICC 管，能有效提高护理效率和护理质量；静脉穿刺者避免反复穿刺同一部位。③输液时护理：严格遵医嘱用药，根据药物、患者情况调节滴速，不同输液前后都用生理盐水冲管。④观察不良反应：密切观察患者有无厌食、腹痛、腹泻、呕吐等消化道症状，有无脱发、皮肤瘙痒、口腔糜烂等皮肤黏膜损伤，有无感染、出血等骨髓抑制表现和膀胱刺激征、血尿、少尿等肾功能损害的症状；如果患者出现不良反应，应及时通知医生并按医嘱给予相应治疗。⑤药液外漏及静脉炎的护理：如果注射部位刺痛、烧灼或水肿，则提示药液外漏，需立即停止输液并更换输液部位；漏药部位可用利多卡因加地塞米松进行局部封闭，再配合硫酸镁湿敷直到症状消失，静脉炎发生后可局部热敷并按医嘱局部用药物治疗。

2）放射治疗 原发肿瘤阻塞支气管引起阻塞性肺炎、上呼吸道或上腔静脉阻塞等症状者，应考虑放疗，通常一个疗程2～4周。

3）靶向治疗 以肿瘤组织或细胞中所具有的特异性分子为靶点，选择性从分子水平来逆转肿瘤细胞的恶性生物学行为，从而达到抑制肿瘤生长甚至使其消退的目的。部分药物在晚期NSCLC患者治疗中显示出较好的临床疗效，代表药物有吉非替尼、厄洛替尼和单克隆抗体，可考虑用于化疗失败者或者无法接受化疗的患者。

4）转移灶治疗 伴颅脑转移时可考虑放疗，气管内肿瘤复发可激光治疗。

（2）小细胞肺癌（SCLC） 选择以化疗为主的综合治疗以延长患者生存期。

1）化学药物治疗：常用方案有依托泊苷+顺铂或卡铂，每3周一个周期，初始治疗4～6周期后应重新分期是否进入完全临床缓解（所有临床明显的病变和癌旁综合征完全消失、部分缓解、无反应或无进展）。治疗后无反应或无进展应该调换方案。

用药护理 同上。

2）放射治疗 对明确有颅脑转移的患者给予全脑高剂量放疗。对有症状且胸部或其他部位病灶进展的患者，给予全剂量放疗。放疗对小细胞肺癌效果较好。

（3）疼痛治疗 注意观察疼痛的部位、性质、程度，教会患者正确描述疼痛的程度及转移注意力的技巧，帮助患者找出适宜的减轻疼痛的方法。疼痛明显，影响日常生活者，可使用有效的止痛药物治疗，包括非阿片类止痛药和阿片类止痛药。

止痛药物护理 参见相关教材。

（4）生物反应调节剂 作为辅助治疗，如干扰素、转移因子、左旋咪唑等，能增加机体对化疗和放疗的耐受性，提高疗效。

（5）中医中药治疗 在巩固、促进、恢复机体功能中可起辅助作用。

（四）心理护理

帮助患者及家属正确估计所面临的情况，鼓励患者和家属积极参与治疗和护理计划的制定，让患者和家属了解疾病知识和治疗措施。介绍治疗成功的病例以增强患者的治疗信心。帮助患者建立良好的社会支持系统，建议家庭成员和朋友定期看望患者，使其感受到关爱，激起生活热情，增强信心，克服恐惧、绝望心理，保持积极的情绪。

（五）健康指导

1. 疾病预防指导 提倡健康的生活方式，劝导戒烟，避免被动吸烟。改善工作和生活环境，减少或避免吸入致癌物质污染的空气和粉尘。对肺癌高危人群定期进行体检，以早期发现早期治疗。

2. 治疗知识指导 指导患者加强营养支持，合理安排休息活动。避免呼吸道感染，增强抵抗力。督促患者坚持化疗或放疗，并告诉患者出现呼吸困难、疼痛等症状加重或不缓解时及时就诊。对于肿瘤终末期患者，要指导家属做好临终前的护理，告知患者及家属对症处理的措施，使患者平静地走完人生最后旅途。

3. 指导患者定期随访 ①肿瘤标志物：治疗开始后1～3年内每3个月检测1次；3～5年内每半年检测1次；5年以后每年检测1次。②胸部CT：NSCLC手术治疗后2年内每6个月一次胸部CT检查，其后每年一次。③支气管镜：肺癌支气管镜下治疗后6周内复查内镜，其后2年内每6月内镜复查一次，2年后每年内镜复查一次。

4. 预后 肺癌的预后取决于早发现、早诊断、早治疗。一般认为鳞癌预后较好，腺癌次之，小细胞未分化癌最差。

目标检测

一、选择题

A1/A2 型题

1. 下述肺癌症状中最常见的早期症状是
    A. 胸闷、气急　　　　　　　　　　B. 持续性胸痛
    C. 发热　　　　　　　　　　　　　D. 咯血
    E. 咳嗽

2. 有助于早期发现肺癌的简单、有效的检查方法为
    A. 痰脱落细胞检查　　　　　　　　B. 胸部 X 线检查
    C. 放射性核素肺扫描　　　　　　　D. 支气管镜检查
    E. 活组织检查

3. 男性，61 岁，右颈部疼痛 3 个月，逐渐加重，呈持续性，且向右臂放射，查体见眼球内陷，余无异常，X 线胸片提示右肺尖胸膜增厚，本例最可能的诊断是
    A. 肺结核　　　　　　　　　　　　B. 胸膜增厚粘连
    C. 肺上沟癌　　　　　　　　　　　D. 肺结节病
    E. 转移性肺肿瘤

A3/A4 型题

(4~5 题共用题干)

张某，男性，58 岁，大量吸烟 30 多年。刺激性咳嗽两月，痰中带血一周。患者在门诊查胸片提示右侧肺门处有 4×4cm 阴影。

4. 为明确诊断，必须进行下列哪项检查
    A. CT　　　　　　　　　　　　　　B. B 超
    C. 血沉、C 反应蛋白　　　　　　　D. 痰找抗酸杆菌
    E. 支气管镜加肺活检

5. 根据病史和胸片，首先要考虑的是什么疾病
    A. 肺炎　　　　　　　　　　　　　B. 肺结核
    C. 支气管扩张　　　　　　　　　　D. 支气管肺癌
    E. 肺栓塞

二、思考题

简述原发性支气管肺癌相关的危险因素有哪些？

扫码"练一练"

（陈梦越）

第九节 慢性阻塞性肺疾病患者的护理

扫码"学一学"

学习目标

知识要点

掌握COPDR的定义、常见病因、评估要点、治疗要点和护理要点。

技能要点

1. 能对COPD患者进行正确的病情评估和护理。

2. 能正确指导患者氧疗和呼吸功能锻炼。

慢性阻塞性肺病（chronic obstructive pulmonary diseases，COPD）是一种进行性、不可逆转、持续存在的以气流受限为特征的疾病。COPD是呼吸系统疾病中的常见病和多发病，具有高患病率和死亡率。

COPD与慢性支气管炎、肺气肿密切相关。慢性支气管炎是气管、支气管黏膜及其周围组织的慢性非特异性炎症，临床上以咳嗽、咳痰为主要症状，每年发病持续3个月，连续2年或以上，排除具有咳嗽、咳痰、喘息症状的其他疾病。肺气肿则指肺部终末细支气管远端气腔出现异常持久扩张，伴有肺泡壁和细支气管破坏而无明显肺纤维化。当慢性支气管炎、肺气肿患者肺功能检查出现气流受限，并且不能完全可逆时，则可诊断为COPD，无气流受限，则不能诊断为COPD。COPD与慢性支气管炎、肺气肿等关系见图2-18。

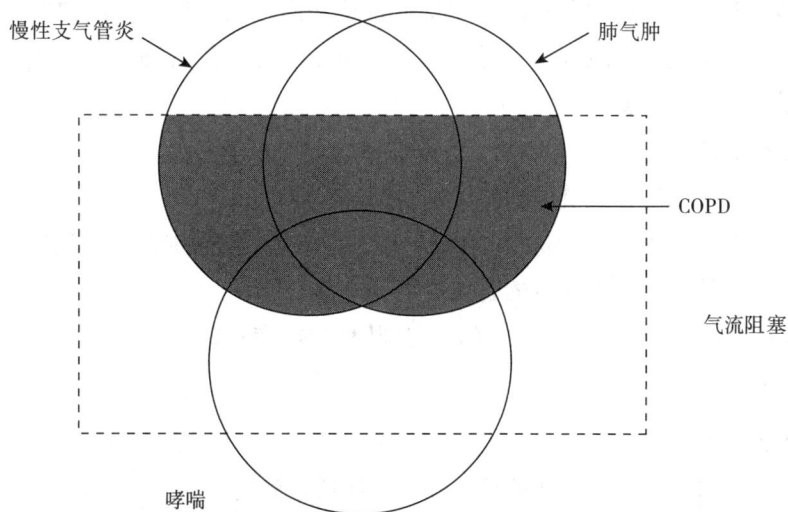

图2-18 COPD与慢性支气管炎、肺气肿等关系

【病因及发病机制】

（一）病因

确切的病因尚不清楚，可能的危险因素如下。

1. 吸烟 为重要的发病因素。吸烟者慢性支气管炎的患病率比不吸烟者高 2～8 倍，烟龄越长、烟量越大，COPD 发病率越高。其中的焦油、尼古丁和氢氰酸等导致：①气道上皮损伤、纤毛运动减退、巨噬细胞吞噬功能下降；②支气管黏液腺肥大、杯状细胞增生，黏液分泌增多；③支气管黏膜充血水肿、黏液积聚，易发感染；④慢性炎症及吸烟刺激黏膜下感受器，副交感神经功能亢进，引起支气管平滑肌收缩、气流受限；⑤烟草、烟雾诱导氧自由基产生，促使中性粒细胞释放蛋白酶，抑制抗蛋白酶，破坏肺弹力纤维，诱发肺气肿。

2. 职业性粉尘和化学物质 烟雾、过敏源、工业废气及室内空气污染等的浓度过大或接触时间过久，均可导致与吸烟无关的 COPD 发生。

3. 空气污染 大气中的二氧化硫、二氧化氮、氯气等损伤气道黏膜和其细胞毒作用，使纤毛清除功能下降，黏液分泌增加，为细菌感染增加条件。

4. 呼吸道感染 是 COPD 发病和加剧的另一个重要因素。病毒主要为流感病毒、鼻病毒、腺病毒和呼吸道合胞病毒等；细菌感染以肺炎链球菌、流感嗜血杆菌、卡他莫拉菌及葡萄球菌为多见。

5. 蛋白酶 - 抗蛋白酶失衡 蛋白水解酶对组织有损伤、破坏作用；抗蛋白酶对弹性蛋白酶等多种蛋白酶具有抑制功能，其中 α_1 - 抗胰蛋白酶（α_1 - AT）是活性最强的一种。蛋白酶增多或抗蛋白酶不足均可导致组织结构破坏产生肺气肿。

6. 其他 ①氧化应激：可直接作用并破坏许多生化大分子，导致细胞功能障碍或细胞死亡，破坏细胞外基质、引起蛋白酶 - 抗蛋白酶失衡、促进炎症反应。②社会经济地位：COPD 的发病与患者社会经济地位相关，或许与所处环境污染、营养状况或其他和社会经济地位等存在一定的内在联系。

（二）发病机制

在各种有害因素作用下，导致气道壁损伤和修复过程反复循环发生。修复过程导致气道壁结构重塑、胶原含量增加及瘢痕组织形成，这些病理改变造成气腔狭窄，引起固定性气道阻塞。随着病情发展，阻塞的气道可弥漫分布于全肺，并有肺毛细血管床的破坏，最终导致气流受限不完全可逆。

（三）病程分期

按照病程演变中临床特点可分为急性加重期与稳定期。

1. 急性加重期 指短期内咳嗽、咳痰、气短和（或）喘息加重，痰量增多，呈脓性或黏脓性，可伴发热等炎症明显加重的表现。

2. 稳定期 指患者咳嗽、咳痰、气短等症状稳定或症状轻微。

【护理评估】

（一）健康史评估

了解患者有无吸烟史，有无职业粉尘和化学物质接触史。

（二）身体评估

1. 症状 主要症状包括咳嗽、咳痰、气喘。

（1）慢性咳嗽 通常为首发症状。晨间起床时咳嗽较重，日间较轻，夜间咳嗽亦不显著。

（2）咳痰 伴随咳嗽有少量黏液型痰，部分患者清晨排痰较多，一般为白色黏液或浆液性泡沫痰；合并感染时痰量增多，常有脓性痰。

（3）气短或呼吸困难　是 COPD 的标志性症状，也是导致患者焦虑不安的主要原因。早期在劳力时出现，后逐渐加重，以致日常活动甚至休息时也感气短。

（4）喘息和胸闷　不是 COPD 的特异性症状。重度患者或急性加重时有喘息，胸部紧闷感通常于劳力后发生，与呼吸费力、肋间肌等容性收缩有关。

（5）其他　晚期患者有体重下降、食欲减退等。

2. 体征　早期体征不明显，随着病情发展缺氧严重时见发绀、杵状指。胸部检查①视诊：两侧呼吸运动减弱，桶状胸，肋间隙增宽。②触诊：语颤减弱或消失。③叩诊：呈过清音，心浊音界缩小，或不易叩出肺下界，肝浊音界下降。④听诊：呼吸音普遍减弱，呼气延长，心音遥远，合并感染时肺部可有湿啰音。

3. 并发症　包括慢性呼吸衰竭、自发性气胸、慢性肺源性心脏病等。

（三）心理 – 社会评估

患者由于长期患病、社会活动减少、经济收入降低等因素导致失去自信，产生孤独、焦虑和抑郁的心理状态。

（四）实验室及其他检查

1. 肺功能检查　判断气流受限的主要客观指标。第一秒用力呼气容积占用力肺活量百分比（FEV_1/FVC）是评价气流受限的一项敏感指标。第一秒用力呼气容积占预计值百分比（$FEV_1\%$ 预计值），是评估 COPD 严重程度的良好指标，吸入支气管舒张药后 $FEV_1/FVC <$ 70% 及 $FEV_1 < 80\%$ 预计值者，可确定为不能完全可逆的气流受限。肺总量（TLC）、功能残气量（FRC）和残气量（RV）增高，肺活量（VC）减低，表明肺过度充气，有参考价值。

2. 胸部 X 线检查　早期胸片可无变化，以后逐渐出现肺纹理增粗、紊乱及肺过度充气表现，即胸腔前后径增长，肋间隙增宽，肋骨平行，两肺透亮度增高，膈低平，心脏悬垂狭长，肺血管纹理减少或肺大疱形成等。X 线胸片改变对 COPD 诊断特异性不高，主要作为确定肺部并发症及与其他肺疾病鉴别之用。

3. 动脉血气分析　早期无异常，随疾病进展可发生低氧血症、高碳酸血症、酸碱平衡失调等，对判断呼吸衰竭的类型有重要价值。

4. 其他　COPD 合并细菌感染时，血白细胞增高，核左移。痰培养可能检出病原菌。

【护理诊断/问题】

1. 气体交换受损　与气道阻塞、通气不足、呼吸肌疲劳、分泌物过多和肺泡呼吸面积减少有关。

2. 清理呼吸道无效　与痰液增多而黏稠、气体湿度降低和无效咳嗽有关。

3. 活动无耐力　与疲劳、呼吸困难、低氧血症、营养不良等有关。

4. 焦虑　与健康状况的改变、病情危重、经济状况有关。

【护理目标】

（1）改善患者咳嗽、咳痰、气喘症状，缓解呼吸困难和低氧血症，提高生活质量，延缓肺功能降低，延长寿命。

（2）消除患者孤独、焦虑、抑郁，患者能积极主动参与社交活动。

（3）患者及家属能了解疾病的相关知识，懂得疾病的预防，并能积极配合治疗。

【护理措施】

（一）一般护理

1. 休息与体位 室内环境安静、舒适，保持合适的温湿度，冬季注意保暖、避免直接吸入冷空气。戒烟。协助患者取舒适卧位，并及时更换体位，常取半卧位，借助重力作用使膈肌位置下降，胸腔容量扩大，改善呼吸困难。

2. 饮食护理 给予高热量、高蛋白、高维生素的饮食。补充适宜的水分、防止便秘，并发肺心病尿少患者，应限制钠水摄入。

（二）病情观察

（1）观察患者咳嗽、咳痰的情况。注意痰液颜色、量及性状，咳痰是否顺畅，呼吸困难的程度及变化情况。

（2）观察有无出现呼吸衰竭、气胸等并发症。如果患者出现呼吸困难、发绀，发生低氧血症和（或）高碳酸血症，应考虑并发呼吸衰竭。如果患者出现突然加重的呼吸困难，伴有明显发绀，患侧肺部叩诊为鼓音，听诊呼吸音减弱或消失，应考虑并发自发性气胸。

（3）观察患者治疗期间有无不良反应及其心理变化。

（三）协助治疗

1. 稳定期治疗 主要目的是减轻症状，阻止 COPD 病情发展，阻止或缓解肺功能下降，改善患者活动能力，提高生活质量，降低死亡率。

（1）教育 劝导吸烟的患者戒烟是减慢肺功能损害最有效的措施。有职业或环境粉尘污染接触者，应脱离污染环境。

（2）支气管舒张药 可选用 β_2 肾上腺素受体激动剂如沙丁胺醇气雾剂，每次 100～200μg（1～2 喷）；抗胆碱药如异丙托溴铵气雾剂，每次 40～80μg（每喷 20μg），每日 3～4 次；氨茶碱 0.1g，每日 3 次。

用药护理：严格按照医嘱用药，注意观察药物疗效和不良反应。①β_2 肾上腺素受体激动剂：常见的不良反应有心悸、骨骼肌震颤、低钾血症、心律失常等。②抗胆碱药物：少数患者可有口苦或口干，妊娠早期妇女、青光眼和前列腺肥大患者慎用。③茶碱类：不良反应有恶心、呕吐、心律失常、血压下降，严重者可抽搐甚至死亡，茶碱缓（控）释片必须整片吞服。

（3）祛痰药 针对痰不易咳出者。常用药物有盐酸氨溴索 30mg，每日 3 次；N－乙酰半胱氨酸 0.2g，每日 3 次；羧甲司坦 0.5g，每日 3 次。

（4）糖皮质激素 对于重度和极重度患者，反复加重的患者，长期吸入糖皮质激素有助于减少急性发作频率，提高生活质量。

用药护理：注意观察药物的疗效和不良反应。吸入药物的全身不良反应少，少数患者可出现声音嘶哑、咽部不适和口腔念珠菌感染。指导患者吸药后及时用清水含漱口咽部。指导患者不得自行减量和停药。

（5）长期家庭氧疗（LTOT） 可提高 COPD 患者生活质量和生存率。LTOT 指征：①$PaO_2 \leqslant 55$mmHg 或 $SaO_2 \leqslant 88\%$，有或没有高碳酸血症。②PaO_2 55～60mmHg，或 $SaO_2 \leqslant 89\%$，并有肺动脉高压、心力衰竭所致水肿或红细胞增多症（血细胞比容 >0.55）。一般用鼻导管吸氧，氧流量为 1～2L/min，吸氧持续时间 >15h/d。目的是使患者在海平面水平，静息状态下，达到 $PaO_2 \geqslant 60$mmHg 和（或）SaO_2 升至 90%。

2. 急性加重期治疗

（1）首先确定导致急性加重的原因　最常见的是细菌或病毒感染。

（2）支气管舒张药　药物选择同稳定期，有严重喘息症状者可给予较大剂量雾化吸入治疗。

（3）氧疗　鼻导管或 Venturi 面罩给氧，Venturi 面罩更能精确地调节吸入氧浓度，吸氧浓度 25% ~29% 为宜，使得 $PaO_2 > 60mmHg$ 或 $SaO_2 > 90\%$。需注意可能发生潜在的 CO_2 潴留及呼吸性酸中毒。氧疗 30 分钟后应复查动脉血气，以确认氧合满意，且未引起 CO_2 潴留及（或）呼吸性酸中毒。

（4）控制感染　应根据病原菌类型及药物敏感情况积极选用抗生素治疗。如给予 β - 内酰胺类/β - 内酰胺酶抑制剂，第二代头孢菌素、大环内酯类或喹诺酮类。

（5）糖皮质激素　病情严重者可考虑口服泼尼松龙或静脉给予甲泼尼龙。

（6）祛痰药　可给予溴己新 8 ~16mg，每日 3 次。盐酸氨溴索 30mg，每日 3 次。

（四）心理护理

引导患者适应慢性疾病并以积极的心态对待疾病，培养生活兴趣，如听音乐、养花等，以分散注意力，减少孤独感，缓解焦虑、紧张的精神状态。

（五）健康指导

1. 疾病预防指导　戒烟是预防 COPD 的重要措施，应对吸烟者采取多种宣教措施劝导其戒烟。避免或减少有害粉尘、烟雾或气体的吸入，防治呼吸道感染对预防 COPD 也十分重要。

2. 家庭氧疗指导　指导患者及家属了解氧疗的目的、必要性及注意事项。供氧装置周围严禁烟火，防止氧气燃烧爆炸。学会氧疗装置定期更换、清洁、消毒。

3. 呼吸功能锻炼指导　应指导患者学会缩唇呼吸、腹式呼吸。

（1）腹式呼吸（图 2 -19）　根据病情，锻炼时可取卧位、坐位或立位。如取卧位，两膝下可垫软枕，使之半屈，腹肌松弛。将左、右手分别放于上腹部和前胸部，便于观察胸腹运动情况。即用一手按在上腹部，呼气时，腹部下沉，该手稍微加压用力，以进一步增加腹内压，促使膈肌上抬；吸气时，上腹部对抗该手的压力，徐徐隆起。患者可由此通过手感了解胸腹活动是否符合要求，注意及时纠正。要求：①静息呼吸，经鼻吸气，从口呼气，呼吸气应该缓慢和均匀，吸气时可见到上腹部鼓起，呼气时可见到腹部凹陷，而胸廓保持最小活动幅度或不动。②逐渐延长呼气时间，使吸气和呼气时间之比达到1:（2 ~3）。腹式呼吸锻炼初期，每日 2 次，每次 10 ~15 分钟，动作要领掌握以后，可逐渐增加次数和每次的时间。③病情允许的情况下，在卧位、坐位或立位以及行走时，随时随地进行锻炼，力求形成一种不自觉的习惯呼吸方式。

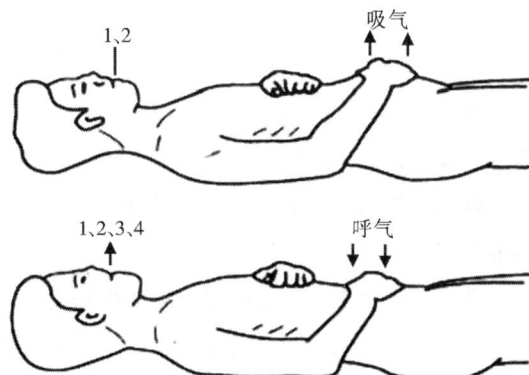

图 2 -19　腹式呼吸

扫码"看一看"

（2）缩唇呼吸（图2-20）　患者闭嘴经鼻吸气，然后再通过缩唇（吹口哨样）缓慢呼气，同时收缩腹部，吸气与呼气时间之比为1:2或1:3，缩唇大小程度与呼气流量以能使距口唇15~20cm处，与口唇等高位水平的蜡烛火焰随气流倾斜而不致熄灭为宜。

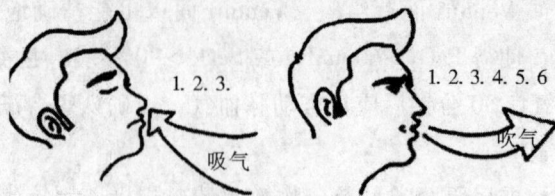

图2-20　缩唇呼吸

目 标 检 测

一、选择题

A1/A2 型题

1. 慢性阻塞性肺病的预防方面，首先应强调

 A. 戒烟   B. 改善环境卫生

 C. 预防感冒   D. 避免受凉

 E. 加强锻炼

2. 老年慢性阻塞性肺病患者，近月来病情加重，感染不易控制，曾用各种抗生素效果欠佳。为明确病因，加强治疗，应首先采取下列哪项检查

 A. 痰培养加药敏   B. 肺功能

 C. 血气分析   D. 血常规

 E. 肺部CT

3. 慢性阻塞性肺病患者，当频咳后出现一侧剧烈胸疼，张口呼吸，发绀，大汗淋漓，R 32次/分，Bp 90/60mmHg。你认为下列哪项检查对诊断最重要

 A. 血液气体分析   B. 心电图检查

 C. 胸片   D. 胸部超声波检查

 E. 支气管镜检查

A3/A4 型题

（4~5题共用题干）

男，56岁，反复咳嗽咳痰20多年，加重3天入院，患者有较多黄脓痰，不能平卧。查体：发绀明显，呼吸急促，双肺肺气肿征，两下肺有湿性啰音及散在哮鸣音。

4. 该患者最可能的诊断是

 A. 支气管哮喘   B. 支气管肺炎

 C. 心源性哮喘   D. 慢性阻塞性肺病

 E. 支气管扩张

5. 患者入院后该患者给予吸氧，每分钟氧流量多少比较合适

A. 1~2L   B. 5L

C. 4L   D. 3L 以上

E. 持续高浓度给氧

二、思考题

简述 COPD 的治疗和护理要点有哪些？

（陈梦越）

扫码"练一练"

扫码"学一学"

第十节　慢性呼吸衰竭患者的护理

学习目标

知识要点

1. 掌握呼吸衰竭的定义、分类、治疗和护理要点。

2. 熟悉呼吸衰竭主要的病因和发病机制。

技能要点

1. 能正确判断呼吸衰竭患者的病情。

2. 能根据病情正确指导氧疗及其他治疗和护理措施。

呼吸衰竭（respiratory failure）简称呼衰，是指各种原因引起的肺通气和（或）肺换气功能严重障碍，以致在静息状态下亦不能维持有效气体交换，导致缺氧伴或不伴 CO_2 潴留而引起的一系列生理功能紊乱及代谢障碍综合征。其诊断标准为：在海平面、静息状态、呼吸空气条件下，血气分析动脉 $PaO_2 < 60mmHg$，伴或不伴 $PaCO_2 > 50mmHg$，并排除心内解剖分流和原发于心排出量降低等因素所致的低氧。

【病因及发病机制】

（一）病因

引起呼吸衰竭的病因很多，凡能引起通气和换气功能障碍，均可致呼吸衰竭。

1. 气道阻塞性病变　如 COPD、重症哮喘。

2. 肺组织病变　如肺炎、严重肺结核、肺气肿、肺水肿等。

3. 肺血管疾病　如肺栓塞、肺血管炎等。

4. 胸廓与胸膜病变　如严重的自发性或外伤性气胸、严重的脊柱畸形、大量胸腔积液或伴有胸膜肥厚与粘连等。

5. 神经肌肉疾病　如脑血管疾病、颅脑损伤、脑炎以及重症肌无力等。

（二）发病机制

1. 缺氧和二氧化碳潴留发生机制

（1）肺泡通气不足　健康成人在静息状态下肺泡通气量达 4L/min 才能维持正常肺泡 PaO_2 和 $PaCO_2$，进行有效的气体交换。气道阻力增加，呼吸驱动力弱，无效腔气道增加均导致通气不足使肺泡 PaO_2 下降和 $PaCO_2$ 上升。

（2）通气/血流比例失调　正常人每分钟肺泡通气量（V）为 4L，肺毛细血管血流量（Q）为 5L，两者之比保持在 0.8，才能保证有效气体交换。通气血流比例失调通常见于①肺泡通气不足：如 COPD、肺炎、肺不张、肺水肿等导致部分肺泡通气减少，而血流并未下降，流经该区域的静脉血未充分氧合，主要表现为 PaO_2 下降而 $PaCO_2$ 升高并不明显。②肺泡血流不足：当部分肺泡血管因血流减少如肺栓塞时，肺泡通气不能被充分利用。

（3）弥散障碍　气体弥散量取决于弥散面积、肺泡膜的厚度和通透性、气体和血液接触的时间及气体分压差等。由于 O_2 的弥散速度比 CO_2 慢，且 O_2 的弥散能力仅为 CO_2 的 1/20，故在弥散障碍时通常以低氧血症为主。

（4）氧耗量增加　往往是缺氧加重的原因之一。比如发热、寒战、抽搐、呼吸困难时氧耗量可显著增高，肺泡氧分压随之下降。

2. 缺氧和二氧化碳潴留对机体的影响

（1）对中枢神经系统的影响　脑组织耗氧占全身耗氧量的 1/5 ~ 1/4，对缺氧十分敏感，完全停止供氧 4 ~ 5 分钟可致不可逆损害。当 PaO_2 降至 60mmHg 及以下时，可出现注意力不集中，视力和智力轻度减退；当 PaO_2 迅速降至 40 ~ 50mmHg 及以下时，会引起一系列神经精神症状，如不安、头痛、定向与记忆力障碍、精神错乱、嗜睡；$PaO_2 < 30mmHg$ 时，可引起神志丧失乃至昏迷；$PaO_2 < 20mmHg$ 时，数分钟即可导致神经细胞不可逆损伤。急性缺氧可引起头痛、烦躁不安、谵妄、抽搐；慢性缺氧时症状出现缓慢。

CO_2 轻度增加时，对皮质下层刺激增强，间接引起皮质兴奋，患者往往出现失眠、精神兴奋、烦躁不安等兴奋症状。若 $PaCO_2$ 继续升高，通过增加脑脊液 H^+ 浓度，影响脑细胞代谢、降低脑组织兴奋性，抑制皮质活动，称 CO_2 麻醉。

由缺氧和 CO_2 潴留导致的神经精神障碍症候群（如头痛、头晕、烦躁不安、言语不清、精神错乱、扑翼样震颤、嗜睡、昏迷、抽搐和呼吸抑制）称为肺性脑病。

（2）对循环系统的影响　缺氧和 CO_2 潴留均可引起反射性心率加快、心肌收缩力增强、心排出量增加。缺氧引起肺小动脉收缩，肺循环阻力增加，导致肺动脉高压、右心负荷加重。$PaCO_2$ 轻、中度升高，可使浅表毛细血管和静脉扩张，表现为四肢红润、温暖、多汗；而肾脏、脾脏和肌肉血管则收缩。急性严重缺氧或酸中毒可引起严重心律失常或心脏骤停。

（3）对呼吸系统的影响　缺氧和 CO_2 潴留对呼吸的影响是双向的。当 $PaO_2 < 60mmHg$ 时，可通过颈动脉窦和主动脉体化学感受器，反射性兴奋呼吸中枢，但若缺氧继续加重，$PaO_2 < 30mmHg$ 时，则对呼吸中枢直接起抑制作用。当 CO_2 浓度增高时，对呼吸中枢有刺激作用，能增加通气量，但 CO_2 过度升高（$PaCO_2 > 80mmHg$）时，反而抑制呼吸中枢，此时呼吸运动主要靠缺氧的反射性呼吸兴奋作用维持。

（4）对消化系统的影响　严重缺氧可使胃壁血管收缩，胃黏膜屏障作用降低，而 CO_2 潴留可增强胃壁细胞活性，使胃酸分泌增多，出现胃肠黏膜糜烂、坏死、溃疡和出血。缺氧可损害肝细胞，使丙氨酸氨基转移酶升高。

（5）肾功能的影响　缺氧和 CO_2 潴留常合并肾功能不全，当 $PaO_2 < 40mmHg$、$PaCO_2 > 65mmHg$ 时，肾血管收缩，肾功能受抑制，尿量减少。

（6）对电解质、酸碱平衡的影响　严重缺氧可抑制细胞代谢，使能量产生降低，并产生大量乳酸和无机磷，引起代谢性酸中毒。能量不足可导致钠泵功能障碍，造成高钾血症和细胞内酸中毒。慢性 CO_2 潴留引起肾脏排 Cl^- 增加，造成低氯血症。

（三）分类

1. 按动脉血气分析分 ① Ⅰ 型呼衰：仅有缺氧（$PaO_2 < 60mmHg$），无 CO_2 潴留（$PaCO_2$ 降低或正常），见于换气功能障碍；② Ⅱ 型呼衰：既有缺氧又有 CO_2 潴留（$PaO_2 < 60mmHg$、$PaCO_2 > 50mmHg$），见于通气不足。

2. 按病程分 ① 急性呼衰：指原来肺功能正常，因突发原因，如溺水、电击、外伤、药物中毒等，引起通气和换气功能迅速出现严重障碍，在短时间内导致的呼衰；② 慢性呼衰：由慢性疾病如慢性阻塞性肺疾病、肺结核等引起呼吸功能损害逐渐加重，经过较长时间发展成为呼衰。

本节主要讨论慢性呼衰。

【护理评估】

（一）健康史评估

了解患者有无呼吸系统基础疾病，特别是 COPD 等慢性病病史。

（二）身体评估

1. 症状 除引起呼吸衰竭的原发病症状外，主要是缺氧和 CO_2 潴留所致多脏器功能紊乱的表现。

（1）呼吸困难 是呼吸衰竭最早、最突出的症状。表现为呼吸频率加快、辅助呼吸肌活动增加、呼气延长，严重时呼吸浅快。发生 CO_2 麻醉时，出现呼吸浅慢或潮式呼吸。

（2）发绀 缺氧的典型表现。当动脉血氧饱和度低于 90% 或 $PaO_2 < 50mmHg$ 时，可在口唇、指甲、舌等处出现发绀。发绀的程度与还原型血红蛋白的含量有关但不成正比，红细胞增多者发绀明显，而贫血患者则不明显。

（3）精神神经症状 慢性呼吸衰竭随着 CO_2 升高，出现先兴奋后抑制症状。兴奋症状包括烦躁不安、昼夜颠倒甚至谵妄。随着 CO_2 潴留继续加重，逐渐出现抑制症状，表现为表情淡漠、肌肉颤动、间歇性抽搐、嗜睡甚至昏迷。

（4）循环系统症状 早期心率加快，血压升高；晚期严重缺氧和酸中毒，引起循环衰竭、血压下降、心肌损伤、心律失常甚至心脏停搏。

（5）酸碱平衡失调和电解质紊乱 严重缺氧抑制细胞能量代谢，产生大量乳酸和无机磷，导致代谢性酸中毒。CO_2 潴留可导致呼吸性酸中毒，常伴高钾血症和低氯血症。

（6）其他 严重缺氧和 CO_2 潴留对消化系统、泌尿系统等都会有影响，可出现黄疸、蛋白尿、红细胞尿、管型尿和丙氨酸氨基转移酶、血浆尿素氮升高，也可导致胃肠道黏膜充血水肿、糜烂渗血，引起上消化道出血。

2. 体征 除原发病体征外，呼吸衰竭患者出现呼吸困难时可有三凹征；缺氧时可出现皮肤黏膜发绀；CO_2 潴留会引起皮肤、潮红、温暖多汗、球结膜充血等体征。

（三）心理－社会评估

当脑细胞缺氧时，患者的意识状态发生改变，对外界环境及自我的认识能力逐渐减弱或消失，出现记忆、思维、定向力、性格、行为等一系列精神紊乱。由于对病情和预后的顾虑，患者往往会产生忧郁、恐惧心理，易对治疗失去信心。气管插管或气管切开行机械通气的患者，由于语言表达及沟通障碍，导致情绪烦躁，痛苦悲观，甚至产生绝望的心理反应,表现为拒绝治疗或对呼吸机产生依赖心理。

(四)实验室及其他检查

1. 血气分析 用于判断有无呼吸衰竭、呼吸衰竭的类型以及有无酸碱平衡紊乱。

2. 肺功能检查、影像学检查 可协助分析呼吸衰竭的原因。

3. 实验室检查 可了解其他主要脏器功能情况,判断病情。肾功能受损时尿中可见红细胞、蛋白及管型,尿素氮、肌酐升高。肝功能受损时可有丙氨酸氨基转移酶升高。酸中毒时常伴高钾血症、低钠血症、低氯血症等。

【护理诊断/问题】

1. 气体交换受损 与肺通、气换气功能障碍和呼吸中枢抑制有关。

2. 清理呼吸道无效 与分泌物过多、意识障碍、人工气道、呼吸肌及其支配神经功能障碍有关。

3. 焦虑 与呼吸困难、气管插管、病情严重程度、失去个人控制及对预后的不确定有关。

【护理目标】

(1)改善患者缺氧和 CO_2 潴留,缓解其症状,防治并发症,延长寿命。

(2)消除患者抑郁、恐惧心理,改善生活质量,提高家庭社会融入能力。

(3)指导患者及家属正确认识疾病,能掌握预防疾病进展的治疗护理方法。

【护理措施】

(一)一般护理

1. 环境 保持环境安静,空气新鲜,维持适度的温度,避免灰尘、噪声、强光以及刺激性烟雾的刺激,定时开窗通风、消毒,防止交叉感染。

2. 体位 帮助患者取舒适且有利于改善呼吸状态的体位,一般呼吸衰竭的患者取半卧位,趴伏在床桌上,借此增加辅助呼吸肌的效能,促进肺膨胀。

3. 休息与活动 呼吸困难加重时,嘱患者绝对卧床,尽量减少自理活动和不必要的操作,减少体力消耗,降低氧耗量。

(二)病情观察

密切观察患者呼吸困难等症状的变化。监测生命体征,观察意识状态及神经精神症状。观察有无其他重要脏器功能受损的表现。监测动脉血气分析、电解质等检查结果,以及时发现并发症。

(三)协助治疗

呼吸衰竭的治疗原则是在保持呼吸道通畅的条件下,改善缺氧和纠正 CO_2 潴留以及代谢功能紊乱,积极治疗原发病,消除诱发因素,预防和治疗并发症。

1. 保持呼吸道通畅 是纠正缺氧和 CO_2 潴留的最重要措施。必须采取各种措施清除呼吸道分泌物及异物,保持呼吸道通畅。可采用祛痰药、支气管扩张剂或糖皮质激素缓解支气管痉挛,经上述处理效果差者则采用简易人工气道、气管插管或气管切开建立人工气道,以方便吸痰和进行机械通气治疗。

2. 氧疗 是呼衰患者纠正缺氧的重要手段。其目的是通过提高肺泡氧分压,增加氧弥散能力,提高氧分压,改善低氧血症导致的组织缺氧、减轻组织损伤、恢复脏器功能、减轻心脏负荷。

根据患者病情和血气分析结果采取不同的给氧方法和给氧浓度。

（1）给氧方法 主要有鼻导管、鼻塞、面罩、气管内和呼吸机给氧。如缺氧严重而无 CO_2 潴留者，可用面罩给氧；如缺氧伴 CO_2 潴留者，可用鼻导管或鼻塞法给氧。

（2）给氧浓度 ① I 型呼衰：PaO_2 在 50~60mmHg、$PaCO_2$ 在 50mmHg 以下者，可给予一般浓度、一般流量（2~4 L/min）O_2 吸入，使 PaO_2 提高到 60mmHg 或 SaO_2 在 90% 以上。严重低氧血症者，PaO_2 在 40~50mmHg，$PaCO_2$ 正常，可给予高浓度（>50%）、高流量（4~6 L/min）氧，短时间、间歇吸入。② II 型呼衰：应立即采取低浓度（25%~29%）、低流量（1~2 L/min）持续吸氧。因为 II 型呼衰发生时，呼吸中枢对 CO_2 的反应性差，呼吸的维持主要靠缺氧刺激，若给予高浓度氧吸入，可消除缺氧对呼吸的驱动作用，而使通气量迅速减低，$PaCO_2$ 进一步升高，导致 CO_2 麻醉致患者昏迷。吸氧期间应密切观察氧疗效果，如吸氧后呼吸困难缓解、发绀减轻、心率减慢，表明氧疗有效；如果意识障碍加深或呼吸过度表浅、缓慢，可能为 CO_2 潴留加重，应根据患者动脉血气分析结果和临床表现，及时调整吸氧的流量或浓度，做到既保证氧疗效果又能防止氧中毒和 CO_2 麻醉。

氧疗护理：实施过程中还应保持吸入氧气的湿化，输送氧气的导管、面罩、气管导管清洁与通畅，定时更换或消毒，防止交叉感染。向患者和家属说明氧疗的重要性嘱其不要擅自停止吸氧或变动氧流量。

3. 增加通气量 是纠正 CO_2 潴留的重要手段。常用方法如下。

（1）呼吸兴奋剂 中枢性呼吸兴奋剂如尼可刹米和洛贝林已很少使用，目前被沙普仑替代。阿米三嗪通过刺激外周化学感受器兴奋呼吸中枢，增加通气。

用药护理 ①按医嘱及时、准确给药，并观察疗效和不良反应。②保持呼吸道通畅，静脉点滴时速度不宜过快，注意观察患者呼吸频率、节律、神志变化以及动脉血气的变化，以便调节剂量。③如出现恶心、呕吐、烦躁、面色潮红、皮肤瘙痒等现象，需减慢滴速并通知医生；出现肌肉抽搐等严重不良反应时，应及时停药并通知医生。

（2）机械通气 根据病情选择无创或有创机械通气。经鼻/面罩行无创正压通气，无须建立有创气道，简便易行，明显降低了与机械通气相关的并发症的发生率。

机械通气护理 ①做好对患者生命体征、意识状态、呼吸循环等重要脏器功能以及皮肤黏膜情况等的监测，评价患者对呼吸机的反应。②定时检查呼吸机各项通气参数是否与医嘱要求设定的参数值相一致，检查各项报警参数的设置是否恰当，报警器是否处于开启状态。③报警时，及时分析报警的原因并进行及时有效的处理。③做好气道管理，注意吸入气体的加温和湿化，及时通过机械吸引清除气道内分泌物，如果气管插管不使用高容低压套囊，需定时做好气囊的充、放气，气管切开者每日更换气管切开处敷料和清洁气管内套管 1~2 次，防止感染。做好患者的生活护理和心理 - 社会支持。

4. 抗感染 感染是慢性呼吸衰竭急性加重的最常见诱因，一些非感染性因素诱发的呼吸衰竭加重也常继发感染，因此需积极抗感染治疗。

5. 其他 病因治疗、纠正酸碱平衡失调和电解质紊乱、防治并发症。

（四）心理护理

（1）护理人员应加强巡视，多与患者沟通、交流，评估患者的焦虑程度，了解患者的心理状态和心理需求，以便采取有效的护理措施。

（2）向患者解释紧张、焦虑等不良情绪会导致病情加剧，且不利于治疗。教会患者各种缓解不良情绪的方法，如缓慢缩唇呼吸、渐进性放松等。对建立人工气道和使用呼吸机治疗的患者，应经常做床旁巡视、照料，通过语言或非语言交流抚慰患者，以缓解其焦虑、恐惧等心理反应，增强战胜疾病的信心。

（3）在采用各项医疗护理措施前，应向患者做简要说明，并以同情、关切的态度和有条不紊的工作给患者以安全感，取得患者信任与合作。

（4）做好患者家属、亲友、同事的工作，帮助患者树立治疗信心，并在精神和经济上给予大力支持，使患者更快回归家庭和社会。

（五）健康指导

1. 饮食指导　加强营养，制定合理的膳食，合理活动与休息，提高患者的自我护理能力。

2. 用药指导

（1）指导患者及家属正确使用各种药物，告知药物不良反应及应对措施。

（2）避免使用镇静催眠类药物，Ⅱ型呼吸衰竭的患者常因咳嗽、咳痰、呼吸困难而影响睡眠，或因缺氧及 CO_2 潴留引起烦躁不安，护士在执行医嘱时，应结合临床表现认真判别，禁用对呼吸有抑制作用的药物，如吗啡等。慎用镇静剂，如地西泮，以防止发生呼吸抑制。

3. 防止疾病加重　慢性呼吸衰竭患者应注意坚持家庭氧疗，遵医嘱用药，预防和及时处理呼吸道感染，戒烟、酒及刺激性食物。定时专科门诊复查，如出现气促、发绀加重等变化应立即就医。

目标检测

一、选择题

A1/A2 型题

1. 以下关于Ⅱ型呼吸衰竭，CO_2 分压显著增高患者吸氧方式正确的是
   A. 高流量高浓度吸氧　　　　　　　　B. 高浓度低流量吸氧
   C. 低浓度低流量吸氧　　　　　　　　D. 低浓度高流量吸氧
   E. 以上均可以

2. 呼吸衰竭的血气诊断标准是
   A. 动脉血氧含量低于 9mmol/L　　　　B. 动脉血氧饱和度低于 90%
   C. pH < 7.35　　　　　　　　　　　D. 动脉 CO_2 分压高于 50mmHg
   E. 动脉血氧分压低于 60mmHg

3. 王女士，诊断为慢性呼吸衰竭，近日因咳嗽、咳痰、呼吸困难加重，又出现神志不清、发绀、多汗，血气分析提示 PaO_2 50mmHg，$PaCO_2$ 68mmHg，应给予患者
   A. 高浓度（45%~53%）高流量（4~6L/min）持续给氧
   B. 高浓度（45%~53%）高流量（4~6L/min）间歇给氧
   C. 低浓度（25%~29%）低流量（1~2L/min）持续给氧

D. 一般浓度（25%~29%）一般流量（2~4L/min）间歇给氧

E. 面罩给氧

4. 一老年患者以"肺气肿、Ⅱ型呼衰"收入院，入院第一日晚上，因咳嗽、痰多、呼吸困难，并对医院环境不适应而不能入睡，以下措施不正确的是

A. 给镇咳镇静药，帮助入睡　　　　　B. 减少夜间操作，保证患者睡眠

C. 给低流量持续吸氧　　　　　　　　D. 减少白日睡眠时间和次数

E. 和患者一同制定白日活动计划

A3/A4 型题

（5~6 题共用题干）

男性，65 岁，反复咳嗽咳痰 20 年，1 周前受凉后畏寒、发热、咳脓痰、气急，查体：发绀明显，体温 38℃，呼吸急促，双肺呼吸音低，较多湿啰音，下肢轻度水肿。入院当日胸片提示两肺散在高密度影。

5. 为进一步了解病情，最有价值的检查是

A. 肺功能　　　　　　　　　　　　　B. 头颅 CT

C. 心电图　　　　　　　　　　　　　D. 血气分析

E. 生化全套

6. 入院后首先给予的最主要的治疗措施是

A. 控制肺部感染　　　　　　　　　　B. 给予解痉平喘药

C. 给予止咳祛痰药　　　　　　　　　D. 低浓度持续吸氧

E. 应用利尿消肿

二、思考题

简单阐述呼吸衰竭患者氧疗的方法、原则和注意要点。

（陈梦越）

扫码"练一练"

第十一节　胸腔穿刺患者的护理

学习目标

知识要点

掌握胸腔穿刺的适应证、禁忌证、主要步骤以及胸腔穿刺患者护理要点。

技能要点

1. 能协助医生完成胸腔穿刺术。

2. 能正确指导及护理胸腔穿刺术患者。

扫码"学一学"

胸腔穿刺术（thoracentesis）是自胸腔内抽取积液或积气的有创性操作。胸腔穿刺术的目的包括：①抽取胸腔积液送检，明确其性质，以协助其诊断。②排除胸腔内积液或积气，

以缓解压迫症状；胸腔内注射药物，辅助治疗。

（一）适应证和禁忌证

1. 适应证

（1）诊断　原因未明的胸腔积液，可进行诊断性穿刺，胸水涂片、培养、细胞学和生化学检查以明确病因。

（2）治疗　胸腔大量积液、气胸产生压迫症状，可抽液或抽气以减压；急性脓胸或恶性肿瘤侵犯胸膜引起积液，可抽液或注入药物。

2. 禁忌证

（1）病情垂危者。

（2）有严重出血倾向及大咯血者。

（3）严重肺结核及肺气肿者。

（二）术前准备

1. 患者准备　术前应与患者及家属谈话，解释操作的目的、过程及可能出现的并发症等，并签字确认。操作前指导患者练习穿刺体位，并告知患者在操作过程中不要咳嗽、深呼吸或突然移动体位，以免损伤胸膜或肺组织。必要时给予镇咳药。操作前询问患者有无麻醉药过敏史。做好普鲁卡因皮试，并将结果记录于病历上。

2. 用物和药物准备　常规治疗盘1套，无菌胸腔穿刺包（内有接有胶管的胸腔穿刺针、5ml和50ml注射器、7号针头、血管钳、洞巾、纱布），2%利多卡因针剂，0.1%肾上腺素，无菌手套，无菌试管，量杯，注射器，皮肤消毒剂，纱布以及胶布等。治疗气胸者准备人工气胸抽气箱；需胸腔闭式引流者准备胸腔闭式引流贮液装置。

（三）操作方法

1. 患者体位　协助患者反坐于靠背椅上，双手平放椅背上，前额伏于前臂，自然呼吸；或取坐位，使用床旁桌支托。亦可仰卧于床上，举起上臂，完全暴露胸部或背部。如患者不能坐直，还可采用侧卧位，床头抬高30°。这些体位可使肋间隙增宽，利于穿刺（图2-21）。

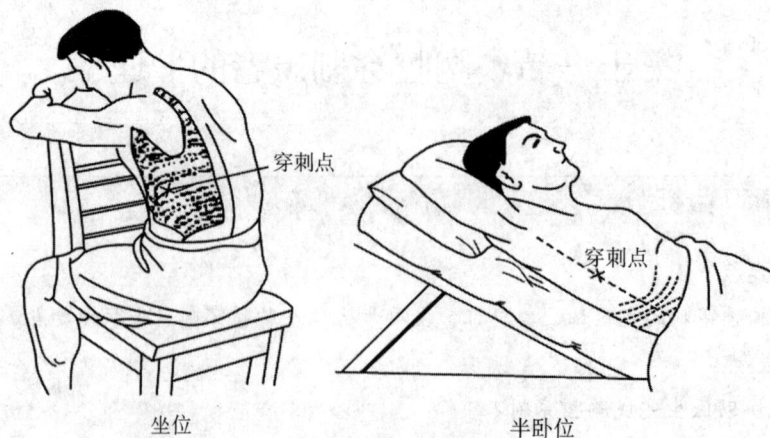

穿刺点

穿刺点

坐位

半卧位

图2-21　胸腔穿刺患者体位

2. 确定穿刺点　胸腔积液的穿刺部位选在叩诊实音最明显的部位进行，或结合X线、超声波检查确定，一般在肩胛线或腋后线第7~8肋间隙或腋前线第5肋间隙。气胸者穿刺部位取患侧锁骨中线第2肋间隙或腋前线第4~5肋间隙进针。

3. 消毒、麻醉、戴无菌手套 常规消毒皮肤，戴无菌手套，覆盖无菌洞巾。以利多卡因逐层浸润麻醉直达胸膜。

4. 穿刺、抽取 术者左手示指和拇指固定穿刺部位的皮肤及肋间，右手持穿刺针（针座胶管用血管钳夹住）沿下位肋骨上缘缓缓刺入，当针锋抵抗感突然消失时，表明已穿入胸膜腔，将50ml注射器接至胶管，然后在协助下抽取胸腔积液或气体。注意，当注射器吸满后要先夹紧胶管，再取下注射器排液或排气，防止空气进入胸腔。

5. 穿刺点处理 术毕拔出穿刺针，消毒穿刺点后覆盖无菌纱布，用胶布固定。

（四）术中配合

1. 抽液（气）要求 每次抽液、抽气时不宜过快、过多，防止因抽液过快过多使胸腔内压骤然下降，发生复张速度过快而引起肺水肿或循环障碍、纵隔移位等意外。首次抽液不应超过700ml，抽气量不超过1000ml，以后每次抽吸量不超过1000ml。若穿刺目的是为了明确诊断，抽液50～100ml即可，置入无菌试管送检。如治疗需要，抽液抽气后可注入药物。

2. 病情观察 穿刺过程中应密切关注患者的脉搏、面色等变化，以判定患者对穿刺的耐受性。要注意询问患者有无异常感觉，如出现不适应，应减慢抽吸或立即停止抽液。如患者出现头晕、心悸、冷汗、面色苍白、脉细、四肢发凉，提示可能出现"胸膜反应"，应立即停止抽液，使患者平卧，密切观察血压，防止休克。必要时按医嘱皮下注射0.1%肾上腺素0.5ml。

（五）术后护理

（1）嘱患者平卧位或半卧位休息，观察患者的脉搏和呼吸状况，及时发现并发症，如血胸、气胸、肺水肿等，观察穿刺处有无渗血或渗液。

（2）鼓励患者深呼吸，促进肺膨胀；如无气胸或其他并发症，术后1小时可恢复活动；24小时后方可洗澡，以免穿刺部位感染；注入药物者，应嘱患者转动体位，以便药液在胸腔内混匀，并观察患者对药液的反应。

（3）书写护理记录 记录穿刺的时间、穿刺过程、抽液或抽气的量、胸水的颜色以及患者穿刺前、中及穿刺后的状态。

目标检测

一、选择题

A1/A2 型题

1. 以下哪个不是胸腔穿刺术的适应证

    A. 原因未明的胸腔积液　　　　　　B. 胸腔大量积液持续性胸痛

    C. 气胸产生压迫症状　　　　　　　　D. 所有气胸患者

    E. 急性脓胸或恶性肿瘤侵犯胸膜引起积液

2. 男性，55岁，大量吸烟20多年，进行性胸闷气急一周，查体示左肺呼吸运动减弱，叩诊浊音，听诊呼吸音消失，为了明确诊断，以下哪项检查比较有价值

    A. 胸腔穿刺抽液检查　　　　　　　　B. 心脏彩超检查

C. 痰培养　　　　　　　　　　　D. 支气管镜检查

E. 心电图检查

A3/A4 型题

(3~4 题共用题干)

王某，男性，28 岁，体型瘦高，今晨抬重物后突感右侧胸痛，随即出现胸闷气急，查体右肺呼吸运动消失，叩诊鼓音，听诊呼吸音消失。

3. 为明确诊断，下列哪项检查最有价值

A. 胸片　　　　　　　　　　　　B. 心电图

C. D-二聚体　　　　　　　　　　D. 心肌酶谱

E. 支气管镜加肺活检

4. 患者胸片提示左肺气胸，肺压缩 50%，以下哪项治疗首选

A. 三代头孢菌素抗感染　　　　　B. 糖皮质激素

C. 胸穿抽气　　　　　　　　　　D. 单纯吸氧

E. 心理安慰，观察病情变化

二、思考题

简述胸腔穿刺术的适应证和禁忌证有哪些？

(陈梦越)

扫码"练一练"

第三章

循环系统疾病患者的护理

第一节　循环系统概述、常见疾病症状体征的护理

扫码"学一学"

学习目标

知识要点

1. 掌握心源性呼吸困难、心源性水肿、心源性胸痛、心源性晕厥的概念、特点及护理措施。
2. 熟悉循环系统疾病常见症状、体征、护理诊断及合作性问题。
3. 了解循环系统疾病常见症状体征的护理目标。

技能要点

1. 心源性呼吸困难患者的体位、氧疗护理技术。
2. 心源性水肿患者的皮肤护理。
3. 心源性胸痛患者减轻疼痛及避免发作的技能。
4. 能配合医生对心源性晕厥的患者进行抢救。

一、概述

循环系统由心脏、血管和调节血液循环的神经体液组成，主要功能是通过血液循环为全身组织器官运输氧、营养物质和激素等，并将组织代谢的废物运走，以保证机体正常新陈代谢的需要。此外，循环系统还具有内分泌功能，如心房肌细胞分泌心钠素，血管内皮细胞能合成内皮素、内皮源性舒张因子等活性物质。

心　脏

1. 心脏的结构　心脏是一个中空的肌性器官，位于胸腔中纵隔内，约 2/3 位于正中线左侧，1/3 位于正中线右侧。心脏由左、右心房，左、右心室四个心腔构成。房室间有房室瓣相通，瓣膜的功能在于保证血液单向流动，防止血液反流。心脏壁分三层：内层为心内膜，中层为肌层，外层为心外膜（即心包的脏层）。心包脏层与壁层之间形成一个密闭间隙，称心包腔，内有少量液体起润滑作用。

2. 心脏的传导系统　由窦房结、结间束、房间束、房室结、希氏束、左右束支及浦

肯野纤维网组成。窦房结是心脏正常窦性心律的起搏点，自律性最高。窦房结的冲动沿着传导系统顺序迅速地传导到心房、心室肌，使心肌兴奋，完成一次心动周期。

3. 心脏的血供 供应心脏的血管称冠状动脉，分左、右两支，分别起源于主动脉根部的左、右动脉窦上方。血液经心大、中、小静脉回流到右心房。

血 管

循环系统的血管分动脉、毛细血管和静脉三类。动脉的主要功能为输送血液，其收缩和舒张受血管活性物质调节；毛细血管是血液与组织进行营养物质和代谢产物交换的场所；静脉的主要功能是将从毛细血管汇集来的血液输送回心脏。

二、常见症状体征的护理

循环系统疾病包括心脏疾病和血管疾病，其中以心脏疾病较多见。随着我国经济的快速发展，城乡居民生活水平的提高，膳食结构和生活方式的改变及人口老龄化，循环系统疾病的发病率和死亡率不断上升，现已成为我国居民重要的死亡原因。循环系统疾病因动脉粥样硬化、感染、高血压、先天发育缺陷、内分泌代谢性疾病、自主神经功能失调及某些全身性疾病引起，亦受社会、环境因素的影响。心血管疾病多有病程长，病情危、急、重、变化快的特点，给居民健康造成严重威胁并给社会带来沉重负担。因此，护士对待循环系统疾病的患者要做到精心护理、勤观察、及早发现病情变化并做出准确判断、及时准确地执行医嘱、进行有效的健康指导，对加重病情的各种危险因素的干预，在挽救患者生命、提高生活质量等方面，具有重要的意义。

心源性呼吸困难

心源性呼吸困难是指各种心血管疾病引起心功能不全时，患者自觉空气不足，呼吸费力，并伴有呼吸频率、节律和深度异常的表现。

【病因及发病机制】

1. 左心衰 心源性呼吸困难主要见于左心功能衰竭，左心衰时由于肺循环淤血导致肺毛细血管通透性增加、肺泡弹性下降，肺通气和换气功能障碍，导致血氧分压和血氧饱和度均下降。

2. 右心衰 也可发生呼吸困难，但呼吸困难程度较左心衰轻，与心脏输出量减少，体循环淤血引起肝大、胸水、腹水等有关。

3. 心包疾病 心包积液尤其当渗出液在短时间内大量增多，或心脏破裂出血时心包腔内压力骤升，导致心室舒张期充盈受限。心包增厚粘连、钙化，使心包舒张期扩张受阻、充盈减少，外周静脉压升高，导致心排血量低而产生血液循环障碍。

【护理评估】

（一）健康史评估

（1）评估患者呼吸困难起病缓急、发生时间、持续时间、特点、严重程度、表现形式、能否平卧、夜间有无憋醒、缓解方式、有无伴随症状及与活动、体位的关系。

（2）评估患者发作前有无感染、是否发生心律失常、有无过度疲劳和情绪激动等诱因存在。

（3）评估患者既往是否患有与本次的心血管病发生相关的疾病。

（二）身体评估

1. 劳力性呼吸困难 是左心衰竭最早出现的症状。在体力活动时发生或加重，休息后即缓解或消失。体力活动时，机体氧耗量增加，同时回心血量增加，加重肺淤血导致呼吸困难。

2. 夜间阵发性呼吸困难 是心源性呼吸困难的特征之一，常发生在夜间。由于平卧时双下肢回心血量增加，夜晚迷走神经兴奋心率减慢，膈肌上移影响肺活动度，导致心脏负荷增加、缺氧加重，患者于睡眠中突然胸闷、气急憋醒，被迫坐起，轻者经数分钟至数十分钟症状缓解，重者经数小时后症状缓解，患者伴有咳嗽、咳白色泡沫痰、气喘、发绀、支气管痉挛、双肺哮鸣音，称为"心源性哮喘"。

3. 端坐呼吸 见于心功能不全后期，为严重肺循环淤血的表现。患者休息时亦感呼吸困难，不能平卧，被迫采取坐位或半卧位，此时膈肌下降，双下肢回心血量减少，从而有利于减轻呼吸困难，称端坐呼吸。依病情轻重可表现为被迫采取高枕卧位、半坐卧位、端坐位，甚至双下肢下垂坐位，患者采取的坐位越高、左心衰竭的程度越严重。

4. 急性肺水肿 是"心源性哮喘"进一步发展，急性左心衰竭的严重表现。患者极度呼吸困难，咳粉红色泡沫样痰，两肺满布湿啰音和哮鸣音，心率增快，心尖部可闻及舒张期奔马律，肺动脉第二心音亢进。如不及时抢救，可导致心源性休克而死亡。

（三）心理－社会评估

评估患者呼吸困难给患者带来的心理压力，随着患者呼吸困难逐渐加重，影响日常生活、睡眠、甚至丧失劳动能力，可使患者产生紧张、焦虑或因久治不愈而产生恐惧、悲观、绝望等心理。

（四）实验室及其他检查

1. 血气分析 评估患者缺氧程度、酸碱平衡失调的状况。

2. 胸部 X 线 根据胸部 X 线检查等结果，判断肺淤血、肺水肿或有无肺部感染及其严重程度，还可判定有无胸腔积液或心包积液。

【护理诊断/问题】

1. 气体交换受损 与肺淤血、肺水肿或伴肺部感染有关。

2. 活动无耐力 与呼吸困难所致能量消耗增加和机体缺氧状态有关。

【护理目标】

（1）患者自觉呼吸困难消失或减轻。

（2）活动耐力逐渐增加，活动时心率、血压正常，无明显不适。

【护理措施】

1. 气体交换受损

（1）休息与活动 患者有明显呼吸困难时，应卧床休息以减轻心脏负荷利于心功能恢复，根据患者呼吸困难程度，让患者取半卧位或端坐位休息，必要时双腿下垂，限制活动量。保持病室安静、整洁、舒适，有利患者休息，要适当开窗通风，每次15～30分钟，注意不要让风直接吹患者。穿宽松、柔软衣服让患者减轻憋闷感。让患者保持排便通畅，避免排便费力。

（2）氧疗　遵医嘱给予氧气吸入，根据缺氧程度的轻重调节氧流量。一般采用持续性吸氧，氧流量 2～4L/min；急性左心衰竭的患者，应给予高流量（6～8L/min）氧气吸入，并用 50% 的乙醇湿化，降低肺泡表面张力，以利于肺泡通气。

（3）控制输液速度与总量　输液速度以 20～30 滴/分为宜，24 小时总量不超过 1500ml。

（4）病情观察　观察患者呼吸困难改善程度，发绀是否减轻，肺部啰音的变化。呼吸困难发生时是否伴有咳粉红色泡沫样痰，应加强夜间巡视，若病情加重或血氧饱和度降低到 94% 以下时，立即报告医生。

（5）心理护理　经常与患者接触，了解患者心理动态，及时给予心理安慰和疏导。告诉患者紧张、焦虑可致呼吸中枢、交感神经兴奋，加重呼吸困难，与患者家属一起鼓励患者保持良好的心态，树立战胜疾病的信心，稳定患者情绪有利于减轻呼吸困难。

2. 活动无耐力

（1）评估活动耐力　了解患者过去和现在的活动形态，确定既往活动的类型、强度、判断患者恢复以往活动型态的潜力。

（2）制定活动目标计划　休息是减轻心脏负荷的重要措施，可根据心功能分级，合理安排活动与休息；患者可遵循卧床休息→床边活动→病室内活动→病室外活动→上下楼梯活动步骤。

（3）活动中注意观察　若活动时出现呼吸困难、胸痛、心悸等症状，应停止活动，并以此作为限制最大活动量的指征。如患者经休息后症状仍持续不缓解，应及时通知医生。

心源性水肿

心源性水肿是指由于心功能衰竭引起体循环淤血，导致过多的液体在组织间隙积聚。主要见于右心功能衰竭。

【病因及发病机制】

（一）病因

心源性水肿最常见的病因是右心衰竭或全心衰竭，也可见于渗出性心包炎或缩窄性心包炎。

（二）发病机制

心源性水肿发生机制有　①体循环淤血：静脉回流减少，毛细血管静水压增高，导致液体漏出增加，同时组织液回流减少。②有效循环血量不足，心输出量减少，导致肾血流量减少，肾小球滤过率下降，继发醛固酮分泌增多，水钠潴留。③低蛋白血症：右心衰竭导致长期肝淤血，肝脏蛋白合成减少，胃肠道淤血导致食欲下降及消化功能减退，继发性低蛋白血症，血浆胶体渗透压下降。

【护理评估】

（一）健康史评估

详细询问导致水肿最常见的病因和诱因。了解水肿最早出现的部位，水肿与饮食、体位及活动的关系等。了解患者每日饮水量、尿量、摄入食盐量及休息情况，用药及其疗效等。

（二）身体评估

1. 心源性水肿的特点　首先出现在身体低垂部位，为凹陷性水肿。非卧床患者常见于足踝部、胫前；卧床患者见于枕部、腰骶部、会阴或阴囊部。严重者水肿逐渐漫延至全身，甚至出现胸腔积液、腹腔积液。

2. 伴随症状 水肿部位皮肤弹性差，长期受压，皮肤易破溃出现压疮及感染。患者可伴有少尿、体重增加，水肿于活动或劳累后加重，休息后减轻或消失。水肿患者因长期食欲减退，可伴有营养不良。还可因饮水过多或利尿剂应用不当，导致水、电解质紊乱等。

（三）心理－社会评估

因水肿引起外表、体态改变及躯体不适，患者可产生烦躁、忧郁等心理。病情反复发作严重影响学习、工作和生活，出现悲观、绝望等心理。

（四）实验室及其他检查

通过血常规和血生化检查，可了解患者有无低蛋白血症和电解质紊乱等情况。

【护理诊断／问题】

1. 体液过多 与水钠潴留、低蛋白血症有关。

2. 有皮肤完整性受损的危险 与水肿所致组织细胞营养不良、长期受压有关。

【护理目标】

（1）患者水肿逐渐减轻或消失。

（2）患者皮肤完整，无压疮发生。

【护理措施】

心源性水肿的护理详见本章"慢性心力衰竭"的护理。

心源性胸痛

循环系统多种疾病均可导致胸痛，主要是心前区或胸骨后疼痛。最常见病因包括各种类型的心绞痛、急性心肌梗死、急性主动脉夹层、梗阻性肥厚型心肌病、急性心包炎、心脏神经官能症等。

【护理措施】

心源性胸痛护理见于"心绞痛患者的护理""急性心肌梗死患者的护理"及"心包疾病患者的护理"等章节。

心源性晕厥

心源性晕厥是由于心排血量骤减或中断，引起脑供血突然减少或停止所致的短暂意识丧失，最严重的为阿－斯综合征。一般脑血流中断 2～4 秒即产生黑矇；中断 5～10 秒可出现意识丧失；超过 15 秒不仅出现晕厥、意识障碍，甚至出现意识完全丧失、抽搐及大小便失禁，称阿－斯综合征。

【护理措施】

心源性晕厥的常见病因包括心律失常和器质性心脏病。心源性晕厥护理见"心律失常患者的护理"。

知识链接

阿-斯综合征的临床表现及用药

阿-斯综合征发作时，患者伴有心律失常，典型表现为面色苍白，知觉完全丧失、发绀、血压下降、大小便失禁、抽搐。阿-斯综合征一旦出现，立即予以心胸外按压，心动过缓者可予阿托品、654-2、异丙肾上腺素等，也可根据情况植入临时或永久起搏器；心动过速者可予利多卡因、普鲁帕酮、胺碘酮等，室颤者应立即予除颤抢救。

目标检测

一、选择题

A1/A2 型题

1. 左心衰竭患者的呼吸困难主要是由于
   A. 肺淤血或肺水肿
   B. 肺泡内张力和肺循环压力增高
   C. 体循环淤血
   D. 肝淤血、腹水等使呼吸运动受限
   E. 支气管、肺受压

2. 心源性水肿的特点是
   A. 从面部开始
   B. 从眼睑开始
   C. 从脚、踝开始
   D. 从腰部开始
   E. 从胸部开始

3. 吴女士，在输液过程中出现呼吸困难、咳嗽、咳血性泡沫痰。下列措施正确的是
   A. 继续输液，减慢速度
   B. 置患者于坐位，双下肢下垂
   C. 持续低浓度吸氧
   D. 50%乙醇溶液湿化吸氧
   E. 皮下注射盐酸肾上腺素

4. 急性肺水肿患者，吸氧时在湿化瓶中加入30%~50%乙醇溶液的目的是
   A. 减少呼吸道分泌物
   B. 促进肺血液循环，减轻肺水肿
   C. 扩张支气管，改善通气
   D. 降低肺泡表面张力
   E. 利于清除呼吸道内分泌物

5. 心源性晕厥的急救处理中不正确的措施是
   A. 晕厥频繁发作的患者应卧床休息
   B. 病室应靠近护理站
   C. 有头晕、黑矇等晕厥先兆时，立即下蹲或平卧
   D. 安置患者于平卧位、抬高头部
   E. 松解患者的衣领以改善脑部供血

二、思考题

心源性呼吸困难和心源性水肿的特点是什么？如何实施护理措施？

扫码"练一练"

（洪　霞）

第二节　原发性高血压患者的护理

扫码"学一学"

学习目标

知识要点

1. 掌握高血压的定义、诊断标准；高血压危险分层；高血压患者的身体评估；高血压的护理问题；用药护理。

2. 熟悉高血压急症的临床特点；一线抗高血药种类、不良反应。

3. 了解高血压的发病机制。

技能要点

1. 能规范测量血压、正确判断测量结果。

2. 能熟练为高血压患者进行正确健康指导。

原发性高血压（primary hypertension）又称高血压病，简称高血压。是以体循环动脉压升高为主要临床表现的综合征。高血压常与其他心血管危险因素共存，是心脑血管疾病的重要病因和危险因素，影响多种重要脏器如心、脑、肾的结构和功能，最终导致这些器官的功能衰竭。

【高血压分级】

目前我国采用的是 1999 年 WHO 高血压诊断标准，适用于成年人。高血压定义为收缩压≥140mmHg 和（或）舒张压≥90mmHg。根据血压升高水平不同，又进一步将高血压分为 1、2、3 级（表3－1）。

表3－1　血压水平分类和定义

分类	收缩压（mmHg）		舒张压（mmHg）
正常血压	＜120	和	＜80
正常高值血压	120～139	和（或）	80～89
高血压	≥140	和（或）	≥90
1 级高血压	140～159	和（或）	90～99
2 级高血压	160～179	和（或）	100～109
3 级高血压	≥180	和（或）	≥110
单纯收缩期高血压	≥140	和	＜90

注：当收缩压和舒张压分属于不同分级时，以较高的级别作为诊断标准。

【高血压分型】

根据起病形式，将高血压病分为急进型高血压和缓进型高血压两类。①急进型高血压：占 5%～10%，起病急（少数由缓进型高血压发展而来）、血压短时内急剧升高，收缩压＞130mmHg，常伴有眼底或视盘损害（出血、渗出、水肿）。②缓进型高血压：约占 90%，起病缓慢，无特殊临床表现或表现不典型，多在体检或因其他疾病就医时发现。

【病因及发病机制】

（一）病因

病因尚未阐明，目前认为是在遗传因素的基础上，由多种环境因素综合作用的结果。

1. 遗传 原发性高血压有明显的家族聚集现象，父母均有高血压，子女的患病概率高达46%，约60%高血压患者有家族史。当然不能排除相同的饮食、生活习惯所致。

2. 饮食 食盐摄入量与高血压发生有密切关系。摄盐高的地区高血压病患病率明显高，摄盐过多所致的血压升高主要见于盐敏感人群。除此之外，低钾、低钙及高脂饮食等均可导致血压升高。

3. 精神因素 长期反复的精神刺激、精神高度紧张、环境嘈杂、视觉刺激、焦虑均可致血压升高。脑力劳动者患病率高于体力劳动者。

4. 年龄 原发性高血压发病率随年龄增长而上升，40岁以后发病率明显增高。

5. 其他 肥胖者患病率是体重正常者的2~6倍。长期吸烟、过量饮酒、活动过少、A型性格等均可导致高血压患病率增高。长期口服避孕药的妇女高血压发生率增加。

（二）发病机制

1. 精神－神经学说 长期精神紧张导致大脑皮质功能失调，交感神经活动增强，释放儿茶酚胺增多而致小动脉收缩，外周血管阻力增加，血压升高。

2. 肾素－血管紧张素－醛固酮系统（RAAS） 在高血压发病中起极其重要的作用。RAAS激活导致外周阻力增加，交感神经兴奋，钠、水潴留，血容量增加。尽管高血压患者血浆肾素测定增高者仅为少数，但很多组织中（心脏、肾上腺等）也存在局部的RAAS，在高血压发病中可能具有重要作用。

3. 其他 ①血管内皮功能异常：血管舒张因子减少（如NO、PGE等），血管紧张性因子增加（如ET_1）；血管内皮$Na^+ - K^+ - Ca^{2+}$离子通道功能异常。②胰岛素抵抗：高胰岛素血症导致肾脏水钠重吸收增加，交感神经系统兴奋性增高，血管平滑肌增生。

【护理评估】

（一）健康史评估

1. 家族史及诱因 仔细询问有无高血压家族史。有无过度劳累、情绪激动、精神紧张、环境嘈杂等诱因。

2. 高血压诊治过程 询问患者何时被确诊为高血压，血压控制情况。用药种类、剂量、效果及不良反应情况。

3. 生活习惯 了解患者生活习惯、饮食习惯、特殊嗜好、工作性质以及体重控制情况和运动情况。是否摄盐过多、大量饮酒、吸烟等。

4. 有无高血压并发症 有无出现头痛、视物模糊、恶心、呕吐等症状。是否出现过晕厥、一过性失语、肢体麻木瘫痪。有无心前区憋闷、疼痛等。

（二）身体评估

1. 一般表现

（1）急进型高血压 起病急、血压短时内急剧升高。可出现头痛、头晕和头胀；可有心悸、急性左心衰竭症状（严重心衰时可出现少尿、水肿等）；可出现血尿、蛋白尿；常有视力模糊或失明（与眼底出血、渗出、视盘水肿有关）。

（2）缓进型高血压 起病缓慢，早期常无症状，偶在体检中发现血压升高，少数患者在出现心、脑、肾等并发症后方才发现血压升高。有症状者，可出现头痛、头晕、气急、疲劳、心悸、耳鸣等，但不一定和血压水平相关。体检时可发现心界扩大、主动脉第二心音亢进、主动脉瓣区收缩期杂音等。

2. 并发症表现

（1）心 左心室后负荷长期增高，可致左心室肥厚、扩大，最终致心力衰竭。高血压可促使冠状动脉粥样硬化的形成及发展，出现心绞痛、心肌梗死及猝死。

（2）脑 长期高血压可形成微小动脉瘤、脑动脉粥样硬化、脑动脉血栓形成以及脑出血。

（3）肾 长期血压升高可致肾动脉粥样硬化、肾小球硬化，引起蛋白尿、血尿，甚至肾功能损害。

（4）眼底 早期视网膜小动脉痉挛，严重者致眼底动脉硬化、渗出、血管瘤形成，甚至眼底出血、视网膜剥离。

（5）大血管 除心、脑、肾血管病变外，严重和长期高血压可引起大动脉病变如主动脉夹层、主动脉瘤等。

3. 高血压急症表现 在某些诱因作用下，血压突然和显著升高（一般超过180/120mmHg），同时伴有进行性心、脑、肾等重要靶器官功能不全者称为高血压急症（emergency）。如不伴有靶器官功能损伤者称为高血压次急症（urgency）。

（1）恶性高血压 发病机制不清，可能与治疗不及时或治疗不当有关。其特点：①发病较急骤，多见于青、中年；②舒张压持续≥130 mmHg；③头痛、视力模糊、眼底出血、渗出或视盘水肿；④肾脏损害突出，持续性蛋白尿、血尿及管型尿，伴肾功能不全；⑤进展迅速，如不及时治疗，预后不佳，可死于肾衰竭、脑卒中或心力衰竭。

（2）高血压危重症

1）高血压危象 血压显著升高，以收缩压升高为主，表现为头痛、烦躁、眩晕、心悸、气急、恶心、呕吐、视力模糊等症状，伴有动脉痉挛累及靶器官缺血症状。多由于紧张、劳累、寒冷、突然停服降压药物引起血压急剧升高。

2）高血压脑病 血压极度升高突破了脑血流自动调节范围，发生高血压脑病，表现为严重头痛、呕吐、神志改变，轻者可仅有烦躁、意识模糊，重者可发生抽搐、昏迷。与过高的血压导致脑灌注过多，出现脑水肿有关。

（3）老年高血压 指年龄≥65 岁人群的高血压。其特点：①单纯收缩期高血压占半数以上；②部分是由中年原发性高血压延续而来，属收缩压和舒张压均增高的混合型；③心、脑、肾的并发症较为常见；④易造成血压波动及体位性低血压。

4. 高血压风险分层 血压增高的水平是影响心血管事件发生及预后的独立因素，但不是唯一决定因素。根据血压升高水平、心血管危险因素、靶器官损害、伴有的临床疾病，将高血压分为低危、中危、高危、极高危四个层次（表3-2）。

表 3-2　高血压患者心血管风险水平分层

其他危险因素和病史	血压（mmHg）		
	1 级高血压	2 级高血压	3 级高血压
Ⅰ. 无危险因素	低危	中危	高危
Ⅱ. 1～2 个危险因素	中危	中危	极高危
Ⅲ. 3 个以上危险因素或靶器官损害或合并糖尿病	高危	高危	极高危
Ⅳ. 伴随临床疾病	极高危	极高危	极高危

知识链接

影响高血压预后的危险因素及病史（表 3-3）

表 3-3　影响高血压患者心血管预后的重要因素

心血管危险因素	靶器官损害（TOD）	伴随临床疾患
·高血压（1~3 级） ·男 >55 岁；女 >65 岁 ·吸烟 ·糖耐量受损：2 小时血糖 7.8～11.0 mmol/L 和/或空腹血糖异常：6.1～6.9 mmol/L ·血脂异常 TC≥5.7mmol/L（220mg/dL）或 LDL-C >3.3mmol/L（130mg/dL）或 HDL-C <1.0mmol/L（40mg/dL） ·早发心血管病家族史 （一级亲属发病年龄 <50 岁，女性 <65 岁） ·腹型肥胖 腰围：男≥90cm，女≥85cm 或 BMI≥28kg/m² ·血同型半胱氨酸升高≥10μmol/L	·左心室肥厚 心电图：$SV_1 + RV_5 > 38mV$ 或 $RaVL + SV_3 > 2440mm/ms$ 超声心动图 LVMI： 男≥125 g/m²，女≥120g/m² ·颈动脉超声 IMT >0.9mm 或动脉粥样斑块 ·颈-股动脉 PWV >12m/s（*选择使用） ·踝/臂血压指数 <0.9 ·估算的肾小球滤过率降低（eGFR <60ml/min/1.73m²）或血清肌酐轻度升高： 男性 115～133μmol/L 女性 107～124μmol/L ·微量白蛋白尿： 30～300mg/24h 或 白蛋白/肌酐比： ≥30mg/g（3.5mg/mmol）	·脑血管病： 脑出血，缺血性脑卒中，短暂性脑缺血发作 ·心脏疾病： 心肌梗死史、心绞痛 冠状动脉血运重建史 充血性心力衰竭 ·肾脏疾病： 糖尿病肾病，肾功能受损 血肌酐： 男性 >133μmol/L 女性 >124μmol/L 蛋白尿 >300mg/24h ·外周血管疾病 ·视网膜病变： 出血或渗出，视盘水肿 ·糖尿病： 空腹血糖≥7.0mmol/L 餐后血糖≥11.1mmol/L 糖化血红蛋白≥6.5%

TC：总胆固醇；LDL-C：低密度脂蛋白胆固醇；HDL-C：高密度脂蛋白胆固醇；LVMI：左心室质量指数；IMT：颈动脉内膜中层厚度；PWV：脉搏波传导速度；BMI：体质量指数。

（三）心理-社会评估

高血压是一种慢性病，病程迁延不愈，需终身用药，而且并发症多、严重，给患者生活带来痛苦和精神压力，患者常有精神紧张、烦躁不安、焦虑、忧郁等不良情绪，特别是在症状加重或伴有靶器官出现并发症，用药不当或疗效不佳时，患者更加烦躁甚至恐惧。患者担心丧失工作，消极悲观，甚至绝望厌世。

（四）实验室及其他检查

1. 心电图检查　可仅有左心室肥厚、心肌受损变化。

2. X 线检查　胸片可见主动脉迂曲、延伸，左心室增大。

3. 常规检查 血常规通常无异常。尿常规可见血尿、蛋白尿等。

4. 肾功能检查 肾功能减退时，血尿素氮和肌酐可升高，内生肌酐清除率可降低。

【护理诊断/问题】

1. 疼痛 头痛，与血压升高有关，

2. 有受伤的危险 与头晕、急性低血压反应、视力模糊或意识改变有关。

3. 焦虑 与血压控制不满意，已发生并发症有关。

4. 知识缺乏 缺乏高血压病发病和防治的有关知识。

5. 潜在并发症：高血压急症、高血压脑病、心力衰竭、肾功能衰竭。

【护理目标】

（1）患者维持血压在正常或接近正常范围，头痛等不适感消除或减轻。

（2）有效防治体位性低血压、避免损伤。

（3）有效缓解患者焦虑情绪。

（4）患者及家属能说出血压升高的因素，描述促进健康的生活方式，保持血压稳定的方法。能说出有关治疗药物的名称、用法、作用及副反应，懂得预防并发症的措施及方法。

（5）有效避免高血压急症、高血压脑病等潜在并发症发生。

【护理措施】

（一）一般护理

1. 休息与活动 适当休息，保证足够睡眠，安排合适的活动。症状明显或有并发症的患者，应卧床休息，抬高床头。休息至血压接近正常或正常后可安排合适的运动，一般的体力活动可增加能量消耗，有益于健康，而定期的体育锻炼则可产生重要的治疗作用，可降低血压、改善糖代谢等。因此，建议每天应进行适当的 30 分钟左右的体力活动；每周应有 1 次以上的有氧体育锻炼。体力活动计划包括三个阶段。①热身阶段：5~10 分钟的轻度热身活动；②运动阶段：20~30 分钟的耐力活动或有氧运动；③放松阶段：约 5 分钟，逐渐减少用力，使心脑血管系统的反应和身体产热功能逐渐稳定下来。运动的形式和运动量均应根据个人的兴趣、身体状况而定。不宜做屏气、体位变化过快、大幅度低头、弯腰动作。

2. 饮食护理 合理的膳食能起到维持理想的体重，防止高脂血症和动脉硬化，减轻心脏负荷，降低血压的作用。

（1）钠钾摄入 每日食盐摄入以不超过 6g 为宜，建议使用可定量的盐勺，减少味精、酱油等含钠盐的调味品用量，少食或不食含钠盐量较高的各类加工食品，如咸菜、火腿、香肠以及各类炒货。增加钾盐摄入，增加蔬菜和水果的摄入，有助补充钾盐。

（2）低脂饮食 每日脂肪摄入占总热卡量 <25%。适当增加蛋白质如瘦肉、蛋类，并保证钾、钙的摄入。

（3）控制体重 控制 BMI <24kg/m^2、腰围 <90/85cm（男/女）。最有效的减重措施是控制能量摄入和增加体力活动。①饮食：遵循平衡膳食的原则，控制高热量食物（高脂肪食物、含糖饮料及酒类等）的摄入，适当控制主食（碳水化合物）用量。②运动：规律、中等强度的有氧运动是控制体重的有效方法。减重的速度因人而异，通常以每周减重 0.5~1kg 为宜。非药物措施减重效果不理想的重度肥胖患者，在医生指导下，使用减肥药物控制

体重。

(4) 戒烟、限酒 吸烟可导致血管内皮损害，显著增加高血压患者发生动脉粥样硬化性疾病的风险。长期大量饮酒可导致血压升高，酒精摄入量男性每日低于25g，女性每日低于15g。

3. 防治便秘 增加膳食纤维的摄入，有助预防便秘。对便秘者可使用口服通便药物或肛门挤入渗透性导泻剂，但应避免强刺激性排便药物，以免诱发血压急剧升高。

4. 头痛护理 ①嘱患者卧床休息，抬高头部，改变体位时要慢，避免情绪激动、精神紧张等不良因素。②保持病室安静、光线柔和，尽量减少探视，保证患者充足的睡眠。③指导患者缓慢呼吸，行轻音乐疗法等，自我控制和稳定紧张情绪。④医护人员操作应相对集中，动作轻巧，防止过多干扰加重患者不适。⑤遵医嘱给予降压药并观察药物的疗效和不良反应。

（二）病情观察

1. 血压监测 血压平稳者定期监测血压。血压控制不佳、波动较大时可每日测血压2次。合并高血压急症时监测24小时动态血压。

2. 并发症观察 观察患者是否出现呼吸困难、胸骨后疼痛等表现，有无头痛、肢体瘫痪、失语、意识障碍等脑血管疾病的表现。注意有无尿量变化、水肿及肾功能检查结果是否异常，及早发现肾功能受损。

（三）协助治疗

原发性高血压尚无法根治，主要目的在于平稳控制血压，使血压降到或接近正常值，降低并发症发病率和死亡危险，同时干预患者存在的危险因素。

1. 生活方式干预 积极改善生活行为，详见一般护理。

2. 降压药物治疗 低危组患者首先改善生活方式，观察1~6个月无效进行药物治疗；中危组积极改善生活方式，观察1~3个月无效进行药物治疗；高危组及极高危组立即予以降压药物治疗，同时治疗临床合并症、并发症。常用一线降压药有五大类，即利尿剂、β受体阻断剂（βRB）、钙通道阻滞剂（CCB）、血管紧张素转换酶抑制剂（ACEI）和血管紧张素Ⅱ受体阻滞剂（ARB）。用药原则：长效制剂、终身治疗、小剂量开始、联合用药、个体化治疗。常用一线降压药见表3-4。

表3-4 常用一线降压药物名称、用法及不良反应

药物种类	每日剂量（mg）	服用次数	主要不良反应
利尿药			
噻嗪类利尿药			血钾、血钠减低，血尿酸升高
氢氯噻嗪	6.25~25	1	
吲哒帕胺	0.625~2.5	1	
袢利尿药			血钾减低
呋塞米	20~80	2	
保钾利尿药			血钾升高
阿米洛利	5~10	1~2	
氨苯蝶啶	25~100	1~2	
醛固酮拮抗剂			血钾增高，男性乳房发育
螺内酯	20~40	1~3	

续表

药物种类	每日剂量（mg）	服用次数	主要不良反应
βRB			支气管痉挛，心功能抑制
比索洛尔	2.5 ~ 10	1	
美托洛尔	50 ~ 100	2	
α、β 受体阻断剂			体位性低血压，支气管痉挛
拉贝洛尔	200 ~ 600	2	
卡维地洛	12.5 ~ 50	2	
ACEI			咳嗽，血钾升高，血管性水肿
卡托普利	25 ~ 300	2 ~ 3	
培哚普利	4 ~ 8	1	
钙拮抗剂			
二氢吡啶类			踝部水肿，头痛，潮红
氨氯地平	2.5 ~ 10	1	
硝苯地平	10 ~ 30	2 ~ 3	
硝苯地平缓释片	10 ~ 20	2	
硝苯地平控释片	30 ~ 60	1	
非洛地平缓释片	2.5 ~ 10	1	
非二氢吡啶类			房室传导阻滞，心功能抑制
维拉帕米	40 ~ 120	2 ~ 3	
维拉帕米缓释片	120 ~ 240	1	
地尔硫䓬缓释片	90 ~ 360	1 ~ 2	
ARB			血钾升高，血管性水肿（罕见）
氯沙坦	25 ~ 100	1	
缬沙坦	80 – 160	1	

目标血压：一般人群低于 140/90mmHg；合并糖尿病者低于 130/80mmHg；慢性肾脏病变：尿蛋白 <1g/24h 者低于 130/85mmHg，尿蛋白 ≥1g/24h 者低于 125/75mmHg；病情稳定的冠心病者低于 130/80mmHg；65 岁以上老年人低于 150/90 ~ 60mmHg（如能耐受低于 140/90mmHg）。

用药护理：①遵医嘱给予降压药物治疗，用药后观察血压，以判断疗效，并注意副反应。②注意药物不良反应及禁忌证：如噻嗪类和袢利尿剂应注意补钾，高尿酸血症和痛风者禁忌；βRB 应注意其抑制心肌收缩力、心动过缓、房室传导阻滞、低血糖、血脂升高等，COPD、支气管哮喘者禁忌；CCB 类硝苯地平的副反应有头痛、面红、下肢水肿、心动过速，地尔硫䓬可致负性肌力作用和心动过缓，收缩性心衰者禁忌；ACEI 可有头晕、乏力、咳嗽、肾功能损害等，可致畸及引发流产；ARB 可致畸和引发流产。

4. 高血压急症

（1）休息 应绝对卧床休息，避免情绪激动，抬高床头，保持情绪稳定，必要时用镇静剂，协助生活护理。

（2）给氧 4 ~ 5L/min。

（3）建立静脉通道、有效控制血压 静脉给予降压药，一般首选硝普钠，开始以 10 ~

25mg/min 静滴，严密监测血压，每 5～10 分钟测血压一次，也可选择硝酸甘油、钙拮抗剂降压。实施阶段降压，具体目标如下。

第一目标：在 30～60 分钟内将血压降低到安全水平。建议第 1～2 小时内使平均动脉血压迅速下降但不超过 25%。一般掌握在近期血压升高值的 2/3 左右。

第二目标：达到第一目标后，放慢降压速度，加用口服降压药，逐步减慢静脉给药速度，逐渐将血压降低到第二目标。后续的 2～6 小时内将血压降至 160/100～110mmHg，根据具体病情适当调整。

第三目标：若第二目标血压水平可耐受且临床情况稳定，在以后 24～48 小时逐步降低血压达到正常水平。

（4）预防脑水肿及脏器功能衰竭　若患者发生脑水肿，应用脱水剂如甘露醇快速静滴及速尿静注，治疗期间严密观察血压的变化，避免血压骤降。发生急性心衰、肾功能不全等救治详见相关章节。

（四）心理护理

与患者家属共同配合多安慰患者，减少或排除引起不适的因素，多给患者提供心理疏导，为患者宣传高血压病的相关知识，提出改变不良性格和生活方式的方法，教会患者自我心理调节，使其保持平和心态和稳定的情绪。同时，指导患者家属给予患者多理解、多关心、多包容、多支持。

（五）健康指导

1. 向患者及家属解释　坚持长期的饮食、运动、药物治疗的作用，将血压控制在正常的水平，减少高血压对心、脑、肾等靶器官的损害的重要性。避免各种诱发血压升高的因素如情绪激动、紧张、过度劳累、精神过度紧张的工作及精神创伤等。

2. 指导健康的生活力式　与患者共同讨论改变不良生活方式的重要性，教育患者要坚持做到生活有规律，养成良好的生活习惯，保证充分的睡眠，劳逸结合。

3. 指导患者合理安排活动、避免受伤　指导患者改变体位时动作宜慢，防止体位性低血压；避免洗热水澡或蒸汽浴，避免过久站立，尤其在服药后最初几个小时，应休息一段时间再下床活动，防止外周血管扩张导致晕厥。一旦发生低血压，让患者取下肢抬高位平卧或取头低脚高位以促进下肢血液回流。当患者出现头痛、头晕眼花等高血压表现时，让患者卧床休息，并抬高床头，协助其如厕，伴恶心、呕吐的患者，应将痰盂放在患者伸手可及处，防止取物时摔倒。

4. 指导用药事项　帮助患者建立长期治疗的思想准备，让患者参与制订治疗计划，告诉患者及家属有关降压药的名称、剂量、用法、作用和副作用。教育患者必须按时遵医嘱服药，不可随意增减或停服降压药物，提醒患者注意药物的不良反应。

5. 指导自我监测血压　教会患者家属测量血压方法及判断高血压的标准，测血压前30 分钟禁止吸烟和饮咖啡，排空膀胱，测血压前 15 分钟安静休息，测血压要做好记录。

6. 宣教急救知识　给患者家属讲述有关高血压急症的临床表现及简单的应急处理措施。

7. 定期到门诊复查　若血压控制不满意或有药物副作用时应随时就诊。

知识链接

高血压患者保健"3个3"

"3个半分钟"：夜间起床时，醒来睁开眼睛后，继续平卧半分钟；再在床上坐半分钟；然后双腿下垂床沿半分钟，最后才下地活动。"三个半分钟"简单易学，一看就会。不花一分钱，只要把它付诸实际，至少可以使50%的心脑血管患者免于猝死。

"3个半小时"：早上走半小时；中午睡半小时；晚上散步半小时。有规律地步行一年后，能使动脉硬化斑块消退10%以上。

"3杯水"：晚上睡前饮一杯温开水，半夜醒来饮一杯温开水，早晨起床饮一杯温开水。因为夜间血流缓慢，容易形成血栓，睡前饮一杯水可稀释血液。半夜醒来，尤其是夏季睡觉出汗多，半夜起床也要饮一杯水。早晨起床饮一杯水，因为早晨8：00到10：00点是血压高峰期，心脑血栓极易形成，饮一杯水可以稀释血液，防止血栓形成，另外，还可起到通便的作用。

目标检测

一、选择题

A1/A2 型题

1. 目前成人高血压诊断标准是

    A. Bp≥140/90mmHg   B. Bp≥150/90mmHg   C. Bp≥160/90mmHg

    D. Bp≥160/95mmHg   E. Bp≥165/95mmHg

2. 原发性高血压的预防措施中，以下不正确的是

    A. 保持乐观的情绪   B. 避免体力劳动

    C. 清淡饮食   D. 戒烟、限酒

    E. 控制摄入总钠量

3. 长期血压升高容易引起哪些脏器的并发症

    A. 心、肝、肾   B. 心、脑、肾

    C. 心、肝、肺   D. 肺、肝、肾

    E. 肝、脑、肾

4. 王先生，65岁，因"风湿性心脏瓣膜病20年、夜间阵发性呼吸困难1周"入院。下列措施中优先采取的是

    A. 监测生命体征   B. 加强夜间巡视

    C. 安置于半卧位   D. 给予镇静剂

    E. 备气管插管及呼吸器

5. 李先生，65岁，患高血压7年，2日前开始血压突然升高，出现剧烈头痛呕吐、抽搐、昏迷。最可能是

    A. 恶性高血压   B. 高血压危象

C. 高血压脑病   D. 脑出血

E. 脑血栓形成

A3/A4 型题

（6~8 题共用题干）

王先生 51 岁，男，高血压 8 年。睡眠中突感极度胸闷、气急、大汗、咳嗽、咳痰带血，端坐呼吸。Bp 180/110mmHg，HR 110 次/分。

6. 估计该患者可能发生了

A. 高血压性心脏病   B. 高血压危象

C. 高血压脑病   D. 急性肺水肿

E. 肺梗死

7. 对此患者可立即采取的有效措施是

A. 安慰患者   B. 安置两腿下垂坐位

C. 观察血压变化   D. 6~8L/min 氧气吸入

E. 详细做护理记录

8. 护理上述患者，以下措施不正确的是

A. 静脉滴注给药宜快速

B. 以 6~8L/min 酒精湿化吸氧

C. 守护患者，减轻精神压力

D. 安置患者两腿下垂坐位

E. 建立静脉通路

二、思考题

你怎样实施护理措施使得高血压患者能带病延年并提高其生活质量？

（洪　霞）

第三节　冠状动脉粥样硬化性心脏病患者的护理

学习目标

知识要点

1. 掌握心绞痛、心肌梗死患者的身体评估及治疗原则。

2. 熟悉冠状动脉粥样硬化性心脏病的病因、临床分型和心电图特点。

技能要点

1. 能够熟练的运用护理程序对心绞痛、心肌梗死患者实施护理。

2. 能够运用所学理论知识正确为冠心病患者进行健康指导。

冠状动脉粥样硬化性心脏病（coronary atherosclerotic heart disease）是指冠状动脉（冠

扫码"练一练"

扫码"学一学"

脉）发生粥样硬化引起管腔狭窄或闭塞，导致心肌缺血缺氧或坏死而引起的心脏病，与冠状动脉功能异常（痉挛）所致心肌缺血缺氧或坏死而引起的心脏病统称冠状动脉性心脏病，简称冠心病（CHD），也称缺血性心脏病（IHD）。

本病多发于 40 岁以上成人，男性发病早于女性，经济发达国家发病率较高。近年来发病呈年轻化趋势，已成为威胁人类健康的常见病。据 2011 年世界卫生组织资料显示，我国冠心病死亡人数列世界第 2 位。

【病因及发病机制】

（一）病因

1. 主要危险因素　①年龄：40～49 岁为发病高峰，近年来发病年龄有年轻化趋势。②性别：男性多见，女性常在绝经后患病率增加。③血脂异常：总胆固醇、甘油三酯、低密度脂蛋白及极低密度脂蛋白增高，高密度脂蛋白尤其是它的亚组分 Ⅱ（$HDL_Ⅱ$）减低，其中以甘油三酯、低密度脂蛋白胆固醇增高与冠心病关系最为密切。④高血压：本病有 60%～70% 患者伴高血压，高血压患者冠心病患病率是正常血压者的 3～4 倍。⑤吸烟：吸烟者本病发病率及死亡率比不吸烟者高 2～6 倍，且与吸烟的量成正比，被动吸烟也是冠心病的危险因素。⑥糖尿病和糖耐量异常：本病患者冠心病发病率比无糖尿病者高 2～5 倍，而且动脉粥样硬化进展迅速，未来 10 年发生心肌梗死危险高达 20%。

2. 次要危险因素　①肥胖：尤其是苹果型肥胖。②静息化生活方式：缺少体力活动，脑力活动紧张者。③饮食：高热量、高动物脂肪、高胆固醇饮食者。④遗传因素：有早发冠心病家族史者，患本病概率是无家族史人群的 5 倍。⑤其他：微量元素铬、锰、锌、钒等缺乏，胰岛素抵抗，A 型性格者等。

3. 其他可能因素　病毒、衣原体感染等。

（二）发病机制

病因所阐述的各种因素使冠状动脉内膜损伤，血小板在损伤处黏附聚集，促发血栓形成；血浆中脂质侵入冠状动脉壁，平滑肌细胞增生并吞噬脂质，最终引起冠状动脉粥样硬化。

【临床分型】

根据冠状动脉病变的部位、范围、血管阻塞程度和心肌供血不足的发展速度、程度的不同，1979 年 WHO 将本病分为五型。

1. 隐匿性冠心病　又称无症状冠心病。患者无症状或症状并不明显，静息或负荷试验心电图有心肌缺血性改变等客观依据，但无心肌形态、结构改变。

2. 心绞痛　有发作性胸骨后疼痛，为一时性心肌供血不足引起，心肌可无组织形态改变或伴有纤维化改变。

3. 心肌梗死　冠状动脉闭塞以致心肌急性缺血坏死。

4. 缺血性心肌病　表现为心脏增大、心力衰竭和心律失常，临床表现与原发性扩张型心肌病类似，长期心肌缺血导致心肌纤维化。

5. 猝死　原发性心脏骤停，多为缺血心肌局部发生电生理紊乱，引起严重的心律失常所致。

近年根据发病特点和治疗原则，将冠心病分为急性冠状动脉综合征和慢性冠状动脉病

（或称慢性心肌缺血综合征）两类。前者包括不稳定型心绞痛、非 ST 段抬高型心肌梗死、ST 段抬高型心肌梗死和猝死型冠心病；后者包括稳定型心绞痛、隐匿性心绞痛、缺血性心肌病、心力衰竭及心律失常等。

本节重点讨论稳定型心绞痛和急性心肌梗死患者的护理。

稳定型心绞痛

稳定型心绞痛（stable angina pectoris）亦称稳定型劳力性心绞痛，是在冠状动脉狭窄的基础上由于冠状动脉供血不足，心肌负荷增加导致心肌急剧、暂时缺血缺氧所引起的临床综合征。其特点是 1~3 个月内疼痛发作诱因、性质、持续时间、部位无明显变化。

【病因及发病机制】

（一）病因

1. 冠状动脉病变　冠状动脉粥样硬化引起血管腔狭窄和（或）痉挛是最基本病因。此外，冠状动脉痉挛、畸形等亦可引发心绞痛。

2. 其他　如重度主动脉瓣狭窄与关闭不全、风湿性冠状动脉炎、肥厚型心肌病、先天性冠状动脉畸形、冠状动脉扩张症、冠状动脉栓塞及梅毒性主动脉炎等也可引发本病。

（二）发病机制

正常情况下，当心肌耗氧量增加时，通过调节扩张冠状动脉，血流量增加 6~7 倍，从而达到供求平衡，满足机体需氧量的增加。当冠状动脉狭窄或痉挛时，其扩张能力减弱，血流量减少，一旦心肌对血液需求量增加（如劳累、情绪激动、心力衰竭等使心脏负荷增加，心肌耗氧量增加）时，冠状动脉不能相应的扩张以增加血流量，结果造成心肌血液供求之间矛盾，即引起心绞痛的发作。

分级　加拿大心血管病学会将心绞痛的严重程度分为四级。

Ⅰ级：一般体力活动（步行、爬楼梯）不受限，仅在强、快或持续用力时发生心绞痛。

Ⅱ级：一般体力活动（平地步行 200m 以上或爬一层楼梯以上）轻度受限。快速步行、餐后、寒冷、精神应激或醒后数小时内发生心绞痛。

Ⅲ级：一般体力活动明显受限，平地步行 200m 内或爬一层楼梯引起心绞痛。

Ⅳ级：轻微活动或休息时即可发生心绞痛。

【护理评估】

（一）健康史评估

询问患者有无高血压、高血脂、吸烟、糖尿病、肥胖等危险因素。有无情绪激动、饱食、寒冷、大量吸烟等诱发因素。了解患者的年龄、饮食习惯、生活方式、工作性质和性格等。

（二）身体评估

1. 症状　以发作性胸痛为主要表现，疼痛具有以下特点。

（1）部位　相对局限，主要在胸骨体上段或中段后方，少数波及心前区，界限不很清楚。可引起或只表现为相应部位的牵涉痛，如左肩、左臂内侧达无名指和小指，甚至颈、咽、下颌、上腹等部位。

（2）性质　为压榨性、憋闷感或窒息性钝痛，不像针扎或刀刺样痛，有闷胀或烧灼感，偶伴濒死感。

（3）诱因　常因体力劳动或情绪激动等诱发，也可在饱餐、寒冷、阴雨天气、大量吸烟、排便、心动过速、休克时发作。

（4）持续时间　疼痛发作后常逐渐加重，轻者一般 3~5 分钟，重者可达 10~15 分钟，很少超过 30 分钟。可数日或数周发作 1 次，亦可一日内发作多次。

（5）缓解方式　休息或舌下含化硝酸酯类药物 1~3 分钟内可缓解。

2. 体征　心绞痛发作时患者面色苍白、出冷汗、血压升高、心率增快、心尖部可闻及暂时性的收缩期杂音，可出现"奔马律"（是乳头肌缺血致功能失调引起二尖瓣关闭不全所致）。缓解期一般无异常体征。

（三）心理－社会评估

长期反复心绞痛发作使患者体力活动受限，影响正常学习、工作和生活，患者易产生焦虑、烦躁、抑郁或恐惧心理。

（四）实验室及其他检查

1. 心电图　约有 50% 患者在静息时心电图为正常。也可有陈旧性心肌梗死或特异性 ST－T 改变。

（1）心绞痛发作时心电图（图 3－1）　绝大多数患者出现短暂心肌缺血性 ST 段下移 >0.1mV，T 波低平或倒置，缓解后可逐渐恢复。

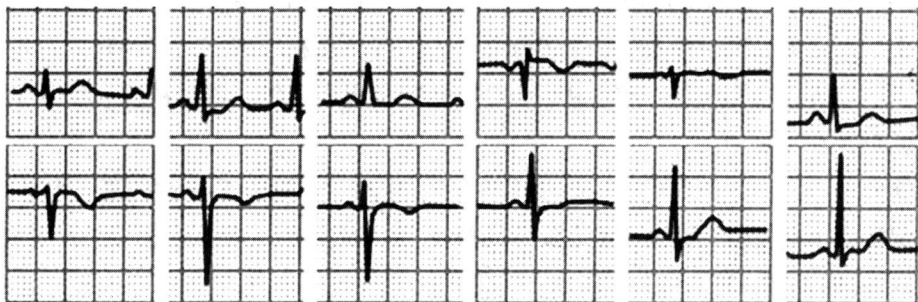

图 3－1　心绞痛发作时心电图

（2）心电图运动负荷试验　通过增加心脏负荷诱发心肌缺血，以协助对可疑心绞痛者的诊断。常用方法有踏车和活动平板运动。

（3）心电图连续动态监测　连续记录 24 小时心电图，可提高缺血性心电图的检出率和各种心律失常，以及与患者活动和症状发生的关系。

2. 冠状动脉造影　诊断冠心病的"金指标"。选择性冠状动脉造影不但使左、右冠状动脉主干及其主要分支清楚显影、客观显示，还能确定病变部位、严重程度；不但具有确诊价值，且对治疗及预后判断极为重要。

3. 放射线核素检查　放射性核素 ^{201}Tl（铊）心肌显像对心肌缺血诊断很有价值，同时可测定左室射血分数，显示室壁局部运动情况。正电子发射断层心肌显像（PET）利用发射正电子的放射性核素示踪剂进行心肌显像，有助于观察心肌血流灌注、心肌代谢等。

4. 其他　多层螺旋 CT 冠状动脉成像（CTA）可进行冠状动脉二维或三维重建，判断冠状动脉狭窄程度、管壁钙化程度以及管壁内斑块分布范围和性质。其他尚有超声心动图检查等。

【护理诊断/问题】

1. 疼痛 与心肌缺血、缺氧有关。

2. 活动无耐力 与心肌氧的供需失调有关。

3. 知识缺乏 缺乏控制诱发因素及预防性药物应用知识。

4. 焦虑 与心绞痛反复频繁发作有关。

5. 潜在并发症：心肌梗死。

【护理目标】

（1）患者疼痛不发作或发作次数减少。无心肌梗死发生，或一旦发生能及时发现和抢救。

（2）通过合理安排活动计划，患者活动量逐渐提高，活动期间无胸痛等不适反应。

（3）患者对本病的认识提高，能说出预防发作的方法和发作时的应对措施。

（4）患者焦虑感消失或减轻。

（5）患者无心肌梗死发生，或一旦发生能及时得到发现和抢救。

【护理措施】

（一）一般护理

1. 休息与运动 心绞痛发作时立即停止一切活动、卧床休息、采取舒适体位。缓解期的患者根据其活动能力制定合理的运动计划，鼓励患者参加有氧运动，如练习太极拳、慢走等，最大运动量以不发生心绞痛症状为限，适当运动有利于侧支循环的建立，提高患者的活动耐力。避免剧烈运动、情绪激动。避免屏气和用力动作，避免精神高度紧张的工作和长时间工作。

2. 饮食 应注意给予低脂、高蛋白、高维生素饮食，提倡多食新鲜蔬菜、水果。

3. 保持大小便通畅 减少诱发心绞痛的概率。

（二）病情观察

心绞痛发作时应监测心率、心律、血压变化。密切观察疼痛部位、性质、持续时间及用药疗效等，如疼痛性质发生变化，或心绞痛发作频繁、时间延长，应警惕心肌梗死的发生，及时通知医生。

（三）协助治疗

1. 药物治疗

（1）发作时治疗 主要通过舌下含服给药。①硝酸酯类：硝酸甘油 0.3 ~ 0.6mg 舌下含服（不可吞服），1 ~ 2 分钟即可起效，约 30 分钟消失，间隔 5 分钟可重复给药，连续使用不超过 3 次；硝酸异山梨酯（消心痛）5 ~ 10mg 舌下含化，2 ~ 5 分钟可起效，症状不能缓解时可重复应用。第一次含服硝酸酯类药物应注意防止发生体位性低血压。②其他：βRB（如倍他洛克）、CCB（如硝苯地平）等舌下含服亦有效。

（2）缓解期的治疗 作用持久的缓释或控释制剂以防心绞痛发作。

1）硝酸酯类制剂 缓解期常用硝酸甘油（皮肤帖片 5mg，每日 1 次，注意要定时揭去）；二硝酸异山梨酯（普通片 5 ~ 20mg、每日 3 ~ 4 次口服，缓释片 20 ~ 40mg、每日 1 ~ 2 次口服）；单硝酸异山梨酯（普通片 20mg、每日 2 次口服，缓释片 40 ~ 60mg、每日 1 次口服）。

2）β受体阻断剂 通过减慢心率、降低血压、降低室壁张力，从而达到降低心肌耗氧量以减少心绞痛发作的目的。βRB 的使用剂量应个体化，从较小剂量开始，逐渐增加剂量，达到既能缓解症状，心率又不低于 50 次/分为宜。临床常用美托洛尔（普通片 25～100mg、每日 2 次口服，缓释片 47.5～190mg、每日 1 次口服）和比索洛尔（5～10mg、每日 1 次口服）。

3）钙通道阻滞剂 通过抑制心肌收缩、减少氧耗，扩张冠状动脉、解除冠状动脉痉挛，改善心肌内膜下心肌的供血，扩张外周血管，减轻心脏负荷，还能降低血黏度、抗血小板聚集、改善心肌的微循环。常用药物有非二氢吡啶类如维拉帕米（普通片 40～80mg，每日 3 次口服；缓释片 240mg，每日 1 次口服），二氢吡啶类如硝苯地平（心痛定，控释片 30mg、每日 1 次）、地尔硫䓬（普通片 30～60mg、每日 3 次口服；缓释片 90mg、每日 1 次口服）。

4）其他 预防心肌梗死，改善预后的药物如阿司匹林，最佳剂量范围为每日 75～150mg 口服，减少血栓形成。调整血脂尤其是低密度脂蛋白胆固醇等水平。

用药护理 ①硝酸酯制剂：告知用药后可能出现的不良反应，部分患者用药后出现面红、头晕、头胀、心率反射性加快和低血压等；静脉滴注硝酸甘油应注意滴速、嘱患者不可擅自调节滴速，以防发生低血压，随时监测血压变化，维持 SBP > 100mmHg；与 βRB 使用具有协同作用，可以抵消各自缺点，但应防止发生低血压；青光眼者禁忌。②βRB：应密切注意心率（脉搏），出现心动过缓时应及时通知医生并遵医嘱处理；支气管哮喘及 COPD 者禁忌。③CCB：注意低血压，非二氢吡啶类注意心动过缓，收缩性心衰者禁忌。

2. 介入治疗 经皮腔内冠状动脉成形术、支架置入术。

3. 手术治疗 冠脉搭桥术，可用于经内科治疗效果不佳，或介入治疗失败者。

（四）心理护理

心绞痛发作时应安慰患者，增加其安全感。指导患者采取放松技术，缓解焦虑和恐惧。

（五）健康指导

1. 疾病知识指导

（1）避免诱发因素 告诉患者本病的病因，如戒烟、肥胖者应减轻体重，治疗高血压、糖尿病、甲状腺功能亢进、贫血等。避免诱因，如过度劳累、情绪激动、高脂饮食、饱餐、寒冷刺激、饮酒、饮浓茶或咖啡等，防止心绞痛发作。

（2）改变不良生活方式 指导患者摄入低热量、低脂、低盐食物。多食蔬菜、水果和高纤维素饮食。避免暴饮暴食、注意少食多餐，保持大便通畅。

（3）运动指导 鼓励患者以有氧运动为主，若活动时出现心前区疼痛、呼吸困难等应立即停止活动，就地休息，含服硝酸甘油。必要时在体力活动前含服硝酸甘油 0.3mg 或硝酸异山梨酯 5mg 预防发作。注意运动的强度和时间，因病情和个体差异不同，必要时需要在监测下进行。

（4）自我心态调整 调整心态，减轻压力，改变急躁易怒的性格，保持心态平衡。

2. 用药指导 坚持按医嘱服药，定时定量，不能擅自加量、减量、换药、停药等。了解药物不良反应。尤其是硝酸酯类药物应注意：①随身携带，以备急用；②硝酸甘油应固定存放于易拿的位置，用后放回原处，以便于心绞痛发作时能及时取药。③硝酸甘油见光容易分解，应盛放在棕色瓶中，并注意避光、防潮；④6 个月更换一次，以免失效。

3. 病情监测 告诉患者定期进行心电图、血糖、血脂检查，积极治疗高血压、糖尿病、高血脂等。若心绞痛发作频繁、程度加重、持续时间延长、用硝酸甘油不易缓解，应警惕心肌梗死的发生，必须立即送医院就诊。

急性心肌梗死

急性心肌梗死（acute myocardial infarction，AMI）是指因冠状动脉供血急剧减少或中断，使相应的心肌长时间严重且持久地缺血导致心肌细胞坏死。临床表现为持久而难以控制的胸骨后剧烈疼痛，发热、白细胞计数和血清心肌酶升高，心电图进行性改变；可出现心律失常、心源性休克和心力衰竭。属急性冠心病的严重类型。

该病男女之比为（2~5）:1，40 岁以上发病占绝大多数，饱餐后、冬春季节多发，北方发病率高于南方。

【**病因及发病机制**】

（一）病因

1. 冠状动脉粥样硬化 是本病最基本病因，90% 以上的心肌梗死患者是由于冠状动脉粥样硬化引起。在冠状动脉粥样硬化不稳定斑块破裂、糜烂基础上，继发形成血栓，导致冠状动脉血管持续、完全闭塞。好发血管部位依次为左前分支、右侧冠状动脉、左旋支、左侧主干。

2. 冠状动脉痉挛。

3. 其他 冠状动脉栓塞（气体栓塞、血栓栓塞等），冠状动脉口堵塞（梅毒性主动脉炎或主动脉夹层瘤所致）及先天冠状动脉畸形等。

促使粥样斑块破溃出血及血栓形成的诱因有：①晨起 6 时至 12 时交感神经活动增加，机体应激反应增强，心肌收缩力增强，心率增快，血压升高，冠状动脉张力增高。②饱餐特别是进食过多的高脂食物后，血脂升高，血液黏度增高。③重体力活动、情绪过度激动、血压急剧升高或用力排便时，左心室负荷明显加重，心肌需氧量剧增。

（二）发病机制

上述病因造成一支或多支血管管腔严重狭窄致心肌供血不足，而侧支循环尚未充分建立，一旦发生：①管腔内血栓形成、粥样斑块破溃、斑块内或斑块下发生出血或血管持续痉挛，使冠状动脉完全闭塞；②休克、脱水、出血、严重心律失常等，致心排血量急剧下降，冠状动脉灌流量锐减；③重体力活动、情绪过分激动或血压剧升，致左心室负荷明显加重，心肌需氧量猛增，冠状动脉供血明显不足的情况。使心肌严重而持久的急性缺血达 30 分钟以上即可发生心肌细胞坏死。

【**护理评估**】

（一）健康史评估

（1）询问患者有无冠心病危险因素，如冠心病家族史、肥胖、高血脂、高血压、糖尿病等。有无休克、脱水、出血、严重心律失常、情绪过分激动或血压剧升、饱餐、用力排便等诱发因素。

（2）评估患者有无心绞痛发作病史，患病起始时间、诊治过程、治疗效果。

（二）**身体评估**

患者的表现与心肌梗死的部位、面积以及侧支循环等情况有密切的关系。

1. 先兆症状 50%~81.2%的患者发病前数日至数周有乏力、胸部不适，活动时心悸、烦躁、气促、心绞痛等症状，其中以新近发生的心绞痛或原有心绞痛加重最为突出。凡是心绞痛发作较以往频繁、程度加重、持续时间长、硝酸甘油疗效差、诱因不明显等，疼痛伴恶心、呕吐、大汗、心悸、头晕等，心电图显示 ST 段明显抬高或压低、T 波倒置或抬高等缺血性改变时，常常预示 AMI 发生。

2. 症状

（1）疼痛 是心肌梗死最早出现、最突出的症状。常发生于清晨或用力排便时，其性质、部位、放射痛与心绞痛相似，疼痛程度常较重，呈剧烈锐痛（针扎、刀刺、割裂样痛）或难以忍受的压榨样、烧灼样疼痛。常伴大汗、烦躁不安、恐惧以及濒死感，持续时间较长，可达数小时或数天之久，舌下含服硝酸甘油或休息等不能缓解。可引起背部、颈部、下颌、左肩缝、左上肢等部位牵涉痛。

（2）全身表现 一般在疼痛发生 24~48 小时后出现，与坏死物质吸收有关，疼痛程度与梗死范围呈正相关。发热，多为稽留热，体温一般 38℃ 左右，很少超过 39℃，持续时间大约 1 周。白细胞升高及红细胞沉降率增快。

（3）胃肠道症状 疼痛剧烈时常伴有频繁的恶心、呕吐、上腹胀痛，易误诊为急腹症。与迷走神经受坏死心肌的刺激和心排血量降低、组织灌注不足有关。亦可出现肠胀气，重者还可发生呃逆。

（4）心律失常 见于 75%~95% 的患者，常发生于病初 1~2 天内，尤以 24 小时内最多见。各种心律失常中以室性期前收缩最多，频发、多源、成对或 R - on - T 现象的室性期前收缩及短阵室速，多为心室颤动的先兆。室颤是 AMI 早期尤其是入院前的主要死因。下壁心肌梗死易发生心动过缓及房室传导阻滞。

（5）心力衰竭 常为急性左心衰竭，可在起病几天内发生，也可在疼痛、休克好转阶段发生，发生率 32%~48%，为梗死后心肌收缩力下降或不协调所致。主要表现为呼吸困难、咳嗽、发绀、烦躁等症状，严重者出现肺水肿，随后可出现右心衰竭的表现。右心室心肌梗死可一开始即出现右心衰，表现为水肿、颈静脉怒张、肝大等。

（6）低血压和休克 发生率约为 20%。主要为心肌广泛坏死，常发生在发病后数小时至 1 周内，多为心肌广泛（40% 以上）坏死，心肌收缩无力，心脏泵功能急剧下降所致。主要表现为疼痛缓解而收缩压下降（<80mmHg）、烦躁不安、面色苍白、脉搏细数、大汗淋漓、皮肤湿冷、尿量减少（<20ml/h）、意识模糊甚至昏迷。但疼痛时期的血压下降，未必就是休克。

3. 体征

（1）心脏体征 心脏浊音界可轻度到中度增大。心率增快或减慢，心律不齐，心尖部第一心音减弱，可闻及第三心音、第四心音奔马律。10%~20% 患者在发病后 2~3 天出现心包摩擦音，提示心包炎；胸骨左缘第 3、4 肋间闻及粗糙收缩期杂音伴震颤，常提示室间隔破裂；心尖区出现粗糙收缩期杂音伴收缩中晚期喀喇音，提示二尖瓣乳头肌功能失调或断裂。

（2）血压 几乎所有患者均有血压下降，少数出现低血压或休克。高血压患者血压可降至正常水平，且以后可能不再恢复到病前水平。

（3）其他 与心力衰竭或休克相关体征如肺部啰音、发绀、水肿等。

4. 并发症

（1）乳头肌功能失调或断裂 是最常见并发症，见于50%左右的患者。轻者可以恢复，重者可严重损害左心功能致使发生急性肺水肿，在数天内死亡。

（2）心脏破裂 少见，但是最严重并发症。常在1周内出现，多为心室游离壁破裂，偶有室间破裂。

（3）栓塞 发生率1%～6%，梗死后1～2周多见。梗死部位心室附壁栓子脱落引起肺动脉或体循环动脉栓塞，下肢静脉血栓脱落致肺动脉栓塞。

（4）心室壁瘤 主要见于左心室，发生率5%～20%。

（5）心肌梗死后综合征 发生率10%。于心肌梗死后数周至数月内出现，可能与坏死组织吸收引起的过敏反应有关，表现为心包炎、肺炎、胸膜炎，有胸痛、发热等症状。

（三）心理－社会评估

患者因突发剧烈的胸痛、呼吸困难、濒死感、入住陌生监护病房、频繁检查、治疗而产生恐惧与焦虑；因活动耐力下降而产生悲观情绪。

（四）实验室及其他检查

1. 心电图 ECG不但可以定性，同时可以定位。ECG定位诊断见表3-5。

（1）ST段抬高型AMI 典型ECG（图3-2）表现为：①宽而深的Q波（病理性Q波），大多永久存在。②ST段弓背向上抬高，在数日至2周内逐渐回到基线。③T波高尖、低平、双向或呈倒置加深的冠状T，此后逐渐恢复。

（2）非ST段抬高型AMI ①无病理性Q波，而表现为ST段压低（≥0.1mV）和（或）T波倒置；②既无病理性Q波又无ST段改变，仅表现为T波倒置。

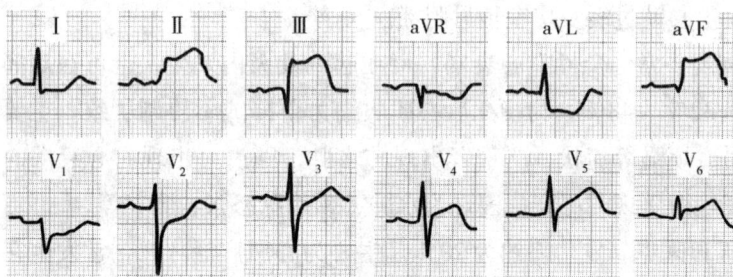

图3-2 急性心肌梗死心电图

表3-5 ECG定位诊断

梗死部位	对应导联
前间壁	$V_1 \sim V_3$
局限性前壁	$V_3 \sim V_5$
广泛性前壁	$V_1 \sim V_5$
高侧壁	aVL、I
下壁	II、III、aVF
正后壁	$V_7 \sim V_9$
后侧壁	$V_7 \sim V_9$、aVL、I
后下壁	$V_7 \sim V_9$、II、III

2. 超声心动图 可了解心室壁的运动情况和左心室功能，诊断乳头肌功能不全，并能可靠的确定梗阻部位、范围、左室或右室功能降低程度。

3. 放射性核素检查 可显示心梗的部位与范围，观察左心室壁的运动和左心室功能，诊断室壁瘤和乳头肌功能失调等。

4. 实验室检查

（1）血液检查 起病24~48小时白细胞升高、血沉增快，C反应蛋白增高可持续1~3周。

（2）心肌坏死标志物 见表3-6。对AMI早期诊断并无价值，但对其水平的连续监测有助于评价疗效和判断预后。

表3-6 心肌坏死标志物表

坏死标志物		开始升高时间	高峰时间	恢复正常时间
肌红蛋白		2小时内	12小时内	24~48小时内
肌钙蛋白	cTnI	3~4小时后	11~24小时	7~10天
	cTnT		24~48小时	10~14天
肌酸激酶同工酶（CK-MB）		4小时内	16~24小时	3~4天

【护理诊断/问题】

1. 疼痛 与心肌缺血坏死有关。

2. 活动无耐力 与血氧供需失调有关。

3. 有便秘的危险 与进食少、活动少、排便习惯改变有关。

4. 恐惧 与剧烈疼痛产生濒死感、处于监护室的陌生环境有关。

5. 潜在并发症：猝死、心律失常、心力衰竭、心源性休克。

【护理目标】

（1）患者疼痛消失或减轻。

（2）患者能按活动计划进行，活动时舒适感逐渐增加。

（3）患者能说出预防便秘的措施，未发生便秘。

（4）患者能确认恐惧的原因，主诉恐惧感消失。

（5）患者无并发症发生，或一旦发生，能被及时发现并得到及时处理。

【护理措施】

（一）一般护理

1. 休息与活动 ①心肌梗死发病急性期12小时内应绝对卧床休息，进食、排便、个人卫生都要予以协助。②若无并发症，24小时内鼓励患者在床上进行肢体活动。③若无低血压，第3天就可在病房内走动。④梗死后4~5天，逐渐增加活动量，直到每天3次、每次行走100~150m。适度活动可增加机体氧摄入及氧利用能力，有利于患者活动耐力的恢复。有并发症者，应适当延长卧休时间。

2. 饮食 4小时内禁食（无须禁饮），4~12小时内给予流质饮食。随症状缓解逐渐过渡到低盐低脂、清淡易消化饮食，少食多餐，进食不宜过快、过饱，以减轻胃张力。

3. 给氧 氧流量 2~5L/min，以增加心肌氧的供应，减轻疼痛。

4. 保持大便通畅 评估患者排便情况，叮嘱患者不能用力排便以防诱发心力衰竭甚至心搏骤停。指导患者养成每日定时排便的习惯，合理饮食，增加蔬菜和水果等富含粗纤维食物。无糖尿病患者可每天清晨给予蜂蜜水 20ml 加温水空腹同饮。每日行腹部环形顺时针方向按摩，以促进肠蠕动。无腹泻的情况下医嘱常规应用缓泻剂，以防止便秘。一旦出现排便困难，<u>应立即通知医护人员，可用开塞露或低压盐水灌肠，但不能用硫酸镁等较强的泻药</u>。

5. 迅速建立静脉通道，保持输液通畅 遵医嘱使用药物，并注意观察疗效及不良反应；备好除颤器和各种急救药品。

（二）病情观察

连续监测患者心率、心律、呼吸、血压，密切观察其意识状态、体温变化等。一旦出现意识障碍，休克，致命性心律失常（频发、多源、R-on-T 的室性期前收缩，短阵室速，二度以上房室传导阻滞，HR < 40 次/分），急性左心功能衰竭（呼吸困难、咳泡沫样痰、少尿、颈静脉怒张、低血压、肺部湿啰音等）等表现，应及时报告医师并做好抢救准备。

（三）协助治疗

尽快恢复心肌灌注，如到达医院 30 分钟内开始溶栓或 90 分钟内开始介入治疗，以挽救濒死的心肌，防止梗死面积扩大或缩小心肌缺血范围，保护和维持心脏功能；及时处理心律失常、心衰、休克和各种并发症，防止猝死。

1. 解除疼痛 吗啡 5~10mg、哌替啶 50~100mg 肌内或皮内注射，必要时可重复应用。有 COPD、慢性呼吸功能衰竭或脑卒中者禁忌。

2. 再灌注心肌 起病 12 小时内，使闭塞的血管再通，濒临死亡的心肌可以得以存活或使梗死面积缩小，对梗死后心肌重塑有利，改善预后。

（1）经皮冠状动脉介入治疗（PCI） 直接经皮冠状动脉腔内血管成形术（PTCA）、支架植入术、补救性 PCI 等。

（2）溶栓治疗 针对 ST 段抬高型 AMI，而非 ST 段抬高型 AMI 不宜溶栓。以重组组织型纤维蛋白溶酶原激活剂（rt-PA）效果最佳，100mg 于 90 分钟内滴完。此外，尿激酶（150 万 U~200 万 U、30 分钟内静脉滴注完）和链激酶（150 万 U 静脉滴注、60 分钟滴完）均可应用，但疗效不及 rt-PA。

1）溶栓疗效判断 冠状动脉造影是直接而客观指标。临床判断标准有：①溶栓治疗后 2 小时内胸痛基本消失；②抬高的 ST 段 2 小时内回降 >50%；③2 小时内出现再灌注性心律失常；④心肌酶 CK-MB 峰值前移（14 小时内）。达到上述 4 项指标中任何两项均可判断溶栓有效，但①和③组合除外。

2）溶栓治疗护理 ①溶栓前：评估患者及询问家属该患者有无溶栓禁忌证，如消化性溃疡、活动性出血、大手术或外伤史、严重肝肾功能不全、血压过高等；做 18 导联心电图，测血常规，血小板出、凝血时间和血型，配血备用；建立静脉通道，迅速、准确地配制并输注溶栓药物。②溶栓中：用药同时观察有无不良反应，如寒战、发热、皮疹、低血压（SBP < 90mmHg）、出血等。③溶栓后：溶栓后 3 小时内每 30 分钟复查一次心电图，注意有无再灌注心律失常；观察有无皮肤黏膜出血、便血、血尿、咯血、内脏出血、颅内出

血、眼底出血等，一旦出血，应立即通知医生紧急处理。

（3）紧急主动脉 – 冠状动脉旁路移植术。

3. 抗血小板与抗凝治疗

（1）抗血小板治疗 AMI 诊断明确后，凡无禁忌证者应尽早使用阿司匹林。首次口服阿司匹林 150 ~ 300mg（肠溶片咀嚼或研碎后服用）；以后改为 75 ~ l50mg，每日一次口服，长期维持。

（2）抗凝治疗 rt – PA 使用前先用肝素 5000IU 注射，继以肝素每小时 700 ~ 1000IU 持续滴注 48 小时，以后改为皮下注射 7500IU/12h，连用 3 ~ 5 天。

4. 对症治疗 心律失常、休克、心衰等治疗见相关章节，但急性心肌梗死发病 24 小时内不宜用洋地黄，有右心室梗死者慎用利尿剂。

5. 并发症治疗

（1）乳头肌功能失调或断裂 并发乳头肌断裂时应施行主动脉内气囊反搏治疗。急性心肌梗死危险期后，择期行二尖瓣置换术。

（2）心脏破裂 心肌破裂可考虑手术治疗，但一般疗效差。

（3）心室壁瘤 根据对心功能及对生命的影响，可采取保守或手术切除。

（4）栓塞 并发栓塞时，宜用溶栓及抗栓疗法。

（5）心肌梗死后综合征 可用激素、阿司匹林、吲哚美辛等治疗。

（四）心理护理

（1）患者胸部剧烈疼痛时，有专人陪伴与患者保持良好的沟通，了解患者的思想，允许患者表达对疾病的恐惧。

（2）了解患者的痛苦，接受患者因疼痛产生的呻吟、烦躁等行为反应，给予心理支持，鼓励患者战胜疾病的信心。

（3）有条不紊地进行抢救工作，给患者信任感和安全感；将监护仪的报警声音尽量调低，以免影响患者休息，烦躁不安者可肌内注射地西泮使其镇静。

（五）健康指导

1. 生活方式指导 低糖、低盐、低脂、低胆固醇饮食，尤其肥胖者要限制热量的摄入，控制体重。戒烟、酒，戒烟是心肌梗死后二级预防的重要措施，AMI 后继续吸烟者再梗死和死亡危险增高 22% ~ 47%。避免饱餐，防止便秘。

2. 康复指导 保证足够的睡眠，适当参加力所能及的体力活动，如个人卫生、家务劳动及娱乐活动、步行活动等，避免剧烈运动、竞技性活动、举重或活动时间过长。患者在步行 2km 而无任何不适时，可以恢复性生活。经 2 ~ 4 个月的体力活动锻炼后，酌情恢复部分或轻工作，以后部分患者可恢复全天工作。但对重体力劳动者、驾驶员、高空作业者及其他精神紧张或工作量过大的工种应予以更换工作。

3. 心理指导 克服急躁、焦虑情绪，保持乐观、和平的心情，正确对待自己的病情。告诉家属对患者多关心、多支持，并创造一个良好休养环境。

4. 用药指导 指导患者遵医嘱服用药物，如 β 受体阻断剂、血管扩张剂、钙通道阻滞剂等。

知识链接

冠心病二级预防 ABCDE 原则

A：Aspirin 抗血小板聚集 + Anti‐anginal therapy 抗心绞痛治疗，如硝酸酯类制剂

B：β‐blocker β 受体阻滞剂 + Blood pressure control 控制血压

C：Cholesterol lowing 降脂治疗 + Cigarette quitting 戒烟

D：Diet control 控制饮食 + Diabetes treatment 治疗糖尿病

E：Exercise 有计划的、适当的运动 + Education 冠心病知识教育

目标检测

一、选择题

A1/A2 型题

1. 下列为急性心肌梗死首位护理问题是

    A. 心排血量减少   B. 疼痛：胸痛

    C. 组织灌注不良   D. 恐惧

    E. 自理能力缺陷

2. 心绞痛发作时首要的处理措施是

    A. 立即进行心电监护   B. 立即送医院

    C. 舌下含化硝酸甘油或硝酸异山梨酯   D. 吸氧

    E. 让患者立即停止活动、坐下休息

3. 急性心肌梗死发病后 24 小时内致死的最常见原因是

    A. 心源性休克   B. 疼痛性休克

    C. 急性左心衰竭   D. 室性心律失常

    E. 心脏破裂

4. 以下急性心肌梗死患者护理措施中，不正确的是

    A. 勤翻身以防压疮   B. 给予半量清淡流质饮食

    C. 限制探视   D. 持续鼻导管吸氧，2 ~ 4L/min

    E. 防止情绪激动

5. 张某，男，60 岁，"心肌梗死 2 小时"入院。护士应最先进行的措施是

    A. 给予吸氧   B. 描记心电图

    C. 静脉注射吗啡   D. 抽血做血生化检查

    E. 进行健康教育

6. 钱先生，原有"心绞痛"，含服硝酸甘油很快缓解。此次发作心绞痛已约有 2 小时未缓解，若做心电图，可确诊为急性心梗的波形变化是

    A. ST 段下降   B. 大 Q 波

    C. T 波倒置   D. ST 段上升呈弓背向上

E. P-R间期延长

二、思考题

1. 简述稳定型心绞痛患者的心绞痛发作时疼痛的特点及健康指导。

2. 急性心肌梗死患者的溶栓治疗护理事项有哪些？

（洪 霞）

扫码"练一练"

扫码"学一学"

第四节 心肌疾病患者的护理

学习目标

知识要点

1. 熟悉扩张型心肌病、肥厚型心肌病的身体评估。

2. 了解心肌病实验室检查及其他检查。

技能要点

1. 能熟练为心肌病患者实施各项护理措施。

2. 能够正确地为心肌病患者进行健康指导。

心肌病（cardiomyopathy）是由不同原因（遗传性病因较多见）引起的以心肌结构及功能异常为主的一组心肌疾病，常表现为心肌肥厚或心室扩张。近年来心肌病的相关研究取得了显著进展，特别是分子遗传学领域取得了突破性进展，一些心肌病的病因已经明确，并发现了新的心肌病类型。2008年欧洲心脏病学会（ESC）根据心脏结构和功能表现把心肌病分为五型（表3-7）。本节重点阐述扩张型心肌病和肥厚型心肌病。

表3-7 心肌病的分类（ESC，2008年）

分类	特点
扩张型心肌病（DCM）	左心室或双心室扩张，有收缩功能障碍
肥厚型心肌病（HCM）	左心室或双心室肥厚，多为非对称性室间隔肥厚
限制型心肌病（RCM）	左心室功能异常，心肌间质纤维化，室壁不厚，左室充盈状态，单或双室舒张容积正常或降低
致心律失常型右室心肌病（CRVC）	右心室进行性纤维脂肪变，右室功能障碍
未定型心肌病（不适合归类于上述类型）	左室致密化不全（LVNC）、应激性心肌病（Tako-Tsubo 心肌病）

扩张型心肌病

扩张型心肌病（dilated cardiomyopathy，DCM）是以一侧心室或双心室腔扩大伴收缩功能障碍为特征的心肌病，是临床心肌病最常见的一种类型，我国发病率为13/10万~84/10万。临床表现为心脏扩大、心力衰竭、心律失常、血栓栓塞及猝死。好发于中青年，男性多于女性。预后差，确诊后5年生存率约50%，10年生存率约25%。

【病因与发病机制】

本病病因与发病机制尚不明。近年认为与下列因素有关。

1. 遗传因素 扩张型心肌病中 30%~50% 有基因突变和家族遗传背景。

2. 病毒感染 是其重要原因。病毒对心肌的直接损伤，或体液、细胞免疫反应所致心肌炎可导致和诱发扩张型心肌病，如柯萨奇病毒、流感病毒、腺病毒等。

3. 其他 如围生期，酒精中毒，药物（抗癌药物、抗精神疾病类药），系统性红斑狼疮，代谢异常等因素。

【护理评估】

（一）健康史评估

（1）询问患者有无造成心肌损害的因素，如近期是否患过病毒性心肌炎；是否用过对心肌损害的药物，如化疗药物、抗精神病类药物及不明成分的中成药等。

（2）询问患者家族中有无类似的疾病史。

（二）身体评估

1. 症状 起病缓慢，早期可无明显症状。病情较轻时，表现为心排出量降低所引起的疲乏无力、运动耐力明显降低等。随着病情加重，逐渐出现夜间阵发性呼吸困难、端坐呼吸等左心衰竭的表现，并逐渐出现体循环淤血如食欲下降、腹胀及下肢水肿等右心衰竭表现，右心衰竭在病情晚期出现，提示预后不良。合并心律失常时可表现心慌、头昏、黑矇，甚至猝死。持续顽固性低血压是扩张型心肌病终末期表现。当发生栓塞时可表现为相应器官受累症状。

2. 体征 主要体征为心界扩大。75% 的患者可听到第三或第四心音，心率快时呈奔马律，心尖部可闻及收缩期杂音。肺部可闻及湿啰音，可仅限于两肺底部，随着心力衰竭加重和出现急性左心衰时湿啰音可布满两肺或伴哮鸣音。右心衰竭时有颈静脉怒张，肝大，下肢水肿等体征。

（三）心理–社会评估

患者反复出现心力衰竭，活动受限，工作、学习、生活受影响，因而易产生抑郁、焦虑等心理。晚期因疗效不理想，患者易产生恐惧、绝望心理。

（四）实验室及其他检查

1. X 射线检查 心影明显增大，心胸比 >50%。可出现肺淤血、肺动脉高压的 X 线表现。亦可见胸腔积液。

2. 心电图缺乏特异性 可出现心室肥大、各种心律失常如室性心律失常、心房颤动等，以及 ST–T 改变，少数患者可见病理性 Q 波。

3. 超声心动图诊断和评估 是扩张型心肌病最常用的重要检查手段。心脏四腔均增大，但以左心室为著，左心室流出道也扩大，室间隔、左心室后壁运动减弱，提示心肌收缩力下降。彩色多普勒显示二尖瓣、三尖瓣反流，左心室心尖部附壁血栓形成。

4. 心内膜心肌活检 细胞肥大、变形、间质纤维化等有助于诊断。

肥厚型心肌病

肥厚型心肌病（hypertrophic cardiomyopathy，HCM）是一类与常染色体显性遗传有关的原发性心肌病，以心室非对称性肥厚、心室腔缩小、左心室血液充盈受阻为主要病理特点。临床主要表现为劳力性呼吸困难、胸痛、心悸、心律失常，严重者并发心力衰竭、猝死。是青少年运动猝死的主要原因之一。根据左心室流出道有无梗阻又可分为梗阻性和非梗阻性 HCM。国外报道该病患病率为 200/10 万，我国约为 180/10 万。本病预后差异很大，不少患者症状轻微，预期寿命可以接近常人。

【病因及发病机制】

本病常有明显家族史（约占 1/3），目前认为常染色体显性遗传是其主要病因，其中以 β－肌球蛋白重链及肌球蛋白结合蛋白 C 编码基因突变最常见。

【病理】

肥厚型心肌病的主要改变在心肌，尤其是左心室形态学的改变，其特征为不均等的心室间隔增厚。组织学表现为心肌细胞排列紊乱、小血管病变和瘢痕形成。

【护理评估】

（一）健康史评估

询问患者家族中是否有被确诊为肥厚型心肌病的病史，家族中是否有猝死病例。评估患者是否有猝死的危险因素及并发症出现。

（二）身体评估

1. 症状 部分患者可无症状，因猝死或在体检中才被发现。最常见症状为劳力性呼吸困难（见于 90% 以上患者）和乏力。伴有流出道梗阻的患者在起立或运动时出现眩晕，甚至神志丧失等。房颤是其最常见的持续性心律失常。

2. 体征 体格检查有心脏轻度增大，流出道有梗阻的患者可在胸骨左缘第 3~4 肋间听到较粗糙的喷射性收缩期杂音；心尖部也常听到收缩期杂音。凡能影响心肌收缩力、改变左心室容量及射血速度的因素，均可使杂音的响度有明显的变化，使用 βRB 或取下蹲位时，使心肌收缩力下降或使左心室容量增加，杂音可减轻；而含服硝酸甘油或体力运动，使左心室容量减少或增加心肌收缩力，均可使杂音增强。

3. 并发症 ①心律失常：易发生多形性室性心律失常、室性心动过速、房颤等。②心脏性猝死：肥厚型心肌病是青少年和运动员猝死的常见原因。

（三）心理－社会评估

患者病程发展缓慢，有明显家族史，有猝死的危险，给患者及其家人带来很大的心理压力，患者担心自己的疾病，同时也担心自己亲人患上此病，出现焦虑、忧郁、恐惧等心理。

（四）实验室及其他检查

1. X 线检查 心影正常或左心室增大。可出现肺淤血。

2. 心电图 常见左心室高电压（尤其胸前导联），T 波倒置，部分导联可出现异常 Q 波。可同时伴有室内传导阻滞及各种心律失常。

3. 超声心动图 临床最主要的诊断手段。心室不对称性肥厚和心室腔不增大为其特征。舒张期室间隔厚度达 15mm，与左心室后壁厚度之比≥1.3，室间隔运动低下。

4. 其他 左心导管检查、磁共振及左心室造影对确诊有重要价值。心肌内膜活检可见心肌细胞肥大、排列紊乱、局限性或弥漫性间质纤维化。

知识链接

心脏移植术

1905 年，美籍法国外科医生阿历克西斯·卡雷尔首次把一只小狗的心脏移植到大狗的颈部血管上，结果心脏跳动 2 小时。此后，他又因多项研究成果而荣获 1912 年诺贝尔医学和生理学奖。1978 年我国首例心脏移植在上海完成，目前，国内心脏移植的最长成活时间已达 10 年以上，且成功率可与世界接轨。

心肌病患者的护理

【护理诊断/问题】

1. 疼痛：胸痛 与其肥厚心肌耗氧量增加、冠状动脉供血相对不足有关。

2. 焦虑 与其疾病呈慢性过程、病情逐渐加重、影响生活和工作有关。

3. 潜在并发症：心力衰竭、栓塞、心律失常、猝死。

【护理目标】

（1）患者胸痛逐渐减轻或消失。

（2）患者情绪稳定，焦虑或恐惧感减轻。

（3）患者未发生受伤等意外，并发症的发生率降低。

【护理措施】

（一）一般护理

1. 休息与活动 依据患者心功能情况安排休息与活动。无明显呼吸困难，可在护士指导下适量活动，活动以不出现症状为宜。如在活动中出现呼吸困难、咳嗽、咳痰，应立即让患者取坐位或半坐位休息，以减少回心血量、减轻肺淤血。患者卧床期间，多给其变换体位、活动四肢，以防压疮、深静脉血栓及肺部感染的发生。

2. 饮食护理 给予低盐、低脂、高维生素、清淡易消化饮食，多食蔬菜、水果，少食多餐。每日食盐摄入不超过 5g/d。保持大便通畅。

（二）病情观察

密切观察患者的血压、心率、心律及心电图改变。观察有无脑、肺和肾等内脏及周围动脉栓塞的表现。有水肿者要观察水肿消退、尿量的变化及皮肤情况。患者胸部疼痛时评估疼痛的部位、性质、持续时间、程度、诱因及缓解方法。

（三）协助治疗

1. 扩张型心肌病

（1）**病因治疗** 寻找病因，积极治疗。如控制感染、戒烟戒酒、改善营养等。

（2）**控制心力衰竭** 对无症状的患者，早期应用药物干预，常用药物如 ACEI 或 ARB 类、βRB 类，以减缓心室重构及心肌细胞进一步损害。对症状明显的患者，治疗原则是针对充血性心力衰竭和心律失常。

1）ACEI 或 ARB 无禁忌证、LVEF <40% 者均应使用 ACEI。从小剂量开始、逐渐增量直至目标剂量。对 ACEI 不耐受者选择 ARB。

2）βRB 无禁忌证、LVEF＜40%者均应使用βRB（卡维地洛、美托洛尔、比索洛尔等）。但需在ACEI和利尿剂基础上应用，小剂量开始、逐渐加量，直至目标剂量。

3）利尿剂 有效改善胸闷、气短及水肿等症状。小剂量开始、根据尿量及体重变化调整剂量。

4）洋地黄制剂 主要针对应用ACEI（或ARB）、βRB应用后仍有症状或不能耐受βRB者。需注意本病患者易发生洋地黄中毒，剂量宜偏小。

（3）预防栓塞 无禁忌证者，口服阿司匹林，预防附壁血栓形成。已经有附壁血栓形成和（或）发生栓塞者，须长期口服华法林抗凝治疗。

（4）预防猝死 控制诱发室性心律失常的因素。对于严重心律失常药物不能控制者，可置入心脏复律除颤器，预防猝死。

（5）手术治疗 晚期条件允许，可行心脏移植术。

2. 肥厚型心肌病

（1）减轻左心室流出道梗阻 主要用βRB及CCB，以减慢心率，减轻流出道肥厚心肌的收缩，缓解流出道梗阻，增加心搏出量。βRB为肥厚型心肌病的一线药物，而非二氢吡啶类CCB具有负性变时、降低心肌收缩力、改善心肌舒张功能、减轻左心室流出道梗阻作用，用于不能耐受βRB的患者。硝酸酯类药物禁用于肥厚型心肌病。

（2）心力衰竭的治疗 包括ACEI、βRB、利尿剂、螺内酯及地高辛等。

（3）对重症患者可做介入或手术治疗。

3. 用药护理

（1）强心剂 如洋地黄，应注意患者有无恶心、呕吐、黄视、绿视、黄疸等中毒表现。

（2）利尿剂 注意患者有无疲乏无力、恶心、呕吐、腹胀、心律失常等低钾血症的表现。

（3）血管扩张剂 静脉给药时不能自行调节滴液速度。注意观察患者有无头痛、面红、头晕及血压变化等副作用。

（4）ACEI、ARB 观察患者有无低血压、高钾血症、肾功能损害、咳嗽等不良反应。

（5）抗凝剂 注意患者有无牙龈、皮下出血表现，并定期复查出凝血时间。

（四）心理护理

给予患者关心和支持。发生病情变化时，尽量多陪伴患者，给予安慰，稳定患者情绪，避免患者因情绪波动而加重病情。解除患者思想顾虑和紧张，鼓励患者树立战胜疾病信心，给予其安全感，使其积极配合治疗。

（五）健康指导

1. 疾病知识指导 ①扩张型心肌病预后不良，死亡原因主要是顽固性心力衰竭。尚未发生心力衰竭的患者要避免呼吸道感染，戒烟、酒等。女性患者不宜妊娠。一旦发生心力衰竭应注意充分休息，充足营养，坚持服药，延缓病情恶化。②肥厚型心肌病进展缓慢，但如病情进展迅速，提示预后不良。患者应坚持治疗，注意避免剧烈运动、屏气。避免单独活动，以免发作时无人在场而发生意外。

2. 用药指导 指导患者遵医嘱服药，不能私自增减药量。告知药物名称、剂量、用法、作用及不良反应的表现。

3. 定期复诊 嘱患者定期门诊复查，出院后每月复诊一次，以后根据病情复诊。症状加重时应立即就诊，以防延误病情。

目标检测

一、选择题

A1/A2 型题

1. 王女士，32 岁，胸闷反复发作，胸前区隐痛数日，于胸骨左缘 3 ~ 4 肋间可闻及粗糙的收缩期杂音 4/6 级，心界不大，心脏超声心动图显示心肌肥厚，室间隔与左心室后壁厚度为 1.7 : 1，诊断为肥厚型心肌病（梗阻性）。请问该患者胸痛发作时，应采用以下何种药物

扫码"练一练"

A. 洋地黄　　　　　　　　　　B. 普罗帕酮

C. 双嘧达莫　　　　　　　　　D. 硝酸甘油

E. 维拉帕米

二、思考题

1. 心肌病患者有几种类型？如何避免接触诱发因素而病情加重？

2. 肥厚型心肌病患者出现心绞痛时为何忌用硝酸酯类药物？

（洪　霞）

第五节　心脏瓣膜病患者的护理

扫码"学一学"

学习目标

知识要点

1. 掌握心脏瓣膜病患者身体评估和并发症。

2. 熟悉心瓣膜病的病因及病理改变。

技能要点

1. 学会应用瓣膜病的血流动力学的改变来推导患者的症状及体征。

2. 能够熟练地给心瓣膜病患者进行健康指导。

心脏瓣膜疾病（valvular heart disease）是由于炎症、缺血性坏死、退行性改变、黏液样变性、创伤、先天性畸形等原因引起的单个或多个瓣膜的功能或结构异常，导致瓣口狭窄和（或）关闭不全。瓣膜开放使血流单向流动，瓣膜关闭则可防止血液反流。瓣膜狭窄，使心腔压力负荷增加；瓣膜关闭不全，使心腔容量负荷增加。这些血流动力学改变可导致心房或心室结构改变及功能失常，最终导致心力衰竭、心律失常等临床表现。病变可累及一个瓣膜，也可累及两个及以上瓣膜，后者称多瓣膜病又称联合瓣膜病，二尖瓣狭窄联合主动脉瓣关闭不全是临床最常见联合瓣膜疾病。本节主要介绍慢性风湿性心脏瓣膜病。

一、心脏瓣膜病概述

二尖瓣狭窄

【病因】

1. 风湿热　是二尖瓣狭窄的主要原因。女性多见，占 2/3。风湿热导致的瓣膜损害称为风湿性心脏病，简称风心病。随着生活及医疗条件的改善，风湿性心脏病的人群患病率逐渐减少。

2. 其他　少见老年二尖瓣环或环下钙化、婴幼儿先天性畸形。

【病理】

病理改变轻者可表现为瓣膜交界处粘连和（或）瓣膜增厚，但瓣膜弹性尚可；重者瓣膜极度增厚，腱索、乳头肌粘连缩短，瓣膜活动受限，使瓣膜呈漏斗状时常伴关闭不全。正常成人二尖瓣瓣膜口面积为 $4 \sim 6cm^2$，$1.5 \sim 2cm^2$ 属轻度狭窄，$1.0 \sim 1.5cm^2$ 属中度狭窄，小于 $1.0cm^2$ 属重度狭窄。急性风湿热后到二尖瓣狭窄至少需要 2 年，通常 5 年以上时间。

【病理生理】

病理生理过程分三个阶段。①左心房代偿期：瓣膜口面积减至 $2cm^2$ 以下，左心房压升高，左心房代偿性扩大、肥厚；②左心房失代偿期：瓣膜口面积小于 $1.5cm^2$ 甚至减少至 $1cm^2$，左心房内压持续升高，致失代偿，导致肺循环淤血；③右心受累期：长期肺循环淤血致肺动脉高压，右心室后负荷过重，右心室扩大、肥厚，最终右心功能衰竭。

二尖瓣关闭不全

【病因】

二尖瓣结构包括瓣叶、瓣环、腱索和乳头肌四个部分，任何部分发生病变均可导致二尖瓣关闭不全。

1. 瓣叶病变　风湿热最为常见，其次是腱索断裂、感染性心内膜炎、二尖瓣黏液样变性、缺血性心脏病等。

2. 非瓣叶病变　①瓣环扩大：二尖瓣瓣环退行性病变、瓣环钙化，老年女性多见。②腱索病变：先天性异常，自发性断裂，继发于感染性心内膜炎、风湿热等。③乳头肌病变：乳头肌缺血坏死、脓肿、淀粉样变性、结节病等。

【病理】

病变引起二尖瓣瓣叶纤维化、僵硬和缩短，使心室收缩时瓣叶不能紧密闭合，腱索和乳头肌纤维化、融合缩短，加重关闭不全。

【病理生理】

当左心室收缩时，由于二尖瓣关闭不全，左心室部分血液反流入左心房，左心房容量负荷增加，左心房扩张。左心室接受左心房过多的血液，致左心室扩大、肥厚。扩大的左心房和左心室在较长时间内适应容量负荷增加，使左心房和左心室舒张末期压力不致明显上升，肺淤血并不出现。但长期持续的严重负荷过重，终致左心室功能衰竭，左心室舒张末期压和左心房压明显升高、肺循环淤血，最终导致肺动脉高压和右心功能衰竭。

主动脉瓣关闭不全

【病因】

1. 主动脉瓣病变 ①风湿性心脏病：约占 2/3，常合并主动脉瓣狭窄及二尖瓣病变。②先天性畸形：两叶式主动脉瓣、主动脉瓣穿孔等。③感染性心内膜炎：为单纯性主动脉瓣关闭不全最常见原因。④其他：主动脉退行性病变、主动脉黏液样变性等。

2. 主动脉根部病变 Marfan 综合征、梅毒性主动脉炎、高血压性主动脉环扩张、主动脉夹层、类风湿性主动脉炎等。

【病理】

风湿性炎症病变导致主动脉瓣纤维化、增厚、缩短、变形，造成瓣膜关闭不全。退行性病变时主动脉瓣钙化、僵硬，主动脉根部由于炎症、高血压、夹层等扩张，导致主动脉瓣瓣环扩大。

【病理生理】

由于主动脉瓣关闭不全，心室舒张期主动脉血液反流入左心室，导致左心室舒张期容量负荷加重，左心室扩大、肥厚，久之左心室收缩功能降低，发生左心功能衰竭。由于舒张期血液反流，舒张期主动脉压力降低，导致外周动脉供血不足、冠状动脉血流减少。

主动脉瓣狭窄

【病因及病理】

1. 先天性 ①两叶瓣畸形：男性多见，约 1% 出生人群。②三叶瓣畸形：大小不等的三个瓣叶，部分瓣叶边缘融合。

2. 老年性 老年性主动脉瓣退行性病变是成人最常见的主动脉狭窄原因，退行性病变的过程包括瓣膜的炎性增生、脂类聚集及巨噬细胞、T 淋巴细胞聚集，最终发生钙化。

3. 风湿性心脏病 风湿热是导致炎性主动脉瓣狭窄的最常见炎症病变。由于炎症导致瓣叶交界处融合及瓣叶纤维化、钙化、僵硬、挛缩及畸形，从而导致主动脉瓣狭窄。

2. 病理生理 风湿性炎性病变使主动脉瓣交界处粘连融合、瓣膜纤维化、钙化、僵硬和挛缩畸形，瓣膜开放受限，引起狭窄。正常成人主动脉瓣口面积为 $3cm^2$ 以上，当瓣膜口面积小于 $1.5cm^2$，尚可代偿；当瓣膜口面积小于 $1.0cm^2$ 时，左心室收缩压明显升高，可出现临床表现。长期而严重的主动脉瓣狭窄，左心室后负荷增加，左心室呈向心性肥厚，久之发生左心功能衰竭，产生相应临床表现。

二、心脏瓣膜病患者的护理

【护理评估】

（一）健康史评估

（1）询问患者有无风湿热及反复慢性咽炎、扁桃体炎等链球菌感染史。

（2）评估患者近期有无风湿热活动、呼吸道感染、心律失常、过度劳累、妊娠、激动等使病情加重的诱发因素。

（二）身体评估

1. 二尖瓣狭窄 风湿性二尖瓣狭窄仍是我国主要的瓣膜病。风湿热至少需两年才能引起二尖瓣狭窄。其中 2/3 为女性。单纯性狭窄占 25%，合并关闭不全占 40%。

（1）症状 一般二尖瓣瓣膜口面积 <1.5 cm^2 时开始出现临床症状。

1）呼吸困难 是最常见也是最早出现的症状。通常在劳累、情绪激动、感染、快速心律失常、妊娠时最容易诱发，病情进一步加重，休息时即出现呼吸困难、夜间阵发性呼吸困难。

2）咳嗽 常见。在夜间睡眠时或体力活动后出现，为干咳或咳泡沫样痰，合并感染时咳黄痰或脓痰。

3）咯血 ①大咯血：严重二尖瓣狭窄，左心房压力突然增高，肺静脉压快速升高，致支气管静脉破裂出血所致，可为二尖瓣狭窄首发症状，多见于早期。后期由于右心衰肺循环淤血相对减轻，大咯血发生率降低。②血痰或血丝痰，常伴夜间阵发性呼吸困难。③肺梗死时咯胶冻状痰。④粉红色泡沫样痰：为急性肺水肿特征性表现。

4）血栓栓塞 二尖瓣狭窄的严重并发症。约 20% 患者在病程中发生血栓栓塞，其中 15%～20% 因此死亡。

5）其他症状 因左房压力升高，左房扩大、左肺动脉扩张压迫喉返神经引起声音嘶哑；压迫食管引起吞咽困难；右心衰时体循环及内脏循环淤血出现水肿、消化道淤血症状等。

（2）体征 "二尖瓣面容"；心尖部可触及舒张期震颤；心尖部第一心音亢进，心尖部闻及舒张期隆隆样杂音，若闻及开瓣音，则提示瓣膜活动尚可，肺动脉瓣区闻及 P$_2$ 分裂；右心功能衰竭时可有颈静脉怒张、肝大、下肢水肿等。

（3）并发症 ①心房颤动：相对早期的并发症，可为患者就诊的首发症状，常诱发心力衰竭、栓塞、急性肺水肿等。②急性肺水肿：重度二尖瓣狭窄的并发症，抢救不及时可致死亡。③栓塞：有 20% 患者出现，常在房颤的基础上发生，以脑栓塞最多见，其次为下肢动脉、肠系膜动脉栓塞等。④心力衰竭：为晚期并发症，是致死的主要原因之一。⑤感染性心内膜炎：较少见。⑥肺部感染：常见，是诱发心力衰竭的主要原因之一。

2. 二尖瓣关闭不全 常与二尖瓣狭窄同时存在，也可单独存在。从罹患风湿热到出现二尖瓣关闭不全症状常超过 20 年，一旦出现明显症状，则进展迅速。

（1）症状 早期无症状。病变严重时出现疲乏无力、呼吸困难、头晕、心绞痛等，晚期出现左心衰竭症状表现。

（2）体征 心脏向左下扩大、心尖搏动向左下移位。肺动脉瓣区 P$_2$ 分裂，心尖区可闻及全收缩期粗糙的高调吹风样杂音，向左腋下、左肩下传导。

（3）并发症 与二尖瓣狭窄相似，感染性心内膜炎较多，而栓塞较少。

3. 主动脉瓣关闭不全 风湿热引起者常与二尖瓣狭窄同时存在，单独主动脉瓣关闭不全者少见。无症状期长，轻症者可维持 20 年以上；重度者确诊后内科治疗 5 年存活率 75%，10 年存活率 50%。

（1）症状 早期无症状，或仅有心悸、心前区不适，头部强烈搏动感等。晚期出现左心功能衰竭症状。心绞痛发作相对少见。晕厥罕见，体位改变时可出现头晕或眩晕。

（2）体征 心尖搏动向左下移位，常弥散而有力。胸骨左缘第 3～4 肋间可闻及舒张期高调叹气样递减型杂音,向心尖部传导,坐位并前倾和深呼吸时易听到。重度反流时,常在心尖部听到舒张中晚期隆隆样杂音,不伴第一心音亢进。收缩压升高,舒张压降低,脉压增大,出现颈动脉搏动征、点头征、毛细血管搏动征、水冲脉、股动脉枪击音等。

（3）并发症　左心功能衰竭、感染性心内膜炎、室性心律失常较常见。

4. 主动脉瓣狭窄　常伴有主动脉瓣关闭不全,或合并二尖瓣病变,单独狭窄几乎不见。无症状期可多年,但大多呈进行性加重,一旦出现症状,病情恶化,平均寿命3年。

（1）症状　早期无症状。呼吸困难、心绞痛和晕厥为典型主动脉瓣狭窄的三联征。个别出现急性左心功能衰竭,甚至猝死。

（2）体征　心尖搏动呈抬举性,主动脉瓣听诊区可触及收缩期震颤,并可闻及粗糙而响亮的收缩期喷射性杂音,向颈部、心尖部传导。主动脉瓣区第二心音减弱。脉细弱、脉压减低、血压偏低。

（3）并发症　10%患者房颤;左心功能衰竭;猝死;感染性心内膜炎较少见。

（三）心理－社会评估

随着瓣膜损害加重,患者出现心力衰竭、心律失常等各种并发症,影响患者的生活,患者易产生烦躁、焦虑心理;随着病情进展,保守治疗效果不明显时,患者会产生悲观厌世等心理。

（四）实验室和其他检查

1. X射线检查　①二尖瓣狭窄:心脏呈二尖瓣型心（左心房大,肺动脉段突出）,呈"梨"形。肺淤血征,晚期右心室扩大。②二尖瓣关闭不全:左心室、左心房增大,左心衰竭时可见肺淤血和间质性肺水肿征。③主动脉瓣关闭不全:心脏呈"靴"形心,左心室增大伴升主动脉扩张、迂曲,主动脉弓突出,搏动明显,左心衰竭时可见肺淤血征。④主动脉狭窄:心影正常或左心室、左心房轻度增大,升主动脉根部常见狭窄后扩张。

2. 心电图　①二尖瓣狭窄:"二尖瓣型P波"（P波宽大有切迹）,可出现各种心律失常,以房颤多见。②二尖瓣关闭不全:左心室肥厚和劳损,左心房增大,房颤常见。③主动脉关闭不全、主动脉狭窄:左心室肥厚及继发性ST－T改变。

3. 超声心动图　①二尖瓣狭窄:确诊二尖瓣狭窄的可靠方法。M型超声示二尖瓣前叶活动曲线双峰消失,呈"城墙样"改变;前叶与后叶呈同向运动,左心房扩大。二维超声显示狭窄瓣膜的形态和活动度,可测量瓣口的面积,提供房室大小。②二尖瓣关闭不全:左房、左室均扩大;脉冲多普勒超声和彩色多普勒血流显像探及左心房明显收缩期高速反流,诊断敏感性100%。③主动脉关闭不全:左心室内径及左室流出道增宽,主动脉根部内径增大,二尖瓣前叶见舒张期震颤;脉冲多普勒和彩色多普勒血流显示探及左心室全舒张期高速反流,为最敏感的诊断方法。④主动脉狭窄:心室壁肥厚,主动脉瓣开放幅度减低;多普勒超声可测出主动脉瓣口面积及跨瓣压差。

【护理诊断／问题】

1. 体温过高　与风湿活动或合并感染有关。

2. 焦虑　与担心疾病预后,影响工作、生活与前途有关。

3. 知识缺乏　缺乏风心病的预防保健知识。

4. 潜在并发症:心力衰竭、栓塞、心房颤动、亚急性感染性心内膜炎、猝死等。

【护理目标】

（1）患者风湿活动与感染能得到控制，体温逐渐降至正常。

（2）患者情绪稳定，能积极主动配合治疗。

（3）患者及家属能了解本病的预防保健知识。

（4）患者未发生并发症，或出现后能及时处理。

【护理措施】

（一）一般护理

1. 休息与活动　根据患者病情合理安排休息与活动。发热患者应限制日常活动，以卧床休息为主。左房内有巨大附壁血栓者应绝对卧床休息，以防血栓脱落造成其他部位栓塞，协助做好生活护理。待病情好转，实验室检查正常后再逐渐增加活动量。

2. 饮食护理　给予高热量、高蛋白、高维生素、清淡、易消化饮食，以促进机体恢复。对伴有心功能不全的患者应注意低盐饮食以免加重心脏负担。

3. 发热护理　观察病情，凡是出现风湿热活动、感染性心内膜炎等遵嘱予以抗生素治疗，并观察其疗效和副作用。体温超过 38.5℃ 时给予物理降温或遵医嘱给予药物降温，半小时后测量体温并记录降温效果。嘱患者多饮水，做好口腔和皮肤护理。

（二）病情观察

有发热者观察生命体征变化，尤其是体温变化，每 4 小时测量一次，注意热型，以协助诊断。观察有无风湿热活动的表现，如皮肤环形红斑、皮下结节、关节红肿及疼痛不适等。观察有无心力衰竭、栓塞、心房颤动等并发症。

（三）协助治疗

1. 内科治疗　治疗原则包括防治风湿活动，改善心功能，防治并发症。

（1）防治风湿热　推荐长期或终身使用苄星青霉素 120 万 U，每月肌内注射一次，预防性抗风湿热治疗。

用药护理　苄星青霉素溶解后为白色乳液，常规肌内注射易致针头堵塞，冬季尤其如此。因此：①应选择 9 号针头；② 8～10ml 生理盐水稀释；③更换针头注射；④不要排气、快速注射。

（2）改善心功能　①二尖瓣狭窄：心功能不全时避免使用扩张小动脉、减轻心脏后负荷药物，选择扩张静脉系统、减轻心脏前负荷为主的硝酸酯类药物；正性肌力药物仅在房颤伴快速心室率时使用。②二尖瓣关闭不全：慢性二尖瓣关闭不全有症状时 ACEI 具有降低左心室容积、缓解症状的作用，血管扩张药物作用不大。③主动脉瓣狭窄：重点预防感染性心内膜炎（详见"感染性心内膜炎"），定期复查，轻度狭窄每 2 年复查一次、体力活动不受限制；中重度狭窄每 6～12 个月复查一次，避免剧烈体力活动，一旦出现症状立即手术治疗。④主动脉瓣关闭不全：定期随访，轻度每 1～2 年一次，重度每 6 个月一次；预防感染性心内膜炎、预防风湿热；左心室功能减低者限制重体力劳动；左心室扩大但收缩功能正常者可使用血管扩张剂如肼屈嗪、尼群地平、ACEI。

（3）防治并发症　①房颤：治疗见本章"心律失常患者护理"。②感染性心内膜炎：防治见本章"感染性心内膜炎患者护理"。③栓塞：无论何种瓣膜疾病，凡是合并房颤而无禁忌证者均应使用华法林，使得国际正常化比值（INR）达到 2.0～3.0。

2. 外科治疗　常用方法有瓣膜分离术、瓣膜成形术、人工瓣膜置换术，能从根本上治疗瓣膜病。

3. 介入治疗　主要针对瓣膜狭窄的患者，可行经皮球囊瓣膜扩张成形术。

（四）心理护理

向患者解释风湿性心脏病的原因、诱因及预后，消除患者的疑虑。告诉患者情绪稳定、积极配合治疗有助于控制病情进展，提高生活质量，延长寿命。

（五）健康教育

1. 疾病知识指导　告诉患者及家属本病的病因和病程进展特点，说明本病治疗的长期性、艰巨性。鼓励患者树立信心，做好长期与疾病做斗争以控制病情进展的思想准备。有手术适应证者劝其尽早择期手术，提高生活质量，以免失去最佳手术时机。

2. 预防感染　尽可能改善居住环境中潮湿、阴暗等不良条件，保持室内空气流通、温暖、干燥，阳光充足，防止风湿活动。适当锻炼，加强营养，提高机体抵抗力。注意防寒保暖，避免呼吸道感染，一旦发生感染，应立即就医。在拔牙、内镜检查、导尿术、分娩、人工流产等手术操作前，应告诉医师自己有风心病史，以便预防性使用抗生素。扁桃体反复发炎者在风湿活动控制后手术摘除扁桃体。

3. 休息和饮食　协调好休息与活动，避免劳累。饮食以高热量、高蛋白、高维生素为主，注意清淡、易消化。

4. 避免诱因　避免重体力劳动和剧烈运动，保持情绪平稳。教育家属理解患者的病情并给予支持。育龄妇女要根据心功能情况在医师指导下控制好妊娠与分娩时机。病情较重不能妊娠与分娩者，做好患者及其配偶的思想工作。

5. 坚持服药与定期复查　告知患者坚持按医嘱服药的重要性，提供有关药物使用的书面资料，并定期门诊复查，防止病情进展。

目标检测

一、选择题

A1/A2 型题

1. 风湿性心脏病二尖瓣狭窄患者最易出现的心律失常是

    A. 室性期前收缩　　　　　　　　　　B. 阵发性室性心动过速

    C. 心房颤动　　　　　　　　　　　　D. 心室颤动

    E. 二度Ⅱ型传导阻滞

2. 治疗风湿性心瓣膜病的根本方法是

    A. 保护心功能　　　　　　　　　　　B. 改善心功能

    C. 手术如二尖瓣分离术　　　　　　　D. 积极预防风湿活动

    E. 控制风湿活动

3. 以下为风湿性心脏瓣膜病首要潜在并发症，也是本病就诊和致死主要原因的是

    A. 心力衰竭　　　　　　　　　　　　B. 动脉栓塞

    C. 感染性心内膜炎　　　　　　　　　D. 心律失常

E. 呼吸道感染

4. 风湿性心瓣膜病最易引起心绞痛和晕厥的是

A. 二尖瓣狭窄 　　　　　　　　　　 B. 二尖瓣关闭不全

C. 主动脉瓣关闭不全 　　　　　　　 D. 主动脉瓣狭窄

E. 二尖瓣狭窄合并主动脉瓣关闭不全

二、思考题

1. 简述二尖瓣狭窄、主动脉瓣关闭不全的身体评估。

2. 风湿性心脏病可发生哪些并发症？如何通过护理预防或减少并发症发生？

（洪　霞）

扫码"练一练"

第六节　感染性心内膜炎患者的护理

扫码"学一学"

学习目标

知识要点

1. 掌握感染性内膜炎的身体评估及护理措施。

2. 熟悉感染性心内膜炎主要护理问题。

3. 了解感染性心内膜炎的病因及治疗要点。

技能要点

1. 能够对感染性心内膜炎患者实施护理措施。

2. 能够熟练地为感染性心内膜炎患者进行健康指导。

感染性心内膜炎（infective endocarditis，IE）为微生物所致心脏内膜表面的感染，伴赘生物形成。赘生物为大小不等、形状不一的血小板和纤维素团块，内含大量微生物和少量炎症细胞。瓣膜为最常受累部位，也可发生在间隔缺损部位、腱索或心壁内膜。根据临床病程，可分为急性和亚急性感染性心内膜炎。亚急性感染性心内膜炎相对常见，占感染性心内膜炎患者的2/3，各年龄段均可发病，多见于青年，婴儿罕见，平均发病年龄为45岁左右。本节主要介绍亚急性感染性心内膜炎。

【病因及发病机制】

（一）病因

草绿色链球菌为本病最常见的致病菌，其次为D族链球菌（链球菌和肠球菌）、表皮葡萄球菌，而其他细菌较少见。

（二）发病机制

致病菌可在呼吸道感染、拔牙、扁桃体摘除、泌尿生殖道器械检查或心脏手术时进入血流导致暂时性菌血症，细菌随血流到达心内膜，黏附于病变内膜的微小血栓，并迅速繁殖形成菌落，菌落进一步促使血小板聚集和纤维蛋白沉积形成赘生物。赘生物在心内膜上生长造成瓣叶破损、穿孔和腱索断裂，引起瓣膜功能不全；赘生物碎片脱落可导致体循环和肺循环外周血管栓塞；赘生物还释放细菌，形成持续性菌血症，在心外其他部位引起迁徙性脓肿。本病的病理特征是心瓣膜上形成赘生物经血行播散至全身器官和组织引起炎症、出血损害。

【护理评估】

（一）健康史评估

（1）询问患者有无心脏瓣膜病、心肌病、先天性心脏病、肺心病、二尖瓣脱垂等病史。

（2）询问患者近期有无上呼吸道感染（如咽炎、喉炎、扁桃体炎等）及其他部位的感染史。

（3）询问患者近期有无拔牙或扁桃体切除术、心脏手术及器械检查。

（4）评估患者有无静脉药瘾史。

（二）身体评估

1. 全身感染的表现　起病隐匿，从短暂菌血症到出现临床症状多在 2 周之内。发热是感染性心内膜炎最常见的症状，多为弛张热，一般不超 39℃，午后和晚上高，伴有寒战和盗汗。有全身不适、乏力、食欲不振和体重减轻等症状；头痛、背痛和肌肉关节痛。突发心力衰竭较为常见。

2. 心脏受累的表现　80% ~85% 的患者可闻及心脏杂音，可由基础心脏病和（或）心内膜炎导致瓣膜损害所致，瓣膜损害以主动脉瓣关闭不全多见。杂音性质变化是本病的特征性表现。

3. 周围体征　多为非特异性，近年已不多见。

（1）瘀点　可出现于任何部位，以锁骨以上皮肤、口腔黏膜和睑结膜常见。瘀点出现持续数天后可消失，又可重新出现。

（2）指（趾）甲下出血　呈条纹状，较少见。

（3）Osler 结节　分布于手指或足趾末端的掌面、足底或大小鱼际处，呈红色或紫色痛性豌豆大小结节，略高出皮肤。

（4）Janeway 损害　位于手掌或足底直径 1~4mm 大小、无痛性出血红斑，急性者多见。

（5）Roth 斑　为视网膜卵圆形出血斑，中心呈白色。

（6）杵状指（趾）　仅见于20% 的病程 >6 周者，无特异性。

4. 感染非特异性症状　如脾大（多见于病程 >6 周者）、贫血等。

5. 并发症

（1）心脏　心力衰竭是最常见并发症，主要由主动脉瓣关闭不全所致。其次可见急性心肌梗死、心肌脓肿、心肌炎和化脓性心包炎等。

（2）动脉栓塞　多见于疾病的后期，约 1/3 的患者为首发症状，可发生于机体任何部位，常见于心、脑、脾、肾、肠系膜和四肢。脑栓塞表现为意识改变、吞咽困难、语言不清或失语、偏瘫等；肺栓塞表现为突然胸痛、呼吸困难、发绀、咯血等；肾栓塞突然出现腰痛、血尿、急性肾功能不全等；脾栓塞时患者左上腹剧痛，呼吸或体位改变时疼痛加剧。

（三）心理 - 社会状况

本病患者病情严重，病程长且易复发，并发症多，由于感染不易控制，患者烦躁、焦虑；当病情进展且疗效不佳时，患者出现情绪紧张、悲观、绝望等心理反应。

（四）实验室及其他检查

1. 血液 白细胞计数正常或轻度增高，分类计数有轻度核左移。正常细胞、正常色素型贫血。红细胞沉降率增快。

2. 血培养 是最重要的诊断方法。未经抗生素治疗的患者血培养阳性率可高达95%以上。标本采集要求：①对于未使用抗生素治疗者，入院后即可采血，每间隔1小时采血一次，共3次。如次日未见细菌生长，重复采血3次后再开始抗生素治疗。②已用过抗生素治疗者，停药2~7天后采血，必要时需补充特殊营养或采用特殊培养技术，以提高血培养的阳性率。③该病属于持续性菌血症状态，因此，无须高热时采血，每次采静脉血10~20ml。做需氧和厌氧培养，至少培养3周。④采血前严格消毒皮肤，采血后严格消毒培养基瓶塞。

3. 尿检查 常有镜下血尿和轻度蛋白尿，肉眼血尿提示肾梗死。

5. 超声心动图检查 经胸壁超声可探测出50%~75%赘生物，经食管超声可检出<5mm的赘生物，其敏感性高达95%以上。

6. 其他 免疫学检查（免疫球蛋白、免疫复合物、类风湿因子等）。ECG以及胸部X线等。

【护理诊断/问题】

1. 体温过高 其与感染有关。

2. 营养失调：低于机体需要量 与食欲下降、长期发热导致机体消耗过多有关。

3. 焦虑 其与发热、出现并发症、疗程长或病情反复有关。

4. 潜在并发症：栓塞、心力衰竭。

【护理目标】

（1）患者体温降至正常范围。

（2）患者进食量逐渐增加、营养失衡得到纠正。

（3）患者情绪稳定，能积极主动配合治疗。

（4）有效防止或降低并发症的发生。

【护理措施】

（一）一般护理

1. 休息与活动 亚急性感染性心内膜炎可适当活动，避免剧烈运动及情绪激动。

2. 饮食护理 给予高热量、高蛋白、高维生素、易消化的半流质或软食，以补充发热引起的机体能量消耗。注意变换烹调风味，以增进食欲。

3. 发热护理 发热患者应卧床休息，给予物理降温如冰袋冷敷、温水擦浴等，及时记录体温变化。患者出汗多时可在衣服与皮肤之间衬以柔软毛巾，便于潮湿后及时更换。

（二）病情观察

1. 体温观察 每4小时测体温一次，绘制体温曲线，判断病情进展及治疗效果。若体温超过38.5℃，给予物理降温（使用药物降温易引起患者大量出汗，虚脱甚至休克；降温药物影响凝血机制使病情加重）。

2. 皮肤观察 患者有无皮肤瘀点、Osler结节、Janeway损害等。

3. 栓塞征象观察 观察患者有无心、脑、肺、脾栓塞的表现及肢体栓塞表现（如突发剧烈疼痛、局部皮肤温度下降、动脉搏动消失），出现上述表现立即报告医生及时配合处理。

（三）协助治疗

1. 抗生素治疗 ①原则：感染性心内膜炎抗生素应用原则是"早应用、杀菌药、足剂量、时程长、分次给、静脉用"。早应用，血培养标本采集完毕后即给予；杀菌药，成功治疗有赖杀菌而非抑菌药物；足剂量，以保持高血药浓度；长疗程，一般4~6周，人工瓣膜性心内膜炎6~8周；分次给，根据药代动力学分两次或多次给予，以保证有效血药浓度；静脉给药，以保证稳定而持续血药浓度。②选用抗生素：病原微生物不明时根据经验用药，病原微生物明确时根据药物敏感试验结果指导用药。草绿色链球菌感染引起者青霉素为首选药，也可联合使用氨基糖苷类抗生素（国内多选阿米卡星）。真菌感染时选用两性霉素B等。

用药护理 ①遵医嘱、足量、按时使用抗生素；②观察药物疗效；③观察药物不良反应，及时报告医生；④告知患者及家属大剂量、长时程使用抗生素的重要性；⑤注意穿刺部位静脉保护，减轻患者痛苦。

2. 外科治疗 对有生命危险的心内并发症如严重瓣膜反流、心肌或瓣环脓肿等或抗生素无效时考虑手术。

（四）心理护理

向患者说明本病的发展过程及预后，告知患者本病的各种治疗与护理措施的意义，告知患者本病通过治疗多数是可痊愈的，以减轻患者的心理压力，给予心理支持，安慰和鼓励患者使其积极配合治疗和护理。

（五）健康指导

1. 疾病知识指导 向患者和家属介绍本病的知识，告知患者坚持足够剂量、足够疗程抗生素治疗的重要性。有心内膜炎病史者，在施行口腔手术，如拔牙、扁桃体摘除术或侵入性检查及其他外科手术治疗前应告知医生，以便预防性使用抗生素。教会患者自测体温、观察栓塞表现的方法，定期门诊复查。

2. 生活指导 指导患者合理安排休息与活动。告知患者有关预防措施，平时注意防寒保暖，防止上呼吸道感染。保持口腔和皮肤清洁，增强机体抵抗力，减少病原体入侵的机会。

目标检测

一、选择题

A1/A2 型题

1. 感染性心内膜炎主要致病菌是

    A. 草绿色链球菌　　　　　　　　　B. 肺炎球菌

    C. 支原体　　　　　　　　　　　　D. 金黄色葡萄球菌

    E. 大肠埃希菌

2. 感染性心内膜炎最常见的症状是

    A. 贫血　　　　　　　　　　　　　B. 栓塞

    C. 乏力　　　　　　　　　　　　　D. 疼痛

    E. 发热

3. 感染性心内膜炎致病菌为真菌时首选的抗生素是

A. 青霉素   B. 万古霉素

C. 庆大霉素   D. 两性霉素 B

E. 阿奇霉素

扫码"练一练"

二、思考题

1. 亚急性感染性心内膜炎的身体评估及护理措施有哪些?

2. 亚急性感染性心内膜炎应用抗生素治疗的原则有哪些?

（田　奕）

扫码"学一学"

第七节　心包疾病患者的护理

学习目标

知识要点

1. 熟悉心包疾病患者的身体评估。

2. 了解心包疾病的病因及治疗原则。

技能要点

1. 能够对心包疾病患者实施护理措施。

2. 能够熟练地为心包疾病患者进行健康指导。

心包为双层囊袋结构，脏层心包为浆膜，包裹在心脏表面，与纤维壁层之间形成的心包腔，内有 15~50ml 浆膜液起润滑作用。心包对心脏解剖位置起固定作用、能防止由于心脏收缩对周围血管的冲击；心包也能防止由于运动和血容量增加而导致的心腔迅速扩张；心包对肺部和胸腔感染的扩散起到阻止作用。心包先天缺如或手术切除通常并不会产生临床严重后果。

心包疾病是由感染、肿瘤、代谢性疾病、尿毒症、自身免疫病、外伤等引起的心包病理性改变。按病程分为急性（<6 周）、亚急性（6 周~6 个月）及慢性（>6 个月），按病因分为感染性、非感染性、过敏性或免疫性。

急性心包炎

急性心包炎（acute pericarditis）为心包脏层和壁层的急性炎症性疾病，病程<6 周。可以单独存在，也可以是某种全身疾病累及心包的表现。

【病因及发病机制】

（一）病因

1. 感染性　过去常见病因为风湿热、结核及细菌感染。近年来，病毒感染最为常见。

2. 非感染性　包括肿瘤、尿毒症、自身免疫性疾病、心肌梗死、放射性心包炎等。有些患者查无明确原因，成为特发性急性心包炎或急性非特异性心包炎。

（二）发病机制

在心包炎的急性期，心包壁层和脏层上有纤维蛋白、白细胞及少许内皮细胞组成的炎性渗出，此时为急性纤维蛋白性心包炎。随着病程的进展，心包腔渗出液体增多，则转变为渗出性心包炎，常为浆液纤维蛋白性，液体量可由 100ml 至 2000～3000ml 不等。当有大量心包积液时，心包腔内压增高，影响心脏舒张期的血液充盈，使静脉血回流受阻，外周静脉压升高，导致心排血量降低，血压下降，出现急性心脏压塞的临床表现。

【护理评估】

（一）健康史评估

（1）评估患者近期有无各种原因引起的感染，是否患结核。

（2）评估患者有无系统性红斑狼疮、类风湿关节炎等风湿性疾病。

（3）评估患者有无心肌梗死、尿毒症、肿瘤以及创伤等病史。

（二）身体评估

1. 症状

（1）心前区疼痛　疼痛位于胸骨后、心前区，为急性心包炎的特征。见于纤维蛋白性心包炎期，性质为闷痛或尖锐性痛，常于深呼吸、咳嗽、变换体位或吞咽时加重，坐位减轻。急性非特异性心包炎和感染性心包炎患者疼痛常较明显，而结核性或肿瘤性心包炎则不明显。

（2）呼吸困难　是心包积液时最突出的症状。与支气管、肺受压及肺淤血有关。患者可出现端坐呼吸、呼吸浅快、烦躁不安、面色苍白、发绀、发热、乏力等。压迫气管引起干咳，食管被压迫时可出现吞咽困难，喉返神经受压时出现声音嘶哑。

2. 体征

（1）心包摩擦音　是纤维蛋白性心包炎的典型体征，呈抓刮样、粗糙、刺耳音。在胸骨左缘第 3～4 肋间最为清晰。前倾、深吸气及听诊器胸件加压时增强。可持续数天至数周。

（2）心包积液体征　渗出性心包炎体征。心脏搏动减弱或消失。心浊音界向两侧扩大。心率快、心音遥远。大量心包积液时可因收缩压下降导致脉压减小，严重时出现心脏压塞征，包括颈静脉怒张、奇脉、肝大、腹水、下肢水肿、血压下降甚至休克。

（三）心理 – 社会评估

患者因心前区疼痛、呼吸困难而出现精神紧张、烦躁不安，因急性心包压塞出现晕厥而感到恐慌，因担心急性心包炎会出现危险而产生焦虑、悲观心理。

（四）实验室和其他检查

1. 血液检查　细菌感染者常有白细胞计数增多及血沉增快等。自身免疫病者免疫指标阳性。

2. 胸部 X 线检查　成人心包积液 <250ml、儿童低于 150ml 时难以检出。心包积液量 >300ml 时，心脏阴影普遍向两侧增大，呈烧瓶样。心脏搏动减弱或消失。

3. 心电图　常规导联（除 aVR 和 V_1 导联）呈弓背向下型抬高、T 波低平或倒置，渗出性心包炎可有 QRS 波群低电压。无病理性 Q 波。

4. 超声心动图　是诊断心包积液最简单、可靠的方法。M 型或二维超声心动图中可见明显液性暗区。

5. 心包穿刺　具有诊断和治疗双重价值。

缩窄性心包炎

缩窄性心包炎（constrictive pericarditis）是指心脏被致密增厚的纤维化或钙化心包所包围，使心室舒张期充盈受限而产生一系列循环障碍的疾病，多为慢性。

【病因及病理生理】

（一）病因

结核性心包炎最常见，其次为非特异性心包炎，少数为化脓性、肿瘤性、外伤性以及放射性心包炎等。

（二）病理生理

缩窄性心包炎是急性心包炎的后果，随着积液逐渐吸收可有纤维组织增生、心包增厚粘连、壁层与脏层融合钙化，使心室舒张受限、充盈减少，导致静脉压升高、颈静脉怒张、肝大、腹腔积液、下肢水肿，以及心搏量下降致组织灌注不足。长期细胞缩窄可致心肌萎缩。

【护理评估】

（一）健康史评估

询问患者是否有心包炎病史。

（二）身体评估

该病起病缓慢，多于急性心包炎后数月至数年形成。

1. 症状　心包缩窄多于急性心包炎后 1 年内形成，患者可出现不同程度的呼吸困难、乏力及食欲减退、上腹胀满或疼痛等。为劳力性呼吸困难，是由于心输出量不能随活动而相应增加所致。

2. 体征　心尖搏动减弱或消失，心浊音界正常或稍增大，心率快，心音低而远。部分患者可在胸骨左缘 3～4 肋间闻及心包叩击音，是心室舒张期充盈血流因心包的缩窄突然受阻并引起心室壁的振动产生；可触及奇脉，脉压减小。由于心脏舒张受限还可导致颈静脉怒张、肝大、腹水、胸腔积液、下肢水肿等。腹水常比水肿出现早且明显。由于吸气时静脉回心血量增加，而缩窄的心包限制了心室扩张，致使吸气时颈静脉压进一步升高，颈静脉扩张明显，称为 Kussmaul 征。

（三）心理－社会评估

患者因患病影响工作和生活，病程长、病情重，导致生活不能完全自理而产生焦虑不安甚至恐惧的心理反应。

（四）实验室和其他检查

1. X 线检查　心影大小正常，左右心缘变直，主动脉弓小或难以辨认，有时可见心包钙化。

2. 心电图　有 QRS 低电压、T 波低平或倒置。

3. 超声心动图　可见心包增厚、室壁活动减弱、室间隔矛盾运动等。

4. 右心导管检查　血流动力学可有相应改变。

【护理诊断／问题】

1. 气体交换受损　与肺淤血、肺或支气管受压有关。

2. 疼痛：胸痛 与心包炎症有关。

3. 体温过高 与细菌、病毒等因素导致急性炎症反应有关。

4. 活动无耐力 与心排血量减少有关。

5. 体液过多 与渗出性心包炎有关。

【护理目标】

（1）患者能维持有效的气体交换，呼吸困难症状减轻。

（2）患者疼痛消失或减轻。

（3）患者体温恢复正常。

（4）患者能保持最佳的活动水平。

（5）患者有效控制水肿、维持体重在理想范围内。

【护理措施】

（一）一般护理

1. 休息与活动 根据病情协助患者采取半卧位或前倾位，保持舒适，给予氧气吸入。协助患者满足生活自理需要。

2. 饮食 给予高热量、高蛋白、高维生素饮食。水肿时低盐饮食，水肿严重且合并腹水者，给予无盐饮食。

3. 其他 ①输液护理：控制输液速度，防止加重心脏负担。②预防感染：避免受凉，防止呼吸道感染，以免加重呼吸困难。

（二）病情观察

（1）监测呼吸困难的程度、发绀程度、肺部啰音的变化及血气分析结果。观察疼痛的部位、性质及其变化情况，有无心包摩擦音等。

（2）记录出入量，定期测量体重。

（3）定时测量体温并记录以便观察热型。观察有无结核中毒症状。监测血常规和血沉。

（三）协助治疗

1. 急性心包炎

（1）病因治疗 ①结核性心包炎：应早期、适量、联合、长期抗结核治疗。②化脓性心包炎：根据致病菌选用有效抗生素，必要时心包腔内注射。③急性非特异性心包炎和心脏损伤后综合征：一般只需休息及对症治疗，必要时使用糖皮质激素或非甾体类抗炎药。④尿毒症性心包炎：需强化透析治疗。

（2）心包穿刺引流 适用于大量心包积液或压塞症状者。

（3）手术治疗 心包切开引流及心包切除术等。

2. 缩窄性心包炎 施行心包切除术，宜早期进行，以避免因衰竭、腹水及周围水肿或严重心脏并发症而致残或死亡。通常在心包感染被控制，结核活动已静止后手术，并在术后继续用药 1 年。

3. 用药护理 遵医嘱给予解热镇痛药，注意胃肠道反应或出血等。给予病因治疗，如抗菌、抗结核、抗肿瘤等。注意药物不良反应。

4. 心包穿刺术的配合与护理

（1）术前护理 说明手术的意义和必要性，解除患者思想顾虑，必要时用少量镇静剂，准备好抢救器械和药品。

（2）术中配合 嘱患者勿咳嗽或深呼吸；抽液过程中注意随时夹闭胶管，防止空气进入心包腔；抽液要缓慢，第一次抽液量不超过100ml，若抽出鲜血，立即停止抽吸，密切观察有无心脏压塞症状；注意记录抽液量、性质，按要求留取标本送检；观察患者的反应，如有无面色苍白、头晕及脉搏、血压、心率变化，如有异常，应及时协助医师处理。

（3）术后护理 ①术毕拔出穿刺针后，穿刺部位覆盖无菌纱布，胶布固定。②穿刺术后2小时内继续生命体征、心电、血压监护。③心包引流者需做好引流管护理，保持引流管通畅，当引流液＜25ml/d时拔除导管。

（四）心理护理

多与患者沟通，告知患者急性心包炎积极治疗多数可痊愈，解除患者的思想顾虑，使其积极配合治疗。

（五）健康指导

1. 使患者明白必须坚持足够疗程的药物治疗，大部分急性心包炎患者经治疗后均能痊愈，若治疗不彻底可发展为缩窄性心包炎。

2. 心包炎患者机体抵抗力较弱，应注意充分休息，加强营养。

3. 缩窄性心包炎如及早施行手术，可使疾病治愈或改善；若手术不及时则预后较差，病情逐渐恶化。故需向患者讲清手术治疗的重要性，使患者早日接受手术治疗。

目标检测

一、选择题

A1／A2型题

1. 患者男性，40岁。患"急性心包炎、心包积液2月余"。近日出现咳嗽，活动后气促，有心绞痛样胸痛。体检：颈静脉怒张，可见Kussmaul征，心率增快，肝大，腹水，下肢水肿，考虑诊断为

    A. 急性心包炎   B. 缩窄性心包炎

    C. 亚急性心包炎   D. 渗出性心包炎

    E. 纤维蛋白性心包炎

2. 男性，40岁。一月前诊断为"急性心包炎"。近两周呼吸困难严重，心率增快。查体：颈静脉怒张，心浊音界向两侧增大，皆为绝对浊音区，奇脉，左肩胛骨下叩诊浊音并闻及支气管呼吸音。医生考虑患者出现大量心包积液。诊断心包积液迅速、可靠的方法是

    A. 心电图   B. 心包镜

    C. 心包穿刺   D. X线检查

    E. 超声心动图

3. 男性，40岁。一月前诊断为"急性心包炎"。近两周呼吸困难严重，心率增快。查体：颈静脉怒张、奇脉。奇脉的表现是

    A. 脉搏搏动呈吸气性显著减弱，呼气时消失

    B. 脉搏搏动呈吸气性显著消失，呼气时减弱

    C. 脉搏搏动呈吸气性显著减弱或消失，吸气时减弱或有停顿

    D. 脉搏搏动呈吸气性显著减弱或消失，吸气时又复原

    E. 脉搏搏动呈吸气性显著减弱或消失，呼气时又复原

4. 女性，36 岁。诊断为"急性心包炎"。在进行心包穿刺时，患者出现面色苍白，脉搏增快，血压下降。心电图显示频发室性期前收缩。正确的处理措施是

　　A. 减慢抽液速度　　　　　　　　B. 夹闭胶管

　　C. 准备抢救药物　　　　　　　　D. 立即通知医生

　　E. 安慰患者

二、思考题

1. 急性心包炎的身体评估有哪些？

2. 缩窄性心包炎患者有哪些护理问题及护理措施？

（田　奕）

扫码"练一练"

扫码"学一学"

第八节　心律失常患者的护理

学习目标

知识要点

1. 掌握心律失常患者的护理措施。

2. 熟悉常见心律失常 ECG 特点、主要的护理问题。

3. 了解心律失常发生的常见病因、发病机制。

技能要点

1. 熟练掌握心电图描记的基本方法，能够读出常见的心律失常心电图。

2. 能独立或配合医生对致命性心律失常进行抢救。

一、心率失常概述

心律失常（cardiac arrythmia）是指心脏冲动的频率、节律、起源部位、传导速度或途径以及激动次序的异常。心脏传导系统包括窦房结，房间束、结间束，房室结，希氏束，左、右束支和浦肯野纤维网。窦房结为冲动的起点，冲动在窦房结形成后，通过普通心房肌及房间束传到左右心房，经结间通道（结间束）抵达房室结。冲动在房室结内传导速度极为缓慢（结区存在传导延搁），抵达希氏束后传导再度加速；左右束支与浦肯野纤维的传导速度均极为快捷，使全部心室肌几乎同时被激动；最后，冲动抵达心外膜，完成一次完整的心动周期。

按发生机制不同，心律失常分为冲动形成异常和传导异常。按心律失常发生时心率的快慢分为快速性心律失常和缓慢性心律失常。

（一）冲动形成异常

1. 窦性心律失常　①窦性心动过速；②窦性心动过缓；③窦性心律不齐；④窦性停搏。

2. 异位心律

（1）被动性异位心律　①逸搏（房性、房室交界区性、室性）；②逸搏心律（房性、房室交界区性、室性）。

（2）主动性异位心律　①期前收缩（房性、房室交界区性、室性）；②阵发性心动过速（房

性、房室交界区性、房室折返性、室性）；③心房扑动、心房颤动；④心室扑动、心室颤动。

（二）冲动传导异常

1. 生理性　干扰及房室分离。

2. 病理性　①窦房传导阻滞；②房内传导阻滞；③房室传导阻滞；④束支或分支阻滞（左、右束支及左束支分支传导阻滞）或室内阻滞。

3. 房室间传导途径异常　预激综合征。

窦性心律失常

（一）窦性心动过速

窦房结为正常情况下心脏的起搏点，正常窦性心率为 60~100 次/分。成人窦性心率 >100 次/分，为窦性心动过速，大多在 100~150 次/分左右，偶有高达 200 次/分。

1. 病因　①生理状态：吸烟、饮茶或咖啡、饮酒、体力活动及情绪激动等；②病理状态：发热、甲状腺功能亢进、贫血、休克、心肌缺血；③其他：服用肾上腺素、阿托品、甲状腺激素等药物。

2. 临床表现　一般无症状或仅表现为心悸，心室率过快时可有重要脏器灌注不足表现。

3. ECG　①窦性 P 波：在 Ⅰ、Ⅱ、aVF 导联直立，aVR 倒置；②心率 >100 次/分；③P-R 间期 0.12~0.20 秒（图 3-3）。

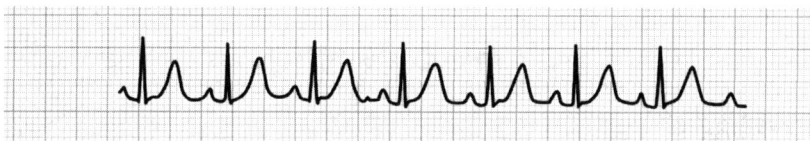

图 3-3　窦性心动过速

4. 治疗

（1）去除诱因、治疗原发病　戒烟、酒，避免浓茶、咖啡，避免过度疲劳。积极治疗原发疾病，如治疗心力衰竭、纠正贫血、控制甲亢等。

（2）药物治疗　必要时可选择 βRB 或非二氢吡啶类 CCB，以减慢心率。

（二）窦性心动过缓

成人窦性心率 <60 次/分，称为窦性心动过缓。

1. 病因　①生理状态：健康的青年人、运动员与睡眠状态，往往同时伴有窦性心律不齐（P-P 间期的差异 >0.12 秒）；②病理状态：窦房结病变、下壁心肌梗死、颅内疾患、严重缺氧、低温、甲状腺功能减退；③其他：服用药物如洋地黄、βRB、非二氢吡啶类 CCB 等。

2. 临床表现　一般无症状。心率过慢时可引起头晕、乏力、胸痛等脏器灌注不足表现，严重者可出现晕厥、阿-斯发作等。

3. ECG　①窦性 P 波；②心率 <60 次/分；③节律规则或轻度不规则（图 3-4）。

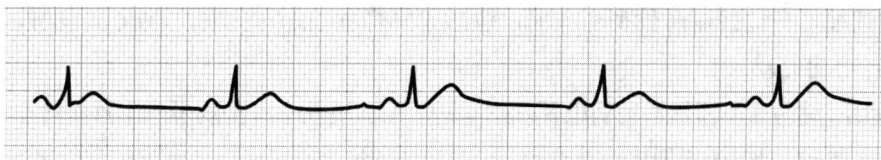

图 3-4　窦性心动过缓

4. 治疗 无自觉症状者通常无须治疗。出现脏器灌注不足时可应用阿托品、麻黄碱或异丙肾上腺素等。但长期应用可能发生严重副作用，应安装心脏起搏器。

（三）病态窦房结综合征

病态窦房结综合征（sick sinus syndrome，SSS）是由于窦房结及其周围组织病变，导致其功能减退，产生多种心律失常的临床综合征。

1. 病因 ①代谢性疾病：心肌淀粉样变性、甲状腺功能减退、脂肪浸润等。②心肌病变：冠状动脉性心脏病、心房肌病变。③自主神经病变：迷走神经张力增高。④药物：服用βRB、洋地黄类药物等。

2. 临床表现 SSS发作时，出现与心动过缓或心动过速有关的心、脑等脏器供血不足表现，轻者头昏、头晕、记忆力减退；重者晕厥、阿-斯发作、心绞痛、心功能不全等。

3. ECG ①持续而显著的窦性心动过缓（＜50次/分）；②窦性停搏与窦房传导阻滞；③窦房传导阻滞与房室传导阻滞并存；④心动过缓-心动过速综合征（慢-快综合征）：窦性心动过缓与房性快速性心律失常（心房扑动、心房颤动或房性心动过速）交替发作，是SSS特征性心电图。

4. 治疗 无症状者，无须治疗，但需定期随访。有症状者应安装起搏器。临时应用阿托品、异丙基肾上腺素、麻黄素等暂时提高心率。起搏器安装后仍有心动过速者可加用抗心律失常药物。

房性心律失常

（一）房性期前收缩

1. 病因 各种器质性心脏病均可引发房性期前收缩，并可能是快速性房性心律失常的先兆。

2. 临床表现 一般无自觉症状，少数患者可有心悸或胸闷。

3. ECG ①提前出现的房性P'波：与正常窦性P波形态不同，可直立或倒置；②P'-R间期：≥0.12秒；③QRS形态：可以表现为P'波后无QRS波跟随、有正常QRS或出现宽大畸形的QRS波；④不完全代偿：包括期前收缩在内前后两个窦性P波的间期，大多短于窦性P-P间期的两倍，为不完全性代偿（图3-5）。

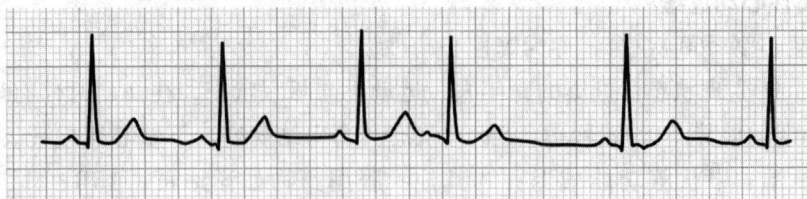

图3-5 房性期前收缩

4. 治疗 无症状性房性期前收缩通常无须治疗。有明显症状或因房性期前收缩触发室上性心动过速时，应给予治疗。①消除诱因：吸烟、饮酒与咖啡均可诱发房性期前收缩，劝导戒除或减量。②控制房性期前收缩：包括口服普罗帕酮、莫雷西嗪或βRB等。

（二）心房扑动

1. 病因 多见于器质性心脏病患者，亦可见于无器质性心脏疾病者。①器质性心脏病：最常见的疾病有冠状动脉粥样硬化性心脏病、风湿性心脏病、心肌病、高血压病等，此外，心力衰竭、心包疾病、先天性心脏病等均可引起。②其他：酒精中毒、甲状腺功能亢进、遗传等。

2. 临床表现 有无症状取决于心室率快慢，心室率增快者可有心悸、胸闷，重者可引发心绞痛、心力衰竭。房扑心律规则时心音一致，不规则时第一心音强弱不等。可见快速的颈静脉扑动。房扑具有不稳定倾向，可自行恢复或发展为房颤，亦可持续数月或数年。

3. ECG ①心房活动：呈现规律的锯齿状扑动波，称为 F 波，扑动波之间的等电线消失，在 Ⅱ、Ⅲ、aVF 或 V_1 导联最为明显，典型心房率通常为 250～300 次/分；②心室律：规则或不规则取决于房室传导比率是否恒定，多数规则，不规则的心室率由于传导比率发生变化（如 2∶1 与 4∶1 交替传导）所致，频率因传导比例不同而异，多数在 150 次/分左右（2∶1 传导）；③QRS 波群形态：多正常，合并室内差异传导、束支传导阻滞或经房室旁路下传时，QRS 波群增宽、形态异常。

4. 治疗 ①治疗基础疾病。②电复律：同步直流电复律（＜50J 能量）是终止房扑最有效的方法。③药物：电复律无效者，可应用非二氢吡啶类 CCB（如维拉帕米、地尔硫䓬）或超短效 βRB（如艾司洛尔）减慢心室率。④射频消融：电复律无效、药物疗效欠佳而症状明显或引起血流动力学改变者，应选择射频消融。

（三）心房颤动

简称房颤，临床十分常见。发病率随年龄而增加，男性略高于女性。

1. 病因 ①心血管疾病：风湿性心脏病、冠心病、高血压性心脏病、缩窄性心包炎、心肌病、感染性心内膜炎以及慢性肺源性心脏病等。②其他：甲状腺功能亢进、剧烈运动、手术、酒精中毒。我国仍以风湿性心脏病二尖瓣狭窄最为常见。发生在年龄＜60 岁、无心肺疾病患者群时称为孤立性房颤。

2. 临床表现 轻重受心室率快慢影响。心室率＞150 次/分时，可发生心绞痛与充血性心力衰竭。心室率不快时，患者无症状。房颤危险更多来自房颤时并发的栓塞，栓子主要来自左心房，二尖瓣狭窄或二尖瓣脱垂合并房颤时，脑栓塞的发生率更高。

心脏听诊特点：第一心音强度不等；心律绝对不规则；脉率和心率不一致（心率快过脉率，称为脉搏短绌或短绌脉）。

3. ECG ①窦性 P 波消失，代之以小而不规则的基线波动的 f 波，形态与振幅均变化不定，频率 350～600 次/分；②心室率极不规则；③QRS 波群形态通常正常，合并室内差异传导时，QRS 波群增宽、变形（图 3 - 6）。

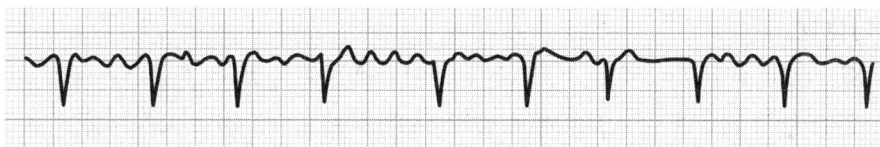

图 3 - 6 心房颤动

4. 治疗 根据 2010 年 ESC/EHRA/EACTS 欧洲房颤防治指南关于房颤分类（表3 - 8），针对不同类型房颤采取不同治疗措施。

表 3 - 8 心房颤动分类及特点

分类	临床特点
初发性房颤	首次发现的房颤
阵发性房颤	持续时间一般小于 48 小时，可以自行终止，最长持续不超过 7 天
持续性房颤	持续时间超过 7 天，或不足 7 天但需紧急药物或直流电复律者

分类	临床特点
长期性房颤	房颤时间持续超过 1 年并拟采取节律转复治疗者
永久性房颤	房颤时间持续超过 1 年，患者已习惯房颤状态，不准备转复者

（1）积极治疗原发疾病，避免相关诱因。

（2）转复律并维持窦性心律　对初发性房颤、频繁发作或症状明显的阵发性房颤或持续性房颤不能自动转为窦性心律者，可用胺碘酮、普罗帕酮转复律，无效时可改用电复律。

（3）控制心室率　初次发作及阵发性房颤常可自动终止发作，症状明显者以控制心室率为主，可选用静脉注射 βRB 或非二氢吡啶类 CCB，使安静时心率保持在 60~80 次/分、轻微运动后不超过 100 次/分。持续性房颤（不愿转复律或老年患者）、永久性房颤者可选用 βRB、钙通道阻滞剂或地高辛控制心室率，无器质性心脏病者目标心室率 <110 次/分，合并器质性心脏病者根据病情决定目标心室率。

（4）抗凝治疗　房颤（尤其是永久性房颤）有较高的栓塞发生率，尤其有栓塞病史、瓣膜病、高血压、糖尿病、老年、左心房扩大、冠心病的患者，需口服华法林抗凝，使凝血酶原时间国际正常化比值（INR）维持在 2.0~3.0 之间。不适宜应用华法林的患者以及无以上危险因素的患者，可改用阿司匹林（100~300mg/d）。

房室交界性心律失常

（一）阵发性室上性心动过速

阵发性室上性心动过速（paroxysmal supraventricular tachycardia，PSVT）指起源于希氏束分支以上部位的心动过速。大部分由折返机制引起，可发生在窦房结、房室结与心房，分别称为窦房折返性心动过速、房室结内折返性心动过速和心房折返性心动过速，其中房室结内折返性心动过速最常见。

1. 病因　多数无器质性心脏病。不同性别、年龄均可发生。

2. 临床表现　突然起始与突然终止，持续时间长短不一。症状轻重取决于发作时心室率快速程度、持续时间及原发病严重程度。可有心悸、胸闷、头晕等，少见晕厥、心绞痛、心力衰竭与休克。

3. ECG　①心率 150~250 次/分，心律规则；②可见逆行 P 波（Ⅱ、Ⅲ、aVF 导联 P 波倒置），多在 QRS 终末部位（如隐藏在 QRS 内则不见），与 QRS 关系恒定；③QRS 形态和时限多数正常，有差异传导时 QRS 宽大畸形；④起始突然，常由房性期前收缩开始。部分房室折返者，由于存在房室旁路通道，但仅能室－房传导而无预激波（隐匿旁路）（图 3-7）。

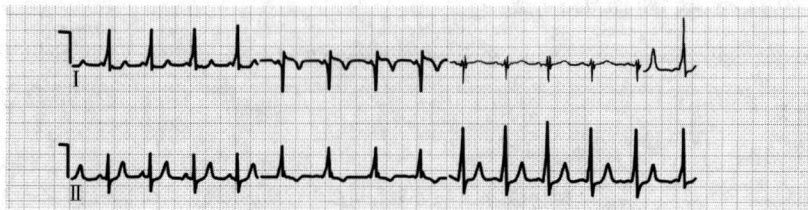

图 3-7　阵发性室上性心动过速

4. 治疗

（1）终止发作

1）刺激迷走神经 按压眼球、冷水浸泡前臂、按摩颈动脉窦（不得双侧同时按摩）、Valsalva 动作等，可终止发作。

2）药物治疗 ①腺苷与 CCB：首选腺苷（6～12mg 静脉注射），起效快。腺苷无效时选用维拉帕米（首剂 5mg、无效间隔 10 分钟后再行 5mg 静脉注射），地尔硫䓬（0.25～0.35mg/kg）。合并收缩性心衰、低血压、宽 QRS 波但未明确室上速时，不应使用 CCB，宜用腺苷。②其他药物：短效洋地黄类制剂首选于伴有心功能不全者，短效 βRB 如艾司洛尔、普罗帕酮等。

3）电复律 食道心房调搏常能有效终止发作。室上速合并严重心绞痛、低血压、心力衰竭时首选直流电复律。

（2）预防复发 取决于发作频度及严重程度。洋地黄类制剂（地高辛）、长效钙通道阻滞剂（维拉帕米缓释剂、长效地尔硫䓬）、长效 βRB 等。

（二）预激综合征

预激综合征又称 Wolf – Parkinson – White 综合征（WPW 综合征），是指心电图呈预激表现，临床上常表现为心动过速。心电图预激指心房冲动经过这些异常通路提前激动心室的一部分或全部。其解剖学基础在于心房和心室之间存在除房室结之外的旁路（房室旁路），常见 Kent 束，此外还有房 – 希氏束、结室纤维、分支室纤维。

1. 病因 先天性心血管病如三尖瓣下移畸形、二尖瓣脱垂与心肌病等可并发预激综合征。

2. 临床表现 预激本身不引起症状，但容易诱发心动过速。大约 80% 心动过速发作为房室折返性心动过速，15%～30% 为心房颤动，5% 为心房扑动。频率过快的心动过速，可发展为心室颤动或导致充血性心力衰竭、低血压。

3. ECG 通过房室旁路传到的典型预激表现为：①窦性心搏的 P – R 间期 < 0.12 秒；②QRS：某些导联的 QRS 时限 > 0.12 秒，QRS 起始部粗钝（称 delta 波或预激波），终末部正常；③ST – T 波：呈继发性改变，与 QRS 波群主波方向相反。根据胸前导联 QRS 主波方向将预激综合征分为①A 型：胸前导联 QRS 主波均向上，多发生在左室或右室后底部；②B型：V₁ 导联 QRS 主波向下，V₅、V₆ 导联 QRS 主波向上，发生在右室前侧壁（图 3 – 8）。

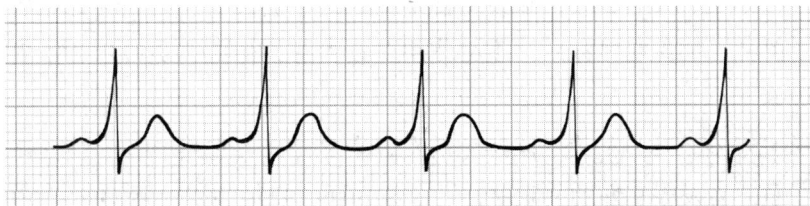

图 3 – 8 预激综合征心电图

4. 治疗 从无心动过速发作或偶有发作但症状轻微者，无须治疗。心动过速发作频繁伴有明显症状者，应予治疗。

（1）药物治疗 正向房室折返性心动过速，首选药物为腺苷或维拉帕米静脉注射，也可选普罗帕酮。

（2）电复律　当发生心房扑动与颤动并伴有晕厥或低血压时，应立即电复律。

（3）介入治疗　射频消融治疗本病取得极大成功，且死亡率很低。经导管消融旁路作为根治预激综合征室上性心动过速发作的手术应列为首选，应早期应用。

室性心律失常

（一）室性期前收缩

又称室性早搏，简称室早。是临床最常见的心律失常类型。

1. 病因　①正常人：焦虑、精神紧张、过量烟酒、咖啡等；②心血管疾病：冠心病、高血压、风湿性心脏病、心肌炎等；③药物：洋地黄、奎尼丁、三环类抗抑郁药中毒。④其他：缺氧、电解质紊乱（低钾、低镁等）、麻醉、手术均可使心肌受到机械、电、化学性刺激等而诱发。

2. 临床表现　可有心悸。是否有症状及自觉症状轻重与期前收缩频发程度或严重程度不一定相关。听诊时，室性期前收缩后出现较长的停歇，期前收缩的第二心音减弱，仅能听到第一心音。桡动脉搏动减弱或消失。

3. ECG　①提前发生的宽大畸形 QRS 波群，时限通常超过 0.12s，ST 段及 T 波方向与 QRS 主波方向相反；②室性期前收缩与其前面的窦性搏动间期（称为配对间期）恒定；③室性期前收缩后出现完全性代偿间歇，即包含室性期前收缩在内的前后两个下传的窦性搏动之间期，等于两个窦性 R - R 间期之和，但亦表现为插入性；④室性期前收缩的类型：孤立性，规律出现（二联律、三联律），成对（连续 2 个室性期前收缩），室性心动过速（连续 3 个或以上室性期前收缩）。同一导联内，室性期前收缩形态相同者，为单形性室性期前收缩；形态不同者称多形性或多源性室性期前收缩（图3－9）。

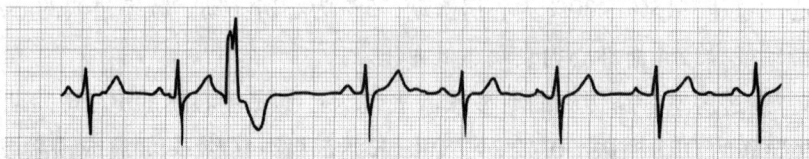

图 3 - 9　室性期前收缩（三联律）

4. 治疗

（1）无症状、无器质性病变　偶发室性期前收缩不会增加无器质性心脏病患者发生心脏性死亡的危险性，如无明显症状，不必使用药物治疗，但应避免吸烟、饮酒、大量饮用咖啡等诱发因素。

（2）有症状、有器质性病变　除避免诱发因素之外，可选用βRB、美西律、普罗帕酮等。二尖瓣脱垂患者发生室性期前收缩，可首选βRB。急性心肌梗死 24 小时内室早发生率很高，但与室颤并无必然联系，故不主张预防性应用抗心律失常药物。

（二）室性心动过速

室性心动过速简称室速，是临床上最危险的心律失常之一。

1. 病因　偶见于无器质性心脏病者，多见于各种器质性心脏病患者。最常见于冠心病，尤其是曾发生心肌梗死者。其次是心肌病、心力衰竭、二尖瓣脱垂、心瓣膜病等。其他包括代谢障碍、电解质紊乱、长 QT 综合征等。

2. 临床表现　临床症状轻重与发作时心室率、持续时间、原有基础心脏病变和心功能有关。非持续性室速（发作时间 <30 秒，能自行终止）通常可无症状；持续性室速（发作时间 >30 秒）常伴有明显血流动力学障碍，可表现为晕厥、气促、心绞痛、低血压、少尿等。听诊心律轻度不规则，第一、二心音分裂，收缩期血压可随心搏变化。

3. ECG　①连续 3 个或以上的室性期前收缩；②QRS 形态畸形，时限 > 0.12 秒，ST – T 方向与 QRS 主波方向相反；③心室率多数为 100～250 次/分，规则或轻度不规则；④房室独立活动（房室分离）：P 波与 QRS 波群无固定关系；⑤心室夺获：少数窦性冲动可下传心室，在窦性 P 波之后，提前出现一个正常的 QRS 波群，如与室性活动同时激动心室肌则产生形态介于窦性与异位心室搏动之间的 QRS 波，称之室性融合波。心室夺获与室性融合波是室性心动过速诊断的重要依据。按室速发作时 QRS 波群的形态，可将室速分为单形性室速和多形性室速（图 3 – 10）。

4. 治疗

（1）无器质性心脏病　非持续性短暂室速，如无症状或血流动力学改变时，可不予特殊治疗，但注意随访。持续性室速治疗同器质性心脏病治疗。

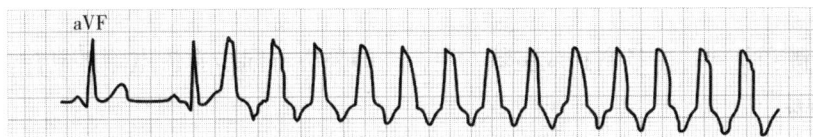

图 3 – 10　室性心动过速

（2）器质性心脏病　持续性室速无论有无器质性心脏病，器质性心脏病无论持续性还是非持续性室速，均应治疗。

（3）终止室速发作　无血流动力学改变者首选利多卡因静脉注射，并持续静脉点滴，无效可选普罗帕酮或胺碘酮。药物治疗无效，或有血流动力学改变者，应迅速采取同步直流电复律，能量选择 100～200J 左右。

（4）预防复发　积极治疗原发病如冠心病、低血压、低钾血症、充血性心力衰竭等，预防诱发因素。抗心律失常药物亦可与埋藏式心室起搏装置合用，预防及治疗复发性室速。

（三）心室扑动与心室颤动

心室扑动与心室颤动是致命性心律失常。

1. 病因　常见于缺血性心脏病。抗心律失常药物，特别是引起 QT 间期延长与尖端扭转的药物，严重缺氧、缺血、预激综合征合并房颤与极快的心室率、电击伤等亦可引起，死亡率极高。

2. 临床表现　因心脏没有射血，患者意识丧失、抽搐、呼吸停顿甚至死亡，听诊心音消失、大动脉搏动消失、血压消失。

3. ECG

（1）心室扑动　呈正弦图形，波幅大而规则，频率 150～300 次/分（通常在 200 次/分以上），有时难与室速鉴别（图 3 – 11）。

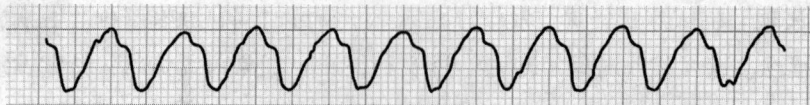

图 3 – 11　心室扑动

（2）心室颤动　QRS 波形、振幅与频率均极不规则，无法辨认 QRS 波群、ST 段与 T 波（图 3 – 12）。

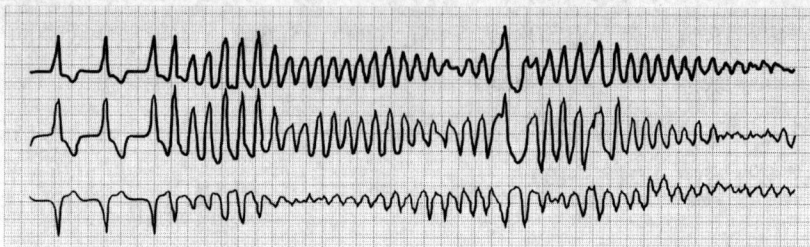

图 3 – 12　心室颤动

4. 治疗

（1）除颤和复律　一旦室扑或室颤发生，立即采取非同步直流电除颤复律，由 200J 开始，直至 360J。

（2）药物治疗　除颤和复律同时给予抗心律失常药物以稳定心电。常用药物中利多卡因具有部分除颤功能及电除颤后心电稳定作用，无效时给予胺碘酮。此外、溴苄胺、普鲁卡因、美托洛尔、艾司洛尔等均可视病情需要使用。

（3）其他治疗　迅速开放气道给氧，治疗原发疾病。

心脏传导异常

冲动传导在心脏任何部位均可发生阻滞。按发生部位分为①窦房阻滞；②房室阻滞（A – VB）；③室内阻滞。按严重程度可以分为①一度阻滞：传导时间延长，但所有冲动均可以下传；②二度阻滞：分为莫氏 I 型和 II 型，I 型特点为传导时间逐渐延长，直至发生脱漏（称为"文氏现象"），莫氏 II 型表现为传导时间恒定（正常或延长），但有脱漏；③三度阻滞：所有冲动均不能下传，即完全型阻滞。此处介绍 A – VB。

A – VB 阻滞部位发生在房室交界，心房冲动传导延迟或不能传导至心室。

1. 病因　一度和文氏型 A – VB 可发生在正常人或运动员，多与迷走神经张力高有关。其他类型 A – VB 多见于器质性疾病，如缺血性心脏病、心肌炎、心脏瓣膜病、电解质紊乱、药物中毒等。

2. 临床表现　①一度 A – VB：多无临床症状，S_1 减弱。②二度 A – VB：心悸、脱漏感，S_1 逐渐减弱、有脱漏。③三度 A – VB：取决于逸搏性心律时心室率快慢，常有头晕、乏力、晕厥、心绞痛、心力衰竭，严重者出现黑矇、意识丧失、肢体抽搐、大小便失禁——阿 – 斯综合征发作，甚至猝死；S_1 强度经常变化、可呈大炮音，S_2 反常分裂。

3. ECG

（1）一度 A – VB　心房冲动全部下传至心室（所有窦性 P 波后均有 QRS 波），但传导时间延长（P – R 间期 >0. 20 秒）。阻滞部位位于房结区时 QRS 波群形态与时限正常，发生在结希区和（或）希氏束 – 浦肯野系统时可表现时限延长（图 3 – 13）。

（2）二度 A－VB　①二度 I 型：P－R 间期逐渐延长，直至 P 波后脱漏 QRS 波群；相邻两个 R－R 间期逐渐缩短；包括阻滞 P 波在内的 R－R 间期小于正常窦性 P－P 间期的两倍；临床常见传导类型以 3∶2 或 5∶4 传导比例多见。②二度 II 型：P－R 间期恒定不变（正常或延长），但 P 波后出现 QRS 波群脱漏；QRS 波形态可以正常，也可以增宽（阻滞位于希氏束－浦肯野系统）（图 3－14、图 3－15）。

（3）三度 A－VB　①P 波与 QRS 波群各自独立、互不相关；②心房率＞心室率；③心室率及 QRS 形态与发生阻滞部位有关：发生在希氏束时，频率在 40～60 次/分、QRS 形态正常，位于室内传导系统时频率多低于 40 次/分、QRS 增宽（图 3－16）。

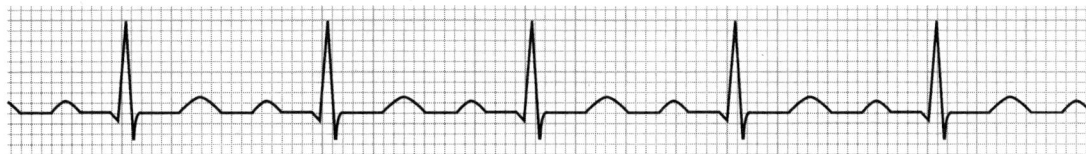

图 3－13　一度 A－VB

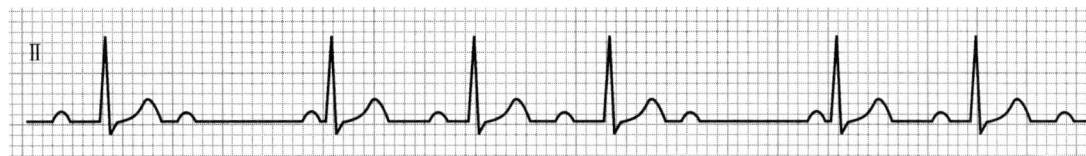

图 3－14　二度 I 型 A－VB

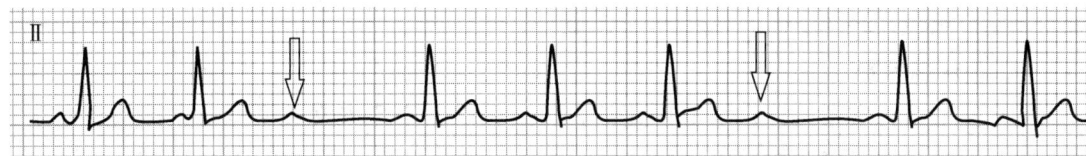

图 3－15　二度 II 型 A－VB

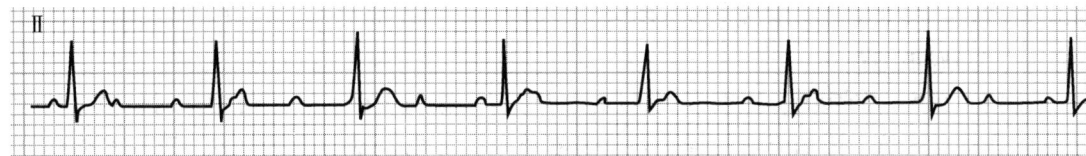

图 3－16　三度 A－VB

4. 治疗

（1）病因治疗　治疗的关键。

（2）心律失常治疗

1）一度和二度 I 型 A－VB　心室率不慢、无血流动力学改变患者无须治疗，有血流动力学改变者治疗同三度 A－VB。

2）二度 II 型及三度 A－VB　多有心室率减慢、血流动力学改变，必须针对缓慢心室率治疗。①药物治疗：阿托品、异丙肾上腺素仅适用于无条件安装起搏器时的应急使用；②起搏器：症状重、心室率缓慢者及早临时或永久安装起搏器。

二、心律失常患者的护理

【护理诊断/问题】

1. 活动无耐力 与心律失常导致心排血量减少有关。

2. 焦虑 与反复发作的心律失常影响日常生活有关。

3. 知识缺乏 与对心律失常的相关知识、治疗手段等知之甚少有关。

4. 有受伤的危险 与心律失常突然发作导致头晕、晕厥有关。

5. 潜在并发症：脑栓塞、心力衰竭。

【护理目标】

（1）患者症状消失或缓解，活动耐力提高。

（2）患者焦虑程度减轻或消失。

（3）患者能了解心律失常的相关诊治常识。

（4）患者掌握心律失常发作的规律，了解发病机理，学会自我保护，减少意外受伤的风险。

（5）患者能坚持规律治疗，发生相关并发症的风险降低。

【护理措施】

（一）一般护理

良性心律失常患者，鼓励其正常工作生活，避免劳累；患者有胸闷、头晕、心悸等明显症状时以卧床休息为主，采取高枕卧位、半坐卧位等舒适体位，避免左侧卧位压迫心脏加重不适。吸氧，2~4L/min，保证充分睡眠。

（二）病情观察

对严重心律失常者，应持续心电监护，凡出现以下心律失常类型者应立即报告医生，准备好抗心律失常药物及除颤仪、临时起搏器等，协助抢救：窦性停搏；预激综合征并发房颤；频发（>5次/分）、多源性、成对的或呈 R-on-T 现象的室性早搏；室性心动过速；室颤；二度Ⅱ型和三度房室传导阻滞。

（三）协助治疗

评估心律失常的病因，协助纠正诱因。对于有晕厥病史患者，了解发作时体位、持续时间、伴随症状等，协助生活护理。嘱患者避免单独外出，避免意外受伤。严格按医嘱按时按量给予抗心律失常药物，静注时速度一定要慢，观察药物的不良反应。常用抗心律失常药物的不良反应见表3-9。

表3-9 常用抗心律失常药物的不良反应

药物	不良反应
利多卡因	少数引起窦房结抑制、室内传导阻滞；其他反应包括眩晕、感觉异常、谵妄、昏迷等
普罗帕酮	可引起窦房结抑制、房室传导阻滞、加重心力衰竭、眩晕；视力模糊、口内金属味
奎尼丁	窦性停搏、房室传导阻滞、晕厥、低血压等；其他如厌食、恶心、呕吐、皮疹、发热、视听觉障碍等
βRB	低血压、心动过缓、心力衰竭；可能加重哮喘与COPD
维拉帕米	心动过缓、房室传导阻滞、已使用β受体阻断剂或有血流动力学障碍者易造成低血压；偶有肝毒性
胺碘酮	肺纤维化（最严重）；心动过缓、传导阻滞；甲状腺功能异常（甲亢或甲减）；恶心、呕吐、排便习惯改变

（四）心理护理

耐心地向患者简要介绍病情及心律失常类型的常见处理方法，除个别极危重患者，一般可安排患者家属陪伴，缓解心理压力及焦虑、恐惧的情绪。

（五）健康指导

避免进食咖啡、浓茶等刺激性饮料和食物，避免过饱，戒烟、戒酒。避免剧烈活动、情绪激动或紧张、快速变动体位等，一旦有头晕、黑矇先兆时、立即平卧或蹲下，避免跌伤。

目 标 检 测

一、选择题

A1/A2 型题

1. 心电监护发现以下情况需准备急救处理，哪项除外
   A. 持久性心房颤动　　　　B. 反复短阵性室速　　　　C. 三度房室传导阻滞
   D. 多源性室早呈二联律　　E. 室性早搏 R – on – T 现象

2. 房颤发生后易引起以下哪种合并症
   A. 严重心力衰竭　　　　　B. 心源性休克　　　　　　C. 体循环动脉栓塞
   D. 神志模糊、抽搐　　　　E. 肺内感染

3. 频发期前收缩是指期前收缩的次数每分钟出现
   A. 3 次以上　　　　　　　B. 5 次以上　　　　　　　C. 8 次以上
   D. 10 次以上　　　　　　 E. 15 次以上

4. 关于室性期前收缩的心电图表现，错误的是
   A. 有提前出现的宽大畸形的 QRS 波
   B. T 波方向与 QRS 波主波方向相反
   C. QRS 波群前、后可出现逆行的 P 波
   D. 代偿间歇完全
   E. 室性融合波

5. 不符合心房颤动的心电图特征是
   A. 形态，大小不一的 f 波　　B. R – R 间隔不相等　　C. QRS 波形态正常
   D. 窦性 P 波消失　　　　　　E. 心室率 350～600 次/分

6. 确诊心律失常最好的方法是
   A. 心室晚电位　　　　　　B. 心脏磁共振成像（MRI）　　C. 心向量图
   D. 心电图检查　　　　　　E. 超声心动图检查

7. 与典型室性期前收缩心电图表现不符合的一项是
   A. 提前出现 QRS 波
   B. QRS 波宽大畸形，时限 >0.12 秒
   C. QRS 波前无相关 P 波
   D. T 波与 QRS 波群主波方向相同
   E. 有完全代偿间歇

8. 心房颤动的心电图表现为

A. P波消失代之以 f 波，且 R－R 间期绝对不规则

B. P－QRS－T 波群消失，代之以不规则的波浪状曲线

C. P波 QRS 波完全无关且 P－P 间期 < R－R 间期

D. 连续 3 个或 3 个以上的房性期前收缩

E. P波消失代之以 F 波，R－R 间期规则或不规则

9. 最危急的心律失常是

    A. 室上性阵发性心动过速　　B. 窦性心动过速　　　　　C. 心房颤动

    D. 心室颤动　　　　　　　　E. 房室传导阻滞

10. 治疗急性心肌梗死时出现室性心律失常，首选的药物是

    A. 利多卡因　　　　　　　　B. 普萘洛尔　　　　　　　C. 奎尼丁

    D. 维拉帕米　　　　　　　　E. 苯妥英钠

11. 终止阵发性室上性心动过速时，首选的措施是

    A. 机械刺激兴奋迷走神经　　B. 静脉注射普萘洛尔　　　C. 心脏电复律

    D. 静脉注射胺碘酮　　　　　E. 心导管消融

12. 以下心律失常中，除哪项外均需紧急处理

    A. 阵发性室性心动过速　　　B. 室性期前收缩 R－on－T

    C. 窦性心率 35 次/分　　　　D. 心房颤动，心室率 86 次/分

    E. 三度房室传导阻滞

13. 心脏骤停首选的治疗措施是

    A. 心肺复苏　　　　　　　　B. 安置起搏器　　　　　　C. 开通静脉输液

    D. 通畅呼吸道　　　　　　　E. 高浓度吸氧

14. 护士独自巡视病房时，突然发现某患者心脏停搏，需首先采取的措施是

    A. 立即告知医师　　　　　　B. 推抢救车行电极除颤

    C. 心肺基础复苏术　　　　　D. 给予吸氧，作好气管插管准备

    E. 建立静脉通路，保证静脉给药途径

15. 下列哪项心律失常，一般多见于无器质性心脏病的年轻人

    A. 心房颤动　　　　　　　　B. 心房扑动　　　　　　　C. 房室传导阻滞

    D. 室上性心动过速　　　　　E. 多源性室性期前收缩

16. 28 岁男性高度近视患者，自诉突然感到心悸，听诊心率 200 次/分，心律匀齐、强弱均等，血压尚正常。您考虑患者最可能发生的是

    A. 窦性心动过速　　　　　　B. 室上性心动过速

    C. 室性心动过速　　　　　　D. 房颤

    E. 室颤

17. 心电图监护心脏病患者时，见荧光屏上突然出现完全不规则的波浪曲线，而看不到 QRS 波与 T 波。对此以下判断错误的是

    A. 患者发生室颤，为最严重的心律失常

    B. 立即静脉推注利多卡因 60mg

    C. 可施行电极除颤

    D. 应立即做胸外心脏按压和口对口人工呼吸

    E. 患者发生猝死，无须再抢救

18. 患者，男性，60岁，无不适症状。体格检查：心率51次/分。心电图：窦性心动过缓。此时应如何处理

    A. 口服阿托品   B. 静脉注射阿托品

    C. 静脉滴注肾上腺素   D. 静脉滴注异丙肾上腺素

    E. 暂不予以处理，随访观察

19. 患者，男性，65岁，突然意识丧失，血压测不清，颈动脉搏动消失。心电监测为心室颤动，此时应采用最有效的治疗是

    A. 心脏按压   B. 人工呼吸

    C. 非同步直流电复律   D. 静脉注射利多卡因

    E. 心腔内注射肾上腺素

20. 黄某，男，62岁，因心房纤颤住院治疗，心率114次/分，心音强弱不等，心律不规则，此时护士应如何准确观察脉搏与心率

    A. 先测心率，后测脉率

    B. 先测脉率，后测心率

    C. 两人分别测脉率和心率，但应同时起止

    D. 两人分别测脉率和心率

    E. 一人测心率，一人测脉率

21. 患者，女性，28岁，阵发性心悸5年，每次发作突然，持续数分钟至1小时不等，本次发作时心率185次/分，律齐，心电图检查发现：QRS波群形态正常，P波不易辨认，该患者可能诊断为

    A. 室上性心动过速   B. 心房颤动

    C. 窦性心动过速   D. 室性心动过速

    E. 心室颤动

22. 患者，男性，63岁，"反复发作性晕厥5次"入院。心电图检查示：三度房室传导阻滞，心室率40次/分。首选的治疗是

    A. 利多卡因   B. 肾上腺素

    C. 胺碘酮   D. 安装心脏起搏器

    E. 心脏按压

23. 患者，男性，28岁，因"反复心悸3个月"入院，心电图检查示：QRS波群提前出现，宽大畸形，其前无相关P波，有完全代偿间歇，根据心电图提示患者属于以下哪种情况

    A. 窦性心律失常   B. 房性期前收缩   C. 室性期前收缩

    D. 心房扑动   E. 心房颤动

A3/A4型题

(24~25题共用题干)

患者，女性，22岁。突然心慌、胸闷30分钟就诊。血压正常。心率200次/分，律齐。患者自述以前曾有这种情况发生，心悸可自行缓解。

24. 患者出现了以下哪种情况

    A. 心室颤动   B. 心房颤动   C. 窦性心动过速

    D. 室性心动过速   E. 室上性心动过速

25. 若患者病史尚不清楚，应采取何种较简单有效的措施
 A. 刺激呕吐反射或嘱其屏气
 B. 静脉推注毛花苷 C
 C. 静脉推注去甲肾上腺素
 D. 静脉推注利多卡因
 E. 口服阿托品

（26~27 题共用题干）

男性患者，58 岁。有高血压病病史 10 余年。心电图示：QRS 波群与 T 波消失，呈形状、频率、振幅高低各异、完全无规则的波浪曲线。

26. 患者出现了
 A. 窦性心动过速　　　　B. 房性期前收缩　　　　C. 室性期前收缩
 D. 心房扑动　　　　　　E. 心室颤动

27. 此时应首选的治疗措施是
 A. 心脏按压　　　　　　B. 人工呼吸　　　　　　C. 非同步直流电复律
 D. 静注利多卡因　　　　E. 心腔内注射肾上腺素

二、思考题

患者，女，50 岁，因"反复发作性心悸、胸闷伴晕厥 3 个月"入院。患者 3 个月前无明显诱因下突发心悸、胸闷，晕厥 1 次，约 5 秒后自行恢复。未到任何医院就诊。1 周前无明显诱因再次感到明显心悸、胸闷、呼吸困难，并连续晕厥 3 次，持续数秒后均能自行醒转。否认高血压、糖尿病、冠心病病史。

请问：
1. 导致该患者多次晕厥的最可能原因是什么？
2. 如考虑该患者为心律失常造成的心源性晕厥，做什么检查可协助诊断？
3. 患者目前最主要的护理问题是什么？

（田　奕）

扫码"练一练"

扫码"学一学"

第九节　心力衰竭患者的护理

学习目标

知识要点

1. 掌握心衰的常见诱因、临床表现和治疗措施。

2. 熟练掌握心衰患者的常见护理问题及护理措施。

3. 了解心力衰竭发生的常见病因及发病机制。

技能要点

1. 能迅速判断急性心力衰竭的发生，并配合医生进行抢救及护理。

2. 能根据所学知识，对慢性心力衰竭患者进行针对性护理。

3. 能掌握心力衰竭患者常用药物种类、不良反应，指导患者科学用药。

心力衰竭（heart failure，HF）简称心衰。循环血容量正常前提下，由于各种心脏结构和（或）功能性疾病，导致心室收缩功能和（或）舒张功能障碍，心输出量下降，不能满足机体代谢的需要，引起器官、组织血液灌注不足，同时伴有肺循环和（或）体循环淤血，无临床症状或临床症状不明显者称为心功能不全，而产生临床表现者谓之心衰。因同时合并肺循环和（或）体循环淤血，故又称为充血性心力衰竭。

【类型】

1. 左心衰、右心衰和全心衰　按照发生部位分为左心衰、右心衰及全心衰。左心衰指左心室代偿功能不全而发生的心力衰竭，临床上较为常见，以肺循环淤血为特征。单纯的右心衰竭主要见于肺源性心脏病及某些先天性心脏病，以体循环淤血为主要表现。左心衰竭后肺动脉压力增高，使右心负荷加重，导致右心衰竭也随之出现，即为全心衰。

2. 急性和慢性心衰　急性心衰系因急性的严重心肌损害或突然加重的负荷，使心功能正常或处于代偿期的心脏在短时间内发生衰竭或使慢性心衰急剧恶化。急性心衰以急性左心衰常见，因缺乏代偿过程而表现为急性肺水肿或心源性休克。慢性心衰病程长，常有原发心肌疾病，一般均有代偿性心脏扩大或肥厚及其他代偿机制参与。

3. 收缩性和舒张性心衰　心脏收缩功能障碍，心排血量下降合并肺淤血，即为收缩性心力衰竭，也是临床上最常见的心衰类型。心脏正常的舒张功能是保证足够回心血量、保证心脏收缩期有效泵血的前提，当心脏舒张功能障碍时舒张末期心室充盈不足、心搏出量下降，同样导致心衰。单纯的舒张性（舒张期）心衰如前所述可见于高血压、冠心病的某一阶段，严重的舒张期心衰见于原发性限制型心肌病、原发性肥厚型心肌病等。

【心功能的评估】

1. 心力衰竭的分级

（1）NYHA 分级　源于 1928 年由美国纽约心脏病学会（NYHA）提出（表 3 – 10）。因简便易行，临床上最为常用。但此种分级主要依靠患者的主观感受作为分级依据，短期内变化可能性大、个体间差异也较大。

表 3 – 10　纽约心脏病学会心力衰竭分类 1928 年

分级	临床特点
Ⅰ级	患有心脏病，但日常活动量不受限制，一般活动不引起疲乏、心悸、呼吸困难或心绞痛等症状
Ⅱ级	体力活动受到轻度的限制，休息时无自觉症状，但一般活动可出现疲乏、心悸、呼吸困难或心绞痛等症状
Ⅲ级	体力活动明显受限，小于平时一般活动即引起上述的症状
Ⅳ级	不能从事任何体力活动，休息状态下也出现心衰症状，体力活动后加重

（2）6 分钟步行试验　是一项简单易行、安全、方便的试验。要求患者在平直走廊里尽可能快的行走，测定 6 分钟的步行距离：若 6 分钟步行距离 <150m，表明为重度心衰；150 ~ 425m 为中度心衰；426 ~ 550m 为轻度心衰。本试验除用以评价心脏的储备功能外，常用以评价心衰治疗的疗效。

2. 心力衰竭的分期　为了从整体上减少因心力衰竭而死亡的患者，仅仅针对已发生心力衰竭临床表现的患者是不够的，必须从预防着手，从源头上减少和延缓心力衰竭的发生。

为此，2001 年美国房颤指南（AHA/ACC）的《成人慢性心力衰竭指南》提出了心力衰竭分期概念。具体分期如下。

A 期：心力衰竭高危期，尚无器质性心脏（心肌）病或心力衰竭症状，如患者有高血压、心绞痛、代谢综合征、使用心肌毒性药物等，可发展为心脏病的高危因素。

B 期：已有器质性心脏病变，如左室肥厚、LVEF 降低，但无心力衰竭症状。

C 期：器质性心脏病，既往或目前有心力衰竭症状。

D 期：需要特殊干预治疗的难治性心力衰竭。

心力衰竭的分期对每一个患者而言只能是停留在某一期或向前进展而不可能逆转。为此，只有在 A 期对各种高危因素进行有效的治疗，在 B 期进行有效干预，才能有效减少或延缓进入到有症状的临床心力衰竭期。

【病因】

1. 基本病因

（1）原发性心肌损害　①缺血性心肌损害：冠心病心肌缺血和（或）心肌梗死是引起心力衰竭的最常见的原因之一。②心肌炎和心肌病：各种类型的心肌炎及心肌病均可导致心力衰竭，以病毒性心肌炎及原发性扩张型心肌病最为常见。③心肌代谢障碍性疾病：以糖尿病心肌病最为常见，其他如继发于甲状腺功能亢进或减低的心肌病、心肌淀粉样变性、维生素 B_1 缺乏等。

（2）心脏负荷过重

1）压力负荷（后负荷）过重　见于高血压、主动脉瓣狭窄、肺动脉高压、肺动脉瓣狭窄等左、右心室收缩期射血阻力增加的疾病。为克服增高的阻力，心室肌代偿性肥厚以保证射血量。持久的负荷过重，心肌必然发生结构和功能改变而终至失代偿，心脏排血量下降。

2）容量负荷（前负荷）过重　常见于①心脏瓣膜病变，如主动脉瓣关闭不全、二尖瓣关闭不全等；②左、右心或动静脉分流性先天性心血管病，如间隔缺损、动脉导管未闭等。此外，伴有全身血容量增多或循环血量增多的疾病如慢性贫血、甲状腺功能亢进症等，心脏的容量负荷也必然增加。容量负荷增加早期，心室腔代偿性扩大，心肌收缩功能尚能维持正常，但超过一定限度，心肌结构和功能发生改变即出现失代偿表现。

2. 诱因

（1）感染　呼吸道感染是最常见、最重要的诱因。感染性心内膜炎作为心力衰竭的诱因也不少见，常因其发病隐袭而易漏诊。

（2）心律失常　心房颤动是器质性心脏病最常见的心律失常之一，也是诱发心力衰竭最重要的因素。其他各种类型的快速性心律失常以及严重的缓慢性心律失常均可诱发心力衰竭。

（3）血容量增加　静脉输入液体过多、过快，钠盐及液体摄入过多。

（4）过度体力活动或情绪激动　劳累或情绪激动，妊娠后期及分娩。

（5）治疗不当　如洋地黄类制剂、βRB、维拉帕米、降血压药等应用不当。

（6）原有心脏病变加重或并发其他疾病　如冠心病发生心肌梗死，风湿性心瓣膜病出现风湿活动，合并甲亢或贫血等。

【病理生理】

心力衰竭的发病机制十分复杂，在疾病发生、发展的过程中，受到各种病理生理变化的影响，早期的代偿机制能使心功能在一段时期内维持在相对正常的水平，但随着时间的推移，心功能不全继续恶化进展，最终发展为失代偿。心衰发展过程的病理生理改变，可归纳为下列几个方面。

1. 代偿机制 当心肌收缩力减弱时，为了保证正常的心排血量，机体通过以下的机制进行代偿。

（1）Frank – Starling 机制 当心肌收缩能力下降、心脏排血量减少，导致收缩末期心室残留血量增加，加之舒张期回心血量，舒张末期心室血容量增加，肌小节初始长度增加，心肌收缩力度和速度增强（Frank – Starling 机制），此种调节主要是一种对搏出量的精细调节。由于心肌收缩力度和速度增加，加之舒张末期室壁张力增高，心肌耗氧量必然增加，将会进一步加重心功能减退。

（2）心肌肥厚 当心脏后负荷增高时常以心肌肥厚作为主要的代偿机制。心肌肥厚时心肌细胞数并不增多，以心肌纤维增多为主。细胞核及作为供给能源物质的线粒体也增大和增多，但程度和速度均落后于心肌纤维的增多。心肌得到的供给能源不足，继续发展终至心肌细胞凋亡。早期心肌肥厚、心肌收缩力增强，克服后负荷阻力，使心排血量在相当长时间内维持正常，患者可无心力衰竭症状，但心功能障碍已经存在。

（3）神经体液的代偿机制 ①交感神经兴奋：心排出量减少，主动脉弓和颈动脉窦压力下降，迷走神经张力下降、交感神经兴奋，心肌收缩能力增强，同时外周血管收缩、阻力增加，因而心肌氧耗量增加；而去甲肾上腺素对心肌具有直接毒性作用，促使其凋亡。②心排出量下降：肾入球小动脉灌注减少，激活肾素 – 血管紧张素 – 醛固酮系统（RAAS），促使外周血管收缩，肾脏水、钠潴留，增加循环血容量；与此同时，RAAS 激活促使心脏和血管重构，加重心肌损害。

2. 各种体液因子的参与 近年来不断发现一些新的肽类细胞因子参与心衰的发生与发展，如利钠肽（心房利钠肽和脑利钠肽）、精氨酸加压素、内皮素等。

3. 心肌损害和心室重塑 研究表明，心力衰竭发生、发展的基本机制是心室重塑。在心腔扩大、心室肌细胞肥大过程中，心肌细胞肥大、细胞外基质及胶原纤维网增多等，这就是心室重塑。从代偿期发展到失代偿期，心肌细胞的能量供应相对和绝对不足、能量的利用障碍所导致的心肌细胞坏死、纤维化也是重要因素之一。心肌细胞减少使心肌收缩力下降；心肌细胞纤维化又使心室的顺应性下降，重塑更趋明显，心肌收缩力不能发挥其应有的射血效应，形成恶性循环，终至心衰不可逆转。

慢性心力衰竭

大多数心血管疾病最终都会发展成慢性心力衰竭（chronic heart failure，CHF），这也是心血管疾病患者最主要的死亡原因。引起 CHF 的心脏疾病中，我国过去以风湿性心脏病为主，但随着人民生活水平的提高，近年来其所占比例已明显下降，而高血压（57.1%）、冠心病（30.4%）的比例明显上升，分别占第一、第二位。

【护理评估】

临床上左心衰竭最为常见，单纯右心衰竭较少见。左心衰竭后继发右心衰竭而致全心衰者，以及由于严重广泛心肌疾病同时波及左、右心而发生全心衰者临床上更为多见。

（一）健康史评估

（1）仔细询问患者有无高血压、冠心病、糖尿病、甲状腺功能异常等基础性疾病。有无呼吸困难、水肿、消化不良等症状。

（2）评估患者有无咳嗽，尿频、尿急，发热，剧烈运动或情绪激动等诱因。

（二）身体评估

1. 左心衰竭

（1）症状

1）呼吸困难　①劳力性呼吸困难是左心衰竭最早出现的症状。运动、劳累使回心血量增加，心脏负担加重，左房压力升高，加重了肺淤血。②端坐呼吸：肺淤血发展到一定程度，患者不能平卧，被迫采取高枕卧位、半坐卧位甚至坐位。③夜间阵发性呼吸困难：部分患者夜间入睡后突然因憋气而惊醒，呼吸困难方能缓解，被迫采取坐位，重者肺部有哮鸣音，与哮喘发作时类似，故称为"心源性哮喘"。与睡眠平卧时回心血量增加，夜间迷走神经张力增加、小支气管收缩，横膈上抬、肺活动受限有关。④急性肺水肿：严重呼吸困难者咯粉红色泡沫痰、端坐位呼吸、口唇发绀，肺部干湿性啰音（详见急性心衰）。

2）咳嗽、咳痰、咯血　咳嗽、咳痰是由于肺泡和支气管黏膜淤血，分泌物增加，常为白色浆液泡沫状痰，开始时多在夜间发生，坐位或立位时咳嗽可减轻，偶可见痰中带血丝。长期慢性淤血使肺静脉压力升高，导致肺循环和支气管血液循环之间形成侧支，在支气管黏膜下形成扩张的血管，此种血管一旦破裂可引起大咯血。

3）疲乏、头晕、心慌　心脏输出量减少，器官、组织灌注不足所致。

4）少尿、肾功能损害　左心衰竭时心脏排血量减少，肾血流量明显减少，患者会出现少尿。长期慢性的肾血流量减少可导致肾功能不全。

（2）体征

1）肺部体征　由于肺毛细血管压增高，通透性增高，液体可漏出至肺泡而出现湿啰音。随着病情进展，肺部啰音可从局限于肺底部直至发展至整个肺野，这是左心衰的主要体征。

2）心脏体征　除基础心脏病的固有体征外，慢性左心衰的患者一般均有心脏扩大、肺动脉瓣区第二心音亢进及舒张期奔马律。

3）其他　脉搏加快，可出现交替脉；脉压减小，血压下降。

2. 右心衰

（1）症状

1）消化道症状　右心衰最常见，也是最早见症状。主要由于胃肠道及肝脏淤血引起腹胀、食欲不振、恶心、呕吐、消化不良、腹泻等。

2）劳力性呼吸困难　单纯性右心衰呼吸困难并不明显，当继发于或同时合并左心衰、分流性先天性心脏病或肺部疾病时，均有明显的呼吸困难。除原发病影响之外，酸中毒、肝硬化腹水等引起腹压增高时，呼吸困难亦会加重。

（2）体征

1）水肿　体循环淤血出现身体下垂部位的对称性可压陷性水肿。早期主要集中在下肢，随疾病发展，可蔓延至全身。因体循环静脉压力增高而出现胸腔积液，常为双侧，单侧以右侧多见。

2）颈静脉征　颈静脉搏动增强、充盈、怒张是右心衰时的主要体征。肝-颈静脉反流征阳性则更具特征。

3）肝大　肝脏因淤血而变大，可伴有压痛，长期淤血可引起心源性肝硬化，晚期可出现黄疸、肝功能受损及大量腹水。

4）心脏体征　除基础心脏病的相应体征之外，右心衰时可因右心室显著扩大而出现三尖瓣关闭不全的反流性杂音。

3. 全心衰　临床上常见的病例多数源于先左心衰继而右心衰而形成的全心衰，患者同时出现肺循环淤血和体循环淤血的表现。当右心衰出现后，右心排血量减少，肺淤血情况减轻，因此，呼吸困难等症状反而有所减轻。

（三）心理-社会评估

慢性心力衰竭为心血管疾病发展的终末阶段，长期的疾病折磨和反复出现的症状，体力活动受到明显限制，甚至不能从事任何体力活动，生活依赖他人护理，患者可能出现焦虑、内疚甚至绝望心理。

（四）实验室及其他检查

1. X线检查　是确诊左心衰肺水肿的主要依据。早期肺静脉压增高时，肺门血管影增强，上肺血管影增多，甚至多于下肺。肺动脉压力增高可见右下肺动脉增宽。肺野外侧带出现水平线状影（Kerley B线），为小叶间隔内积液表现，是慢性肺淤血的特征性表现。左心衰可见胸腔积液和叶间胸膜增厚。

2. 超声心动图　能够比X线更准确地提供各心腔大小变化及心瓣膜结构和功能情况。通过以收缩末及舒张末的容量差计算左室射血分数（LVEF值），反映心脏收缩功能，而E/A比值反应心室舒张功能。正常LVEF值>50%，LVEF≤40%为收缩期心力衰竭的诊断标准；正常人E/A≥1.2，E/A<1.2提示舒张功能不全。

3. 放射性核素检查　放射性核素心血池显影，除有助于判断心室腔大小外，以收缩末期和舒张末期的心室影像的差别计算EF值，同时还可通过记录放射活性-时间曲线计算左心室最大充盈速率以反映心脏舒张功能。

4. 心衰生物标志物　主要有脑型利钠肽（BNP）和N-末端前脑型利钠肽（NT-proBNP），是心衰诊断和鉴别诊断、患者管理、临床事件风险评估的重要指标。未接受治疗正常者可基本排除诊断，已接受治疗者水平升高提示预后差。该指标受左心肥厚、心肌缺血、COPD、肾功能不全、肝硬化等因素影响。

【护理诊断/问题】

1. 气体交换受损　与肺循环淤血所致呼吸困难有关。

2. 体液过多　与体循环淤血导致水钠潴留、低蛋白血症有关。

3. 活动无耐力　与心功能减退有关。

4. 有皮肤完整性受损的危险　与长期卧床、水肿易造成皮肤受损有关。

5. 潜在并发症：洋地黄中毒。

【护理目标】

（1）患者呼吸困难明显改善，肺部啰音消失或减少。

（2）患者水肿、腹水消失或减少，能够理解并严格执行低盐饮食计划。

（3）患者遵循活动计划，活动耐量增加，无不适感觉。

（4）患者皮肤完好，无压疮发生。

（5）患者了解洋地黄中毒的表现，能及时发现中毒情况，按时返院检查。

【护理措施】

（一）一般护理

1. 体位 有明显呼吸困难者应以卧床休息为主，可采取高枕卧位或半坐卧位，加强夜间巡视，必要时加用床栏，避免患者坠床。可用软垫支托肩、骶等骨隆突部位或使用气垫床，避免长期受压造成皮肤受损。卧床期间加强生活护理。

2. 制定活动目标与计划 长期卧床容易造成静脉血栓，因此建议绝对卧床期间也应坚持进行被动或主动运动，特别是下肢的屈伸及局部按摩。缓解期可让患者循序渐进增加活动量，参考患者心功能、身体状况和活动中的表现，可与患者及家属共同确定活动计划。根据心功能分级活动安排（表3–11）。

表3–11 心功能分级活动安排

心功能分级	活动安排
Ⅰ级	不限制一般体力活动，适当参加体育锻炼，但应避免剧烈运动
Ⅱ级	适当限制体力活动，增加午睡时间，但可以从事轻体力劳动或家务劳动
Ⅲ级	严格限制一般的体力活动，以卧床休息为主，但应鼓励患者生活自理或在他人协助下自理
Ⅳ级	绝对卧床休息，日常生活由他人照顾

3. 饮食 心衰患者常合并严重水肿及低钾血症，应坚持给予低盐、清淡、容易消化的饮食，少量多餐，避免过饱诱发不适。一般要求每日食盐摄入量应不超过6g，而NYHA心功能Ⅲ、Ⅳ级者限制钠盐小于2g/d（约5g食盐，1000mg食盐 = 393.16mg钠），限制高钠食物如罐头食品、腌制食品等，多食含钾丰富的食物，如香蕉、柑橘、鲜橙汁、枣、杏、马铃薯等。补液以"量出为入"为原则，严重低钠血症（血钠 < 130mmol/L）者液体摄入 < 2L/d，NYHA心功能Ⅲ、Ⅳ级者液体摄入量为1.5 ~ 2L/d。

（二）病情观察

密切观察呼吸困难情况，发绀有无减轻，肺部啰音是否消失或减少；监测血气分析及血氧饱和度，必要时心电监护。水肿患者应每日在同一时间称量体重，有腹水者应每日测量腹围，准确记录24小时出入量，及时发现病情变化。

（三）协助治疗

治疗的基本原则是防止和延缓心衰的发生，缓解患者的临床症状，提高运动耐量和生活质量，降低死亡率。

1. 治疗原发病，避免诱因 心衰首要和最基本治疗。

2. 氧疗 氧流量一般为2 ~ 4L/min，可采取鼻导管吸氧、面罩吸氧或无创正压通气吸氧。

3. 保护皮肤 避免皮肤受损发生压疮，保持皮肤清洁干燥。

4. 药物治疗

（1）利尿剂 是心力衰竭治疗中最常用的药物，对于有液体潴留的患者，利尿剂是唯一能充分控制和有效消除液体潴留的药物，使用原则是"小剂量开始、逐渐加量、长期维持"。一般每日体重减少 0.5～1.0kg 为宜，待症状控制、病情缓解后长期维持。利尿剂一般不作单一治疗方案，通常与 ACEI 或 ARB 类合用，有利于降低因利尿导致的血容量下降引起的 RAAS 激活引起的不良反应。常用利尿药物见"高血压病患者的护理"。

（2）RAAS 抑制剂 ①ACEI：除了具有扩血管效应，还能降低心衰患者神经－体液代偿引起的不利影响，延缓充血性心力衰竭进展，降低远期死亡率，是目前治疗慢性心衰的首选。从小剂量开始，耐受后可逐渐加量，适应后可终生维持。常用药物卡托普利、贝那普利、培哚普利等（详见"高血压病患者护理"）。②ARB：阻断 RAAS 的效应与 ACEI 相同甚至更完全，如心衰患者因 ACE 抑制剂引起的干咳不能耐受者可改用 ARB。

（3）βRB 长期应用有助延缓病变进展、改善心肌重构、减少复发和降低猝死率。原则上建议除有禁忌证或不能耐受者外，所有病情稳定的心力衰竭患者均应使用。原则是"小剂量开始、逐渐加量、适量长期维持、切忌突然停药"。常用药物美托洛尔、比索洛尔、卡维地洛等（详见"高血压病患者的护理"）。

（4）正性肌力药

1）洋地黄类药物 具有正性肌力、负性传导、负性心率作用，能明显改善症状，减少住院率，提高运动耐量，增加心排血量。常用制剂为地高辛、毛花苷 C（西地兰）、毒毛花子苷 K 等。①地高辛：口服采用维持量（0.125～0.25mg 每日一次）给药法。②毛花苷 C 及毒毛花苷 K：常用静脉用制剂，用于急性心力衰竭或慢性心衰急性加重时。常用洋地黄类制剂特点、用法见表 3－12。

表 3－12 常用洋地黄类制剂用法、用量及半衰期

药物名称	给药途径	使用剂量	作用时间				
			起效	高峰	持续	半衰期	消失
毛花苷 C	静脉	0.4mg	5～30 分钟	1～2 小时	2～4 天	33～36 小时	3～6 天
毒毛花苷 K	静脉	0.25mg	5～15 分钟	1～2 小时	1～2 天	21 小时	1～4 天
地高辛	口服	0.125～0.25mg	1～2 小时	3～6 小时	1～2 天	1.6 天	4～7 天
	静脉	0.5mg	1～2 分钟	0.5 小时			

适应证 ①NYHA 心功能 Ⅲ、Ⅳ级；②单纯性收缩性心衰。

禁忌证 ①预激伴有房颤；②单纯性舒张性心衰；③病态窦房结综合征（SSS）；④急性心肌梗死 24 小时内（梗死前已使用者例外）；⑤单纯性重度二尖瓣狭窄窦性心律；⑥肥厚型梗阻性心肌病。

2）非洋地黄类正性肌力药 ①β 受体兴奋剂：常用药物有多巴胺和多巴酚丁胺。多巴胺较小剂量 2～5μg/（kg·min）有效增强心肌收缩力，扩张血管（特别是肾小动脉），而心率加快不明显，能起到有效治疗心衰的作用。5～10μg/（kg·min）时因兴奋 α 受体、血管收缩而诱发或加重心衰。多巴酚丁胺起始剂量与多巴胺相同。两者只能短期使用，连续用药超过 72 小时会出现耐药、长期使用增加死亡率。②磷酸二酯酶抑制剂：通过抑制磷酸二酯酶活性，促进 Ca^{2+} 内流，增强心肌收缩力。常用药物有氨力农、米力农，多作短期应用，长期应用死亡风险增加。

5. 用药护理 密切观察患者用药后情况，随时报告医生病情变化。

（1）洋地黄中毒及其处理 ①引起洋地黄中毒的因素：洋地黄用药安全窗很小，轻度

中毒剂量约为有效治疗量的两倍，易发中毒；缺血、缺氧严重；严重水电解质紊乱（尤其低钾）；肝、肾功能不全（代谢及排泄下降）；药物作用，如胺碘酮、维拉帕米、阿司匹林等合用。②洋地黄中毒表现：胃肠道毒性表现是洋地黄中毒最早见的表现，表现为恶心、呕吐、食欲不振、消化不良；心脏中毒表现为各类心律失常，最常见为室早二联律，但快速房性心律失常伴有传导阻滞是洋地黄中毒的特征性表现；神经系统毒性表现，中枢神经的症状如乏力、倦怠、视物模糊、色视（黄视、绿视）。③洋地黄中毒的处理：立即停药；必要时给予（静脉）特效解毒药物苯妥英钠；对快速性心律失常伴低钾时静脉补钾，如无低钾可用利多卡因，电复律因易致心室颤动而被禁止，传导阻滞及缓慢性心律失常者可用阿托品 0.5～1.0mg 皮下或静脉注射；有条件应进行血药浓度监测。

（2）其他药物护理　见"高血压病患者的护理"。

（四）心理护理

不良的心理状态会加重心脏的负担，不但要多与患者交谈，安慰患者，还应争取家属的积极配合，以成功的病例鼓励患者，消除或减轻其不良情绪，树立战胜疾病的信心。

（五）健康指导

1. 疾病知识指导　积极预防各种心衰的高危因素，避免可加重病情的行为及诱因。根据心功能及自身情况进行适量的体力活动及锻炼。

2. 心理指导　帮助患者及家属了解疾病诊治的相关知识，鼓励患者积极配合治疗，保持稳定情绪。

3. 饮食　坚持低盐、清淡饮食，不宜过饱，多吃新鲜蔬菜、水果。

4. 用药指导　熟知常用药物的名称、剂量及不良反应，发现不适及时就诊，定期随诊。

急性心力衰竭

急性心力衰竭（acute heart failure，AHF）是指由于急性心脏病变引起心排血量显著、急骤降低导致的组织器官灌注不足和急性淤血综合征。临床上急性左心衰最为常见。

1. 急性左心衰　急性心肌收缩能力下降，或急性容量负荷增加，导致急性心排出量减少、肺循环压力骤然升高，主要表现为急性肺淤血、肺水肿，脏器灌注不足和心源性休克的临床综合征。包括慢性心衰急性加重、急性冠脉综合征、高血压急症、急性心脏瓣膜功能异常、严重心肌炎、围产期心肌病及各种严重心律失常等。

2. 急性右心衰　急性右心室收缩能力下降，或右心室容量负荷突然增加，引起右心排血量急剧下降综合征。常由右心室梗死、急性大面积肺栓塞等引起。

3. 非心源性急性心衰　由高排综合征、急性肾功能衰竭、严重肺动脉高压等引起。

【护理评估】

（一）病史评估

心脏解剖或功能的突发异常，使心排血量急剧降低，肺静脉压突然升高，均可发生急性左心衰竭。常见原因如下。

（1）与冠心病有关的急性广泛前壁心肌梗死、乳头肌梗死断裂、室间隔破裂穿孔等。

（2）感染性心内膜炎引起的瓣膜穿孔、腱索断裂所致瓣膜性急性反流。

（3）高血压心脏病血压急剧升高，原有心脏病的基础上快速心律失常或严重缓慢性心律失常，输液过多过快等。

病变主要是由于各种疾病导致心脏收缩力突然严重减弱，或左室瓣膜急性反流，心排血量急剧减少，左室舒张末压迅速升高，肺静脉回流受阻，进而造成肺静脉压快速升高，肺毛细血管压随之升高使血管内液体渗入到肺间质和肺泡内形成急性肺水肿。

（二）身体评估

突发极度呼吸困难，呼吸频率常达 30～40 次/分，强迫坐位、面色灰白、发绀、大汗、烦躁，同时频繁咳嗽，咳粉红色泡沫状痰（为最典型临床表现）。极重者可因脑缺氧而致神志模糊。发病开始可有一过性血压升高，病情如不缓解，血压可持续下降直至休克。听诊时两肺满布湿啰音和哮鸣音，心尖部 S_1 减弱，频率快，同时有舒张早期 S_3 而构成奔马律，肺动脉瓣区 S_2 亢进。

【护理诊断/问题】

1. 气体交换受损　与肺水肿、极度呼吸困难有关。

2. 恐惧　与急性肺水肿时极度呼吸困难有关。

【护理目标】

（1）有效改善通换气，缓解患者呼吸困难。

（2）减轻患者恐惧情绪，避免更严重并发症。

【护理措施】

1. 体位　患者取双下肢下垂端坐位，以减少静脉回流。注意采取安全保护，避免患者坠床受伤。

2. 四肢轮流加压　四肢轮流绑扎止血带或血压计袖带（同一时间只能绑扎三肢），每隔 15～20 分钟轮流放松一肢。血压计袖带的充气压力应较舒张压低 10mmHg，使动脉血流仍可顺利通过，而静脉血回流受阻。有利于降低前负荷，减轻肺淤血和肺水肿。

3. 吸氧　适用于低氧血症和呼吸困难明显（尤其 $SaO_2 < 90\%$）的患者应尽早采用，使 $SaO_2 \geqslant 95\%$。方法①鼻导管吸氧：低氧流量（1～2L/min）开始，如仅为低氧血症而无 CO_2 潴留，采用高流量给氧 6～8L/min，湿化瓶中加 50%～70%（不能耐受者以 20%～30%）酒精或有机硅消泡剂，以利降低肺泡表面张力、改善肺泡通气。②面罩吸氧：适用于伴呼吸性碱中毒患者。必要时还可采用无创性或气管插管呼吸机辅助通气治疗。

4. 迅速建立静脉通路　建立两条静脉通道并保持通畅（必要时采用深静脉穿刺置管），遵医嘱快速准确用药，并观察药物疗效。

5. 镇静　吗啡 3～5mg 静脉注射，不但可以镇静、减少躁动给心脏所带来的额外负担，同时可以舒张小血管，降低心脏负荷。必要时每间隔 15 分钟重复 1 次，共2～3次。老年患者可酌减剂量或改为肌内注射，有 COPD、肺性脑病、脑卒中者禁忌。安慰患者，必要时可留一家属陪伴患者，提供情感支持，缓解患者紧张、恐惧的情绪。

6. 快速利尿　呋塞米 20～40mg 静脉推注，于 2 分钟内推完，10 分钟内起效，可持续 3～4小时，4 小时后可重复 1 次。不仅可以迅速利尿，同时还可以扩张静脉，有助缓解肺水肿。

7. 血管活性药物　应用于急性心衰早期阶段。SBP 是评估此类药物是否适用的重要指标：SBP > 110mmHg 者可安全使用，SBP 在 90～110mmHg 者应谨慎使用，SBP < 90mmHg 者禁忌。应特别注意血压监测，根据血压变化随时调整剂量，以维持 SBP 在 90～

100mmHg。

（1）硝普钠　扩张动、静脉，降低心脏前、后负荷。静注后 2~5 分钟起效，从小剂量 10μg/min 开始，一般用量为 12.5~25μg/min，可酌情逐渐增加至 50~250μg/min，静脉滴注。有条件可使用输液泵控制滴速。使用中应注意：现配现用，避光滴注，连续用药时间及溶液保存均不超过 24 小时，疗程不超过 72 小时。

（2）硝酸甘油　扩张小静脉，减少回心血量。起始剂量 5~10μg/min，每 5~10 分钟递增 5~10μg/min，最大剂量 100~200μg/min，以收缩压维持在 90~100 mmHg 为度。

（3）重组人脑钠肽（rhBNP）　冻干重组人脑利钠肽，为内源性激素物质，具有扩管、利尿、抑制 RAAS 和交感活性的作用。

8. 洋地黄类药物　最适用于有心房颤动伴有快速心室率并已知有心室扩大伴左心室收缩功能不全者。一般应用毛花苷 C 0.4~0.8mg 缓慢静脉注射，2~4 小时后可以再用 0.2~0.4mg，伴快速心室率的房颤患者可酌情增加剂量。用药过程中注意监测心率（脉率）。AMI 发病前未使用洋地黄类制剂者，24 小时内禁止使用。

9. 氨茶碱　如患者合并支气管痉挛，可加用。

10. 机械辅助治疗　主动脉内球囊反搏（IABP）适用于极危重患者。

11. 病情缓解后　继续保持病情监测，如血压、呼吸、血氧饱和度、患者意识、肺部啰音变化等，做好基础及日常生活护理。

目标检测

一、选择题

A1/A2 型题

1. 急性肺水肿特征性表现是

   A. 端坐呼吸　　　　　　　　　　B. 闻哮鸣音

   C. 严重气急　　　　　　　　　　D. 咳粉红色泡沫痰

   E. 口唇青紫伴大汗

2. 治疗心功能不全时，洋地黄化的临床意义在于

   A. 加强心肌收缩力　　　　　　　B. 减慢心率和传导

   C. 加强利尿　　　　　　　　　　D. 改善内脏淤血

   E. 维持心脏有效排血量

3. 下列哪项属于心功能二级

   A. 体力活动轻度受限，较重活动出现症状

   B. 端坐呼吸

   C. 体力活动明显受限，较轻活动出现症状

   D. 休息时亦有呼吸困难

   E. 体力活动不受限

4. 关于心衰患者的护理，下列哪项是错误的

   A. 根据心功能情况决定休息时间和方式

B. 给予低盐易消化饮食

C. 保持大便通畅，嘱患者勿用力大便

D. 严重左心衰竭者，应取平卧位休息

E. 控制静脉补液速度

5. 关于心力衰竭患者的饮食安排，下列不妥的是

A. 适当限制钠盐　　　　　　　　B. 高热量

C. 少量多餐　　　　　　　　　　D. 补充富含钾、镁的食物

E. 需摄入合适量纤维素的食物

6. 从左心衰竭发展到全心衰竭时，可减轻的表现是

A. 发绀　　　　　　　　　　　　B. 呼吸困难

C. 颈静脉怒张　　　　　　　　　D. 下肢水肿

E. 肝大

7. 护士在发给心衰患者地高辛之前，应先数心率，若心率少于多少不能给药

A. 100 次/分　　　　　　　　　　B. 90 次/分

C. 80 次/分　　　　　　　　　　D. 70 次/分

E. 60 次/分

8. 58 岁男性高血压病住院患者，夜间突然惊醒，被迫坐起，烦躁不安，咳嗽、气急，咯粉红色泡沫痰。若采取以下措施，哪项不妥

A. 立即半卧位　　　　　　　　　B. 30% 酒精湿化面罩给氧

C. 肌内注射吗啡　　　　　　　　D. 硝酸甘油舌下含化

E. 静脉注射呋塞米（速尿）20mg

9. 金女士，38 岁，患"风湿性心脏病二尖瓣狭窄"，休息时出现呼吸急促，不能平卧位，心率 120 次/分，两肺底部闻及湿啰音。应判断为

A. 心功能Ⅰ级　　　　　　　　　B. 心功能Ⅱ级

C. 心功能Ⅲ级　　　　　　　　　D. 心功能Ⅳ级

E. 急性左心衰竭

10. 万先生，72 岁，输液过程中突起胸闷、气促、烦躁不安。呼吸 30 次/分，脉搏 140 次/分，两侧肺底有细湿啰音。最可能的诊断是

A. 左心衰竭　　　　　　　　　　B. 右心衰竭

C. 全心衰竭　　　　　　　　　　D. 药物过敏

E. 急性肺炎

11. 夜间值班遇一突然喘息的 60 岁男性患者，有以下表现，其中哪项最有助于考虑其为心源性呼吸困难，而不是支气管哮喘等呼吸困难

A. 体温 37.8℃　　　　　　　　　B. 咯出粉红色泡沫痰

C. 听到哮鸣音　　　　　　　　　D. 心率加速呼吸增快

E. 两肺底闻及湿性啰音

12. 患者，女性，30 岁，患"风湿性心脏病二尖瓣狭窄"5 年，近日肺部感染后出现心力衰竭的表现，稍事活动就出现心慌、气急，被诊断为"心功能Ⅲ级"，护士应如何指导患者休息

A. 活动不受限制

B. 从事轻体力活动

C. 可起床活动，但需增加活动中的间歇时间和睡眠时间

D. 以卧床休息、限制活动为宜

E. 严格卧床休息

13. 患者，男性，68岁，有高血压病病史多年，因"急性左心衰"入院，体检时发现患者的脉搏一强一弱交替出现但节律正常，此患者的脉搏为

A. 交替脉　　　　　　　　　　B. 水冲脉

C. 短绌脉　　　　　　　　　　D. 奇脉

E. 重搏脉

14. 患者，男性，68岁，"反复心悸、气促10余年，加重3天"入院，入院时口唇明显发绀，呼吸困难，双肺布满湿啰音和哮鸣音，患者应取

A. 头低足高位　　　　　　　　B. 平卧位

C. 侧卧位　　　　　　　　　　D. 端坐位

E. 膝胸位

15. 患者，女性，37岁，患"风湿性心脏病二尖瓣狭窄"6年，每年冬季易加重，1周来患者咳嗽、咳黄痰、发热，3天来心悸、气促加重入院，体检：口唇发绀，双肺满布湿罗音，心率120次/分，律齐，双下肢水肿。该患者发生心衰的可能原因是

A. 感染　　　　　　　　　　　B. 心律失常

C. 输液过多　　　　　　　　　D. 情绪激动

E. 劳累

16. 患者，女性，56岁，患慢性充血性心力衰竭7年，关于该患者的饮食护理。下列哪项不妥

A. 低盐　　　　　　　　　　　B. 高热量、高脂肪

C. 富含维生素　　　　　　　　D. 适量纤维素

E. 少量、多餐

17. 患者，女性，62岁，患慢性充血性心力衰竭10余年，在治疗期间出现了恶心、头痛、头晕、黄视，检查心率49次/分，律不齐。应考虑为

A. 硝普钠中毒　　　　　　　　B. 洋地黄类药物中毒

C. 氨茶碱中毒　　　　　　　　D. 酚妥拉明中毒

E. 多巴酚丁胺中毒

18. 患者，男性，56岁，突然心悸、气促、咳粉红色泡沫痰，血压195/90mmHg，心率136次/分。应首先备好的药物是

A. 毛花苷C，硝酸甘油，异丙肾上腺素　　B. 硝普钠，毛花苷C，呋塞米

C. 毒毛花苷K，硝普钠，普萘洛尔　　　　D. 胍乙啶，酚妥拉明，毛花苷C

E. 硝酸甘油，毛花苷C，多巴胺

A3/A4 型题

(19~21题共用题干)

王女士，59岁，冠心病病史8年。因"急性胃肠炎"输液后出现气促、咳嗽、咳白色

泡沫痰，查体：心率120次/分、两肺底湿性啰音，诊断为左心衰竭，心功能Ⅲ级。

19. 此患者静脉输液适宜的速度是
　　A. 10~20滴/分　　　　　　　　B. 20~30滴/分
　　C. 30~40滴/分　　　　　　　　D. 40~50滴/分
　　E. >50滴/分

20. 患者此时最适宜的体位为
　　A. 半坐卧位　　　　　　　　　　B. 平卧位
　　C. 侧卧位　　　　　　　　　　　D. 俯卧位
　　E. 头低脚高位

21. 以下护理措施不妥的是
　　A. 给氧吸入　　　　　　　　　　B. 注意保暖
　　C. 保持大便通畅　　　　　　　　D. 记录24小时出入量
　　E. 给予高热量饮食

(22~23题共用题干)

患者，男性，63岁。因"扩张型心肌病、心力衰竭"住院。自诉稍事活动可出现呼吸困难、乏力、心悸等症状。

22. 该患者的心功能状态是
　　A. 心功能Ⅰ级　　　　　　　　　B. 心功能Ⅱ级
　　C. 心功能Ⅲ级　　　　　　　　　D. 心功能Ⅳ级
　　E. 心功能Ⅴ级

23. 该患者的活动原则是
　　A. 活动不受限制
　　B. 从事轻体力活动
　　C. 可起床活动，但需增加活动中的间歇时间和睡眠时间
　　D. 以卧床休息、限制活动为宜
　　E. 严格卧床休息

二、思考题

70岁男性患者，患高血压病20年，间断服药治疗，血压控制不理想。近半年来自觉活动后气促明显，双下肢偶有浮肿，休息后缓解。3天前感冒后原有症状明显加重，夜间不能平卧，咳大量白色泡沫痰，生活无法自理。入院诊断考虑为：高血压性心脏病，左心衰竭。经治疗后症状明显缓解，卧床休息时精神状态尚可，但患者下床行走数步后即感胸闷、心悸、呼吸困难。患者家住4楼（无电梯），病前每日到公园散步，爱好登山，空余时间也参加老年大学书法课程。

请问：

请你根据患者的表现及心功能协助他制定一份休息与活动的计划。

扫码"练一练"

（田　奕）

161

第十节 慢性肺源性心脏病患者的护理

扫码"学一学"

学习目标

知识要点

1. 掌握肺心病患者的临床表现及存在的护理问题；肺心病患者的护理措施，能运用所学知识对患者进行护理。
2. 了解慢性肺心病的常见病因、发病机制。

技能要点

1. 能根据患者症状准确判断肺心病所处时期，配合医生指导用药或抢救。
2. 能对患者进行有针对性的心理护理及健康指导。

慢性肺源性心脏病（chronic pulmonary heart disease）简称慢性肺心病，由肺组织、肺血管或胸廓及神经－肌肉慢性病变引起肺组织结构和（或）功能异常，造成肺血管阻力增加、肺动脉压力增高、右心室扩张或（和）肥厚、伴或不伴右心功能衰竭，并排除先天性心脏病和左心病变引起的心脏病。慢性肺心病是呼吸系统疾病引起的一种常见的心血管病变，吸烟者患病率明显增高，男女无明显差异。东北、西北、华北患病率高于南方，农村高于城市。冬春好发，气候骤变时，急性发作者明显增多。

【病因及发病机制】

（一）病因

1. 支气管、肺疾病 80%～90%的肺心病由慢性阻塞性肺疾病所致。其次为支气管哮喘、支气管扩张、重症肺结核、肺尘埃沉着症、结节病、间质性肺炎等。

2. 胸廓运动障碍性疾病 严重的脊椎后凸或侧凸、脊椎结核、类风湿关节炎、胸膜广泛粘连及胸廓成形术后造成的严重胸廓或脊椎畸形。神经－肌肉疾患如脊髓灰质炎，均可引起胸廓活动受限、肺受压、支气管扭曲或变形，导致肺功能受损。

3. 肺血管疾病 慢性血栓栓塞性肺动脉高压、肺小动脉炎以及原因不明的原发性肺动脉高压，均可使肺动脉狭窄、阻塞，肺循环阻力增大、肺动脉高压和右心室负荷加重，发展成慢性肺心病。

4. 其他 原发性肺泡通气不足、先天性口咽畸形、睡眠呼吸暂停低通气综合征等，均可产生低氧血症，引起肺血管收缩，导致肺动脉高压。

（二）发病机制

由于肺功能和结构的不可逆性改变，反复发生的气道感染和低氧血症，引起体液因子和肺血管的变化，产生肺动脉高压。在肺动脉高压的发生机制中，功能性因素较解剖学因素更为重要。

1. 肺动脉高压的形成机制

（1）功能性因素 缺氧、高碳酸血症和呼吸性酸中毒均可使肺动脉收缩、痉挛，其中

缺氧是肺动脉高压形成最重要的因素。缺氧时收缩血管的活性物质增多，肺血管收缩，血管阻力增加；缺氧也会使平滑肌细胞膜对 Ca^{2+} 的通透性增加，细胞内 Ca^{2+} 含量增高，肌肉兴奋－收缩耦联效应增强，直接导致肺血管平滑肌收缩。高碳酸血症致使血管对缺氧的收缩敏感性增强，进一步导致肺动脉压升高。

（2）解剖学因素　长期反复发作的 COPD 及支气管周围炎，累及邻近肺小动脉，引起血管炎，管壁增厚、管腔狭窄，使肺血管阻力增加。肺泡内压增高，压迫肺泡毛细血管，严重时会导致毛细血管网毁损，加大循环阻力。长期慢性缺氧使肺血管收缩，肺血管重塑，部分患者还可能存在多发性微小动脉原位血栓，肺血管阻力进一步增加，加剧肺动脉高压。

（3）血液黏稠度增加和血容量增多　慢性缺氧刺激红细胞生成增多，血液黏稠度增加，血流阻力增大；缺氧同时会使醛固酮增加、肾小动脉收缩、肾血流减少，加重水、钠潴留，血流阻力增大和血容量增多，使肺动脉压进一步升高。

2. 右心衰发生机制　肺循环阻力增加时，右心代偿而发生右心室肥厚。当肺动脉压持续升高，超过右心室的代偿能力，右心失代偿，右心排血量下降，右心室收缩末期残留血量增加，舒张末压增高，促使右心室扩大和右心室功能衰竭。

【护理评估】

（一）健康史评估

（1）询问患者有无慢性支气管、肺部疾病史，主要是慢性阻塞性肺疾病，其次是支气管哮喘、支气管扩张、重症肺结核、尘肺等。有无原发性肺动脉高压等肺血管疾病。

（2）观察患者有无严重的脊椎或胸廓畸形。

（二）身体评估

肺心病病程长，发展缓慢，除原发病症状及体征外，临床主要表现为逐步出现的肺、心功能衰竭以及其他器官损害的表现。可分为代偿期和失代偿期。

1. 肺、心功能代偿期

（1）症状　咳嗽、咳痰、气促，活动后可有心悸、乏力、呼吸困难，急性感染可使上述症状加重，活动耐力明显下降。

（2）体征　可有不同程度的发绀和肺气肿体征。偶有干、湿性啰音。心音遥远，三尖瓣区可出现收缩期杂音或剑突下心脏搏动增强，提示有右心室肥厚。部分患者出现颈静脉充盈。

2. 肺、心功能失代偿期

（1）呼吸衰竭

1）症状　呼吸困难加重，夜间为甚。常有头痛、失眠、食欲下降。白天嗜睡，甚至出现昼睡夜醒、神志恍惚、谵妄等肺性脑病的表现。

2）体征　明显发绀。因高碳酸血症可出现周围血管扩张的表现，如皮肤潮红、多汗、球结膜充血、水肿。严重时可有颅内压升高的表现。腱反射减弱或消失，出现病理反射。

（2）右心衰竭

1）症状　气促更明显，心悸、食欲不振、腹胀、恶心等。

2）体征　明显发绀。颈静脉怒张。心率增快，可出现心律失常，剑突下可闻及收缩期杂音，甚至出现舒张期杂音。肝大且有压痛，肝颈静脉回流征阳性。下肢水肿，重者可有腹水。少数患者可出现肺水肿及全心衰竭的体征。

3）并发症 肺性脑病，心律失常，水、电解质和酸碱平衡紊乱，消化道出血等。

（三）心理－社会评估

慢性肺心病病程长，治疗效果不佳，症状反复发作，治疗过程经济压力巨大，患者可能出现焦虑、抑郁等心理状态。

（四）实验室及其他检查

1. X 线检查 除胸、肺原有疾病及肺部感染表现之外，尚有肺动脉高压征。右下肺动脉干扩张，其横径≥15mm；其横径与气管横径比值≥1.07；肺动脉段明显突出或其高度≥3mm；右心室增大。

2. 心电图检查 右心室高电压、电轴右偏、重度顺钟向转位及肺型 P 波等。也可见右束支传导阻滞及低电压图形。

3. 超声心动图检查 右肺动脉内径或肺动脉干及右心房增大，右心室流出道内径≥30mm，右心室内径≥20mm，右心室前壁的厚度≥5mm，左、右心室内径比值<2。

4. 血气分析 慢性肺心病肺功能失代偿期可出现低氧血症或合并高碳酸血症。

【护理诊断/问题】

1. 气体交换受损 与肺动脉高压、肺循环阻力增大有关。

2. 清理呼吸道无效 与急性感染、痰多黏稠有关。

3. 活动无耐力 与肺心功能减退有关。

4. 体液过多 与右心衰竭水钠潴留有关。

5. 潜在并发症：呼吸衰竭、肺性脑病。

【护理目标】

（1）患者呼吸困难消失或缓解，咳嗽。

（2）患者咳痰减少，能顺利咳出痰液。

（3）患者活动耐力增加。

（4）患者水肿消失或减退，无自觉不适，生活能基本自理。

（5）患者了解疾病发生和加重的相关知识，能自我保护，无出现并发症的危险。

【护理措施】

（一）一般护理

1. 休息与活动 急性加重期应绝对卧床休息，采取半坐卧位或坐位，减轻机体耗氧量，缓解呼吸困难。缓解期鼓励患者适量活动，应量力而行、循序渐进，以不引起疲倦或加重症状为度。水肿患者应定时更换体位，避免皮肤受压造成皮肤受损甚至压疮。有意识障碍者应 24 小时有人陪护，并做好安全保护。

2. 饮食 给予高纤维素、容易消化的清淡饮食，避免腹胀或便秘加重呼吸困难。避免高糖食物，以免引起痰液黏稠。如无水肿，可鼓励患者多喝水帮助稀释痰液，当水肿、腹水或少尿时，则应限制水钠摄入（每日钠盐<3g，水<1500ml）。碳水化合物摄入比例应控制在 60% 以下，因其可增加 CO_2、加重呼吸负担。

（二）病情观察

密切观察患者呼吸频率、节律和深度，痰液性状，意识，尿量等。监测动脉血气分析结果。水肿或腹水患者应每日监测体重、腹围。如发现患者呼吸困难加重、发绀明显、烦躁不安、神志淡漠、昏迷等症状，应及时通知医生并协助治疗。

（三）协助治疗

1. 急性加重期 以控制感染，保持呼吸道通畅，纠正缺氧和二氧化碳潴留为主。

（1）控制感染 参考痰菌培养及药敏试验选择抗生素。培养结果未出前，可根据感染的环境及痰涂片革兰染色选用抗生素，一般社区获得性感染以革兰阳性菌占多数，医院获得性感染则以革兰阴性菌为主。常用药物有青霉素类、氨基糖苷类、喹诺酮类及头孢菌素类等。

（2）氧疗 可用鼻导管吸氧或面罩给氧（1~2L/min）。

（3）保持气道畅通，促进排痰 协助患者翻身、拍背排出呼吸道分泌物，指导有效咳嗽，痰多黏稠难以咳出的患者予以超声雾化吸入，以协助改善通气功能，减轻气道阻塞。

（4）控制心力衰竭 慢性肺心病患者在积极控制感染、改善呼吸功能后，心力衰竭便能得到改善，一般不需抗心衰治疗。重症患者如在呼吸功能好转后仍出现心衰，可适当选用利尿药、正性肌力药或扩血管药物。

1）利尿药 原则上选用作用温和的利尿剂，如氢氯噻嗪、氨苯蝶啶等。小剂量开始，短程使用，能减少血容量、减轻右心负荷、消除水肿。重度而急需行利尿的患者可用呋塞米20mg，肌内注射或口服。利尿药应用后可出现低钾、低氯性碱中毒，痰液黏稠不易排痰和血液浓缩，应注意预防。

2）正性肌力药 慢性肺心病患者由于慢性缺氧及感染，对洋地黄类药物的耐受性很低，疗效差且容易中毒，因此，选择洋地黄类制剂时应：①剂量宜小，常规剂量的1/2或2/3量为宜；②选用作用快、排泄快的洋地黄类药物，如毒毛花苷K或毛花苷C。洋地黄类制剂应用指征：①感染得到控制、呼吸功能得到改善、利尿治疗后仍有反复水肿者；②以右心衰为主而无明显感染者；③合并急性左心衰者；④合并快速性室上性心律失常者。

3）血管扩张药 CCB类不但可以降低外周动脉血管阻力，减轻心脏阻力负荷，同时还有降低肺动脉压的作用，可使肺动脉扩张，减轻右心负荷。但应注意其反射性心率加快导致心肌氧耗量增加的不良结果。

（5）控制心律失常 一般经过治疗感染和缺氧后，心律失常可自行消失。如果持续存在可根据心律失常的类型选用药物。

（6）抗凝治疗 应用普通肝素或低分子肝素预防肺微小动脉原位血栓形成。

用药护理 ①利尿剂：应尽量在白天给药，防止患者夜间频繁起床排尿影响睡眠，过度利尿可造成血液浓缩、痰液黏稠而出现排痰不畅，用药时应注意观察。②血管扩张药：应控制速度，并检测血压、心率变化，及时发现药物的不良反应，及时处理。③洋地黄类制剂：注意密切观察不良反应。④镇静、安眠药物：重症患者应慎用镇静剂、催眠药，避免造成呼吸抑制。

2. 缓解期 无特效治疗。采用中西医结合综合治疗措施，增强患者的免疫功能，去除诱发因素，减少或避免急性加重期的发生，保护肺、心功能。

（四）心理护理

多与患者交谈，了解其内心动态，向患者解释疾病的相关知识和护理措施。取得患者的理解和配合，增强患者对疾病治疗的信心。

（五）健康指导

1. 治疗原发病，避免诱因 针对原发病积极治疗。劝导戒烟，使患者及家属了解疾病发生、发展、加重的基本常识，避免诱因，减少急性发作。

2. 增强抵抗力 加强营养，以满足疾病康复需要。缓解期应坚持进行适量的体育锻炼。加强呼吸功能锻炼，改善肺通/换气能力。

3. 定期复诊 定期门诊复诊，以评价心肺功能和疾病进展情况。病情变化，如呼吸困难加重、神志不清、水肿明显等，应立即就诊。

目标检测

一、选择题

A1/A2 型题

1. 肺心病导致心衰的最主要原因是
    A. 心肌缺氧
    B. 血液黏稠度增加
    C. 水电解质平衡失调
    D. 肺动脉高压超过右心代偿能力
    E. 肺内反复感染对心肌的毒性作用

2. 慢性肺心病急性发作期的最常见诱因是
    A. 呼吸道感染
    B. 吸烟
    C. 过劳
    D. 使用镇静剂
    E. 使用支气管解痉剂

3. 肺心病心力衰竭时可出现以下常见症状和体征，除了
    A. 咳粉红色泡沫状痰
    B. 颈静脉怒张
    C. 水肿
    D. 尿少
    E. 肝大和压痛

4. 治疗肺心病心衰的首要措施是
    A. 卧床休息、低盐饮食
    B. 使用小剂量强心药
    C. 使用小剂量作用缓和的利尿剂
    D. 应用血管扩张剂减轻心脏负荷
    E. 控制感染和改善呼吸功能

5. 下列哪项属于肺源性心脏病失代偿期的表现
    A. 肺动脉瓣区第二心音亢进
    B. 右心室肥大
    C. 呼吸音减弱
    D. 嗜睡、神志恍惚
    E. 肺底干湿啰音

6. 患者女性，60岁。咳嗽、咳痰30余年，近6年出现气喘，入院查体：平卧位，桶状胸，两肺少量湿啰音，剑突下可见心脏搏动，三尖瓣区可闻及收缩期杂音，肝、脾未触及，下肢不肿。考虑患者发生了
    A. 慢性支气管炎
    B. 慢性阻塞性肺疾病
    C. 慢性肺源性心病（代偿期）
    D. 肺心病右心衰
    E. 肺间质纤维化

7. 患者女性，72岁。"慢性咳喘30余年，加重1周"就诊。体查：神清；唇发绀；桶状胸，剑突下可见心脏搏动；心率112次/分，律不齐，心音强弱不等。双肺可闻湿性啰音；肝肋下1cm；双下肢水肿。下列哪种治疗最恰当

    A. 立即用高浓度吸氧

    B. 积极抗感染，保持呼吸道畅通

    C. 立即静脉注射呋塞米

    D. 立即用毛花苷C纠正房颤

    E. 立即注射地塞米松

8. 男性，68岁。因"慢性肺源性心脏病"入院。现患者喘憋明显，略有烦躁。在治疗过程中，应慎用镇静剂以避免

    A. 洋地黄中毒   B. 双重感染

    C. 脱水、低钾血症   D. 引起呼吸抑制

    E. 加重心力衰竭

A3/A4型题

（9~11题共用题干）

男性，62岁。慢性咳嗽、咳痰30年，近日咳大量脓痰，憋气，双下肢水肿。

9. 首先应考虑以下何种疾病

    A. 支气管扩张症   B. 慢性阻塞性肺疾病

    C. 支气管哮喘   D. 慢性肺脓肿

    E. 肺癌感染

10. 下肢水肿应考虑的原因是

    A. 肺心病右心衰竭   B. 低蛋白血症

    C. 摄盐过多   D. 下肢静脉血栓

    E. 合并肾炎

11. 本病最主要的治疗原则是

    A. 扩张支气管   B. 低浓度吸氧

    C. 消除肺部感染   D. 治疗心力衰竭

    E. 祛痰剂

二、思考题

患者，男，60岁，吸烟40年。8年前开始出现咳嗽、咳痰，冬春季节明显加重，咳大量白色泡沫痰。2年前开始出现活动后气促，进行性加重，但未予以重视，从未到医院就诊。3天前因感冒，咳大量脓痰，呼吸困难明显，可见下肢水肿，不能平卧。

请问：

1. 患者可能的临床诊断是什么？需要做什么检查帮助进一步确诊？

2. 患者存在的护理问题有哪些？依据是什么？可以采取什么护理措施？

扫码"练一练"

（田 奕）

第十一节　心脏介入诊断治疗患者的护理

扫码"学一学"

扫码"看一看"

学习目标

知识要点

1. 掌握冠脉介入手术患者术前、术中及术后的护理要点。

2. 了解冠脉介入手术的适应证。

技能要点

掌握冠脉介入手术护理流程，能配合医生施行介入手术。

一、冠状动脉造影

冠状动脉造影术（coronary arterial angiography，CAG）是指用特形的心导管经股动脉、肱动脉或桡动脉送到主动脉根部，分别插入左、右冠状动脉口，经导管注入少量含碘造影剂，使左、右冠状动脉及其主要分支在不同的角度得到清楚显影的方法。以此来准确发现各支动脉狭窄性病变的部位并估计其程度。一般认为，管腔直径减少70%以上会严重影响血供，管腔直径减少50%~70%者也有一定意义。

（一）适应证

（1）已确诊为冠心病，药物治疗效果不佳，拟行介入性治疗或旁路移植手术；有类似心绞痛发作的胸痛而不能确诊者。

（2）心肌梗死后再发心绞痛或运动试验阳性者。

（3）无心绞痛、心肌梗死病史，但心电图有缺血性ST-T改变或病理性Q波，且不能以其他原因解释者。

（4）中老年患者心脏增大、心力衰竭、心律失常、疑有冠心病而无创性检查未能确诊者。

（5）急性冠脉综合征拟行急诊PCI者。

（二）禁忌证

（1）造影剂过敏。

（2）严重心、肝、肾功能不全。

（3）外周动脉血栓性脉管炎。

（4）严重的电解质紊乱。

（三）方法

用特形的心导管经股动脉、肱动脉或桡动脉送到主动脉根部，分别插入左、右冠状动脉口，手推注射器注入少量含碘造影剂使冠状动脉及其主要分支显影。

（四）评定标准

以冠状动脉造影来评定冠脉狭窄的程度，一般用TIMI（thrombolysis in myocardial

infarction）试验所提出的分级指标。

0 级：无血流灌注，闭塞血管远端无血流。

Ⅰ级：造影剂部分通过，冠状动脉狭窄远端不能完全充盈。

Ⅱ级：冠状动脉狭窄远端可完全充盈，但显影慢，造影剂消除也慢。

Ⅲ级：冠状动脉远端造影剂完全而且迅速充盈和消除，类同正常冠状动脉血流。

知识链接

冠状动脉造影

早在 1959 年，Sones（克利夫兰医学中心儿科医师）为一个有主动脉病变的患者进行心脏造影，误经肱动脉逆行将特制的头端呈弧形的造影导管送入主动脉根部，并将导管远端分别置于左、右冠状动脉口，将约 30ml 的造影剂直接注入左、右冠状动脉内而使其显影，开创了选择性冠状动脉造影术。1964 年，Sones 完成了第一例经肱动脉切开的冠状动脉造影术。1967 年，Judkins 采用 Seldinger 技术经股动脉穿刺法进行选择性冠状动脉造影，从而使这一技术得到进一步完善并广泛应用于冠状动脉疾病诊断。

二、经皮冠状动脉介入治疗

经皮冠状动脉介入治疗（percutaneous coronary intervention，PCI）是用心导管技术疏通狭窄甚至闭塞的冠状动脉管腔，从而改善心肌的血流灌注的治疗技术，属血管再通术的范畴。临床最早应用的是经皮冠状动脉腔内成形术（PTCA），其后还发展了经冠状动脉内旋切术、旋磨术和激光成形术、冠状动脉内支架植入术等，这些技术统称为 PCI。目前，PTCA 加上支架植入术已成为治疗冠心病的重要手段。

（一）适应证

（1）急性心肌梗死，包括急诊 PCI、补救性 PCI、溶栓再通者的 PCI。

（2）稳定型心绞痛经药物治疗后仍有症状，有轻度心绞痛症状或无症状但有心肌缺血的客观证据，狭窄病变显著，病变血管供应中到大面积存活心肌的患者。

（3）介入治疗后心绞痛复发、管腔再狭窄患者。

（4）不稳定型心绞痛经积极药物治疗，病情不稳定者。

（5）主动脉 - 冠状动脉旁路移植术后复发心绞痛的患者。

（二）禁忌证

（1）无侧支循环保护的左冠状动脉主干狭窄或病变在主干分叉附近。

（2）冠脉僵硬或钙化性、偏心性狭窄。

（3）慢性完全阻塞性伴严重的冠脉病变。

（4）多支广泛性弥漫性冠脉病变。

（三）方法

1. 经皮冠状动脉腔内成形术（PTCA）　经皮穿刺周围动脉将带球囊的导管送入冠状动脉到达狭窄节段，扩张球囊使狭窄管腔扩大。

2. 冠状动脉内支架植入术　将以不锈钢或合金材料刻制或绕制成管状而其管壁呈网状

带有间隙的支架，置入冠状动脉内已经或未经 PTCA 扩张的狭窄节段支撑血管壁，保持血流通畅。

（四）护理

1. 术前准备

（1）向患者及家属介绍手术的方法和意义、手术的必要性和安全性，解除患者思想顾虑。

（2）完成必要的实验室检查，如碘过敏试验、血常规、尿常规、出凝血时间、血型、肝肾功能，及完成胸部 X 光、超声心动图检查等。

（3）常规备皮和清洁区域包括双侧腹股沟及会阴部、上肢。穿刺股动脉者注意检查双侧足背动脉搏动情况并做好标记，便于术中、术后对比。

（4）训练穿刺股动脉患者术前在床上排尿，并进行呼吸、闭气、咳嗽训练，便于术中顺利配合手术。术前应排空膀胱。

（5）术前口服抗血小板聚集药物，择期手术，术前禁食 4~6 小时，术前 3~5 天开始服用氯吡格雷 75mg/d，阿司匹林 100~150mg/天。急诊手术，术前未用抗凝药者，应于术前嚼服阿司匹林 300mg，口服氯吡格雷 300mg。已服用华法林的患者，术前应停用 3 天，并使 INR 小于 1.8。

（6）造影剂具有肾毒性，有肾功能不全者应适当补液和利尿，并做好紧急血透的准备。

2. 术中配合

（1）手术采取局麻，患者在整个手术过程完全清醒，为避免患者对陌生环境、仪器设备等产生的紧张与焦虑，应多陪伴患者并与其交谈，以分散注意力，并告知患者球囊扩张时患者可有胸闷、心绞痛发作等不适感，做好解释、安慰工作。

（2）严密监测生命征、心率、心律，准确记录压力数据，重点监测造影时、球囊扩张时及可能出现的再灌注心律失常时心电图和血压的变化。出现异常时及时通知医生处理。备齐抢救用物，以备急需。

（3）维持静脉通路通畅，及时准确给药，准确传递各种所需器械，做好术中记录。

3. 术后护理

（1）立即做心电图，与术前对比。心电监护 24 小时。监测血压，血压不稳定者每 15~30 分钟测量 1 次，血压稳定后可改为每小时测量 1 次。严密观察有无心律失常、心肌梗死等急性并发症。

（2）经股动脉穿刺进行 CAG 后，可即刻拔除鞘管。PCI 治疗的患者因术中使用肝素，需监测活化部分凝血激酶时间（APTT），如 APTT 降低到正常值的 1.5~2 倍范围内，方可拔除鞘管。压迫止血 30 分钟后进行加压包扎，常用 1kg 沙袋加压伤口 6~8 小时，肢体制动 24 小时，静脉穿刺者肢体制动 4~6 小时。术后 24 小时可在床上轻微活动，逐渐增加活动量，1 周内避免抬重物。

（3）鼓励患者多饮水，在术后 4~6 小时内使尿量达到 1000~2000ml，促进造影剂排泄。保持大便通畅，卧床期间加强生活护理。

（4）术后常规给予低分子肝素皮下注射，观察有无出血倾向，植入支架的患者常规应用 3~5 天抗生素预防感染。

（5）术后常见不良反应有腰酸、腹胀、穿刺术区出血或水肿、尿潴留、心肌梗死。

（五）出院指导

（1）有效控制冠心病的各种危险因素，遵医嘱继续服用降压、降糖、降脂药物。

（2）抗血小板聚集治疗为巩固 PCI 疗效，预防再狭窄发生，强调应终身服用阿司匹林，植入支架还需联合应用氯吡格雷。

（3）定期门诊随访，定期监测出凝血时间。

目标检测

一、选择题

1. PTCA 治疗的患者导管鞘管拔除后穿刺部位沙袋压迫止血的时间是

    A. 6~8 小时　　　　　　　　　B. 2~3 小时

    C. 3~4 小时　　　　　　　　　D. 1~2 小时

    E. 8~10 小时

2. 行介入性心导管治疗的患者，下列护理措施不合适的是

    A. 观察生命体征　　　　　　　B. 局部沙袋压迫

    C. 24 小时内尽早下床活动　　　D. 术前查凝血时间

    E. 注意足背动脉搏动

二、思考题

患者陈某，女，48 岁，因"突发心前区剧痛伴恶心、呕吐 3 小时"入院。入院后 ECG 提示广泛前壁心肌梗死，拟行急诊 PCI 术。

请问：

针对该患者如何进行手术前后的护理？

扫码"练一练"

（杨文博）

第四章

消化系统疾病患者的护理

第一节 消化系统概述、常见疾病症状体征的护理

扫码"学一学"

学习目标

知识要点

1. 掌握腹痛、腹泻及便秘的定义、护理评估和护理措施。

2. 熟悉消化系统常见症状的护理问题和护理目标。

3. 了解消化系统常见症状的发病机制。

技能要点

1. 能正确对消化系统常见症状进行评估。

2. 能根据病情正确指导患者饮食。

一、概述

消化系统由消化管和消化腺组成。

消化管由口、咽、食管、胃、肠和肛门组成。其主要生理功能是摄取、转运和消化食物，吸收营养和排泄废物。食管将食物和唾液运送到胃内。胃暂时贮存食物，分泌胃液（其中胃酸及胃蛋白酶具有一定消化功能），通过蠕动将食物与胃液充分混合、搅拌粉碎食物并促进胃内容物进入十二指肠。小肠（包括十二指肠、空肠、回肠）的主要功能是消化和吸收。大肠（包括盲肠、阑尾、结肠、直肠）的主要功能是吸收水分和盐类，并为消化后的食物残渣提供暂时的贮存场所。

消化腺主要有肝脏和胰腺。肝脏是人体最大的腺体器官，是物质代谢的主要场所，有门静脉和肝动脉双重供血。肝脏的主要功能包括①物质代谢：碳水化合物、蛋白质、脂肪、维生素合成代谢的最主要场所。②解毒作用：肝脏是人体内主要的解毒器官，许多药物和外源性毒物、多种激素、血红蛋白的代谢产物、血氨等均经过肝脏分解、灭活和排泄。③分泌胆汁：肝脏通过分泌胆汁，促进脂肪在小肠内消化和吸收。胰腺的外分泌功能主要是分泌胰液。胰液中的碳酸氢盐可中和进入十二指肠的胃酸，也给小肠内多种酶活性提供适宜环境。胰液中的消化酶主要有胰液粉酶、胰脂肪酶、胰蛋白酶和糜蛋白酶，分别水解淀粉、脂肪和蛋白质。

消化系统除了消化、吸收功能之外，尚能分泌多种激素，调节机体的生理功能。此外，还参与机体免疫反应，具有一定的清除有害物质和致病微生物的能力。

消化系统疾病主要包括食管、胃、肠、肝、胆、胰等脏器的病变，临床上很常见，可为功能性或器质性。引起消化系统疾病的病因复杂多样，常见的有感染、理化因素、代谢紊乱、吸收障碍、自身免疫、遗传和医源性因素等。多数消化系统疾病是慢性病程，容易出现营养不良、活动无耐力、焦虑等护理问题，病情严重者可出现严重并发症如大出血、穿孔、肝性脑病等。此外，消化系统疾病的发生常与患者的心理状态和行为方式关系密切。因此，护理中应强调整体观，关心患者的心理健康，调整不良情绪，指导患者养成良好的生活习惯。

二、常见症状体征护理

腹　痛

腹痛（abdominal pain）是腹部感觉神经纤维受到某些因素刺激后产生的一种疼痛和不适感。临床上根据起病急缓、病程长短将腹痛分为急性腹痛和慢性腹痛（但无明确时间界定）。

【病因及发病机制】

（一）病因

1. 急性腹痛

（1）急性炎症　急性胃炎、急性肠炎、急性胰腺炎、急性胆囊炎、急性腹膜炎等。

（2）脏器的扭转与破裂　肠扭转、肠绞窄、卵巢肿瘤蒂扭转、肝破裂、脾破裂等。

（3）空腔脏器梗阻或扩张　肠梗阻、肠套叠、胆道结石等。

（4）血管阻塞　缺血性肠病、门静脉血栓形成等。

（5）其他　如急性心肌梗死、下叶肺炎等也可引起急性腹痛。

2. 慢性腹痛　多见于慢性炎症、脏器包膜牵张、溃疡、胃肠功能紊乱、肿瘤压迫与浸润等。

（二）发病机制

腹痛发生的机制主要有内脏性腹痛、躯体性腹痛和牵涉痛，常涉及多种机制。

1. 内脏性腹痛　腹腔内脏器痛觉神经较易受空腔器官张力增加的冲动而产生疼痛，其特点为：①疼痛部位不确切；②疼痛感觉模糊；③多为痉挛、不适、钝痛、灼痛；④常伴恶心、呕吐、出汗等内脏神经反射症状。

2. 躯体性腹痛　当腹壁及壁层腹膜受到疼痛刺激后，经体神经传至脊神经，反射到相应脊髓节段所支配的皮肤，其特点为：①定位准确；②程度剧烈而持久；③可有局部腹肌强直；④腹痛可因咳嗽、体位变化而加重。

3. 牵涉痛　腹部疾病的牵涉痛是腹部器官引起的疼痛经内脏神经传入，影响相应脊髓节段而定位于体表，或引起远离该脏器的体表部位痛觉过敏。特点是：①定位明确；②疼痛剧烈；③有压痛、肌紧张及感觉过敏等。

【护理评估】

（一）健康史评估

腹痛发生的病因或诱因，腹痛的部位、性质和程度；腹痛的时间，特别是与进食、活动、体位等的关系；腹痛发生时的伴随症状，如有无恶心、呕吐、腹泻、发热等；有无缓解疼痛的方法。

（二）身体评估

评估患者的生命体征、神志、体位、营养状况；有无腹胀、腹肌紧张、压痛、反跳痛及其部位、程度，肠鸣音是否异常等。

腹痛特点评估：腹痛可表现为隐痛、钝痛、胀痛、刀割样痛、钻痛或绞痛等，可为持续性或阵发性疼痛，其部位、性质和程度常与疾病有关。如胃、十二指肠病变引起的腹痛多为上腹部隐痛、灼痛或不适感，伴畏食、恶心、呕吐、嗳气、反酸等。小肠病变呈脐周疼痛，常有腹泻、腹胀等表现。大肠病变所致的腹痛常为腹部一侧或双侧疼痛。急性胰腺炎常出现上腹部剧烈疼痛，为持续性钝痛、钻痛或绞痛，并向腰背部呈带状放射。急性腹膜炎时疼痛弥漫全腹，伴全腹腹肌紧张、压痛和反跳痛。

（三）心理 – 社会评估

注意评估患者有无精神紧张、焦虑、恐惧、烦躁等心理反应。

（四）实验室及其他检查

根据疾病情况行相应的实验室检查，如血、尿、大便常规检查，大便隐血试验，血、尿淀粉酶测定，必要时行腹部 X 线、CT、B 超及内镜检查等。

【护理诊断/问题】

1. 疼痛：腹痛　与腹腔脏器炎症、平滑肌痉挛、缺血、溃疡及腹膜刺激等有关。

2. 焦虑　与剧烈腹痛、反复或持续腹痛不易缓解有关。

【护理目标】

（1）患者腹痛消失或缓解。

（2）患者焦虑程度减轻。

【护理措施】

（一）一般护理

1. 休息与体位　急性剧烈腹痛患者应卧床休息，保持舒适的体位，如仰卧屈膝位；烦躁不安者应加床档，防止坠床等意外发生。

2. 饮食护理　指导患者制定合理的饮食，嘱患者养成良好的饮食习惯。急性腹痛患者应暂时禁食，疼痛缓解后，根据病情逐渐进食。慢性腹痛患者以易消化、富营养、无刺激性食物为宜。

（二）病情观察

严密观察患者腹痛的部位、性质、程度、发作时间、频率、持续时间及伴随症状。如疼痛性质突然发生改变，且经一般处理疼痛不能减轻，反而加重，需警惕并发症的发生，如溃疡穿孔、弥漫性腹膜炎等，应立即报告医师。

（三）协助治疗

1. 非药物缓解疼痛　采用非药物性止痛方法，可减轻其焦虑和紧张，提高其疼痛阈值和对疼痛的控制感。常用方法如下。

（1）行为疗法　指导式想象，回忆一些有趣的事情可转移注意力，从而减轻疼痛；深呼吸、音乐疗法及放松等方法缓解疼痛。

（2）局部热疗法　除急腹症外，对疼痛局部可应用热水袋进行热敷，从而解除痉挛而达到止痛效果。

（3）针灸止痛　根据不同疾病和疼痛的部位选择不同穴位针疗缓解疼痛。

2. 药物缓解疼痛　根据疾病性质、病情及严重程度选择不同而适宜的止痛药物，包括解痉剂、镇痛剂等。

用药护理　遵医嘱合理应用镇痛药，急性剧烈腹痛诊断不明时，不可随意使用镇痛药物，以免掩盖症状，延误病情。

（四）心理护理

让患者卧床休息，保持室内安静，避免不良刺激。评估患者的心理状态，并针对性给予心理疏导，帮助患者减轻焦虑、恐惧心理。

（五）健康指导

（1）向患者和家属解释腹痛的原因和诱因，阐明积极治疗原发病和有针对性的预防诱因的重要性。

（2）指导患者正确的饮食原则和缓解腹痛的方法。

（3）对慢性腹痛反复发作经久不愈者，建议其定期门诊复查，坚持遵医嘱用药。

腹　泻

腹泻（diarrhea）是指排便次数增加（＞3次/日）、粪质稀薄（水分＞85%）、伴或不伴成分异常（黏液、脓血、未消化食物或食物残渣）。根据腹泻起病急缓、病程长短，临床上常分为急性腹泻（＜2周）、慢性腹泻（＞4周）和迁延性腹泻（2~4周）。

【病因及发病机制】

（一）病因

1. 急性腹泻

（1）肠道疾病　①感染性：如病毒、细菌、真菌、寄生虫感染。②非感染性：如炎性肠病、急性出血坏死性肠炎等。

（2）中毒性疾病　①生物毒素：毒蕈、河豚、鱼胆等中毒。②化学毒物：砒霜、有机磷中毒。

（3）全身性疾病　①感染性疾病：败血症、伤寒、钩端螺旋体病。②非感染性疾病：尿毒症、糖尿病、甲状腺功能亢进症等。

（4）其他　①变态反应性疾病：过敏性肠炎、过敏性紫癜等。②药物性：利舍平、新斯的明、氟尿嘧啶等。

2. 慢性腹泻

（1）消化系统疾病　①胃部疾病：慢性萎缩性胃炎胃酸及胃蛋白酶分泌减少，消化功能减退；胃大部切除术后，食物进入肠道过快引起消化吸收不充分。②肠道疾病：感染性疾病，如肠结核、慢性细菌性痢疾、钩虫病、慢性阿米巴滋养体感染等；非感染性疾病，如慢性炎性肠病、结肠多发性息肉病等。③肿瘤：结肠癌、小肠淋巴瘤等。④肝胆胰疾病：肝硬化、慢性胆囊炎及胆石症、慢性胰腺炎、胰腺癌等，因胆汁分泌、胰酶分泌功能障碍，导致消化吸收功能减退。

（2）全身性疾病　①内分泌代谢性：甲状腺功能亢进症、胃泌素瘤、类癌综合征、糖尿病、自主神经功能紊乱等。②药物：洋地黄、利舍平、阿卡波糖等。③其他：肠易激综合征（IBS）、系统性红斑狼疮（SLE）、尿毒症等。

（二）发病机制

1. 渗透性 由于肠腔内容物高渗透状态，阻碍水分和电解质吸收。如口服山梨醇、甘露醇等引起肠道渗透压增高。

2. 渗出性 由于肠道炎症性疾病引起渗出增多。如各种感染性及非感染性因素导致肠道炎症，引起炎性渗出。

3. 分泌性 肠道分泌过多液体和电解质引起。如霍乱弧菌外毒素，刺激肠黏膜内的腺苷酸环化酶，导致 cAMP 增加，肠壁分泌大量水、电解质。血管活性肠肽瘤分泌大量血管活性肠肽（VIP）、胃泌素瘤分泌大量胃泌素导致胃肠道血管通透性增加，液体分泌增多。

4. 吸收障碍性 如小肠大部分切除引起的短小肠综合征或先天性短小肠综合征，肠道吸收面积减少，食物难以被充分吸收。右心衰或肝硬化引起门脉高压时引起肠壁水肿导致吸收功能障碍。

5. 动力性 肠蠕动亢进，食物在肠道停留时间缩短，导致消化吸收不良。如肠炎、肠易激综合征、甲状腺功能亢进症、类癌综合征等。

【护理评估】

（一）健康史评估

腹泻发生的时间、起病急缓、病因或诱因、病程长短；大便的次数、性状、颜色、量及气味；有无腹痛及腹痛部位，有无发热、恶心、呕吐、里急后重等伴随症状；有无口渴、疲乏无力等脱水表现。

询问患者有无食物中毒，肠道和全身性感染，变态反应，胃、肝、胆、胰等疾病和全身性疾病等病史，以及导致腹泻加重与缓解的因素。

（二）身体评估

1. 急性腹泻 应注意评估患者的生命体征、神志、尿量、皮肤弹性等。观察患者有无脱水、电解质紊乱、酸碱平衡失调等。小肠病变引起的腹泻，大便呈糊状或水样，可含有未完全消化的食物成分；大肠病变引起的腹泻，大便可含脓、血、黏液，病变累及直肠时可出现里急后重。

2. 慢性腹泻 应注意营养状况，有无消瘦、贫血等。评估患者有无腹胀、腹部包块、肠鸣音有无异常。有无因排便频繁及粪便刺激，引起肛周皮肤糜烂。

（三）心理－社会评估

急性大量腹泻会导致患者精神紧张、恐惧；长期慢性腹泻会导致患者焦虑不安、失眠、头晕、自卑等。

（四）实验室及其他检查

采集新鲜大便标本做显微镜检查，必要时做细菌学检查，严重腹泻患者注意监测电解质、酸碱平衡情况。

【护理诊断/问题】

1. 腹泻 与肠道疾病或全身性疾病有关。

2. 体液不足/有体液不足的危险 与大量腹泻引起体液丢失过多有关。

3. 营养失调：低于机体需要量　与长期慢性腹泻有关。

4. 有皮肤完整性受损的危险　与排便次数增多及排泄物刺激肛周皮肤有关。

【护理目标】

（1）患者的排便次数、粪质恢复正常。

（2）患者无脱水表现，或脱水得到及时纠正。

（3）能保证机体所需各种营养素的摄入，无营养不良发生。

（4）患者肛周皮肤完好。

【护理措施】

（一）一般护理

1. 休息与活动　急性严重腹泻、全身症状明显的患者应卧床休息，慢性轻症腹泻应增加休息时间。注意腹部保暖，可用热水袋热敷腹部，以减轻腹泻症状。

2. 饮食护理　给予营养丰富、低脂肪、易消化、少纤维饮食，适当补充水分和食盐。严重、频繁腹泻者禁饮食，逐渐过渡到流质、半流质、软食以至普通饮食，避免生冷、多纤维、辛辣、刺激性食物。

3. 肛周皮肤护理　排便频繁时，因大便的刺激，可使肛周皮肤损伤，引起糜烂及感染。排便后应用温水清洗肛周，保持清洁干燥，涂无菌凡士林或抗生素软膏以保护肛周皮肤，促进损伤处愈合。

（二）病情观察

观察患者排便情况、伴随症状、肛周皮肤、生命体征、尿量、皮肤颜色及弹性、意识状态及生化指标。

（三）协助治疗

以病因治疗为主。遵医嘱给予止泻药时应注意患者排便情况，腹泻得到控制应及时停药。应用解痉止痛剂如阿托品时，应注意药物不良反应，如口干、视力模糊、心动过速等。水、电解质丢失过多时，应根据血生化指标遵医嘱及时输液补充。

（四）心理护理

向患者解释精神紧张、情绪变化会影响肠道运动引起腹泻，故应避免精神刺激，减轻焦虑和恐惧心理。

（五）健康指导

向患者和家属解释腹泻的原因和诱因，嘱患者积极治疗原发病和避免诱因。教育患者养成良好的饮食卫生习惯，按科学的饮食原则合理摄食。

便　秘

便秘（constipation）是指排便次数减少，2 天以上排便一次或每周排便少于 3 次，同时伴有大便干结、量少、排便困难或不尽感、腹痛或腹胀、消化不良等症状。

【病因及发病机制】

（一）病因

根据病因不同，便秘可分为功能性和器质性两类。

1. 功能性便秘　主要与肠道蠕动减慢有关，而无器质性病变。

（1）**单纯性便秘** 进食少、食物烹制过度精细，食物中缺乏纤维素。

（2）**生活习惯改变** 生活环境突然改变、精神紧张、工作压力等。

（3）**药物性便秘** ①药物依赖性：长期依赖或滥用泻药。②抑制肠蠕动药物：如肌肉松弛药、镇静安定类药物、鸦片制剂、制酸剂（氢氧化铝、碱式碳酸铋）、钙通道阻滞剂类降压药、利尿剂等。

（4）**腹肌及盆腔肌力不足** 如长期缺乏锻炼使腹部肌肉力量不足、盆腔肌肉张力和收缩力度不够。

2. 器质性便秘

（1）**肠道疾病** 各种疾病导致肠管完全或不完全梗阻，如良恶性肿瘤、炎性肠病或其他原因引起的肠腔狭窄或梗阻（如腹膜炎导致肠粘连）；直肠炎、直肠内脱垂、痔疮；肛裂、肛周脓肿及溃疡。

（2）**腹腔或盆腔肿瘤压迫** 如子宫肌瘤等。

（3）**神经系统疾病** 脑卒中、多发性硬化症、脊髓损伤、周围神经病变、肠管神经源性病变、结肠神经-肌肉病变（假性肠梗阻、先天性巨结肠）等。

（4）**全身性疾病** ①内分泌代谢性疾病：垂体功能减退、甲状腺功能减退、糖尿病、尿毒症、卟啉病等。②肌肉病变：皮肌炎、进行性系统硬化症等。

（二）发病机制

1. 功能性便秘 ①长期进食过少、精致烹饪，导致肠内容积不够，对结肠、直肠的刺激减少。②环境、工作压力变化导致正常排便习惯受干扰。③腹肌和盆腔肌肉力量不足，导致排便时腹腔压力下降，粪便难以排出。③长期依赖或滥用泻药除产生心理依赖导致排便障碍外，蒽醌类泻药可导致黑色或棕色色素在结肠黏膜沉积（结肠黑病变），引起平滑肌萎缩、肌层神经丛破坏，加重便秘。

2. 器质性便秘 ①肠道疾病：如肿瘤、炎症引起肠管狭窄；肛裂、痔疮因排便痛产生畏惧。②腹腔、盆腔肿瘤：压迫肠管，导致肠管狭窄。③神经病变：导致便意感知、传导、肌肉收缩功能障碍。④其他：各种原因导致肠管动力下降、管壁水肿、自主神经功能障碍等。

【护理评估】

（一）健康史评估

评估患者有无导致便秘的肠道疾病、全身疾病；是否有生活环境改变、精神高度集中或过的紧张；有无长期服用泻药及易导致便秘的药物。了解患者的饮食运动的情况，便秘发生时间长短及既往治疗情况。

（二）身体评估

1. 排便情况 评估排便次数，排便是否费力，粪便性状和量。

2. 伴随症状 评估患者有无腹痛、腹胀，腹部有无压痛、反跳痛，有无腹部包块、肠鸣音有无异常等，排便时是否导致肛门疼痛或肛裂。

（三）心理-社会状评估

长期便秘也会导致患者紧张、烦躁、焦虑、抑郁等。

（四）实验室及其他检查

大便隐血试验、腹部 X 线平片，钡灌肠、内镜检查，以明确便秘原因。

【护理诊断/问题】

便秘 与食物中缺乏纤维素和水分，排便反射或排便动力减弱有关。

【护理目标】

患者恢复正常的排便状态。

【护理措施】

（一）一般护理

1. 休息与活动 指导患者适当运动，可进行腹部按摩，以促进肠蠕动；对长期卧床者应指导其做腹肌锻炼。避免过度用力排便。

2. 饮食护理 病情允许情况下多吃富含纤维素的蔬菜、水果和食物，避免干硬、辛辣、油炸及产气食物。

（二）病情观察

观察患者的排便情况，有无腹胀，腹部有无压痛、反跳痛，有无腹部包块，肠鸣音有无异常等。

（三）协助治疗

向患者说明滥用缓泻剂的副作用，避免应用抑制肠蠕动的药物。指导患者开塞露的使用方法，必要时灌肠帮助排便。

（四）心理护理

向患者解释精神紧张、情绪变化会影响肠道运动引起便秘，应避免精神刺激，减轻焦虑和恐惧心理。

（五）健康指导

向患者和家属解释便秘的病因，指导患者积极治疗原发病，避免导致便秘的诱因。合理搭配饮食，养成定时排便的习惯。

目标检测

选择题

A1/A2 型题

1. 呕吐患者不可能出现的潜在并发症是

   A. 脱水 　　　　　　　　　　　B. 电解质紊乱

   C. 酸碱平稳失调 　　　　　　　D. 窒息

   E. 营养失调：高于机体需要量

2. 病因不明的腹痛，不能使用下列哪种方法缓解疼痛

   A. 非药物缓解疼痛方法 　　　　B. 镇静药

   C. 解痉药 　　　　　　　　　　D. 镇痛药

   E. 以上都不正确

3. 黏液脓血便伴发热、里急后重多见于

   A. 细菌性痢疾 　　　　　　　　B. 急性胃肠炎

   C. 轮状病毒感染 　　　　　　　D. 霍乱

E. 阿米巴痢疾

4. 严重腹泻导致重度脱水，最重要的护理措施是

    A. 密切观察病情的进一步变化   B. 指导患者制定合理的饮食计划

    C. 嘱患者大量饮水   D. 安慰患者及家属以稳定情绪

    E. 建立静脉通道，遵医嘱静脉补液

5. 男性，50岁，凌晨起床后即出现呕吐，呕吐物为前一日晚上进食的食物，有酸酵味，最可能的疾病是

    A. 结肠肠梗阻   B. 空肠肠梗阻

    C. 幽门梗阻   D. 急性胃肠炎

    E. 胆石症

6. 女性，25岁，因频繁腹泻，感觉肛周疼痛，不正确的护理措施是

    A. 肛门涂抹凡士林软膏   B. 肛门热敷

    C. 排便后用温水清洗肛门，保持清洁干燥   D. 穿紧身裤

    E. 肛门涂抹抗生素软膏

（王   刚）

扫码"练一练"

扫码"学一学"

第二节　胃炎患者的护理

学习目标

知识要点

1. 掌握急性胃炎和慢性胃炎患者的身体评估、护理问题和护理措施。

2. 熟悉急性胃炎和慢性胃炎的病因、辅助检查。

3. 了解慢性胃炎的发病机制。

技能要点

能熟练为急性胃炎和慢性胃炎患者进行健康指导。

    胃炎（gastritis）是指不同病因引起的胃黏膜炎性病变，常伴有上皮细胞损伤和再生，是最常见的消化道疾病之一。一般将胃炎分为急性胃炎、慢性胃炎两大类。

急性胃炎

    急性胃炎（acute gastritis）是由多种病因引起的胃黏膜急性炎症，亦称糜烂性胃炎、出血性胃炎、急性胃黏膜病变。急性发病，常表现为上腹部症状。主要病理改变为胃黏膜充血、水肿、糜烂和出血，病变可局限于胃窦、胃体或弥漫分布于全胃。主要包括：①幽门螺杆菌感染引起的急性胃炎；②其他病原体感染引起的急性胃炎；③急性糜烂出血性胃炎。

【病因及发病机制】

（一）病因

引起急性胃炎的常见病因及机制如下。

1. 药物 最常见的是非甾体类抗炎药（NSAIDs），如阿司匹林、吲哚美辛等。其他如糖皮质激素、某些抗生素、抗肿瘤药、铁剂或氯化钾口服液等。

2. 急性应激 各种严重的脏器病变、严重创伤、大手术、大面积烧伤、颅脑病变和休克，精神心理因素等。

3. 乙醇 大量饮酒，尤其是高度烈性酒。

4. 感染 幽门螺杆菌（Hp）以及各种细菌、真菌、病毒感染。

（二）发病机制

1. 药物 NSAIDs 主要抑制胃黏膜内前列腺素的合成，从而减弱了胃黏膜的屏障功能。糖皮质激素、抗肿瘤药物等可刺激或损伤胃黏膜上皮层。

2. 应激 各种应激因素均可导致儿茶酚胺释放增加，胃黏膜血管收缩，糖皮质激素释放增加导致胃酸分泌增加。

3. 乙醇 具有亲脂性和溶脂性能，可破坏黏膜屏障，引起上皮细胞损害、黏膜糜烂和出血。

4. 感染 Hp、病毒等感染均可引起胃黏膜微循环障碍、缺氧，黏液分泌减少，胃酸分泌增加，局部前列腺素分泌不足，从而导致胃黏膜糜烂、出血。

【护理评估】

（一）健康史评估

详细询问患者有无服用非甾体类抗炎药、抗肿瘤药、铁剂和氯化钾口服液等。有无严重的脏器病变、严重创伤、大面积烧伤、大手术、颅脑病变、休克及严重的精神刺激等。有无大量饮酒等致病因素。

（二）身体评估

1. 症状 多数患者症状不明显，或症状被原发病掩盖。有症状者主要表现为上腹部疼痛、饱胀不适、恶心、呕吐和食欲减退等。急性糜烂出血性胃炎多以突发的呕血和（或）黑便为首发症状，是上消化道出血的常见病因之一，占所有上消化道出血的10%～25%。

2. 体征 上腹部可有不同程度的压痛。

（三）心理–社会评估

因起病急，患者常紧张不安，若伴有上消化道出血，患者及家属常出现焦虑、恐惧等情绪。

（四）实验室及其他检查

1. 胃镜检查 是确诊急性胃炎的主要依据，伴上消化道出血者可行急诊胃镜检查，一般在大出血 24～48 小时内进行。镜下可见胃黏膜多发性糜烂、出血、浅表溃疡，表面可附有黏液和炎性渗出物。

2. 大便检查 大便隐血试验阳性。

【护理诊断/问题】

1. 疼痛：腹痛 与胃黏膜的急性炎症有关。

2. 潜在并发症：上消化道大量出血。

【护理目标】

（1）患者腹痛逐渐减轻并消失。

（2）患者未发生上消化道大出血或出血及时被发现和救治。

【护理措施】

（一）一般护理

1. 休息与活动　症状明显时注意休息，减少活动。并发上消化道出血时应卧床休息。

2. 饮食护理　给予营养丰富、易消化、少渣饮食。进食应定时定量、少食多餐，不可暴饮暴食，避免辛辣刺激食物。如有少量出血可给温凉半流质饮食，如牛奶、米汤等，急性大出血或呕吐频繁时应禁食，可静脉补充营养。

（二）病情观察

（1）观察患者有无上腹疼痛不适、腹胀、食欲减退等消化不良的表现。

（2）密切观察有无上消化道出血的征象，如呕血和（或）黑便等，同时监测大便隐血。

（三）协助治疗

1. 去除病因　积极治疗原发病和病因，停止使用 NSAIDs 等对胃肠道黏膜刺激较强的药物。

2. 药物治疗　包括抑制胃酸分泌剂、中和胃酸及胃黏膜保护剂、止血药物等。方法及用药护理详见"消化性溃疡患者的护理"。

3. 止血　见"上消化道出血患者的护理"。

（四）心理护理

向患者耐心说明急性胃炎的相关知识，使其认识到消除紧张、焦虑心理，保持轻松愉快心情对疾病康复的重要性。经常巡视，关心、安慰患者，及时清除血迹、污物，以减少对患者的不良刺激，增加其安全感。

（五）健康教育

1. 疾病预防指导　向患者及家属介绍急性胃炎的病因和诱因，积极治疗原发病。指导其注意饮食卫生，进食要有规律，避免过冷、过热、辛辣食物及浓茶、咖啡等，戒烟酒。

2. 用药指导　指导患者尽量避免使用对胃肠道黏膜有刺激的药物，若必须使用，应在医生指导下同时服用制酸剂、胃黏膜保护剂。

慢性胃炎

慢性胃炎（chronic gastritis）是由多种病因引起的胃黏膜慢性炎症，是最常见的慢性胃病，其发病率随年龄增加而增高。根据 2002 年新悉尼系统（Update Sydney System）分类，将慢性胃炎分为慢性浅表性（又称非萎缩性）、慢性萎缩性和特殊类型三类。慢性浅表性胃炎是指不伴有胃黏膜萎缩性改变、胃黏膜层内以慢性炎症细胞（淋巴细胞、浆细胞）浸润为主，侵及黏膜层上 1/3，幽门螺杆菌感染是这类慢性胃炎的主要病因，可分为胃窦胃炎、胃体胃炎、全胃炎。慢性萎缩性胃炎是指以胃黏膜上皮、腺体萎缩，慢性炎症细胞浸润，伴或不伴化生（或异性增生）为特征，分为多灶萎缩性胃炎和自身免疫性胃炎。特殊类型胃炎种类很多，临床上较少见。

【病因及发病机制】

（一）病因

1. 幽门螺杆菌感染 目前认为是慢性胃炎最主要的病因。

2. 饮食和环境因素 高盐饮食和缺乏新鲜蔬菜、水果与慢性胃炎密切相关。

3. 自身免疫 自身免疫性胃炎以富含壁细胞的胃体黏膜萎缩为主。

4. 物理及化学因素 长期饮用浓茶、酒、咖啡，食用过热、过冷、过于粗糙的食物，服过量 NSAIDs，以及各种原因引起的十二指肠液反流等均会削弱胃黏膜的屏障功能，而损害胃黏膜。

知识链接

Hp 与慢性胃炎的关系

1983 年澳大利亚学者 Marshall 和 Warren 从慢性胃炎患者胃黏膜活检标本中首次分离出幽门螺杆菌（Helicobacter pylori，Hp），这一发现对胃十二指肠病学具有里程碑式的价值，因此获得 2005 年度诺贝尔生理学或医学奖。因这一发现，消化性溃疡从原先难以治愈、反复发作和并发症发病率极高的慢性病，变成了一种采用短疗程抗生素和抑酸剂就可治愈的疾病，大幅度提高了消化性溃疡彻底治愈机会，减少并发症的发生和复发。近几十年的研究发现，Hp 感染不仅是慢性胃炎、消化性溃疡的重要病因，与胃癌和胃黏膜相关淋巴组织（MALT）淋巴瘤发病也密切相关。世界卫生组织将 Hp 定为 I 类致癌原。正如诺贝尔奖评审委员会所说："Hp 的发现加深了人类对慢性感染、炎症和癌症之间关系的认识。"

（二）发病机制

各种因素长期作用，导致胃肠道黏膜损伤、修复能力下降。①幽门螺杆菌通过其黏附素与胃黏膜上皮细胞紧密接触，直接侵袭胃黏膜；分泌尿素酶，分解尿素产生 NH_3，中和胃酸，形成了有利于幽门螺杆菌定居和繁殖的中性环境，同时损伤上皮细胞；产生细胞毒素使上皮细胞空泡变性，造成黏膜损害和炎症；菌体胞壁还可作为抗原诱导自身免疫反应。②壁细胞抗体和内因子抗体，破坏壁细胞，使胃酸分泌减少乃至缺失，影响维生素 B_{12} 的吸收，导致恶性贫血。③长期饮用浓茶、酒、咖啡，食用过热、过冷、过于粗糙的食物，服用 NSAIDs，十二指肠液反流等均会削弱胃黏膜的屏障功能，而损害胃黏膜。

【护理评估】

（一）健康史评估

1. 评估病因 评估患者家庭成员中有无萎缩性胃炎、低酸或无酸、维生素 B_{12} 吸收不良、恶性贫血病史。有无桥本甲状腺炎、白癜风等自身免疫性疾病。有无十二指肠液反流病史。有无慢性右心衰竭、肝硬化门静脉高压症等疾病。

2. 评估诱因 是否长期摄食粗糙或刺激性食物、酗酒、高盐饮食。是否经常服用 NSAIDs 等药物。

（二）身体评估

1. 症状 慢性胃炎进展缓慢，病程迁延，70%～80% 缺乏特异性症状。部分患者表现为上腹部隐痛不适、饱胀、反酸、嗳气、食欲不振、恶心、呕吐等，与进食或食物种类有关。自身免疫性胃炎患者可出现明显厌食、贫血和体重减轻。

2. 体征 多不明显，可有上腹轻压痛。

（三）心理－社会评估

因病情进展缓慢，病程迁延，反复发作，患者常会对治疗失去耐心和信心，产生烦躁、焦虑等不良情绪。有异型增生的患者，因担心恶变而出现恐惧情绪。

（四）实验室及其他检查

1. 胃镜及胃黏膜活组织检查 是最可靠的确诊方法。胃镜下慢性浅表性胃炎表现为黏膜粗糙不平、充血、水肿、糜烂、渗出等。慢性萎缩性胃炎镜下见黏膜呈颗粒状，黏膜血管显露，色泽灰暗，皱襞细小。通过组织病理学明确病变类型，并可行幽门螺杆菌检测。

2. 幽门螺杆菌检测 见本章第3节相关内容。

3. 血清学检查 自身免疫性胃炎（胃体萎缩为主）患者壁细胞抗体或内因子抗体可呈阳性，血清促胃泌素水平明显升高。多灶萎缩性胃炎（胃窦萎缩为主）血清胃泌素水平下降。

4. 胃液分析 自身免疫性胃炎时，胃酸缺乏；多灶萎缩性胃炎时，胃酸分泌正常或偏低。

【护理诊断/问题】

1. 疼痛：腹痛 与胃黏膜炎性病变有关。

2. 营养失调：低于机体需要量 与厌食、消化吸收不良等有关。

【护理目标】

（1）患者腹痛消失或逐渐减轻。

（2）患者能合理摄取营养，体重逐渐恢复正常。

【护理措施】

（一）一般护理

1. 休息与活动 养成规律的日常生活习惯。急性发作时应卧床休息，病情缓解时，可参加正常活动，进行适当的锻炼，但应避免过度劳累。

2. 饮食护理

（1）饮食原则 养成良好的饮食习惯，少量多餐，定时定量，细嚼慢咽。给予高热量、高蛋白、高维生素及易消化的饮食，避免摄入过冷、过热、粗糙和辛辣的刺激性食物和饮料，戒烟酒。

（2）食物选择 选择易消化的食物种类。①胃酸低者：酌情食用浓肉汤、鸡汤、山楂及食醋等刺激胃酸分泌。②高胃酸者：食用清淡的菜泥、牛奶、面包等，应避免食用浓肉汤、多脂肪食物及酸性食品，以免刺激胃酸分泌过多。③病情加重者：给予无渣、半流质的温热饮食。④指导患者及家属注意改进烹调技巧，粗粮细做，软硬适中，注意食物的色、香、味搭配，以增进患者食欲。

（3）进餐环境 提供清洁、舒适的进餐环境，注意保持空气新鲜、温度适宜，避免噪声、异味等不良刺激。保持口腔清洁舒适，鼓励患者晨起、睡前、进餐前后刷牙或漱口。

（4）营养状况评估 记录患者每日进餐次数、量、品种，了解其摄入的营养素能否满足机体需要。定期测量体重，监测血红蛋白、血清清蛋白等有关营养指标。

（二）病情观察

密切观察患者腹痛的部位、性质，呕吐物及大便的颜色、量和性质的变化，观察患者用药前后症状改善情况，以便及时发现病情变化。

（三）协助治疗

1. 病因治疗　消除引起慢性胃炎的病因，根除幽门螺杆菌（见本章第三节"消化性溃疡患者的护理"）。

2. 抑制胃酸、保护胃黏膜　见本章第三节"消化性溃疡患者的护理"。

3. 对症治疗　①NSAIDs 药物引起者：停药，并给予抗酸剂或用硫糖铝等胃黏膜保护药。②胆汁反流者：可用氢氧化铝凝胶等吸附或考来烯胺等。③胃动力减弱者：应用促胃肠动力药，如多潘立酮（吗丁啉）、西沙比利等。④胃酸缺乏者：可应用胃蛋白酶合剂，胃酸增高者可应用抑酸剂或抗酸剂。⑤腹痛：指导患者避免精神紧张，采用转移注意力、做深呼吸等方法缓解疼痛，也可采用热水袋敷胃部，以解除胃痉挛，减轻疼痛，也可用针灸内关穴、合谷穴、足三里穴等穴位来缓解疼痛。⑥恶性贫血：自身免疫性胃炎目前无特异治疗方法，伴恶性贫血时必须肌内注射维生素 B_{12}。

用药护理　①多潘立酮：不良反应较少，偶可引起惊厥、肌肉震颤等锥体外系症状；应饭前服用，且不宜与阿托品等解痉剂合用。②莫沙必利：可有腹泻、腹痛、口干等不良反应，在应用 2 周后，如果消化道症状无改善，应停止服用。

4. 手术治疗　对于肯定的重度异型增生，宜选择预防性手术治疗，目前多采用内镜下胃黏膜切除术。

（四）心理护理

应主动告知患者积极治疗的重要性，让患者知道本病经过正规治疗是可以逆转的，对于异型增生者及时手术也可以获得满意的疗效，帮助患者树立信心，消除焦虑、恐惧心理，积极配合治疗。指导患者采用转移注意力、听音乐、做深呼吸等方法使其精神放松，减轻焦虑，缓解腹部不适。

（五）健康指导

1. 疾病预防指导　向患者及家属讲解本病病因，指导避免诱发因素。

2. 生活指导　指导患者合理安排工作和休息，养成良好的生活习惯，戒烟、酒，保持充分的睡眠和良好的心理状态。注意饮食卫生和饮食营养，养成规律的饮食习惯，避免过冷、过热、辛辣刺激性食物和饮料。

3. 用药指导　指导患者避免服用非甾体类抗炎药等对胃黏膜刺激性强的药物，遵医嘱正确用药，告知所用药物的不良反应，发现异常及时复诊，定期门诊随访。

目标检测

一、选择题

A1/A2 型题

1. 急性胃炎的确诊依据是

　　A. 消化道症状　　　　　　　　　　B. 胃液分析

C. 胃镜检查　　　　　　　　　　　D. 血清学检查

E. 胃肠钡餐 X 线检查

2. 下列关于急性糜烂出血性胃炎的叙述中，错误的是

A. 上消化道出血是本病的主要表现　　B. 出血常难以自止

C. 起病前多无明显不适　　　　　　　D. 急诊胃镜检查对本病具有确诊价值

E. 大量出血可引起休克

3. 慢性浅表性胃炎的主要原因是

A. 幽门螺杆菌感染　　　　　　　　　B. 长期服用抗生素

C. 自身免疫因素　　　　　　　　　　D. 吸烟

E. 应激

4. 慢性胃炎最可靠的确诊方法的是

A. 消化道症状　　　　　　　　　　　B. 胃液分析

C. 胃镜检查　　　　　　　　　　　　D. 血清学检查

E. 胃肠钡餐 X 线检查

5. 患者，男，35 岁。因"上腹胀痛、饭后嗳气及反酸明显"来院就诊。胃镜报告示慢性胃炎。下列食物适合患者食用的有

A. 浓茶　　　　　　　　　　　　　　B. 咖啡

C. 纯牛奶　　　　　　　　　　　　　D. 面条

E. 油条

6. 慢性胃炎患者的健康指导，下列说法不对的是

A. 戒烟、戒酒　　　　　　　　　　　B. 养成细嚼慢咽习惯

C. 避免过冷过热食物　　　　　　　　D. 腹痛时口服阿司匹林

E. 定期门诊复查

7. 患者男，30 岁。反复出现食欲缺乏、畏寒、呕吐、腹泻等消化不良现象，时感上腹闷胀或疼痛，上腹有轻压痛，胃酸分泌稍低于正常范围，血清胃泌素结果正常，诊断为"慢性胃窦胃炎"。该患者最佳的治疗措施是

A. 少量多餐　　　　　　　　　　　　B. 加强锻炼

C. 抑制胃酸分泌　　　　　　　　　　D. 促进胃肠蠕动

E. 抗菌及保护胃黏膜

A3/A4 型题

(8~9 题共用题干)

某男，70 岁，近日常感上腹隐痛、食欲减退、餐后饱胀、嗳气、反酸、恶心等。体检发现上腹部有轻压痛。

8. 为了确诊，最好做何种检查

A. 幽门螺杆菌检测　　　　　　　　　B. 胃液分析

C. 胃镜检查　　　　　　　　　　　　D. 血清学检查

E. 胃肠 CT 检查

9. 胃镜检查，检查结果示：慢性胃炎，医生嘱其口服 1% 稀盐酸，以下对于患者进行的护理措中，施错误的是

    A. 缓解身心不适

    B. 应给予富有营养、易消化，并少量多餐了

    C. 注意饮食卫生

    D. 忌暴饮暴食、饮烈性酒、吸烟

    E. 稀盐酸直接口服，不可稀释

二、思考题

患者，男，30 岁，中午与朋友聚餐时大量饮白酒后出现上腹隐痛不适，排黑便 2 次，总量约 450g，前来就诊。查体：T 36.7℃，P 88 次/分，R 22 次/分，Bp 110/70mmHg。表情恐惧。辅助检查：胃镜可见胃窦部黏膜有糜烂、出血。

请问：

1. 该患者的主要护理问题有哪些？

2. 该患者的饮食护理措施有哪些？

（王　刚）

扫码"练一练"

扫码"学一学"

第三节　消化性溃疡患者的护理

学习目标

知识要点

1. 掌握消化性溃疡患者的身体评估、护理问题和护理措施。

2. 熟悉消化性溃疡的病因、辅助检查。

3. 了解消化性溃疡的发病机制。

技能要点

1. 能熟练对消化性溃疡患者进行健康指导。

2. 能及时发现消化性溃疡的并发症，并做出正确处理。

消化性溃疡（peptic ulcer，PU）是指在各种致病因素作用下，发生在胃和十二指肠的慢性溃疡，即胃溃疡（GU）和十二指肠溃疡（DU）。因溃疡的形成与胃酸/胃蛋白酶的消化作用有关，故称消化性溃疡。消化性溃疡是全球常见疾病，约有 10% 的人患过此病，可发生于任何年龄，DU 好发于青壮年，GU 发病年龄一般较 DU 迟 10 年，男性发病率高于女性。秋冬和冬春之交是本病好发季节。

【病因及发病机制】

（一）病因

PU 是一种多因素疾病，Hp 感染和非甾体类消炎药是已知主要病因。

1. Hp 感染　是 PU 的主要病因。基于：①PU 者 Hp 感染率很高，DU 为90% ~100%，GU 为80% ~90%。②根除 Hp 可促进溃疡愈合。③根除 Hp 可显著降低溃疡复发率。

2. 非甾体类消炎药（NSAIDs）　如阿司匹林、吲哚美辛等是引起 PU 的另一重要病因。NSAIDs 除直接作用于胃、十二指肠黏膜导致损伤外，主要通过抑制前列腺素合成，削弱后者对黏膜的保护作用。

3. 胃酸和胃蛋白酶　是胃液的主要成分，PU 的最终形成是由于胃酸/胃蛋白酶对黏膜自身消化所致。胃蛋白酶活性依赖酸性环境，当 pH＞4 时，胃蛋白酶就失去活性，无酸情况下罕有溃疡发生以及抑制胃酸分泌能促进溃疡愈合。胃酸分泌过多在 DU 的发病机制中起主要作用。

4. 其他因素　①吸烟：可增加胃酸分泌、减少十二指肠碳酸氢盐分泌、降低幽门括约肌张力和增加黏膜损害性氧自由基等。②遗传因素：虽然 PU 有"家庭聚集"现象，O 型血型者易患 DU 等，被认为也可能与 Hp 感染因素有关，故遗传因素的作用仍不能肯定。③应激：长期精神紧张、焦虑、过度劳累或情绪容易波动，会影响胃、十二指肠的分泌、运动和黏膜血流的调节，使溃疡发作或加重。④胃十二指肠运动异常：胃排空增快可使十二指肠球部酸负荷增大，胃排空延迟则可增加十二指肠液反流，以上两个因素不一定是原发病因，但可加重 Hp 或 NSAIDs 等对黏膜的损害。

（二）发病机制

溃疡发生的基本原理是黏膜侵袭因素和防御因素失平衡的结果，胃酸在溃疡形成中起关键作用。胃、十二指肠黏膜的自身防御因素包括黏液/碳酸氢盐屏障、黏膜屏障、黏膜血流量、细胞更新、前列腺表皮因子等。一般而言，胃、十二指肠黏膜的这一完善而有效的防御和修复机制，足以抵抗胃酸/胃蛋白酶的侵蚀，只有当某些因素损害了这一机制才可能发生胃酸/胃蛋白酶侵蚀黏膜而导致溃疡形成。GU 和 DU 发病机制不完全相同，GU 主要是防御/修复因素减弱，DU 主要是侵袭因素增强所致。

【病理】

GU 多在胃角和胃窦小弯，DU 多发生在球部，前壁较常见。PU 大多单发，也可多个，呈圆形或椭圆形。DU 直径多＜10mm，GU 要比 DU 稍大，直径＞2cm 者称为巨大溃疡。溃疡边缘光整、底部洁净，上面覆盖有灰白色或灰黄色纤维渗出物，活动性溃疡周围黏膜炎症水肿。浅者累及黏膜肌层，深者达肌层甚至浆膜层，血管破溃时引起出血，穿破浆膜层时引起穿孔。溃疡愈合时周围黏膜炎症、水肿消退，边缘上皮细胞增生覆盖溃疡面，其下的肉芽组织纤维化，变为瘢痕，瘢痕收缩使周围黏膜皱襞向其集中。

特殊类型 PU　①复合溃疡：胃和十二指肠同时发生的溃疡，DU 往往先于 GU 出现，幽门梗阻发生率高。②幽门管溃疡：胃酸分泌一般较高，腹痛节律性不明显，对药物治疗反应较差，呕吐较多见，易发生幽门梗阻、出血和穿孔等。③球后溃疡：十二指肠球部以下部位的溃疡，多在十二指肠乳头近端，夜间痛和背部放射痛更为常见，药物治疗效果差，较易并发出血，X 线和胃镜检查易漏诊。④无症状性溃疡：15%～25% 消化性溃疡可无症状，而以出血、穿孔等并发症为首发症状，老年人较常见，NSAIDs 引起者多。

【护理评估】

（一）健康史评估

询问患者有无暴饮暴食，喜食过冷、过热、过于粗糙及辛辣刺激性食物，烟酒嗜好等。

是否长期服用阿司匹林、吲哚美辛等非甾体类抗炎药。有无严重的脏器病变、严重创伤、大面积烧伤、大手术、颅脑病变、休克及不良精神刺激等。有无消化性溃疡家族史、慢性胃炎病史。发病是否与天气变化、饮食不当或情绪激动有关。

（二）身体评估

典型 PU 具有慢性过程、周期性发作、节律性上腹疼痛三大特点。常因不良精神刺激、气候变化、饮食失调、过度劳累诱发或加重，秋冬或冬春之交多发。

1. 症状

（1）上腹部疼痛 上腹痛是本病的典型症状。表现为慢性病程、周期性发作、节律性疼痛。部分患者可无腹痛症状或症状较轻，而仅表现为无规律性的上腹隐痛不适，或以出血、穿孔等并发症为首发症状。由于 NSAIDs 具有镇痛作用，因此，由 NSAIDs 引起的 PU 无症状者居多，部分以上消化道出血为首发症状。腹痛与进餐关系有助 GU 与 DU 鉴别。PU 疼痛特点见表 4－1。

表 4－1 GU 和 DU 腹痛特点

特点	胃溃疡	十二指肠溃疡
疼痛的部位	中上腹或剑突下和剑突下偏左	中上腹或中上腹偏右处
疼痛的时间	多在餐后 1 小时内发生，1～2 小时后逐渐缓解，又称"餐后痛"	常在餐后 2～4 小时开始出现，至下次餐前自行消失，又称"饥饿痛""夜间痛"
疼痛的性质	多呈灼痛、胀痛或饥饿样不适感	多呈灼痛、饿痛或饥饿样不适感
疼痛与进食关系	进食－疼痛－缓解	疼痛－进食－缓解

（2）其他症状 本病除上腹疼痛外，还常有反酸、嗳气、上腹饱胀、恶心、呕吐、食欲减退等消化不良症状。

2. 体征 溃疡活动期上腹部有固定而局限的轻压痛，多位于上腹中部，DU 可偏右，GU 可偏左。缓解期则无明显体征。

3. 并发症

（1）出血 是 PU 最常见的并发症，也是上消化道出血最常见病因，DU 比 GU 容易发生。临床表现因出血的速度和量而异，轻者表现为呕血和（或）黑便，重者可发生失血性休克。出血前常有腹痛加重史，出血后疼痛多自行减轻（与血液的胃酸中和作用以及血清蛋白在溃疡表面形成保护膜有关）。10%～25% 患者（尤其 NSAIDs 引起者）无疼痛而以出血为首发症状。

（2）穿孔 是 PU 最严重的并发症。可分为急性、亚急性、慢性三种类型。①急性穿孔：最常见。饮酒、劳累、服用 NSAIDs 等可诱发，表现为突发的剧烈腹痛、大汗淋漓、烦躁不安，服用抑酸剂不能缓解，疼痛多自上腹开始迅速蔓延至全腹，腹肌紧张呈板样僵直，有明显压痛和反跳痛，肝浊音界缩小或消失。②亚急性穿孔：穿孔较小，只引起局限性腹膜炎，症状较轻，体征局限。③慢性穿孔：溃疡穿透并与邻近器官、组织粘连，使胃肠内容物不易流入腹腔，又称穿透性溃疡，表现为腹痛规律改变，呈顽固而持久的疼痛向背部放射。

（3）幽门梗阻 80% 以上由 DU 或幽门管溃疡引起。急性梗阻多为功能性梗阻，由于溃疡周围组织炎性水肿、痉挛所致。慢性梗阻主要由于溃疡处瘢痕收缩所致机械性梗阻，呈持久性。临床表现为上腹饱胀不适，餐后疼痛加剧，且反复大量呕吐带酸腐味的宿食（隔宿食物），吐后疼痛可缓解。呕吐隔宿食物、上腹部空腹振水音、胃蠕动波以及清晨空腹胃液量＞200ml 是幽门梗阻的特征性表现。

（4）癌变　DU 癌变很少，少数 GU 可发生癌变，癌变率在 1% 以下。对长期 GU 病史、年龄在 45 岁以上、经严格内科治疗 4~6 周症状无好转、大便隐血试验持续阳性者，应怀疑癌变，需进一步检查和定期随访。

（三）心理－社会评估

PU 周期性和节律性上腹疼痛的特点，容易使患者产生焦虑、急躁情绪；慢性经过、反复发作及担心溃疡癌变，易使患者产生焦虑、抑郁、恐惧等心理；当合并上消化道出血等并发症时，患者可表现为紧张、恐惧等心理。

（四）实验室及其他检查

1. 胃镜和胃黏膜活组织检查　是确诊 PU 首选、最有价值的检查方法。胃镜检查可直接观察溃疡部位、形态、病变大小、深度、性质及溃疡周边黏膜情况，并可在直视下取活组织做病理检查及 Hp 检测。

2. X 线钡餐检查　已经被胃镜检查取代，主要针对胃镜检查有禁忌或不愿接受胃镜检查者。溃疡的直接 X 线征象是龛影，对溃疡诊断有确诊价值；间接征象多系溃疡周围的炎症、痉挛或瘢痕引起，钡餐检查时可见局部压痛、十二指肠球部激惹和局部畸形、胃大弯痉挛性切迹等。

3. Hp 检测　是 PU 的常规检测项目。可通过侵入性（如快速尿素酶测定、组织学检查和 Hp 培养等）和非侵入性（^{14}C 尿素呼气试验、粪便 Hp 抗原检测和血清学检测等）方法检测出 Hp。其中，^{13}C 或 ^{14}C 呼气试验常作为根除 Hp 治疗后复查的首选方法。血清抗体检查仅用于人群普查。

4. 大便隐血试验　隐血试验阳性提示 PU 有活动，若 GU 患者持续阳性，应怀疑有癌变的可能。

【护理诊断／问题】

1. 疼痛：腹痛　与胃、十二指肠溃疡有关。

2. 营养失调：低于机体需要量　与疼痛致摄入量减少及消化吸收障碍有关。

3. 知识缺乏　缺乏 PU 的病因及防治知识。

4. 潜在并发症：上消化道出血、穿孔、幽门梗阻、癌变。

【护理目标】

（1）患者上腹疼痛消失或减轻。

（2）患者食欲好转，饮食合理，营养状况改善，体重增加。

（3）患者掌握了疾病相关知识，能够配合治疗和护理。

（4）患者未发生并发症，或并发症被及时发现并得到及时处理。

【护理措施】

（一）一般护理

1. 休息与活动　溃疡活动期、症状较重或大便隐血试验阳性者应卧床休息，以缓解疼痛等症状。溃疡缓解期可适当活动，劳逸结合，避免过度劳累。

2. 饮食护理

（1）进餐方式　指导患者规律进餐，定时定量，以维持正常消化活动的节律。溃疡活动期，少食多餐，避免餐间零食和睡前进食，使胃酸分泌有规律。少食多餐有助中和胃酸，减少胃的饥饿性蠕动，同时可避免过饱所引起的胃窦部扩张，增加促胃液素的分泌。细嚼慢咽，以减少对消化道过强的机械刺激，同时咀嚼还可增加唾液分泌，具有稀释和中和胃酸的作用。

（2）食物选择　①选择营养丰富、清淡、易消化的食物，如牛奶、豆浆、鸡蛋、鱼等，以利促进胃黏膜修复和提高抵抗力。症状较重的患者以面食、稍加碱的软米饭或米粥为主。牛奶宜安排在两餐之间饮用，牛奶中的钙和蛋白较高，会刺激胃酸分泌，不宜多饮。脂肪能刺激小肠黏膜分泌肠抑胃液素，抑制胃酸分泌，但同时又可引起胃排空延缓，胃窦扩张，致胃酸分泌增多，故脂肪摄取应适量。②避免辛辣、生冷、粗糙、油炸等对胃黏膜有较强机械刺激的食物及浓肉汤、浓茶、浓咖啡、浓醋等刺激性食物和饮料。③戒烟、酒。

（3）营养观察　定期测量体重、监测血清蛋白和血红蛋白等营养指标。

（二）病情观察

1. 腹痛的观察　观察患者腹痛规律和特点，包括腹痛的部位、程度、持续时间、诱发因素以及与饮食的关系，有无放射痛、恶心、呕吐等伴随症状，腹部疼痛有无规律性、季节性等。若突发上腹疼痛加剧，并迅速向全腹弥漫，腹肌紧张呈板状，有压痛、反跳痛，肠鸣音减弱或消失，患者取两腿蜷曲卧位或休克状态时，应行 X 线检查有无膈下游离气体，警惕穿孔发生。

2. 出血和休克的观察　当患者出现黑便和（或）呕血等上消化道出血表现时，应密切观察患者的脉搏、呼吸、血压及意识状态改变。若出现面色苍白、出冷汗、四肢发凉、脉搏细速、尿量减少、意识模糊等，警惕失血性休克的发生。

3. 呕吐的观察　观察呕吐物的颜色、量、性状、次数及气味等。若频繁呕吐隔夜或隔餐发酵食物、量多，呕吐后患者感觉上腹胀痛等不适减轻，应考虑为幽门梗阻。频繁呕吐时还应注意观察尿量、有无脱水体征、电解质紊乱及营养不良等。

（三）协助治疗

PU 治疗目的在于"消除病因、控制症状、促进溃疡愈合、防止复发和避免并发症"。针对病因的治疗如根除 Hp，有可能彻底治愈溃疡病，是近年 PU 治疗的一大进展。PU 的治疗包括药物治疗和手术治疗。

1. 药物治疗

（1）抑制胃酸药物

1）抗酸药　具有中和胃酸的作用，可迅速缓解疼痛症状，但不能促进溃疡愈合，多作为减轻腹痛的辅助治疗，很少单一应用。常用制剂有氢氧化铝凝胶、铝碳酸镁及其复方制剂等。

用药护理　①抗酸药应在饭后 1 小时和睡前服用，片剂应嚼服，乳剂给药前应充分摇匀。②避免与奶制品、酸性食物及饮料同时服用，防止形成络合物。③氢氧化铝凝胶能阻碍磷的吸收，引起磷缺乏症（食欲不振、软弱无力，甚至可导致骨质疏松），长期大量服用还可引起便秘。④铝碳酸镁易引起腹泻，用药期间要加强观察。

2）抑酸药　具有抑制胃酸分泌、促进溃疡愈合的作用，是消化性溃疡治疗的基础用药。主要有 H_2 受体拮抗剂（H_2 RA）和质子泵抑制剂（PPI）两大类，首选 PPI（尤其由 NSAIDs 引起者）。①H_2 RA：通过选择性竞争结合 H_2 受体，使壁细胞分泌胃酸减少，常用药物有西咪替丁、雷尼替丁、法莫替丁等。②PPI：可使壁细胞分泌胃酸的关键酶 $H^+ - K^+ -$ ATP 酶失活，从而抑制胃酸分泌，抑酸作用强而持久。与 H_2 RA 相比，PPI 促进溃疡愈合速度快，溃疡愈合率高，与抗生素的协同作用好，是根除 Hp 的基础用药。常用药物有奥美拉唑、兰索拉唑、泮托拉唑等。

用药护理 ①H₂RA：应在餐中或餐后即刻服用，也可一日的剂量睡前顿服，若需同时服用碱性抗酸药，应间隔 1 小时以上。静脉给药应注意控制滴速，速度过快易致低血压和心律失常。西咪替丁用药期间要注意监测肝、肾功能和血常规。雷尼替丁和法莫替丁不良反应较少。②PPI：奥美拉唑偶可引起头晕，特别是初次用药期间，应避免开车或其他需高度集中注意力的工作。兰索拉唑的主要不良反应包括荨麻疹、皮疹、瘙痒、头痛、口苦、肝功能异常等。泮托拉唑的不良反应较少，偶可引起头痛和腹泻。

（2）胃黏膜保护剂 常用药物有硫糖铝、枸橼酸铋钾（CBS）和前列腺素。硫糖铝、枸橼酸铋钾能黏附覆盖在溃疡面上形成一层保护膜，阻止胃酸/胃蛋白酶侵袭溃疡面，还可促进内源性前列腺素合成和刺激表皮因子分泌。前列腺素类药物如米索前列醇，能增加黏膜血流，抑制胃酸分泌，增加胃、十二指肠黏膜黏液及碳酸氢盐分泌，主要用于 NSAIDs 溃疡的预防。

用药护理 ①硫糖铝、枸橼酸铋钾：应在餐前 1 小时与睡前服用，服用抑酸药需在服用硫糖铝前 30 分钟或服后 1 小时。硫糖铝主要不良反应是便秘。服用胶体铋剂可引起舌苔和大便变黑，长期服用可造成铋在体内大量堆积而引起神经毒性。胶体铋剂不得与牛奶、抗酸药物同服，以免影响药效。②米索前列醇：常见不良反应是腹泻，此外，还可引起子宫收缩，故孕妇忌用。

（3）根除 Hp 治疗

1）根除 Hp 方案 根除 Hp 不但可促进溃疡愈合，而且可预防溃疡复发，从而彻底治愈溃疡。凡有 Hp 感染的 PU，无论初发或复发、活动与否、有无合并症，均应予根除 Hp 治疗。无任何一种药物可有效根除 Hp，必须联合用药，力求一次根除成功。常用方案有①标准三联方案：PPI（或胶体铋）＋两种抗生素（克拉霉素、阿莫西林、甲硝唑），但根除率相对较低。②四联方案：因标准三联方案 Hp 根除率相对较低，故推荐四联方案，PPI＋铋剂＋两种抗生素（阿莫西林＋克拉霉素或阿莫西林＋左氧氟沙星或阿莫西林＋呋喃唑酮或四环素＋甲硝唑或呋喃唑酮）。疗程 7～14 天。

用药护理 用阿莫西林前注意询问是否有青霉素过敏史。甲硝唑应餐后服用，以减轻胃肠道反应。

2）根除 Hp 后的抗溃疡治疗 在根除 Hp 疗程结束后，继续给予一个常规疗程的抗溃疡药物治疗。

根除 Hp 治疗结束后至少 4 周，应常规复查 Hp 是否已被根除，复查前停用 PPI 或铋剂 2 周，否则会出现假阴性。

（4）疼痛治疗 除予以抑制胃酸分泌、中和胃酸、保护胃黏膜治疗外，应避免诱因和去除病因：①对服用 NSAIDs 者，应停药；②避免暴饮暴食和进食刺激性食物；③戒烟、酒。指导患者缓解疼痛的方法，如 DU 患者常表现为空腹痛或夜间痛，指导患者随身带碱性食物（如苏打饼干等），在疼痛前或疼痛时进食，或服用制酸剂；也可采用局部热敷或针灸止痛。

（5）并发症治疗 ①急性穿孔和瘢痕性幽门梗阻时，遵医嘱做好手术准备。②亚急性和慢性穿孔时，注意观察疼痛性质，指导患者按时服药。③急性幽门梗阻时，禁饮、禁食，行胃肠减压，保持口腔清洁，遵医嘱静脉补充液体，并做好抗生素的用药护理。幽门梗阻者不宜用抗胆碱能、解痉药，因其减少胃肠运动，加重梗阻症状。④上消化道大出血护理参见本章"上消化道出血患者的护理"。

2. 手术治疗 对于大量出血经内科治疗无效、急性穿孔、瘢痕性幽门梗阻、内科治疗无效的顽固性溃疡以及胃溃疡疑有癌变者手术治疗。

（四）心理护理

PU 患者往往因疼痛刺激或并发出血，产生紧张、焦虑等不良情绪，通过神经内分泌机制加重胃十二指肠黏膜下血液循环障碍，加重溃疡。故应多与患者交谈，使患者了解本病的诱发因素、疾病过程和治疗效果，告知患者经过正规治疗消化性溃疡可以痊愈，增强患者的治疗信心，帮助其缓解紧张、焦虑心理。

（五）健康指导

1. 生活指导　向患者及家属讲解引起和加重溃疡病的相关因素。指导患者纠正不良生活习惯，戒烟、酒，合理安排工作和休息，情绪稳定，避免劳累，提高对环境的适应能力。

2. 用药指导　指导患者遵医嘱按时、正确服用药物，介绍常用药物的不良反应及预防措施。慎用 NSAIDs 等对胃肠刺激较大的药物。

3. 疾病知识指导　告知患者定期复诊，指导患者了解 PU 病及其并发症的相关知识和识别方法，若发现疼痛规律改变、黑便、腹胀明显加重等及时就诊。

目标检测

一、选择题

A1/A2 型题

1. 十二指肠溃疡的好发部位是
    A. 十二指肠球部
    B. 十二指肠降部
    C. 十二指肠乳头部
    D. 十二指肠水平部
    E. 十二指肠升部

2. 引起 PU 损害的因素中，起主导作用的是
    A. 胃酸
    B. 胃蛋白酶
    C. 非甾体类抗炎药
    D. 饮食失调
    E. Hp

3. 胃溃疡患者上腹部疼痛的典型节律是
    A. 疼痛—进食—缓解
    B. 进食—缓解—疼痛
    C. 缓解—疼痛—进食
    D. 进食—疼痛—缓解
    E. 疼痛—进食—疼痛

4. PU 的主要诊断依据是
    A. 疼痛部位
    B. 疼痛性质
    C. 有无反酸
    D. 胃液分析
    E. 胃镜检查、活检

5. PU 最具特征性的表现是
    A. 反酸，嗳气
    B. 频繁呕吐
    C. 上消化道出血
    D. 节律性上腹痛
    E. 黑便

6. 增加黏膜抵抗力，促进 PU 愈合的药物是

A. 奥美拉唑   B. 枸橼酸铋钾

C. 丙谷胺   D. 雷尼替丁

E. 氢氧化铝

7. 男性，35岁，诊断为PU 2个月，近日原有疼痛节律消失，变为持续上腹痛，伴频繁呕吐，呕吐物中含宿食。该患者最可能发生的并发症是

A. 上消化道出血   B. 穿孔

C. 幽门梗阻   D. 癌变

E. 肝性脑病

8. 男性，42岁，间歇性上腹痛3年，有嗳气、反酸、食欲缺乏，冬春季较常发作。近3天来腹痛加剧，突然呕血200ml。该患者出血的原因最有可能是

A. 慢性胃炎   B. PU

C. 胃癌   D. 胃肠道黏膜糜烂

E. 肝硬化

9. 男性，40岁，胃溃疡3年，突然上腹剧痛，面色苍白，出冷汗。查体：全腹压痛、反跳痛，肌紧张。为明确诊断，应急诊做以下哪项检查

A. 胃镜   B. 钡餐检查

C. 立位腹部平片   D. 胸部透视

E. 腹腔试验性穿刺

10. 男性，40岁，胃溃疡3年，突然上腹剧痛，面色苍白，出冷汗。查体：全腹压痛、反跳痛，肌紧张。该患者最可能发生的并发症是

A. 上消化道出血   B. 穿孔

C. 幽门梗阻   D. 癌变

E. 肝性脑病

二、思考题

男性，45岁，反复中上腹疼痛2年余。疼痛呈烧灼感，常有饥饿痛、夜间痛，进食后缓解，并伴有反酸、嗳气、食欲减退等。近日来症状有所加重，有焦虑情绪。查体：T 36.7℃，P 88次/分，R 22次/分，Bp 110/70 mmHg。胃镜检查发现十二指肠球部黏膜充血水肿，球腔变形变小，前壁近大弯处有一椭圆形溃疡，边缘光滑，表面覆盖厚白苔，周围黏膜明显水肿。

扫码"学一学"

请问：

1. 该患者的初步诊断及诊断依据是什么？

2. 该患者的主要护理问题是什么？

3. 抑制胃酸药物和保护胃黏膜药物的注意事项有哪些？

（王 刚）

第四节　肝硬化患者的护理

扫码"学一学"

学习目标

知识要点

1. 掌握肝硬化患者护理评估、护理问题和护理措施。

2. 熟悉肝硬化的病因、辅助检查。

3. 了解肝硬化的发生机制、病理特点。

技能要点

1. 能熟练为肝硬化患者进行健康指导。

2. 能及时发现肝硬化的并发症，并做出正确处理。

3. 能配合医师使用三腔双气囊管止血。

肝硬化（hepatic cirrhosis）是各种慢性肝病发展的晚期阶段，以肝组织弥漫性纤维化、假小叶和再生结节形成为组织学特征的慢性进行性肝病，起病隐匿、发展缓慢，以肝功能损害、门静脉高压为主要临床表现，晚期常出现消化道出血、肝性脑病、继发感染等严重并发症。肝硬化是常见病，发病高峰年龄为 35～50 岁，男性多见，有并发症者死亡率较高。

【病因及发病机制】

（一）病因

引起肝硬化的病因有很多，主要病因如下。

1. 病毒性肝炎　我国肝硬化的主要病因。乙型、丙型和丁型肝炎病毒感染，均可引起肝硬化。甲型、戊型病毒性肝炎一般不引起肝硬化。

2. 慢性酒精中毒　欧美国家肝硬化的常见原因。长期大量饮酒（日摄入酒精 80g 达 10 年以上），乙醇及其中间代谢产物（乙醛）可致酒精性肝炎的发生，继而发展为肝硬化。

3. 非酒精性脂肪性肝炎　临床十分常见，随着肥胖人口的增多，非酒精性脂肪性肝炎的发病率逐渐上升。约 20% 的非酒精性脂肪性肝炎可发展为肝硬化。

4. 药物或化学毒药　反复接触小剂量工业毒物，如四氯化碳、磷、砷等或长期服用某些对肝脏有毒的药物，如甲基多巴、双醋酚汀、异烟肼等，均可导致中毒性肝炎而演变为肝硬化。

5. 胆汁淤积　肝外胆管阻塞或肝内胆汁淤积，高浓度的胆酸和胆红素损伤肝细胞，使肝细胞发生变性、坏死，逐渐发展为肝硬化。

6. 循环障碍　慢性充血性心力衰竭、缩窄性心包炎、肝静脉和（或）下腔静脉阻塞等致肝细胞长期淤血，肝细胞缺氧、变性、坏死和结缔组织增生，最后逐渐发展为肝硬化。

7. 营养障碍　食物中长期缺乏蛋白质、维生素等营养物质，以及慢性炎症性肠病，可引起营养不良和吸收不良，致肝细胞脂肪变性和坏死，并降低了肝细胞对有害物质的抵抗力，导致肝硬化。

8. 遗传代谢性疾病　由于遗传性或代谢性疾病，使某些物质或其代谢性产物沉积于肝脏，引起肝细胞坏死、结缔组织增生，发展成肝硬化。如肝豆状核变性（铜沉积）、血色病

（铁沉积）等。

9. 血吸虫病 反复或长期感染血吸虫者，虫卵及其毒性产物沉积于肝脏汇管区，引起纤维组织增生，导致窦前性门静脉高压，由于肝脏再生结节并不明显，故严格来说，应称为血吸虫性肝纤维化。

10. 其他 自身免疫性肝炎也可演变为肝硬化。

（二）发病机制

在病毒性肝炎致病因素的作用下，肝细胞广泛变性和坏死，残存的肝细胞不沿原支架排列再生，而形成不规则的结节状肝细胞团，汇管区和肝包膜有大量纤维组织增生、重排，将残存的肝小叶重新分割，形成假小叶，从而导致肝小叶正常结构和血管解剖的破坏。肝内血循环的紊乱，血管床的缩小、阻塞或扭曲，血管受到再生组织挤压，肝内门静脉、肝静脉和肝动脉小支三者之间失去正常关系，形成交通吻合支等，这些严重的肝血液循环的紊乱，不仅是形成门静脉高压症的病理基础，而且更加加重肝细胞的营养障碍，促进肝硬化病变的进一步发展。

【病理】

肝硬化早期，肝脏变大，晚期则明显缩小，质地变硬，重量减轻，外观呈棕黄色或灰褐色，表面弥漫大小不等的结节和塌陷区，边缘较薄而硬，肝包膜增厚。显微镜下正常的肝小叶结构破坏或消失，被假小叶取代。

根据结节形态大小，肝硬化分为 3 型。①小结节性肝硬化：最为常见，结节大小相仿，直径一般在 3~5mm，最大不超过 1cm，纤维间隔较细，假小叶大小亦一致；②大结节性肝硬化：由大片肝坏死引起，结节粗大，大小不均，直径 1~3cm，最大可达 5cm，结节由多个小叶构成，纤维间隔粗大；③大小结节混合性肝硬化：为上述两型的混合型，同时存在大、小结节两种病理形态。

【护理评估】

（一）健康史评估

询问患者有无肝炎或输血史。是否长期大量饮酒、长期反复接触化学毒物如四氯化碳、磷、砷等，或长期服用对肝脏有损害的药物如双醋酚汀、甲基多巴等。有无慢性心力衰竭、缩窄性心包炎等循环障碍性疾病。有无胆道疾病史、慢性肠道感染、免疫紊乱、消化不良及长期或反复血吸虫感染等病史。了解患者有关检查、用药和其他治疗情况、护理的经过和效果如何。

（二）身体评估

肝硬化起病与病程发展一般均较缓慢，可潜伏数年至数十年，病情亦较隐匿。临床上一般将肝硬化分为肝功能代偿期和肝功能失代偿期，但两期界限不明显。

1. 代偿期 早期症状较轻，缺乏特异性，不易察觉。以乏力、食欲不振为主要表现，可伴有腹胀、纳差、腹泻等。常因劳累而出现症状，经休息或治疗而缓解。肝、脾轻度大，质变硬，肝功能多正常或轻度异常。

2. 失代偿期 主要表现为肝功能减退和门静脉高压的症状和体征。

（1）肝功能减退的临床表现

1）全身症状 一般状况和营养状况较差，可有低热、消瘦乏力、精神不振、面色灰暗或面色黝黑（肝病面容）、皮肤干枯粗糙、水肿等。

2）消化道症状 食欲减退是最常见的症状，进食后常感上腹部饱胀不适、恶心或呕吐，对脂肪和蛋白质耐受性差，稍进油腻肉食易引起腹泻。部分患者出现腹痛，多为肝区隐痛。半数以上患者有轻度黄疸，少数有中、重度黄疸，提示肝细胞有进行性或广泛性坏死。

3）出血倾向和贫血　常有鼻出血、牙龈出血、皮肤紫癜、胃肠出血等倾向，女性患者常有月经过多，与肝脏合成凝血因子减少、脾功能亢进致血小板减少以及毛细血管脆性增高有关。由于营养不良、肠道吸收障碍、胃肠失血和脾功能亢进等因素，患者常有不同程度贫血。

4）内分泌功能紊乱　肝功能减退，对激素灭活功能下降。①雌激素灭活能力下降：男性患者常有性欲减退、睾丸萎缩、乳房发育、毛发脱落等；女性患者常有月经失调、闭经、不孕等。患者面部、颈、胸、背、上肢等上腔静脉引流部位可见蜘蛛痣和（或）血管扩张，在手掌大小鱼际及指端腹侧有红斑，称为肝掌。②醛固酮、抗利尿激素灭活功能下降：尿量减少，引起水钠潴留和水肿。③皮质类固醇减少：肝硬化时皮质醇减少（肾上腺皮质功能减退），可表现为面部和暴露部位皮肤色素沉着。④胰岛素灭活减少：易发低血糖。

（2）门静脉高压症的临床表现　主要表现为脾大、侧支循环建立和开放、腹水，称为门脉高压三联征，其中侧支循环开放，对门静脉高压症的诊断有特征性意义。

1）脾大　脾脏因长期淤血而变大，多为轻、中度大，上消化道出血时脾脏可暂时缩小。疾病晚期可伴有脾功能亢进，表现为脾大，外周血液中红细胞、白细胞、血小板减少。

2）侧支循环建立和开放　门静脉高压特征性表现。正常门静脉压力为 $11 \sim 18cmH_2O$，当门脉高压达到 $20cmH_2O$ 以上时门腔静脉侧支循环开放。主要侧支循环有①食管和胃底静脉曲张：反映肝硬化门静脉高压最客观的指标，也是肝硬化患者上消化道出血的主要原因。常因粗糙尖锐的食物机械损伤或腹内压突然增高致曲张的静脉破裂出血，表现为呕血、黑便甚至休克等症状。②腹壁静脉曲张：脐周与腹壁可见迂曲的静脉，以脐为中心向上、向下延伸，外观呈水母头状。③痔静脉扩张：是门静脉系的直肠上静脉与下腔静脉系的直肠中、下静脉吻合，有时扩张形成痔核，破裂时引起便血（图4-1）。

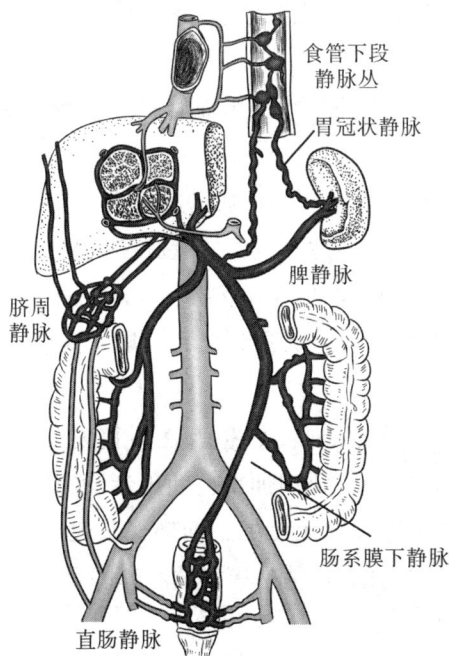

图4-1　门静脉高压侧支循环

3）腹水 是失代偿期肝硬化最突出表现，部分患者可伴胸腔积液，以右侧多见，称为肝性胸水。腹水形成机制有①门静脉压力增高：门静脉压力 >30cmH$_2$O 时，可导致腹腔脏器毛细血管床静水压增高，组织液回吸收减少而漏入腹腔。②低白蛋白血症：肝硬化时白蛋白合成及蛋白吸收能力下降，当白蛋白低于 30g/L 时，血浆胶体渗透压下降，血管内液外渗。③淋巴液生成过多：肝静脉回流受阻时，肝内淋巴液生成增多，超过胸导管引渡能力，大量淋巴液自肝包膜和肝门淋巴管渗出至腹腔。④抗利尿激素和醛固酮增多：肝脏对抗利尿激素和醛固酮灭活能力下降，抗利尿激素和醛固酮增多，引起水钠潴留。⑤有效血容量不足：肝硬化时有效循环血容量下降，肾小球滤过率下降，排钠、排尿量减少，加重腹水。其中门静脉高压是引起腹水的主要原因，血清白蛋白减少是引起腹水的重要因素。

（3）肝脏情况 早期可触及变大的肝脏，质硬，表面尚光滑，边缘钝；晚期肝脏缩小、质地坚硬、呈结节状。

3. 并发症

（1）上消化道出血 是最常见的并发症。由于食管下段或胃底静脉曲张破裂，引起突然大量呕血和黑便，可导致失血性休克和诱发肝性脑病。少数患者可因并发急性胃黏膜糜烂或消化性溃疡引起上消化道出血。

（2）肝性脑病 是本病最严重并发症，也是最常见死亡原因。详见本章第 5 节"肝性脑病患者"护理的相关内容。

（3）感染 肝硬化患者抵抗力低下、门腔静脉侧支循环开放等因素，增加细菌入侵繁殖的机会，易并发感染，如肺炎、胆道感染、败血症和自发性腹膜炎等。自发性腹膜炎多为革兰阴性杆菌感染，是肝硬化患者常见的一种严重并发症，主要表现为发热、腹痛、腹胀、腹膜刺激征、腹水迅速增长或持续不减。

（4）肝肾综合征（HRS） 继发于严重肝病基础上的肾功能衰竭，肾脏本身无明显器质性损害，故又称为功能性肾衰竭。主要由于肾血管收缩和肾内血液重新分布，导致肾皮质血液量减少和肾小球滤过率下降等因素引起。表现为自发性少尿或无尿、氮质血症、稀释性低钠血症和低尿钠。

（5）肝肺综合征（HPS） 严重肝病伴肺血管扩张和低氧血症组成的三联征，主要表现为呼吸困难和发绀，治疗效果不佳。

（6）原发性肝癌 若患者短期内出现肝脏迅速增大、持续性肝区疼痛、肝表面发现肿块、腹水增加且呈血性等情况，应考虑并发原发性肝癌。

（7）电解质和酸碱平衡紊乱 常见的电解质和酸碱平衡紊乱有低钠、低钾、低氯血症和代谢性碱中毒等，与长期低钠饮食、大量利尿和大量放腹水等有关。

（三）心理－社会评估

肝硬化病程漫长，随着病情发展加重，患者逐渐丧失工作能力，甚至生活自理能力，久治不愈，影响家庭生活、家庭经济负担加重，使患者及家庭成员出现各种心理问题和应对行为的不足。评估时应注意患者有无焦虑、抑郁、悲观绝望、愤怒怨恨等情绪。另外，当出现性格、行为的改变时，要注意评估是患者的心理问题还是肝性脑病的精神障碍。

（四）实验室及其他检查

1. 血常规检查 代偿期多正常，失代偿期常有不同程度的贫血。脾功能亢进时，白细胞、血小板计数亦减少。

2. 尿常规检查 代偿期多正常，失代偿期可有蛋白尿、血尿、管型尿。有黄疸时尿中可出现尿胆红素、尿胆原增加。

3. 肝功能检查 代偿期正常或轻度异常，失代偿期多有异常。重症患者血清胆红素增高，胆固醇酯低于正常。转氨酶轻、中度增高，以 ALT 升高明显，但肝细胞严重坏死时 AST 升高更明显。血清总蛋白质正常、降低或增高，但血清白蛋白降低，球蛋白增高，A/G 降低或倒置。凝血酶原时间可有不同程度延长。

4. 免疫学检查 血清 IgG 显著增高；T 淋巴细胞数低于正常；病毒性肝炎肝硬化者，乙型、丙型和丁型病毒性肝炎血清标记物可呈阳性反应。部分患者还可出现非特异性自身抗体，如抗核抗体、平滑肌抗体等。

5. 腹水检查 腹水一般为漏出液。若并发自发性腹膜炎、结核性腹膜炎时，腹水为渗出液。血性腹水应警惕癌变，需做脱落细胞学检查。

6. 影像学检查 X 线钡餐检查显示食管静脉曲张，呈虫蚀样或蚯蚓状充盈缺损，纵行黏膜皱襞增宽；胃底静脉曲张可见菊花瓣样充盈缺损。超声显像、CT 和 MRI 检查可显示脾静脉和门静脉增宽、肝脾大小和质地变化情况及腹水情况。

7. 胃镜检查 可观察到食管、胃底静脉曲张，诊断门静脉高压最可靠的方法。

8. 腹腔镜检查 可直接观察肝脏、脾脏情况，还可在直视下对病变明显处进行穿刺做活组织检查。

9. 肝穿刺活组织检查 具有确诊价值。若穿刺标本有假小叶形成是诊断本病的金指标，适用于代偿期肝硬化的早期诊断。

【护理诊断/问题】

1. 营养失调：低于机体需要量 与肝功能减退、门静脉高压引起食欲减退、消化和吸收障碍有关。

2. 体液过多 与门静脉高压、低蛋白血症及钠水潴留有关。

3. 有皮肤完整性受损的危险 与皮肤水肿、皮肤瘙痒有关。

4. 潜在并发症：上消化道出血、肝性脑病、功能性肾衰竭。

【护理目标】

（1）患者能遵循饮食计划，保证各种营养物质的摄入，营养状态好转。

（2）患者腹水和肢体水肿程度减轻。

（3）患者全身皮肤完好。

（4）患者未发生并发症，或并发症被及时发现和处理。

【护理措施】

（一）一般护理

1. 休息与活动 代偿期可参加轻体力工作，减少活动量，避免过度疲劳。失代偿期应以卧床休息为主，卧床时尽量取平卧位，以增加肝、肾的血流量，有助于肝细胞的修复；可适当活动，活动以不感到疲劳、不加重症状为度。

2. 饮食护理 既保证饮食营养又遵守必要的饮食限制是改善肝功能、延缓病情进展的基本措施。以高蛋白、高热量、高维生素、清淡、易消化饮食为原则，根据病情变化进行调整。

（1）**蛋白质**　高生物效价的蛋白饮食，如鸡蛋、牛奶、鱼、鸡肉、瘦猪肉等，有利于肝细胞修复和维持血浆白蛋白水平。肝功能显著减退或肝性脑病先兆时应严格限制或禁食蛋白质，待病情好转后再逐渐增加蛋白质摄入量，并应选择植物蛋白。

（2）**维生素**　多食新鲜蔬菜和水果，保证维生素的摄取。

（3）**限制钠、水摄入**　有腹水时给予低盐或无盐饮食，钠限制在 500 ~ 800mg/d（相当于氯化钠 1.2 ~ 2.0g），每日摄水量 1000ml 左右。

（4）**避免损伤曲张的静脉**　避免进食坚硬、粗糙的食物；戒烟，严禁饮酒。

3. 营养支持　保障足够营养，以碳水化合物为主。必要时静脉补充葡萄糖、复方氨基酸、白蛋白或新鲜血。

4. 皮肤护理　①注意清洁卫生：每日用温水擦洗皮肤，避免用力搓擦。患者衣着应宽大柔软、易吸汗，床铺平整。②预防压疮：骶尾部、足部及其他水肿部位可用软垫或棉垫支撑，协助定时翻身，减少局部长期受压，促进血液循环，预防压疮。③因黄疸导致皮肤瘙痒时，不可抓挠皮肤，以防继发感染。④阴囊水肿者可用托带托起阴囊，以利水肿消退。

（二）病情观察

密切观察腹水和下肢水肿的消长，准确记录出入液体量，定期测量腹围、体重，尤其进食量不足、呕吐、腹泻者或应用利尿剂、放腹水后，更应密切观察；监测血清电解质和酸碱平衡的变化，及时发现并纠正水、电解质、酸碱平衡紊乱；密切观察上消化道出血、肝性脑病、肝肾综合征等并发症的发生。

（三）协助治疗

本病目前无特效治疗，关键在于早期诊断，加强病因及一般治疗，以缓解病情，延长代偿期和保持劳动力。

1. 抗纤维化治疗　目前抗肝纤维化治疗尚无有肯定作用的药物。

（1）**去除病因**　治疗原发病，以防止肝脏炎症坏死、肝纤维化进一步发展。对病毒复制活跃的病毒性肝炎肝硬化患者可予抗病毒治疗，如拉米夫定、阿德福韦酯、利巴韦林等；干扰素可以抑制肝星状细胞的激活、抑制胶原基因 mRNA 的表达及抗病毒和抗炎作用而具有抗肝纤维化作用。

（2）**减轻肝损害**　避免应用对肝有损害的药物。

（3）**营养支持**　病情重、进食少、营养状况差的患者，可通过静脉纠正水、电解质平衡紊乱，适当补充营养，视情况输注白蛋白或血浆。

（4）**保护肝细胞和促进肝细胞再生**　①水飞蓟宾：有保护肝细胞膜和对抗多种肝脏毒物的作用。②秋水仙碱：有抗炎症和抗纤维化作用，对肝储备功能尚好的代偿期肝硬化有一定的疗效。③中医中药：以活血化瘀为主，辨证施治。

用药护理　①拉米夫定可出现上呼吸道感染样症状及头痛、恶心、腹痛和腹泻，一般较轻并可自行缓解。②阿德福韦酯可出现乏力、白细胞轻度减少、轻度腹泻、尿蛋白、肌酐升高及可逆性转氨酶升高等。③利巴韦林副作用较轻，可有胃部不适、恶心、呕吐、疲乏、头痛等，严重时可能出现溶血性贫血。④干扰素可引起发热、寒战、全身不适、肌痛、头痛等流感样综合征；抑制骨髓，外周血白细胞及血小板减少；食欲不振、味觉异常、恶心、呕吐、腹泻、腹胀等；轻、中度脱发；轻度蛋白尿等。⑤秋水仙碱长期使用可引起胃肠道反应及粒细胞减少。

2. 腹水及其并发症治疗

（1）腹水的治疗

1）限制水、钠摄入 卧床休息和限钠饮食是腹水的基础治疗，部分轻、中度腹水患者经休息和限制钠、水摄入可发生自发性利尿，腹水消退。钠限制在每天 500～800mg（氧化钠 1.2～2.0g）。应用利尿剂时，适当放宽钠摄入量。有稀释性低钠血症（＜125mmol/L）者，应同时限制水摄入，摄入水量在 500～1000ml/d。

2）利尿剂 上述基础治疗无效或腹水较大量者应使用利尿剂。常用利尿剂有排钾利尿剂（如呋塞米和氢氯噻嗪）和保钾利尿剂（如螺内酯和氨苯蝶啶），可单独应用或联合使用，首选螺内酯。

用药护理 ①应用利尿剂时应注意有无水、电解质紊乱和酸碱平稳失调。②利尿速度不宜过猛、过快，以每日体重减轻不超过 0.5kg 为宜，过猛的利尿会导致水、电解质紊乱，严重者诱发肝性脑病和肝肾综合征。因此，使用利尿剂时应监测体重变化及血生化。腹水消退后利尿剂逐渐减量。

3）提高血浆胶体渗透压 对低蛋白血症患者，可定期输注清蛋白、血浆或新鲜血，通过提高胶体渗透压促进腹水消退。

4）放腹水及自身腹水浓缩回输 ①放腹水：大量腹水引起高度腹胀、影响呼吸和心脏功能时，可考虑腹腔穿刺放腹水，同时静脉输注清蛋白（6～8g/1000ml 腹水），用于治疗难治性腹水。②自身腹水浓缩回输：已少用。放出腹水 5000～10000ml，经超滤或透析浓缩成 500ml 后，回输至患者体内，从而减轻水、钠潴留，并可提高血浆白蛋白浓度，增加有效血容量，改善肾血液循环，减轻腹水。常见的不良反应有发热、感染和电解质紊乱等。已感染的腹水或癌性腹水严禁回输。

5）腹腔穿刺及腹水浓缩回输护理 ①术前：向患者解释操作过程及注意事项，测量体重、腹围、生命体征，嘱患者排空膀胱。②术中：要严密观察生命体征、神志、面色、患者反应等，发现异常及时通知医生，并及时处理；放腹水不宜过多、过快，以免腹压突然下降而造成回心血量减少，而诱发肝性脑病；注意记录腹水量、颜色、性质等，及时送检腹水标本。③术后：缚紧腹带，防止腹穿后腹内压骤降。术后平卧休息至少 8～12 小时；注意有无腹胀、腹痛、肝性脑病的表现；观察穿刺点有无渗液，尿量是否减少，生命体征是否变化等；测量腹围、脉搏、血压，检查腹部体征，了解放腹水效果及病情变化情况。

6）其他 如经颈静脉肝内门－体分流术，能有效降低门静脉压，可用于治疗门静脉压增高明显的难治性腹水，但易诱发肝性脑病。

（2）手术治疗 各种分流、断流术和脾切除术等，可降低门脉系统压力和消除脾功能亢进。晚期肝硬化患者可进行肝移植手术。

（3）并发症治疗

1）上消化道大出血 是最常见的并发症。参见"上消化道大量出血患者的护理"。

2）肝性脑病 最严重并发症，也是最常见死亡原因。参见"肝性脑病患者的护理"。

3）肝肾综合征 内科治疗以积极预防或消除诱发因素，输注清蛋白以扩充有效血容量，应用血管活性药物等为主。必要时可考虑外科治疗。

4）肝肺综合征 目前无有效的内科治疗，吸氧只能暂时改善症状，不能改变自然病程。肝移植是唯一的治疗选择。

5）自发性细菌性腹膜炎　选择对肠道革兰阴性菌有效、腹水浓度高、肾毒性小的广谱抗生素，常首选第3代头孢菌素，可联合应用喹诺酮类药物。

（四）心理护理

肝硬化病程漫长，症状复杂多变，且久治不愈，尤其进入失代偿期，患者常产生消极、悲观、愤怒、绝望等不良情绪。故应注意与患者交谈，鼓励患者说出其内心感受和忧虑，给予精神上的安慰和支持。向患者及家属介绍治疗有效的病例，提供新的医疗信息，以增加治疗的信心。指导患者家属在情感上关心和支持患者，减轻患者的心理压力。对表现出严重焦虑和抑郁的患者，应加强巡视并及时进行干预，以免发生意外。

（五）健康指导

1. 疾病知识指导　向患者和家属介绍肝硬化的发生、发展过程，指导患者积极配合治疗，避免加重肝功能受损的因素，以延缓病情发展。指导患者定期门诊复查肝功能等项目，了解病情进展情况。

2. 生活指导

（1）休息与活动指导　向患者说明身心两方面休息对疾病康复的重要性，生活起居有规律，保证足够的休息和睡眠，保持情绪稳定，树立对疾病的治疗信心。

（2）饮食指导　向患者及家属说明饮食治疗的意义及原则，切实遵循饮食治疗原则和计划。

3. 用药指导　指导患者严格遵医嘱用药，不可擅自用药，以免加重肝脏的负担和肝功能损害。应向患者详细介绍所用药物名称、剂量、给药方法和注意事项，教会其观察药物疗效和不良反应。如服用利尿剂期间出现软弱无力、心悸等症状时，提示低钠、低钾血症，应及时就医。

4. 照顾者指导　指导家属理解关心患者，给予精神支持和生活照顾。学会识别病情变化，及时发现并发症，如出现性格、行为改变等肝性脑病前驱症状或呕血、黑便等上消化道出血症状时，及时就诊。

目标检测

一、选择题

A1/A2 型题

1. 肝硬化肝功能减退的表现是
   A. 脐周静脉曲张
   B. 痔核形成
   C. 蜘蛛痣
   D. 脾大
   E. 胃底静脉曲张

2. 肝硬化最危重的并发症是
   A. 肝性脑病
   B. 原发性肝癌
   C. 肝肾综合征
   D. 自发性腹膜炎
   E. 上消化道大出血

3. 肝硬化患者肝功能失代偿期最突出的临床表现是

A. 食欲不振　　　　　　　　　B. 恶心、呕吐

C. 腹水　　　　　　　　　　　D. 乏力

E. 肝轻度大

4. 肝硬化患者不宜大量放腹水，因可导致

A. 肝性脑病　　　　　　　　　B. 脱水

C. 上消化道出血　　　　　　　D. 电解质紊乱

E. 蛋白质丢失

5. 腹腔穿刺放液后注意下列哪项

A. 取平卧位　　　　　　　　　B. 大量饮水

C. 快速补液　　　　　　　　　D. 观察尿量

E. 束紧腹带

6. 一肝硬化患者，自述乏力、食欲缺乏。护理体检：神志清，消瘦，轻度黄疸，腹部移动性浊音阳性。X 线钡餐示胃底 – 食管静脉曲张。该患者的饮食护理中不恰当的是

A. 高蛋白饮食　　　　　　　　B. 适量脂肪饮食

C. 高热量饮食　　　　　　　　D. 低盐饮食适当限水

E. 多食粗纤维和粗粮以保持大便通畅

7. 患者男性，46 岁，为肝硬化大量腹水患者，突然出现不明原因的发热、腹痛，触诊发现腹肌紧张，有压痛，并伴轻度反跳痛。此时该患者最可能的并发症是

A. 上消化道出血　　　　　　　B. 肝性脑病

C. 自发性腹膜炎　　　　　　　D. 穿孔

E. 肝肾综合征

8. 患者男性，67 岁，酗酒 30 多年，每日约半斤白酒。查体：肝肋下 3cm，脾脏肋下 4cm，面颈部见蜘蛛痣。实验室检查外周血三系均减少，其减少的主要原因是

A. 骨髓抑制　　　　　　　　　B. 病毒感染

C. 消化道出血　　　　　　　　D. 肠道吸收障碍

E. 脾功能亢进

9. 患者男性，既往有肝硬化病史 10 余年，近两月来感腹胀明显，心慌、气短、呼吸困难。查体：腹部膨隆，状如蛙腹。B 超示：大量腹水。对该患者的护理不正确的是

A. 取半卧位休息　　　　　　　B. 预防压疮

C. 食盐每日不超过 2g　　　　　D. 每日摄水量控制在 1500ml 左右

E. 准确记录 24 小时出入液量

10. 患者男性，既往有肝硬化病史 10 余年，大量腹水。如果给患者行腹腔穿刺放液，术后护理措施错误的是

A. 观察穿刺点有无渗液　　　　B. 平卧休息 4 小时

C. 如有腹水外溢，及时更换敷料　D. 防止伤口感染

E. 密切观察性格和意识状态变化

二、思考题

患者男性，53 岁。乙型肝炎病史 10 年。乏力、食欲减退 2 月余，腹胀、少尿半月。患者精神紧张，担心癌变。体检：T 36.7℃，P 88 次/分，R 22 次/分，Bp 110/70 mmHg。消

瘦，神志清楚，肝病面容，巩膜轻度黄染，肝掌（+），左颈部可见 3 枚蜘蛛痣，腹部膨隆，腹壁可见静脉曲张，血液方向呈中心放射状，脾肋下 2cm，移动性浊音（+），双下肢轻度水肿。

请问：

1. 该患者的初步诊断及诊断依据是什么？

2. 该患者的主要护理问题是什么？

3. 腹水的护理措施有哪些？

（王　刚）

扫码"练一练"

扫码"学一学"

第五节　原发性肝癌患者的护理

学习目标

知识要点

1. 掌握原发性肝癌的护理评估、护理问题和护理措施。

2. 熟悉原发性肝癌的病因、辅助检查。

3. 了解原发性肝癌的发病机制和病理特点。

技能要点

能熟练为原发性肝癌患者进行健康指导。

原发性肝癌（primary carcinoma of the liver）简称肝癌，是指肝细胞或肝内胆管上皮细胞发生的恶性肿瘤。肝癌是我国常见的恶性肿瘤之一，其死亡率在消化系统恶性肿瘤中居第三位，仅次于胃癌和食管癌。主要包括肝细胞癌（HCC）、肝内胆管细胞癌（ICC）和肝细胞癌–肝内胆管细胞癌混合型等不同病理类型，其发病机制、生物学行为、组织学形态、临床表现、治疗方法以及预后等方面均有明显的不同，其中 HCC 占到 90% 以上。近年来，我国肝癌的发病率、死亡率均有上升趋势。本病可发生于任何年龄，以 40～49 岁为最多，男女之比高发区中为（3～4）:1。

【病因及发病机制】

（一）病因

原发性肝癌病因尚未完全明确，可能与下列因素有关。

1. 病毒性肝炎　慢性病毒性肝炎是我国原发性肝癌最主要的病因。原发性肝癌患者中约 1/3 有慢性肝炎史，肝癌患者 HBsAg 阳性率可达 90%，提示乙型肝炎病毒（HBV）与肝癌高发有关。近年来发现丙型病毒性肝炎也与肝癌发病有关。

2. 肝硬化　原发性肝癌合并肝硬化的发生率各地报告为 50%～90%。在我国，原发性肝癌主要在病毒性肝炎后肝硬化基础上发生；在欧美国家，肝癌常在酒精性肝硬化的基础上发生。

3. 黄曲霉毒素　黄曲霉毒素污染的粮食能致肝癌，黄曲霉毒素的代谢产物黄曲霉毒素 B_1（AFB_1）有强烈的致癌作用。AFB_1 与 HBV 感染有协同作用。

4. 饮用水污染　饮池塘水的居民肝癌发病率明显高于饮井水的居民。池塘中生长的蓝绿藻产生的藻类毒素可污染水源，可能与肝癌有关。

5. 遗传因素　肝癌的家族集聚现象既与遗传易感性有关，也与家族饮食习惯及生活环境有关。不同种族人群肝癌发病率不同。

6. 其他　一些化学物质如亚硝酸胺类、偶氮芥类、有机氯农药、酒精等均是可疑的致肝癌物质。血吸虫及华支睾吸虫感染可刺激胆管上皮增生，是导致原发性胆管细胞癌的原因之一。

（二）发病机制

各种原因引起的肝癌机制尚不明确。①病毒性肝炎：可能与病毒感染后的反复损伤、炎症以及癌基因激活有关。②肝硬化：一方面与引起肝硬化的病毒有关，此外，与肝硬化演变过程中干细胞的反复损伤、增生和不典型增生、对多因素敏感性增加等有关。③蓝藻产生的毒素具有促癌及直接致癌作用。④其他：遗传易感因素产生对各种致癌因子的敏感性，而化学药物等通过多种机制诱导肝细胞癌变。

【病理】

1. 病理分型

（1）大体形态分型

1）块状型　最多见，癌块直径 >5cm，直径 >10cm 者称巨块型。多呈圆形、质硬，呈膨胀性生长，癌组织容易发生坏死，故常出现肝破裂、腹腔内出血等并发症。

2）结节型　有大小和数目不等的癌结节，一般直径不超过 5cm，结节多在肝右叶，与周围肝组织的分界不如块状型清楚，常伴有肝硬化。

3）弥漫型　最少见，米粒至黄豆大的癌结节弥漫地分布于整个肝脏，不易与肝硬化区分，肝脏肿大不显著，甚至可以缩小，常因肝功能衰竭而死亡。

（2）组织学分型

1）肝细胞型　最为多见，约占原发性肝癌的90%。癌细胞由肝细胞发展而来，呈多角形或圆形，排列成巢或索状，间有丰富的血窦，无间质成分。癌细胞核大、核仁明显、胞浆丰富、有向血窦内生长的趋势。

2）胆管细胞型　较少见，癌细胞由胆管上皮细胞发展而来，呈立方形或柱状，排列成腺样，纤维组织较多、血窦较少。

3）混合型　最少见，具有肝细胞癌和胆管细胞癌两种结构，或呈过渡形态，既不完全像肝细胞癌，又不完全像胆管细胞癌。

2. 转移途径

（1）血行转移　肝内血行转移发生最早，也最常见。肝外转移中，最常见转移至肺，其次可转移至胸、肾上腺、肾及骨等部位。

（2）淋巴转移　肝门淋巴结转移最为常见。也可转移至胰、脾、主动脉旁及锁骨上淋巴结。

（3）种植转移　少见。从肝表面脱落的癌细胞可种植在腹膜、横膈、盆腔等处，引起血性腹水、胸水。女性可种植于卵巢。

【护理评估】

（一）健康史评估

询问患者有无乙肝、丙肝、原发性肝癌病史和输血史，有无长期食用被黄曲霉毒素 B_1 污染的食物史，有无长期服用某些药物和接触化学毒物，是否饮用池塘水，有无饮酒史及饮酒的量和持续时间，居住地是否有寄生虫病流行，有无家族癌症病史等。

（二）身体评估

原发性肝癌起病隐匿，早期缺乏典型表现。经甲胎蛋白（AFP）普查发现的早期病例，临床上可无任何症状和体征，称为亚临床肝癌。一旦出现症状而就诊者，病程多属于中晚期，主要表现如下。

1. 症状 早期常无临床症状及体征，一旦出现典型症状，往往已至中、晚期，此时，病情发展迅速。

（1）肝区疼痛 常为肝癌的首发症状，右上腹痛最常见。多为间歇性或持续性隐痛、钝痛或胀痛，因肿瘤快速增长牵拉肝包膜而引起。若肿瘤侵犯膈肌，疼痛可放射至右肩部。突然发生的剧烈腹痛和腹膜刺激征，可能是肝包膜下癌结节破裂出血引起腹膜刺激征。

（2）消化道症状 可出现食欲减退、腹胀、恶心、呕吐、腹泻等，缺乏特异性，易被忽视。

（3）全身症状 进行性消瘦、乏力、营养不良，晚期患者常有全身衰竭和恶病质。发热比较常见，多为持续性低热，37.5～38℃，也可呈不规则、间歇性、持续性或者弛张热。少数患者可出现内分泌或代谢异常，如低血糖、红细胞增多症、高钙血症、高血脂等，称为伴癌综合征。

（4）转移灶症状 如转移至肺可引起咳嗽、咯血；胸膜转移时可产生胸痛、胸腔积液；骨骼或脊柱转移可有局部压痛和神经受压等表现。

2. 体征

（1）肝大 进行性肝大为最常见的特征性体征之一。肝质地坚硬，表面凹凸不平，可触到结节或巨块，常有不同程度的压痛。

（2）黄疸 一般在晚期出现。由肝细胞损害引起，或由于癌肿压迫或侵犯肝门附近的胆管，或癌组织和血块脱落导致胆道梗阻所致。

（3）肝硬化表现 肝癌伴有肝硬化门静脉高压者可有腹水、脾大、侧支循环形成等表现。腹水生成速度快，早期一般为漏出液，晚期也可出现血性腹水。

3. 并发症

（1）肝性脑病 是肝癌晚期最严重的并发症，约1/3 的患者因此死亡（详见本章第五节）。

（2）上消化道出血 约15% 的患者因上消化道出血死亡。肝癌患者常合并原发性肝硬化，从而引起食管及胃底静脉曲张、破裂出血。晚期可因胃肠道黏膜糜烂、凝血功能障碍而广泛出血（详见本章第七节）。

（3）肝癌结节破裂出血 约10% 患者因癌结节破裂致死。如癌结节自发破裂仅局限于肝包膜下，可形成压痛性包块；若出血进入腹腔可引起急性腹痛及腹膜刺激征。

（4）继发感染 由于长期肿瘤消耗或因放疗、化疗导致白细胞减少，患者抵抗力减弱，加之长期卧床等因素，容易并发肺炎、败血症、肠道感染等。

（三）心理－社会评估

患者患病后容易出现极度焦虑、恐惧、抑郁、悲观、绝望等情绪，甚至轻生。注意家属对该病的认识程度，支持情况及家庭经济情况等。

（四）实验室及其他检查

1. 肿瘤标志物　AFP 是最重要的标记物，是早期诊断原发性肝癌的重要方法之一，对于肝癌的普查、诊断、判断疗效、预测复发等有重要意义。在排除妊娠和生殖腺胚胎瘤的基础上，AFP 检查诊断肝细胞癌的标准为：①AFP 大于 $500\mu g/L$，持续 4 周；②AFP 由低浓度逐渐升高不降；③AFP 在 $200\mu g/L$ 以上的中等水平持续 8 周。

2. 超声显像　可显示直径为 2cm 以上的肿瘤，对早期定位诊断有较大价值。

3. CT 检查　是目前诊断小肝癌和微小肝癌的最佳方法。可发现直径 2cm 以上的肿瘤，阳性率在 90% 以上。如结合肝动脉造影，对 1cm 以下肿瘤的检出率可达 80% 以上。

4. 其他检查　选择性肝动脉造影（DSA）、放射性核素显像、MRI 对肝癌的早期诊断、鉴别诊断、定位有重要价值。近年来在超声或 CT 引导下穿刺癌结节，吸取癌组织检查，癌细胞阳性者即可确诊。

【护理诊断/问题】

1. 疼痛：肝区痛　与癌肿增大牵拉肝包膜有关。

2. 营养失调：低于机体需要量　与食欲减退、恶性肿瘤对机体的慢性消耗、化疗所致胃肠道反应等有关。

3. 恐惧　与腹部剧烈疼痛或担心预后有关。

4. 潜在并发症：上消化道出血、肝性脑病、癌结节破裂出血。

【护理目标】

（1）患者肝区疼痛消失或减轻。

（2）食欲增加，营养状况改善。

（3）患者情绪稳定，能配合治疗与护理，发生并发症时能得到及时处理。

（4）患者未发生并发症，或并发症被及时发现和处理。

【护理措施】

（一）一般护理

1. 休息和体位　合理安排患者休息与活动，协助其采取舒适的体位。

2. 饮食护理　鼓励患者进食，给予适当热量、高蛋白、高维生素、易消化的食物，避免摄入高脂、高热量和刺激性食物，加重肝脏负担。如有肝性脑病倾向，应减少蛋白质摄入，以免诱发肝性脑病。若患者有食欲不振、恶心、呕吐，应做好口腔护理，于服用镇吐剂后进少量食物，少量多餐。尽可能安排舒适、安静的就餐环境，注意食物的烹饪，增进患者的食欲。

（二）病情观察

观察疼痛及感染征象，经常评估疼痛的程度、性质、部位及伴随症状；如患者腹痛突然加剧，有急腹症的表现，应考虑癌结节破裂；如同时伴有晕厥和休克，考虑癌结节破裂大出血；密切观察生命体征的变化；密切观察有无性格和行为的改变；观察呕吐物及大便的性状；询问患者有无咳嗽、咽痛、尿痛等不适，及时发现异常情况并协助医师进行处理。

（三）协助治疗

早期发现和早期治疗是改善肝癌患者预后的最主要措施，早期肝癌应尽量采取手术切除，对不能手术切除者可采用综合治疗。

1. 手术治疗 手术切除仍是目前根治原发性肝癌最好的方法，诊断明确者应争取及早手术。护理见外科护理学相关章节。

2. 肝动脉栓塞化疗（TACE） TACE是肝癌非手术治疗中的首选方法。经皮穿刺股动脉，在X线透视下将导管插至肝固有动脉或其分支，注射抗肿瘤药物和（或）栓塞剂。一般6~8周重复一次，可使肝癌明显缩小，再行手术治疗。

肝动脉栓塞化疗护理 ①术前护理：向患者及家属解释有关治疗的必要性、方法和效果，减轻其对手术的疑虑，配合治疗；做好各种术前检查，如血常规、出凝血时间、肝肾功能、心电图等；行碘过敏和普鲁卡因过敏试验；术前6小时禁食、禁水；术前30分钟可遵医嘱给予镇静剂，并监测血压。②术中护理：准备好抢救物品和药物；在术中注射造影剂时，密切观察患者有无恶心、心慌、胸闷、皮疹、呼吸困难等过敏症状，监测血压的变化；注射化疗药物后观察有无恶心、呕吐，一旦出现应协助患者将头偏向一侧，指导患者做深呼吸，如化疗药物胃肠道反应明显，可遵医嘱在注入化疗药物前给予止吐药。③术后护理：术后因为肝动脉血供突然减少，可产生栓塞后综合征，即出现腹痛、发热、恶心、呕吐、血清白蛋白降低、肝功能异常等改变，应做好相应的护理。穿刺部位压迫止血15分钟后再加压包扎，观察穿刺部位有无渗血及血肿；术后禁食2~3天，逐渐过渡到流质、半流质饮食，并注意少食多餐，以减轻恶心、呕吐；密切观察病情变化，多数患者在术后4~8小时体温升高，持续1周左右，如出现高热应采取降温措施；注意观察有无肝性脑病的前驱症状，一旦发现异常，及时通知并配合医师进行处理；鼓励患者深呼吸、有效排痰，必要时吸氧，以提高血氧分压，有利于肝细胞的代谢；栓塞术1周后，因肝缺血可影响肝糖原储存和蛋白质的合成，应遵医嘱补充白蛋白。

知识链接

肝癌介入治疗

在不开刀暴露病灶的情况下，通过影像设备（血管造影机、透视机、CT、MRI、B超）的引导，经股动脉插管将抗癌药物或栓塞剂注入肝动脉的一种区域性局部治疗，是非开腹手术治疗肝癌的首选方法。主要方法有选择性肝动脉灌注治疗（通过导管以等于或小于静脉给药的剂量动脉内灌注药物）；选择性肝动脉栓塞（通过导管将栓塞剂选择性注入肿瘤血管和肿瘤供血动脉，阻断肿瘤供血，封闭肿瘤血管床）；选择性肝动脉化疗栓塞（经导管既给化疗药物，又给栓塞剂）。

3. 放射治疗 不敏感。在CT或超声定位后用直线加速器或^{60}Co做局部外照射。目前倾向于放射治疗联合化疗，如同时结合中药或其他支持疗法，效果更好。

4. 全身化疗 肝癌对化疗不敏感。全身化疗首选CDDP（顺铂）方案，其他化疗药物还有阿霉素、5-FU、丝裂霉素等。

用药护理 ①遵医嘱使用抗肿瘤药物，如顺铂、5-FU、丝裂霉素、阿霉素等。②注意药物不良反应，密切观察有无厌食、恶心、呕吐、腹痛、腹泻等消化道症状，有无脱发、皮肤瘙痒、口腔糜烂等皮肤黏膜损伤，有无感染、出血等骨髓抑制表现和膀胱刺激征、血尿、少尿等肾功能损害的症状，有无耳鸣、耳聋、听力下降等听神经损害表现。如果出现不良反应，及时通知医生并按医嘱给予相应治疗。

5. 生物和免疫治疗 在上述治疗的基础上，应用生物和免疫治疗可起巩固和增强疗效的作用，如用干扰素（INF）、肿瘤坏死因子（TNF）、白介素-2（IL-2）进行治疗。目前单克隆抗体和酪氨酸激酶抑制剂类的各种靶向治疗药物等已被相继应用于临床，基因治疗和肿瘤疫苗技术近年来也在研究之中。

用药护理 使用 INF、TNF、IL-2 等应注意观察有无发热、畏寒、疲乏、恶心、呕吐、腹泻、血小板及白细胞减少。大剂量使用 IL-2 时，还应观察有无毛细血管渗漏综合征（表现为低血压、末梢水肿、暂时性肾功能不全等）。

6. 疼痛治疗 ①创造安静、舒适的环境，避免和减少刺激，利于患者休息而缓解疼痛。②指导患者采用放松技术：如疼痛时做深呼吸、全身肌肉放松、变换体位或转移注意力等，以减轻疼痛。③可遵医嘱给予镇痛药物。目前最新镇痛方式为患者自控镇痛（PCA），效果较好。

知识链接

患者自控镇痛（Patient controlled analgesia，PCA）

PCA 是一种新型镇痛药给药装置，医护人员根据患者疼痛程度和身体情况，预先设置镇痛药物的剂量，再交由患者"自我管理"的一种疼痛处理技术。患者佩带输液控制装置，当意识到疼痛时，通过控制器将镇痛药物注入体内，从而达到止痛目的。PCA 是现代疼痛治疗的较好方法，是术后疼痛治疗的重要手段。

PCA 的优点 ①在镇痛治疗期间，镇痛药物的血药峰浓度较低，血药浓度波动小，呼吸抑制发生率低，减少镇痛治疗时过度镇静的不良反应；②镇痛效果好；③PCA 能克服镇痛药的药代动力学和药效动力学的个体差异，做到按需给药；④减少患者疼痛时等待医护人员处理的时间；⑤减少术后并发症的发生率；⑥提高患者及其家属对医疗品质的满意率；⑦减轻医护人员的工作负担。

（四）心理护理

应主动关心、体贴、帮助患者，建立良好的护患关系，多与患者交谈，深入了解患者的内心活动，根据不同的心理类型给予疏导和鼓励，耐心处理患者提出的要求。应安慰和关心家属，使之予以患者情感支持，以减轻患者的恐惧感，增强治疗的信心。

（五）健康指导

1. 疾病预防指导 积极宣传和普及肝癌的预防知识，注意饮食卫生和粮食保管，防霉去毒，防止水源污染。应用病毒性肝炎疫苗，预防病毒性肝炎和原发性肝癌。对肝癌高发区人群进行定期普查，以早期诊治肝癌。

2. 疾病知识指导 指导患者保持乐观情绪，保持生活规律，避免情绪剧烈波动和劳累，建立健康的生活方式，积极参加抗癌俱乐部，增加精神支柱，增强战胜疾病信心，提高抗癌能力。指导患者合理饮食，饮食以高蛋白、适当热量、高维生素饮食为宜，避免高脂、高热量和刺激性食物。有肝性脑病倾向者应减少蛋白质摄入。戒烟、戒酒以减轻肝损害。

3. 用药指导 指导患者遵医嘱服药，了解药物的主要不良反应，忌服肝损害的药物。定期随访与复查。

目标检测

一、选择题

A1/A2 型题

1. 原发性肝癌的早期，最有诊断价值的检查是
   A. ALT B. AFP
   C. AKP D. AST
   E. AMP

2. 根治原发性肝癌最好的方法是
   A. 手术治疗 B. 化学治疗
   C. 放射治疗 D. 免疫治疗
   E. 中医治疗

3. 预防原发性肝癌最重要的措施是
   A. 防止饮水污染 B. 不吃腌制食品
   C. 防治病毒性肝炎、肝硬化 D. 戒烟、忌酒
   E. 防治寄生虫感染

4. 原发性肝癌目前非手术治疗的首选方法为
   A. 放射治疗 B. 免疫治疗
   C. 中医治疗 D. 肝动脉栓塞化疗
   E. 全身化疗

5. 患者男性，70 岁，发现肝癌 3 月。因体质差无法手术，行肝动脉栓塞化疗。术后护理错误的是
   A. 术后禁食 2~3 天
   B. 拔管后局部按压 15 分钟再加压包扎
   C. 保持穿刺侧肢体弯曲 24 小时
   D. 鼓励患者深呼吸、有效排痰
   E. 发现肝性脑病前驱症状应配合医师及时处理

二、思考题

1. 简述原发性肝癌的早期表现和早期诊断。
2. 简述 TACE 术前及术后护理措施。

扫码"练一练"

（王　刚）

第六节　肝性脑病患者的护理

扫码"学一学"

学习目标

知识要点

1. 掌握肝性脑病的护理评估、护理问题和护理措施。

2. 熟悉肝性脑病的病因。

3. 了解肝性脑病的发病机制。

技能要点

1. 能熟练为肝性脑病患者进行健康指导，尤其是饮食指导。

2. 能及时观察发现早期肝性脑病，并做出正确处理。

肝性脑病（hepatic encephalopathy，HE）过去又称肝昏迷，是严重肝病引起的、以代谢紊乱为基础的中枢神经系统功能失调综合征，主要临床表现为意识障碍、行为失常及昏迷。若肝性脑病的发生是由于门静脉高压、广泛门－腔静脉侧支循环形成所致，则称为门体分流性脑病。若无明显临床表现和生化异常，仅能用精细的智力试验或电生理检测才能发现异常者，称为轻微肝性脑病（以往称亚临床性肝性脑病）。

【病因和诱因】

1. 病因

（1）肝硬化　肝炎后肝硬化是引起肝性脑病最常见的病因，部分可由门体分流手术引起，小部分见于重型病毒性肝炎、中毒性肝炎和药物性肝病的急性或暴发性肝炎肝衰竭阶段。

（2）其他　如原发性肝癌、妊娠期急性脂肪肝、严重胆道感染等。

2. 诱因　肝性脑病特别是门体分流性脑病常因上消化道出血、高蛋白饮食、大量排钾利尿和大量放腹水、催眠镇静药和麻醉药、便秘、感染、尿毒症、低血糖、大手术、分娩、尿毒症等诱发。

【发病机制】

肝性脑病的发病机制迄今尚未完全明确，目前主要有如下学说。

1. 氨中毒学说　氨是促发肝性脑病最主要的神经毒素，氨中毒是导致门体分流性脑病的重要机制之一。

（1）氨代谢　①氨的来源：主要来源于谷氨酰胺在肠上皮细胞代谢，此外肠道细菌对含氮物质（摄入的蛋白质及分泌的尿素）分解产氨，以 NH_3 的形式弥散进入肠黏膜，受结肠内 pH 影响：结肠内 pH >6 时，NH_3 大量弥散入血；pH <6 时，NH_3 从血液转至肠腔，随大便排泄。②氨的去路：主要经肝脏合成尿素，通过肾脏排出；以 NH_4^+ 的形式从肾脏排出；在脑、肝、肾内合成谷氨酸和谷氨酰胺；血氨过高时，可从肺部少量呼出。

（2）血氨增高的原因　与氨的生成过多和（或）清除过少有关。①氨产生增加：如摄

入过多的含氮食物（高蛋白饮食）或药物，或上消化道出血时，肠内产氨增多。②清除减少：肝衰竭时，肝脏合成尿素的能力减退，氨的清除减少，血氨升高。

（3）氨对中枢神经系统的毒性作用 氨在 HE 中的致病作用基于以下两点：①90% 的 HE 患者动脉血氨明显升高；②降低血氨的措施对部分 HE 患者有效。游离血 NH_3 透过血脑屏障，通过多种机制影响脑功能：①干扰脑细胞三羧酸循环，使大脑细胞供能不足；②增加脑对中性氨基酸如酪氨酸、苯丙氨酸、色氨酸的摄取，对脑功能产生抑制作用（见下述）；③脑星形胶质细胞促进氨与谷氨酸合成谷氨酰胺增加，谷氨酰胺是一种很强的细胞内渗透剂，导致星形胶质细胞和神经元细胞肿胀，是 HE 时脑水肿发生的重要原因；④直接干扰神经的电活动。

2. 神经递质的变化

（1）γ-氨基丁酸/苯二氮䓬（GABA/BZ）神经递质 大脑神经元表面 GABA 受体与 BZ 受体及巴比妥受体紧密相连，组成 GABA/BZ 复合体，共同调节氯离子通道。其中任一受体被激活，都会导致氯离子内流，神经传导被抑制。

（2）假性神经递质 食物中的芳香族氨基酸如酪氨酸、苯丙氨酸等经肠菌脱羧作用分别转变为酪胺和苯乙胺。肝功能衰竭时，对酪胺和苯乙胺的清除下降，进入脑组织经 β-多巴酶作用分别形成 β-多巴胺和苯乙醇胺，其结构与去甲肾上腺素相似，但不能传递神经冲动或作用很弱，称为假性神经递质。

3. 色氨酸 正常情况下色氨酸与白蛋白结合不易通过血脑屏障，肝病时白蛋白合成降低，加之血浆中其他物质对白蛋白竞争性结合导致游离色氨酸增多，在大脑中代谢生成 5-羟色胺（5-HT）及 5-羟吲哚乙酸（5-HITT），二者都是抑制性神经递质。肝性脑病早期睡眠异常及昼夜节律改变与色氨酸代谢异常有关。

4. 其他 ①锰毒性：锰具有神经毒性，正常情况下由肝、胆道分泌至肠道而排出体外，肝病时锰在大脑中积聚产生毒性。②低钠血症：低钠导致星形胶质细胞产生氧化应激和氮化应激，神经细胞损伤及功能障碍，血脑屏障通透性增加，脑组织水肿。③乙酰胆碱减少：肝硬化及肝性脑病时乙酰胆碱酯酶活性增强，乙酰胆碱减少。

【护理评估】

（一）健康史评估

详细询问患者有无肝炎、肝硬化及肝癌等病史。有无长期服用损害肝脏的药物，是否行门-腔静脉分流手术，有无嗜酒史。近期有无上消化道出血、感染、大量利尿、放腹水、高蛋白饮食、便秘、使用镇静剂及麻醉药等因素。应询问有无精神病病史。

（二）身体评估

肝性脑病主要表现为中枢神经系统高级功能（性格、智力、行为、意识等）以及运动（扑翼样震颤、肌痉挛）及反射异常（反射亢进、病理反射阳性）。一般根据意识障碍程度、行为、神经系统表现和脑电图改变，可将肝性脑病由轻到重分为 5 期。

0 期（潜伏期）：又称轻微肝性脑病。无行为、性格异常，无神经系统病理征，脑电图正常，只有心理测试或智力测试有轻微异常。

1 期（前驱期）：轻度性格改变和行为失常，表现为焦虑、欣快激动、淡漠少言、衣冠不整或随地便溺等轻度精神异常。能准确回答问题，但吐词不清且较缓慢。可有扑翼样震颤。此期患者脑电图多正常。

2 期（昏迷前期）：以嗜睡，行为失常（衣冠不整、随地大小便等）为主要表现。言语不清、书写障碍、定向能力障碍。可出现不随意运动及运动失调。有明显神经体征如腱反射亢进、肌张力增高、Babinski 征阳性。扑翼样震颤存在。脑电图有特异性改变。

3 期（昏睡期）：昏睡状态，但可唤醒，醒后尚可应答，但常有神志不清和幻觉。各种神经体征持续或加重，肌张力增高，腱反射亢进，锥体束征常呈阳性。仍有扑翼样震颤，脑电图明显异常。

4 期（昏迷期）：神志完全丧失，不能唤醒。浅昏迷时，对疼痛刺激尚有反应，腱反射和肌张力仍亢进。深昏迷时，各种反射消失，肌张力降低，瞳孔散大。扑翼样震颤无法引出。脑电图明显异常。

以上各期的分界常不清楚，前后期临床表现可有重叠，其程度可因病情发展或治疗好转而变化。

（三）心理－社会状况

注意评估患者的心理状态，并鉴别是心理问题还是出现的精神障碍的表现。评估患者家属对患者当前健康状况的看法、心理顾虑，了解照顾者经济、时间、体力等方面存在的困难。

（四）实验室及其他检查

1. 血氨　正常值 22 ~ 44μmol/L。急性肝性脑病血氨多正常，慢性肝性脑病血氨常升高。

2. 脑电图检查　典型表现为节律变慢，2 ~ 3 期患者出现普遍性 4 ~ 7 次/秒的 δ 波或三相波；昏迷时表现为高波幅的 δ 波，低于 4 次/秒。脑电图的改变特异性不强，尿毒症、呼吸衰竭、低血糖亦可有类似改变。

3. 诱发电位　记录大脑皮质或皮质下层接受各种刺激后所产生的电位，不同于大脑自发性活动所产生的电位。诱发电位异常可用于轻微肝性脑病的诊断。

4. 简易智力测验　目前认为智力测验对于诊断轻微肝性脑病最有意义。检测内容包括书写、构词、画图、搭积木、用火柴梗搭五角星等。常规使用的是数字连接试验，其结果容易计量，便于随访。

📋 知识链接

轻微肝性脑病心理学评分

1998 年维也纳第十一届世界胃肠病大会（WCOG）推荐使用肝性脑病心理学评分（PHES）诊断轻微型肝性脑病，包括数字连接试验 A（NCT－A）、数字连接试验 B（NCT－B）、数字符号试验（DST）、系列打点试验（SDT）等。目前国际上常用 NCT－A 和 DST。由于受年龄和教育程度影响，因此结果要参照相应教育程度和年龄的健康者加以判断。NCT－A 是将随机排列的 1 ~ 25 数字按照顺序连接起来（图 4－2）。如果连接中出现错误，应立即纠正并从纠正处继续下去，记录所需时间（包括纠正时间在内）。异常判断（均值 + 2 倍标准差）：年龄 <35 岁，用时 >34.3 秒；35 ~ 44 岁，用时 >45.7 秒；45 ~ 54 岁，用时 >52.8 秒；55 ~ 64 岁，用时 >61.9 秒。

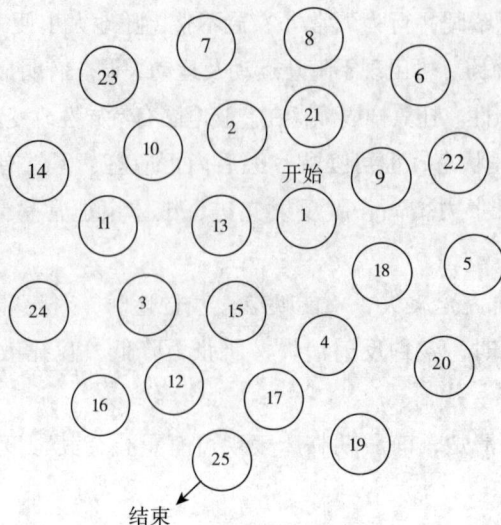

图 4 – 2　数字连接试验 A（NCT – A）

5. 影像学检查　急性肝性脑病患者头部 CT 或 MRI 检查可发现脑水肿。慢性肝性脑病患者可发现不同程度的脑萎缩。

【护理诊断/问题】

1. 意识障碍　与血氨增高、大脑功能紊乱等有关。

2. 营养失调：低于机体需要量　与肝功能减退、消化吸收障碍以及限制蛋白质摄入有关。

3. 有受伤的危险　与肝性脑病致精神异常、烦躁不安有关。

4. 知识缺乏　缺乏预防肝性脑病的有关知识。

【护理目标】

（1）患者意识逐渐恢复正常。

（2）患者能遵循饮食计划，保证每日热量摄入，营养状况得到改善。

（3）患者能获得切实有效的照顾，未发生受伤。

（4）患者能够正确复述预防肝性脑病的知识。

【护理措施】

（一）一般护理

1. 休息　应绝对卧床休息，昏迷患者取仰卧位，头略偏一侧，保持呼吸道通畅。对有烦躁的患者应加床栏保护，必要时使用约束带，以防发生意外。

2. 饮食护理　①发病开始数日内禁食蛋白质，以减少氨生成；供给足够热量，以糖类为主，可促使氨转变为谷氨酰胺，降低血氨。②昏迷患者鼻饲 25% 葡萄糖、以减少体内蛋白质分解，神志清醒后，逐步增加蛋白质至 20g/d，以后每 3~5 天增加 10g，短期内不超过 40~50g/d，以植物蛋白为宜，其中含支链氨基酸较多，芳香氨基酸较少，非吸收性纤维素经肠菌酵解产酸，利于氨排出。③腹水者限制钠、水摄入量。④补充各类维生素如维生素 C、维生素 B_2、维生素 K、维生素 A、维生素 D、维生素 E 等，以非口服途径补充脂溶性维生素为佳。

3. 保持室内空气新鲜　环境安静，限制探视，避免交叉感染。

4. 加强对家属的指导和情感支持 与照顾者共同制定照顾计划，让患者能获得切实有效的照顾。对清醒的患者应予以安慰和鼓励，树立战胜疾病的信心，更好地配合治疗和护理。

（二）病情观察

监测并记录生命体征、意识、瞳孔、尿量。密切观察肝性脑病的早期征象，如观察患者有无反常的冷漠或欣快，有无理解力和近期记忆力减退，有无行为异常（如哭泣、叫喊、当众便溺等）以及扑翼样震颤等。观察患者思维及认知的改变，可通过刺激或定期唤醒等方法评估患者意识障碍的程度。定期复查血氨、肝肾功能及血电解质，有变化及时通知医师进行处理。重度肝性脑病特别是暴发性肝功能衰竭患者，常并发脑水肿和多器官功能衰竭，需安置在重症监护病房，严密监护，警惕各种并发症。

（三）协助治疗

肝性脑病，目前尚无特效治疗措施。治疗原则：寻找和去除诱因、减少氨的产生和吸收、营养支持及维持水电解质平衡、个体化治疗。

1. 原发病治疗 针对原发疾病采取相应治疗措施。

2. 去除和避免诱发因素

（1）避免镇静、催眠、镇痛及麻醉剂的使用 如吗啡、哌替啶、苯二氮䓬、巴比妥类等，可直接抑制大脑的呼吸中枢。若患者出现烦躁、抽搐时，可试用异丙嗪、氯苯那敏（扑尔敏）等抗组胺药。

（2）避免快速利尿和大量放腹水 及时处理严重的呕吐和腹泻，以防止有效循环血容量减少、大量蛋白质丢失及低钾血症，避免加重肝脏损害和意识障碍。

（3）防止感染 感染一方面可加重肝脏负担，另一方面组织分解代谢而增加机体产氨和耗氧量。应遵医嘱及时应用抗生素，有效控制感染。

（4）防止大量输液 过多输液可引起低钾血症、稀释性低钠血症、脑水肿等，从而加重肝性脑病。

（5）防治便秘 有利于减少氨类和其他有毒物质的吸收，灌肠和导泻有利于清除肠内毒物。①灌肠：常用生理盐水、弱酸性溶液如稀醋酸溶液、生理盐水 100～150ml 加食醋 30ml 灌肠，利于血中 NH_3 进入肠腔与 H^+ 合成 NH_4^+ 随大便排出；急性门体分流性肝性脑病昏迷患者首选 66.7% 乳果糖 500ml 灌肠。禁用肥皂水等碱性溶液灌肠，因碱性溶液利于肠腔内的 NH_3 进入血液，加重病情。②口服导泻剂：33% 硫酸镁；乳果糖（乳果糖 30～60g/d，从小剂量开始，以调节到每日排便 2～3 次，大便 pH 以 5～6 为宜，并注意观察腹胀、腹痛、恶心、呕吐及电解质紊乱等不良反应）；乳梨醇疗效与乳果糖相同，口感好，不良反应较少（剂量为 30～45g/d）。

（6）预防和控制上消化道出血 上消化道出血是肝性脑病的重要诱因之一，出血可使肠道产氨增多，血氨增高而诱发本病，故出血停止后也应灌肠和导泻，以清除肠道内积血，减少氨的吸收。

（7）预防及纠正低血糖 由于肝糖原储备减少、肝糖异生能力下降，同时胰岛素灭活减少，易致低血糖，从而导致脑内去氨能力下降。大量输注葡萄糖时须预防低钾血症、心力衰竭和脑水肿等。

3. 降氨 最常用的药物是 L‑鸟氨酸‑L‑门冬氨酸（OA），为鸟氨酸和门冬氨酸的混合制剂，能促进体内的尿素循环（鸟氨酸循环）而降低血氨；鸟氨酸 - α - 酮戊二酸也较常用，但其疗效不如 OA；此外还有谷氨酸钠、谷氨酸钾、精氨酸。

用药护理　①谷氨酸钾和谷氨酸钠：根据患者血钠、血钾情况混合使用。有肝肾综合征、尿少、尿闭时慎用谷氨酸钾，以防血钾过高；有腹腔积液、心力衰竭、脑水肿时慎用钠剂。②精氨酸：适用于 pH 偏高患者，不宜与碱性溶液配伍，滴速不宜过快，以免引起流涎、面色潮红与呕吐等。③L - 鸟氨酸 - L - 门冬氨酸不良反应为恶心、呕吐、腹胀等，停药后可自动消失。

4. 抗生素　新霉素、甲硝唑或利福昔明抑制肠菌生长，减少氨生成。

用药护理　少数患者使用新霉素后可出现听力和肾脏损害，故服用新霉素不宜超过 1 个月，并做好听力和肾功能监测。

5. 支链氨基酸　使用支链氨基酸为主的氨基酸混合液，纠正氨基酸失衡。

6. GABA/BZ 复合受体拮抗药　如氟马西尼可以拮抗内源性苯二氮䓬所致的神经抑制，对部分 4 ~ 5 期患者具有促醒作用。荷包牡丹碱为 GABA 受体的拮抗剂，也有促醒作用。

7. 昏迷患者的护理

（1）患者取仰卧位，头略偏向一侧。

（2）保持呼吸道通畅，防止窒息。去除义齿。深昏迷患者应做气管切开以利排痰，保证氧气的供给。

（3）对烦躁患者加强保护，必要时使用约束带，加用床档，防止发生坠床等意外。修剪患者指甲防止抓伤。

（4）做好皮肤、黏膜的护理，定时帮助患者翻身，按摩受压部位，预防压疮。对眼睑闭合不全角膜外露的患者可用生理盐水纱布覆盖眼部。

（5）加强大小便护理，对尿潴留或大小便失禁的患者可行留置导尿，定时放尿并详细记录尿量、颜色、气味。

（6）给患者做肢体的被动运动，防止静脉血栓形成及肌肉萎缩。

（四）心理护理

若患者神志清楚，护理人员应多与患者交流和沟通，耐心解释肝硬化、肝性脑病的有关知识，帮助患者树立战胜疾病的信心和勇气，能够主动配合治疗、护理。尊重患者的人格，切忌嘲笑患者的异常行为。加强对家属的指导和情感支持，与照顾者共同制定照顾计划，让患者能获得切实有效的照顾。

（五）健康指导

1. 疾病知识指导　向患者和家属介绍肝性脑病的有关知识，帮助认识导致肝性脑病的诱发因素，以及肝性脑病发生时的早期征象。鼓励患者树立战胜疾病的信心，积极配合治疗。

2. 生活指导　根据病情，适当活动，保证充足睡眠。与患者和家属一起制订合理的饮食方案，避免进食过量蛋白质及粗糙食物。适当增加植物蛋白摄入。戒烟、酒。保持大便通畅。避免受凉、感冒，预防感染。

3. 用药指导　提醒患者及家属在医生指导下用药，特别是有腹水需长期应用利尿剂的患者，不能随意增减利尿剂用量，防止电解质和酸碱平衡紊乱而诱发肝性脑病。慎用或避免使用诱发肝性脑病的药物如镇静药、催眠药、含氮药等。

4. 定期复查 及时掌握病变进展情况。若有肝性脑病先兆、消化道出血等异常情况应随时急诊。

目标检测

一、选择题

A1/A2 型题

1. 以下不属于肝性脑病诱因的是
   A. 上消化道出血
   B. 高蛋白饮食
   C. 低蛋白饮食
   D. 感染
   E. 便秘

2. 肝性脑病患者禁用的治疗是
   A. 硫酸镁导泻
   B. 食醋灌肠
   C. 温水灌肠
   D. 肥皂水灌肠
   E. 生理盐水灌肠

3. 对肝性脑病患者，以下护理措施错误的是
   A. 低热量饮食
   B. 暂停蛋白质摄入
   C. 清除肠内积血
   D. 米醋加生理盐水灌肠
   E. 口服 50% 硫酸镁溶液导泻

4. 在肝性脑病的治疗中，禁止使用的药物是
   A. 西咪替丁
   B. 安定
   C. 谷氨酸钾
   D. 精氨酸
   E. 硫酸镁

5. 男性，46 岁，肝硬化伴有腹水，6 天前起出现呕吐黑便，经治疗好转，近日来嗜睡，定向障碍，患者可能再现下列哪种情况
   A. 贫血
   B. 失血性休克
   C. 氮质血症
   D. 电解质紊乱
   E. 肝性脑病

6. 男性，38 岁，肝硬化病史 2 年，高蛋白饮食后出现睡眠障碍、计算力障碍、脑电图异常，下列措施中哪项不合适
   A. 限制蛋白饮食
   B. 弱酸性灌肠
   C. 弱碱性液灌肠
   D. 乳果糖口服
   E. 精氨酸滴注

7. 江某，女性，50 岁，肝硬化十余年伴大量腹水，近日出现意识障碍、血氨增高、肝肾功能减退，下列治疗哪项不妥
   A. 选用谷氨酸钾，降低血氨
   B. 精氨酸静脉滴注
   C. 口服乳果糖，降低肠腔 pH，减少氨形成和吸收
   D. 静脉注射支链氨基酸，补充能量，降低血氨

E. 忌用一切对肝、肾功能损害的药物

8. 患者，刘女士，45 岁，患肝硬化 6 年，近 2 天突然呕血约 1000ml，现出现烦躁不安、言语不清、睡眠倒错，有扑翼样震颤，脑电图异常。根据病情推断该患者处于

A. 肝性脑病的前驱期   B. 肝性脑病的昏迷前期

C. 肝性脑病的昏睡期   D. 肝性脑病的昏迷期

E. 肝癌晚期

二、思考题

男性，62 岁，乙肝病史 20 年。腹胀、腹水、双下肢水肿 1 年。5 天前出现昼睡夜醒。昨日进食鸡蛋后出现言语不清，答非所问。查体：T 36℃，P 80 次/分，R 16 次/分，Bp 100/70mmHg。嗜睡，不能准确回答问题，注意力及计算力减退，定向力差。消瘦，慢性肝病面容，巩膜黄染。扑翼样震颤（＋）。腹壁可见静脉曲张，脾肋下 2cm，腹部移动性浊音（＋）。双下肢可见瘀斑。

请问：

1. 该患者初步诊断及诊断依据是什么？

2. 该患者主要护理问题是什么？

3. 如何去除和避免肝性脑病的诱发因素？

（向　月）

扫码"练一练"

扫码"学一学"

第七节　溃疡性结肠炎患者的护理

学习目标

知识要点

1. 掌握溃疡性结肠炎的护理评估、护理措施。

2. 熟悉溃疡性结肠炎的辅助检查、护理问题。

3. 了解溃疡性结肠炎的病因、发病机制。

技能要点

能熟练为溃疡性结肠炎患者进行健康指导。

溃疡性结肠炎（ulcerative colitis，UC）是一种病因不明的直肠和结肠慢性非特异性炎症性疾病。病变位于大肠，多数在直肠和乙状结肠（图 4 - 3），可扩展至降结肠、横结肠，也可累及全结肠，呈连续性弥漫性分布。临床主要症状有腹痛、腹泻和黏液脓血便。病情轻重不一，呈反复发作的慢性病程。溃疡性结肠炎和克罗恩病（Crohn disease，CD）具有共同的流行病学特征及相重叠的临床表现，且有一部分患者临床上难以区分，故两者统称为炎症性肠病（inflammatory bowel disease，IBD）。UC 可发生在任何年龄，但以 20～40 岁人群多见，男女发病率无明显差别。

【病因及发病机制】

（一）病因

病因尚未完全清楚，多数研究认为与免疫、遗传及感染三大因素有关。

1. 免疫因素 肠道黏膜免疫系统在 UC 肠道炎症发生、发展、转归过程中始终发挥作用。研究表明，UC 患者的 Ts 细胞功能低下、Th 细胞异常激活引起细胞免疫性炎症。除了免疫细胞外，肠道上皮细胞、血管内皮细胞等非免疫细胞也参与炎症反应，与局部免疫细胞相互影响而发挥免疫作用。

2. 遗传因素 流行病学调查显示，一级亲属发病率高，单卵孪生发病率高，提示遗传因素在本病发病中的作用。目前认为 UC 是一种多基因、遗传异质性疾病。有研究认为其遗传易感性与 HLA - DR2 基因相关。

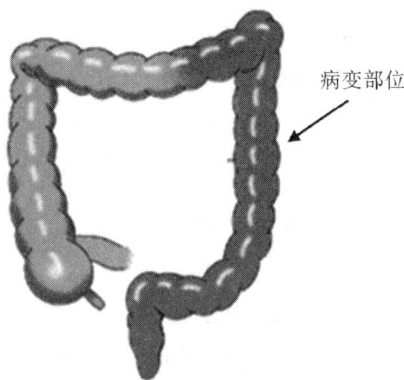

图 4 - 3 溃疡性结肠炎病变部位

3. 感染因素 基于转基因或基因敲除的免疫缺陷性动物模型在无肠道菌群的条件下不发生炎症、而正常菌群下发生炎症，以及活动期给予抗生素或微生态制剂的有效性，目前多认为溃疡性结肠炎的发生可能是机体存在对正常菌群的免疫耐受缺失，也可能与痢疾杆菌或溶组织阿米巴感染有关。但迄今未检出致病微生物，因此，感染可能只是诱发因素。

4. 环境因素 溃疡性结肠炎的发病率有地域差别，且近几十年来 UC 发病率在发达国家持续增高，如北美、北欧、西欧、南欧以及日本、南美等。与饮食、吸烟、卫生条件或暴露于其他尚不明确的因素等有关。

此外，精神刺激如应激事件、重大精神创伤，劳累、饮食失调、过敏、吸烟等因素常为本病发作或加重的诱因。

（二）发病机制

UC 是由环境因素作用于遗传易感者，在肠道菌群的参与下，启动肠道自然免疫与获得性免疫反应，释放多种引起炎性反应的免疫因子和炎症介质，同时，大量氧自由基形成，引起肠道黏膜屏障损伤、溃疡经久不愈、炎症增生等病理改变。

【病理及分型】

1. 按病程经过分型 ①初发型：无既往史的首次发作。②慢性复发型：最多见，发作期与缓解期交替。③慢性持续型：病变范围广，症状持续长。④急性暴发型：少见，急性起病，病情严重，全身毒血症明显。上述各型可相互转化。

2. 按病情严重程度 根据临床表现的严重程度不同，将 UC 分为轻、中、重三个不同等级（表 4 - 3）。

表 4 - 3 溃疡性结肠炎病情程度

严重程度	临床表现					
	腹泻	便血	体温	脉搏	贫血	血沉
轻度	<4 次/日	轻或无	无发热	偏快	无或轻	正常
重度	>6 次/日	明显脓血便	>37.5℃	>90 次/分	<100g/L	>30mm/h
中度	介于轻度和重度之间					

3. 按病变范围 可分为直肠炎、直肠乙状结肠炎、左半结肠炎、广泛性或全结肠炎。

4. 按病情分期 分为活动期和缓解期。

【护理评估】

（一）健康史评估

询问患者既往病史、家族史、饮食不洁史及最近情绪变化情况；有无长期精神紧张、饮食失调、感染等诱发或加重症状的病史。

（二）身体评估

1. 症状

（1）消化系统症状 大便的次数、便血的程度及粪质可反映病情的轻重。①腹泻、黏液脓血便：黏液脓血便是本病活动期的重要表现，轻者每日排便 2 ~ 4 次，多呈糊状，可混有黏液和脓血；重者每日可达 10 次以上，呈脓血甚至血水样；病变局限于乙状结肠和直肠者，偶有腹泻与便秘交替现象。②腹痛：一般有轻或中度腹痛，多局限于左下腹或下腹部，亦可涉及全腹；有疼痛 – 便意 – 便后缓解的规律，并伴有里急后重感；若并发中毒性巨结肠或腹膜炎，腹痛则持续而剧烈。③其他：可有腹胀、食欲不振、恶心、呕吐等症状。

（2）全身表现 重者可出现衰弱、消瘦、发热、贫血、低白蛋白血症、水和电解质平衡紊乱等表现。急性暴发型可有高热。

（3）肠外表现 部分患者可出现与自身免疫相关的肠外表现，如结节性红斑、关节痛、虹膜外层炎、前葡萄膜炎、口腔复发性溃疡等。在溃疡性结肠炎控制或结肠切除后可缓解或恢复。

2. 体征 轻、中型患者仅有左下腹轻压痛。重型和暴发型患者可有明显的腹部压痛和鼓肠，若出现腹肌紧张、反跳痛、肠鸣音减弱等应考虑中毒性巨结肠、肠穿孔等并发症。

3. 并发症

（1）中毒性巨结肠 是最严重的并发症，预后较差，易引起急性肠穿孔。

（2）癌变 发生率较低，主要发生在重症患者、病变累及全结肠和病程长的患者。

（3）其他 大量出血、急性穿孔、肠梗阻，偶见瘘管形成、肛门直肠周围脓肿。

（三）心理 – 社会评估

该病病因不明，病程漫长，反复发作，迁延不愈，给患者带来痛苦，因此易产生焦虑、紧张、烦躁、忧郁、恐惧、绝望心理。治疗期间由于饮食受限制、用药时间长，患者易出现治疗和护理依从性差的现象。

（四）实验室及其他检查

1. 血液检查 可有贫血，活动期白细胞增高。红细胞沉降率增快和 C 反应蛋白增高，是活动期的标志。严重而持久的患者血清白蛋白降低。

2. 大便检查 ①肉眼检查：可见黏液、脓血。②显微镜检：可见红细胞和脓细胞，急性发作期可见巨噬细胞。③病原学检查：目的在于排除感染性结肠炎，是本病诊断的一个重要步骤，常需反复多次进行（至少连续 3 次阴性方可排除感染性结肠炎）。

3. X 线钡剂灌肠 结肠袋变浅或消失，肠腔狭窄，肠壁变硬，肠管缩短、变细，可呈铅管状，当有伪息肉形成时可见多发性充盈缺损。重型或暴发型患者不宜做钡剂灌肠检查，以免诱发中毒性巨结肠或加重病情。

4. 纤维结肠镜检查 全结肠或乙状结肠镜检查对本病诊断有重要价值，可确定病变范围。内镜下可见黏膜多发性溃疡、充血、水肿，或黏膜表面粗糙呈颗粒状，黏膜血管模糊，脆且触之易出血。晚期可见假性息肉。

5. 自身抗体检测 近年研究发现，有些自身抗体与本病有关，UC 和 CD 的相对特异性抗体分别为外周中性粒细胞抗体（p－ANCA）和酿酒酵母抗体（ASCA），并有助两者之间鉴别诊断。

【护理诊断/问题】

1. 腹泻 与肠黏膜炎症及结肠运动功能失常有关。

2. 疼痛：腹痛 与肠道炎症、溃疡有关。

3. 营养失调：低于机体需要量 与长期腹泻及吸收障碍有关。

4. 焦虑 与病情反复、迁延不愈有关。

【护理目标】

（1）患者排便次数减少或排便恢复正常。

（2）患者腹痛消失或缓解。

（3）患者营养状况改善，体重增加并恢复正常。

（4）患者焦虑和恐惧心理缓解，情绪稳定。

【护理措施】

(一) 一般护理

1. 休息和体位 活动期患者应充分休息，减少精神和体力负担。给患者提供安静、舒适的休息环境，使患者得到身心全面的休息，以减少患者的胃肠蠕动，减轻症状。全身症状重者卧床休息，注意腹部保暖，以减弱肠道运动，减少排便次数。慢性、症状轻者可适当活动，以患者能耐受、不加重症状为度。

2. 饮食护理 给予质软、易消化、纤维素少饮食，以减轻对肠黏膜的刺激、并有利于机体吸收；给予富含热量、高蛋白质、高维生素的食物以维持其代谢需要。急性发作期和暴发型患者应进食无渣流质或半流质饮食，避免食用含纤维素多的蔬菜、水果及刺激性食物，忌食冷饮、牛乳和乳制品等，减轻对肠黏膜的刺激，防止肠出血等并发症。病情严重者应禁食并行胃肠外营养，利于减轻炎症，控制症状。提供良好的进餐环境，增进食欲。

3. 对症护理

（1）腹痛护理 ①评估患者发生的时间、频率、原因或诱因，腹痛的性质、部位、程度等的变化。②指导患者使用非药物方法缓解疼痛，如局部热敷、转移注意力、深呼吸、针灸等，但急腹症不能热敷；急性腹痛诊断未明时，最好予以禁食，必要时进行胃肠减压。③遵医嘱合理应用药物镇痛，严禁随意使用止痛药物。

（2）腹泻护理 ①大便评估：包括次数、性质、颜色、气味等，了解腹泻伴随症状、全身情况、水电解质情况等。②肛周皮肤护理：指导患者和家属做好肛门及周围皮肤的护理，如手纸要柔软，擦拭动作宜轻柔，便后用温水清洗肛门及周围皮肤，清洗后轻轻拭干局部，必要时局部涂抹无菌凡士林软膏或涂擦抗生素软膏以保护皮肤的完整性。③配合治疗：若伴有细菌感染，在合理使用抗生素的前提下，配合应用止泻药；严重腹泻时要及时补充水分、电解质及营养物质等，以满足患者的生理需要。

（3）贫血、低蛋白血症护理 可遵医嘱输血或输血清白蛋白，给予高蛋白饮食等。

（二）病情观察

严密观察腹痛的特点及生命体征变化。观察每日排便次数、大便的量及性状。观察有无并发症的发生如大出血，腹痛加剧、腹膜刺激征等急性穿孔表现，腹胀加剧、无排便及排气等梗阻表现。监测营养指标、血红蛋白及水电解质的变化，了解营养状况的改善。

（三）协助治疗

治疗目的：控制急性发作，维持缓解，减少复发，防治并发症。

1. 药物治疗

（1）氨基水杨酸制剂　柳氮磺胺吡啶是治疗本病的首选药物。适用于轻、中型或重型经糖皮质激素治疗已有缓解者。发作期 $4\sim6g/d$，分 4 次口服，病情缓解后仍要继续长期用药，疗程至少 3 年。SASP 口服后大部分到达结肠，经肠菌分解为 5 - 氨基水杨酸与磺胺吡啶，前者发挥抗炎作用。

（2）糖皮质激素　对急性发作期有较好疗效，适用于对氨基水杨酸制剂疗效不佳的轻、中度患者，特别适用于重度及急性暴发型患者。病情较重者常先给予较大剂量糖皮质激素静脉滴注，待病情好转渐减量，减量期间加用氨基水杨酸制剂逐渐代替激素治疗。病变限于直肠乙状结肠或仅限直肠者，可用琥珀酸钠氢化可的松 100mg（或地塞米松 5mg）加生理盐水 100ml 保留灌肠，每晚 1 次。

（3）免疫抑制剂　硫唑嘌呤或巯嘌呤可适用于对激素治疗效果不佳或对激素依赖的慢性持续型病例。

用药护理　①向患者及家属做好有关用药的解释工作，如药物的用法、药理作用、不良反应等，柳氮磺胺吡啶既可出现恶心、呕吐、食欲不振等消化系统不良反应，又可引起皮疹、粒细胞减少、自身免疫性溶血、再生障碍性贫血等，饭后服用可减少消化道症状。②服药期间应定期复查血常规、指导患者多饮水，减少肾功能受损。③出现不良反应要及时报告医生，应用肾上腺皮质激素要注意激素用量和停药注意事项，防止出现反跳现象。④采用灌肠疗法的患者，指导患者灌肠时取左侧卧位，抬高臀部，从而延长药物在肠道内的停留时间。⑤重症患者禁用抗胆碱能药物或止泻药物，以免诱发中毒性巨结肠。

2. 手术治疗　适应于并发结肠大出血、肠梗阻、肠穿孔、癌变等重症患者，特别是合并中毒性巨结肠、经积极的内科治疗无效者。

（四）心理护理

此病病因不明，病情反复且进行性加重，患者自觉痛苦，尤其是大便次数增多，给患者的精神和日常生活带来诸多不便，故应多关心、体贴患者，尊重患者，为其提供相对私密的空间，如尽量安排靠近卫生间的病床等。鼓励患者树立自信心，多与患者交谈，介绍有关疾病的发病过程、治疗效果及预后，并强调精神因素可成为肠炎的诱发和加重因素，使患者以平和的心态面对疾病，缓解焦虑、恐惧心理。

（五）健康指导

1. 疾病知识指导　向患者介绍本病相关知识，教会其识别并尽量避免有关诱发因素，如饮食失调、过度劳累、精神紧张等。

2. 生活指导　阐明良好的心态和自我护理是缓解症状、控制病情的重要条件，指导患者正确对待疾病，学会自我护理及自我心理调节。指导患者保持生活规律，注意劳逸结合，合理选择饮食，摄入足够的营养，避免多纤维及刺激性食物，忌冷食等。

3. 用药指导　嘱患者遵医嘱坚持治疗，不要随意更换或停用药物，教会患者识别药物的不良反应，出现异常情况要及时就诊，以免耽误病情。

4. 定期复查　病程漫长者癌变危险性增加，应注意定期复查，了解病情变化。

目标检测

一、选择题

A1/A2 型题

1. 溃疡性结肠炎病变多累及
   　A. 直肠和乙状结肠　　　　　　　　B. 回盲部
   　C. 回肠末端及邻近结肠　　　　　　D. 空肠
   　E. 十二指肠

2. 溃疡性结肠炎的消化道症状主要表现为
   　A. 呕吐　　　　　　　　　　　　　B. 消瘦
   　C. 便秘　　　　　　　　　　　　　D. 腹部包块
   　E. 腹痛、腹泻、大便呈糊状

3. 以下为溃疡性结肠炎常见的并发症，但哪项除外
   　A. 中毒性巨结肠　　　　　　　　　B. 大量出血
   　C. 直肠结肠癌变　　　　　　　　　D. 内瘘外瘘形成
   　E. 急性穿孔

4. 以下为溃疡性结肠炎的治疗原则，但哪项除外
   　A. 控制急性发作　　　　　　　　　B. 缓解病情
   　C. 减少复发　　　　　　　　　　　D. 防治并发症
   　E. 早期手术切除全结肠可根治本病

5. 关于溃疡性结肠炎患者，以下说法错误的是
   　A. 本病可发生在任何年龄　　　　　B. 发病率男性明显高于女性
   　C. 我国发病率比欧美少见　　　　　D. 病因尚未完全明确
   　E. 精神抑郁与焦虑对溃疡性结肠炎的发生与复发可有影响

6. 女，35 岁，慢性腹泻 4 年，大便每日 4~5 次，常带少量脓血，大便培养阴性。纤维结肠镜检查见乙状结肠、直肠黏膜充血，少数散在浅溃疡。首选治疗药物是
   　A. 柳氮磺胺吡啶　　　　　　　　　B. 诺氟沙星
   　C. 肾上腺皮质激素　　　　　　　　D. 甲硝唑保留灌肠
   　E. 乳酸杆菌制剂

7. 患者男性，18 岁。腹泻 1 个月，每日 3~4 次，有黏液，常有里急后重，伴腹部疼痛，便后疼痛减轻。查体：左下腹轻压痛，余无特殊。该患者最可能的诊断是
   　A. 慢性腹泻　　　　　　　　　　　B. 阿米巴脓肿
   　C. 肠结核　　　　　　　　　　　　D. 肠易激综合征
   　E. 溃疡性结肠炎

8. 患者女性，41 岁。每日腹泻 5~6 次，有少量脓血便，诊断为"溃疡性结肠炎"，收住入院。对此类患者饮食护理应注意

  A. 食易消化、富含纤维素　　　　　B. 低蛋白饮食

  C. 食无渣流质或半流质　　　　　　D. 多进食新鲜水果

  E. 多吃蔬菜

二、思考题

1. 请简述溃疡性结肠炎主要的临床表现及最严重的急性并发症。

2. 溃疡性结肠炎为什么要给予低纤维素饮食？

（向　月）

扫码"练一练"

扫码"学一学"

第八节　急性胰腺炎患者的护理

学习目标

知识要点

1. 掌握急性胰腺炎患者的护理评估和护理措施。

2. 熟悉急性胰腺炎的治疗要点、护理诊断、预期目标和健康指导。

3. 了解急性胰腺炎的病因和发病机制。

技能要点

1. 能针对急性胰腺的病因进行积极预防。

2. 能熟练地进行胃肠减压操作。

  急性胰腺炎（acute pancreatitis）是指多种病因导致胰腺组织被胰腺分泌的消化酶所引起自身消化的化学性炎症。主要表现为急性上腹痛、发热、恶心、呕吐及血、尿淀粉酶增高，重症伴腹膜炎、休克等并发症。本病可见于任何年龄，以青壮年多见。

【病因和发病机制】

  引起急性胰腺炎的病因较多，我国以胆道疾病为主要原因，西方国家以大量饮酒引起者多见。

  1. 胆道系统疾病　国内报道，50% 以上胰腺炎并发于胆结石、胆道感染或胆道蛔虫等胆道系统疾病，其中胆石症最常见。引起胆源性胰腺炎的因素可能为①梗阻：胆道结石、感染、蛔虫等因素致 Oddi 括约肌水肿、痉挛，使十二指肠壶部出口梗阻，胆道内压力高于胰管内压力，胆汁逆流入胰管，激活胰酶，引起急性胰腺炎。②Oddi 括约肌功能不全：胆道结石在移行过程中损伤胆总管、壶腹部或胆道感染引起 Oddi 括约肌松弛，使富含肠激酶的十二指肠液反流入胰管，引起急性胰腺炎。③胆道感染：胆道感染时，细菌毒素、游离胆酸、非结合胆红素等可通过胆胰间淋巴管交通支扩散到胰腺，激活胰酶，起急性胰腺炎。

  2. 酗酒和暴饮暴食　大量饮酒和暴饮暴食均可致胰液分泌增加，并刺激 Oddi 括约肌痉

挛，十二指肠乳头水肿，使胰管内压升高，胰液排出受阻，引起急性胰腺炎。

3. 胰管阻塞 胰管结石、狭窄、肿瘤或蛔虫钻入胰管等均可引起胰管阻塞，胰管内压过高，使胰管小分支和胰腺泡破裂，胰液与消化酶外溢到间质，引起急性胰腺炎。

4. 其他 某些急性传染病、外伤、手术、某些药物，以及任何原因引起的高钙血症和高脂血症等，都可能损伤胰腺组织，引起急性胰腺炎。

无论何种原因引起的急性胰腺炎，均有共同的发病过程，即一系列胰腺消化酶被激活导致胰腺的自身消化。正常胰腺分泌10多种胰酶（主要有胰蛋白酶、胰脂肪酶、胰淀粉酶等），以无活性的酶原形式存在于胰腺内，胰腺内有抑制胰酶激活的物质及胰腺黏膜屏障保护作用；在各种病因作用下，胰腺自身防御机制中的某些环节被破坏，胰酶原可以被肠激酶、胆汁、组织液等激活成有活性的酶，使胰腺发生自身消化。近年来的研究表明，胰腺组织在损伤过程中，一系列炎性介质如氧自由基、血小板活化因子、前列腺素等，可引起胰腺血液循环障碍，导致急性胰腺炎的发生。

【病理】

（一）急性胰腺炎病理

急性胰腺炎可分为急性水肿型及急性出血坏死型两型。急性水肿型可发展为急性出血坏死型，但部分出血坏死型在起病初期即发生出血及坏死。

1. 急性水肿型 较多见，病变可累及部分或整个胰腺，以尾部为多见。胰腺肿大、充血、水肿和炎症细胞浸润，可有轻微的局部坏死。

2. 急性出血坏死型 相对较少，胰管内有灰白色或黄色斑块的脂肪组织坏死灶，称为钙皂斑，出血严重者，胰腺呈棕黑色并伴有新鲜出血，坏死处外周有炎症细胞浸润，病程长者可并发脓肿、假性囊肿或瘘管形成。

（二）重症胰腺炎导致的多器官损伤病理

由于炎症波及全身，可有其他脏器如小肠、肺、肝、肾等脏器的炎症病理改变；由于胰腺大量炎性渗出，常有胸水、腹水等。

【护理评估】

（一）病史

详细询问患者有关疾病的诱因和病因，如有无胆道结石、胆道蛔虫、酗酒等病史；有无腹部大手术、腹部钝挫伤等；有无胰管狭窄、肿瘤等病史；有无长期服用噻嗪类利尿剂、糖皮质激素、磺胺类药物史；发病前是否酗酒、暴饮暴食等。

（二）身体评估

急性胰腺炎的临床表现和病程，取决于病因、病理类型和治疗是否及时。轻者以胰腺水肿为主，临床多见，病程常呈自限性，预后良好，又称轻症急性胰腺炎（mid acute pancreatitis，MAP）。少数重者常继发感染，腹膜炎和休克等多种并发症，病死率高，称为重症急性胰腺炎（severe acute pancreatitis，SAP）。

1. 症状

（1）腹痛 为本病的首发症状和主要症状。大多为突然发作，常于饱餐和饮酒后1~2小时发病，为持续性疼痛，阵发性加剧，呈钝痛、刀割样痛或绞痛，常位于上腹或左上腹，可向左肩、腰背部放射，仰卧位时加剧，坐位或前屈位时减轻，一般胃肠解痉药无效。轻症急性胰腺炎腹痛轻，3~5天后缓解。重症急性胰腺炎腹痛剧烈，持续时间较长，由于渗液扩散，可引起全腹膜炎，疼痛弥漫全腹。极少数年老体弱病人可轻微腹痛或无腹痛。腹痛发生的机制包括：①炎症水肿刺激牵拉包膜上的神经末梢；②炎症渗出液和胰液外渗刺激腹膜和腹膜后组织；③炎症累及肠道引起肠胀气和肠麻痹；④胰管堵塞或伴胆囊炎、胆石症等引起疼痛。

（2）恶心、呕吐与腹胀　起病后多出现恶心、呕吐，大多频繁而持久，呕吐物为当日所进食物。重症者呕吐剧烈，可吐出胆汁或咖啡渣样液，呕吐后腹痛并不减轻。同时伴有腹胀，伴麻痹性肠梗阻时腹胀尤为显著。一般无腹泻。

（3）发热　多数患者有中度以上发热。轻症的发热在3~5天内可自退；若持续发热一周以上伴白细胞升高，应考虑患有胰腺脓肿或胆道炎症等继发感染。

（4）水、电解质及酸碱平衡紊乱　患者多有不同程度的脱水、低钾血症，呕吐频繁者可有代谢性碱中毒。重症者常有脱水和代谢性酸中毒，并常伴有血钙、血镁降低。低钙血症引起手足搐搦者，常提示预后不佳，是大量脂肪组织坏死分解出的脂肪酸与钙结合成脂肪酸钙，大量消耗钙所致。部分患者可有血糖增高，偶可发生糖尿病酮症酸中毒或高渗性非酮症性糖尿病昏迷。

（5）低血压或休克　见于重症胰腺炎，是最严重的表现。休克可逐渐发生或突然出现。休克的主要原因与有效循环血容量不足、胰腺坏死释放心肌抑制因子致心肌收缩不良、缓激肽类物质致周围血管扩张、并发感染和并发消化道出血等有关。

2. 体征

（1）轻症急性胰腺炎　腹部体征较轻，可有腹胀及上腹部压痛，无腹肌紧张及反跳痛。

（2）重症急性胰腺炎　①患者常呈急性重病容，痛苦表情，脉搏增快，呼吸急促，血压下降。②全腹压痛显著，有肌紧张及反跳痛等腹膜炎体征。麻痹性肠梗阻时则有明显腹胀，肠鸣音减弱甚至消失。③可出现移动性浊音，腹水多呈血性。④少数患者因胰酶、坏死组织及出血沿腹膜后间隙渗入腹壁下，致腰部两侧出现蓝色瘀斑，称 Grey - Turner 征；脐周皮肤出现青紫，称 Cullen 征。⑤胰头炎性水肿压迫胆总管下端或 Oddi 括约肌痉挛可导致黄疸。低钙血症者可有手足抽搐，提示预后不佳。

3. 并发症　主要见于重症患者。①局部并发症有胰腺脓肿和胰腺假性囊肿。②全身并发症有 ARDS、心力衰竭、急性肾衰竭、败血症、DIC、消化道出血、高血糖等。急性重症胰腺炎伴有多器官功能衰竭者病死率极高。

（三）心理－社会评估

由于本病呈急性起病，患者出现剧烈腹痛，一般止痛药物无效，而重症急性胰腺炎则症状重，预后差，常使患者及家属产生不良的心理反应，出现烦躁不安、焦虑、恐惧等心理。

（四）实验室及其他检查

1. 白细胞计数　多有白细胞增多及中性粒细胞核左移。

2. 淀粉酶测定　血清淀粉酶一般在起病后 6~12 小时开始升高，48 小时后开始下降，持续3~5天。血清淀粉超过正常值3倍即可诊断本病，但淀粉酶的高低不一定反映病情轻重，出血坏死型胰腺炎血清淀粉酶值可正常或低于正常。尿淀粉酶升高较晚，常在发病后12~14 小时开始升高，持续1~2周逐渐恢复正常，但尿淀粉酶受患者尿量的影响。

3. 血清脂肪酶测定 血清脂肪酶常在病后 24～72 小时开始升高，持续 7～10 天，超过 1.5U/L（Cherry – Crandall 法）时有意义。

4. C 反应蛋白（CRP） CRP 是组织损伤和炎症的非特异性标志物，在胰腺坏死时 CRP 明显升高。

5. 其他生化检查 可有血钙降低，低血钙程度与临床严重程度平行，若低于 1.5mmol/L 则预后不良。暂时性血糖升高较常见，持久空腹血糖高于 10mmol/L 反映胰腺坏死。此外，可有血清 AST、LDH 增加，血清清蛋白降低。

6. 影像学检查 腹部 X 线平片可见"哨兵祥"和"结肠切割征"，为胰腺炎的间接指征，并可发现肠麻痹或麻痹性肠梗阻征象；腹部 B 超与 CT 显像可见胰腺弥漫增大，其轮廓与周围边界模糊不清，坏死区呈低回声或低密度图像，对并发胰腺脓肿或假性囊肿的诊断有帮助。

【护理诊断／问题】

1. 疼痛：腹痛 与胰腺及其周围组织炎症、水肿或出血坏死有关。

2. 体温过高 与胰腺坏死或继发感染等有关。

3. 体液不足／有体液不足的危险 与呕吐、禁食、胃肠减压等有关。

4. 焦虑／恐惧 与剧烈腹痛、病情进展急剧等有关。

5. 潜在并发症：急性肾衰竭、心功能不全、DIC、ARDS 等。

【护理目标】

（1）能运用缓解疼痛的方法和技巧，使患者疼痛消失或减轻。

（2）患者体温恢复正常。

（3）患者未发生体液不足或体液不足得到改善。

（4）患者焦虑／恐惧程度减轻。

（5）患者无并发症发生，或并发症能被及时发现，并得到处理。

【护理措施】

（一）一般护理

1. 休息与活动 患者应绝对卧床休息，以降低机体代谢率，增加脏器血流量，促进组织修复和体力恢复，缓解疼痛等症状。协助患者取舒适的体位，如屈膝卧位，以减轻疼痛。对剧烈腹痛辗转不安者，可加床栏防止坠床，保证安全。

2. 禁食和胃肠减压 多数患者需禁食 1～3 天，同时限制饮水，若口渴可含漱或湿润口唇。明显腹胀者，需行胃肠减压，其目的在于减少胃酸分泌，进而减少胰液分泌，以减轻腹痛和腹胀。

（二）病情观察

观察患者的生命体征、呕吐物的性质及量、腹痛情况及血、尿淀粉酶的动态变化，以确定胰腺炎的类型，及早发现并发症并及时处理。若腹痛严重伴腹肌紧张、血压下降，甚至休克、血淀粉酶持续升高或急剧下降，应考虑为出血坏死型胰腺炎。

（三）协助治疗

1. 疼痛的护理 遵医嘱给予解痉、止痛药，如阿托品能抑制腺体分泌，解除胃、胆管及胰管痉挛，但持续应用时应注意有无心动过速等不良反应，止痛效果不佳时，遵医嘱配合使用其他止痛药如哌替啶。注意禁用吗啡，以防引起 Oddi 括约肌痉挛，加重病情。

2. 维持水、电解质平衡

（1）判断失水量　注意观察呕吐物的性质及量，行胃肠减压者，应观察和记录引流量及性质；观察患者皮肤黏膜色泽、弹性有无变化，判断失水程度。准确记录 24 小时液体出入量，作为补液的依据。

（2）维持有效循环血容量　禁食患者每日的液体入量常需达到 3000ml 以上，故应迅速建立静脉通路输入液体及电解质，以维持有效循环血容量。注意根据患者脱水程度、年龄和心肺功能调节输液速度，及时补充因呕吐、发热和禁食所丢失的液体和电解质，纠正酸碱平衡失调。

（3）防止低血容量性休克　定时监测患者的体温、血压、脉搏、呼吸，特别注意患者血压、神志及尿量的变化，如出现神志改变、血压下降、尿量减少、皮肤黏膜苍白、冷汗等低血容量性休克的表现，应积极配合医师进行抢救。①迅速准备好抢救用物：如静脉切开包、人工呼吸器、气管切开包等。②患者取平卧位或仰卧中凹位，注意保暖，给予氧气吸入。③尽快建立静脉通路，必要时静脉切开，遵医嘱输注液体、血浆或全血，补充血容量。根据血压调整给药速度，必要时监测中心静脉压，以决定输液量和速度。④如循环衰竭持续存在，按医嘱给予升压药。

3. 减少胰液分泌　重症急性胰腺炎时，可遵医嘱使用生长抑素或生长抑素类似物如奥曲肽。

4. 预防和抗感染　急性胰腺炎在病程中极易感染，感染是病情向重症发展，甚至死亡的重要原因之一。其感染多来自肠道，因此，选用抗生素时应首选针对革兰阴性菌和厌氧菌、能透过血 – 胰屏障的抗生素，如亚胺培南或美罗培南 7 ~ 10 天。注意观察有无抗生素过敏。

（四）其他治疗

1. 内镜下 Oddi 括约肌切开术（EST）　可用于胆源性胰腺炎，适用于老年患者和不宜手术者。

2. 手术治疗　对于急性重症胰腺炎经内科治疗无效或胰腺炎并发脓肿、假性囊肿、弥漫性腹膜炎、肠穿孔、肠梗阻及肠麻痹坏死时，需实施外科手术治疗。

（六）心理护理

由于本病呈急性起病，患者出现剧烈腹痛，一般止痛药物无效，而出血坏死型则症状重，预后差，常使患者及家属产生不良的心理反应，出现烦躁不安、焦虑、恐惧等，护理人员应经常巡视患者，了解其需要，并及时做出反应。向患者及亲属解释引起疼痛的原因、治疗方法和预后、以排除患者的疑虑，从而帮助患者树立战胜疾病的信心。

（七）健康指导

1. 疾病知识指导　向患者及家属介绍本病的主要诱发因素和疾病发生、发展的全过程，教育患者积极治疗胆道疾病，注意防治胆道蛔虫。

2. 生活指导　指导患者及家属掌握饮食卫生知识，患者平时应养成规律进食习惯，避免暴饮暴食。腹痛缓解后，应从少量低脂、低糖饮食开始逐渐恢复正常饮食，但应避免刺激强、产气多、脂肪和蛋白含量高的食物，戒烟、酒，防止复发。

目标检测

选择题

A1/A2 型题

1. 国内急性胰腺炎的主要原因是
    A. 胆道疾病
    B. 大量饮酒
    C. 暴饮暴食
    D. 胰管阻塞
    E. 高钙血症

2. 下列关于急性胰腺炎患者腹痛特点的描述，错误的是
    A. 疼痛多位于中上腹部
    B. 弯腰抱膝位可减轻疼痛
    C. 解痉药可缓解
    D. 呕吐后不缓解
    E. 性质可呈绞痛

3. 下列提示急性胰腺炎预后不良的是
    A. 剧烈腹痛
    B. 发热
    C. 白细胞明显升高
    D. 血钙明显降低
    E. 淀粉酶明显升高

4. 急性胰腺炎禁食的主要目的是
    A. 防止呕吐
    B. 减轻腹胀
    C. 缓解腹痛
    D. 减少胃液分泌
    E. 减少胰液分泌

5. 急性胰腺炎患者禁用的药物是
    A. 阿托品
    B. 654 – 2
    C. 哌替啶
    D. 吗啡
    E. 奥曲肽

6. 重症胰腺炎的体征不包括
    A. Grey – Turner 征
    B. Cullen 征
    C. 呼吸急促
    D. 血压升高
    E. 全腹压痛

7. 患者刘某，今日中午单位会餐后一小时突然出现上腹部疼痛，难以忍受并伴呕吐，疼痛放射至背部。立即来院急诊收住，查血、尿常规未见异常，血淀粉酶 760U/L，对其应采取的首要护理措施为
    A. 心理护理
    B. 立即禁食、胃肠减压
    C. 抗感染
    D. 协助患者半卧位
    E. 立即建立静脉通路

8. 女性，56 岁，有胆石症病史 15 年。上腹部剧痛 4 小时入院，查体：白细胞 $2.0 \times 10^9/L$、中性粒细胞 0.8，怀疑为急性胰腺炎。护士应观察的项目不包括
    A. 生命体征
    B. 神志变化

C. 24 小时出入量   D. 血、尿淀粉酶

E. 大便隐血试验

9. 患者午进餐后，出现上腹痛，放射至腰部，伴呕吐，护理查体：体温 37.7℃，上腹部压痛明显，血、便常规未见异常，考虑该患者最可能患哪种疾病

  A. 急性胃炎   B. 急性胰腺炎

  C. 急性胆囊炎   D. 急性肠炎

  E. 胃溃疡

10. 女性，40 岁，因"急性胰腺炎"入院，经治后腹痛、呕吐基本缓解，宜给予的饮食为

  A. 低脂高糖流质   B. 高脂高糖流质

  C. 低脂低糖流质   D. 高脂低糖流质

  E. 半流质

（王　刚）

扫码"练一练"

扫码"学一学"

第九节　上消化道大出血患者的护理

学习目标

知识要点

1. 掌握上消化道大出血的定义、护理评估、护理措施及抢救要点。

2. 熟悉上消化道大出血的病因、辅助检查及护理问题。

技能要点

1. 能配合医生对上消化道大出血患者实施抢救治疗。

2. 能熟练对上消化道大出血患者进行健康指导。

上消化道出血（upper gastrointestinal hemorrhage）是指屈氏韧带以上部位（图 4-4）的消化道出血，包括食管、胃、十二指肠、胆、胰以及胃空肠吻合术后空肠病变所致出血。临床表现为呕血和（或）黑便。上消化道大量出血是指数小时内失血量超过 1000ml 或超过循环血量的 20%，除呕血和（或）黑便外，常伴有血容量减少而引起急性周围循环功能障碍，严重者导致失血性休克。

【病因及发病机制】

引起上消化道出血的病因包括上消化道、邻近器官及全身性疾病，病因不同、机制不一。

1. 上消化道疾病　①食管疾病：食管胃底静脉曲张破裂、食管贲门黏膜撕裂伤、食管癌、食管炎及食管憩室炎。②胃十二指肠疾病：消化性溃疡、胃癌、急性出血性胃炎、十二指肠憩室炎、胃十二指肠吻合口炎等。

2. 上消化道邻近器官疾病 ①胆道疾病：胆囊胆管结石、肿瘤，胆道蛔虫症。②肝脏疾病：肝癌、肝脓肿等。③胰腺疾病：胰腺癌、急性胰腺炎并发脓肿破溃。④其他：主动脉瘤、纵隔肿瘤等。

3. 全身性疾病 ①血液病：白血病、再生障碍性贫血、血小板减少性紫癜、血友病等。②肾脏疾病：肾功能不全、尿毒症。③传染性疾病：登革热、肾出血热综合征、暴发性肝炎等。④应激性相关胃粘膜损伤：如严重感染、创伤、精神刺激等。⑤其他：血管性疾病、风湿性疾病等。

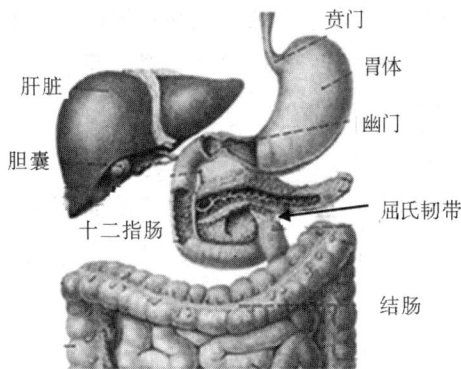

图 4 - 4 上消化道

其中消化性溃疡、食管胃底静脉曲张破裂、急性糜烂出血性胃炎和胃癌是上消化道出血最常见病因，占上消化道出血的 80% ~90%。

【护理评估】

（一）健康史评估

1. 基础性疾病及诱因 了解有无消化性溃疡、肝硬化、胆道疾病、胰腺疾病史；有无血液系统疾病病史；有无外伤、手术、中毒、重症感染、烧伤等急性应激史；有无酗酒、暴饮暴食、过冷、过热、粗糙、坚硬、刺激性饮食史

2. 用药史 有无长期或大量服用阿司匹林、吲哚美辛、保泰松、肾上腺皮质激素等药物史。

3. 伴随症状 有无渐进性食欲不振、腹胀、消化不良、体重减轻，有无黄疸、皮肤黏膜出血等。

（二）身体评估

上消化道出血的临床表现取决于出血量和出血速度。

1. 呕血与黑便 是上消化道出血的特征性表现。因出血量多少、速度不同，临床表现不一（表 4 -2）。

表 4 - 2 出血量与临床表现

出血量	临床表现
>5ml	隐血试验阳性
>50ml	黑便
>250ml	呕血伴黑便

2. 失血性周围循环功能障碍 上消化道大量出血时，循环容量急剧减少，导致心排血量降低而出现失血性周围循环功能障碍，其程度因出血量大小和失血速度快慢而异。轻者可有头昏、乏力、心悸、口渴、出汗、黑矇等，重者意识障碍、尿量减少或无尿、脉搏细速、血压下降。休克时，精神萎靡、烦躁不安、反应迟钝、意识模糊、面色苍白、口唇发绀、呼吸急促、皮肤湿冷呈灰白色或紫灰色，体表静脉塌陷，收缩压降至 80mmHg 以下，脉压 <20 ~30mmHg，心率 >120 次/分。

3. 发热 多数患者在 24 小时内出现发热，一般不超过 38.5℃，可持续 3 ~5 天。与循

环血容量减少、急性循环衰竭导致体温调节中枢功能障碍有关。

4. 氮质血症 ①肠源性氮质血症：肠道内血液中蛋白消化后以氨的形式被吸收，在肝脏转化成大量尿素氮，一般一次性出血后数小时内尿素氮升高，24～48小时达到高峰，3～4天恢复正常。②肾源性氮质血症：大出血致周围循环衰竭，肾血流量及肾小球滤过率下降而致血尿素氮升高。③混合型氮质血症：肠源性氮质血症和肾源性氮质血症往往并存，大出血后数小时血尿素氮升高，24～72小时达高峰，血容量纠正、肾功能正常后3～4天血尿素氮水平恢复正常。

（三）心理-社会评估

患者有紧张、恐惧、焦虑及烦躁心理，也可有悲观情绪。特别是慢性病或全身性疾病致反复出血者，有无对治疗失去信心，不合作。患者及其亲属对疾病和治疗的认识程度如何。

（四）实验室及其他检查

1. 实验室检查

（1）血液检查　①贫血：出血后24～72小时红细胞计数、血红蛋白定量、血细胞比容下降最明显。②网织红细胞：常在出血24小时内增高，出血停止后网织红细胞逐渐恢复正常。③白细胞计数：出血时增高，血止后2～3天恢复正常。

（2）大便隐血试验　阳性。

2. 内镜检查　是上消化道出血定位、定性诊断首选检查方法。可直接观察出血部位，对出血灶进行止血治疗，还能进行活组织病理检查。一般在出血后24～48小时内进行紧急内镜检查，过早检查，患者病情不稳定，易使病情加重；过迟检查，胃黏膜愈合较快，病灶消失。

3. 影像学检查　X线钡剂造影检查已被胃镜所取代，主要用于胃镜检查禁忌证或不愿行胃镜检查者。内镜未能发现病灶时，行放射性核素扫描或选择性动脉造影如腹腔动脉、肠系膜上动脉造影，可发现造影剂溢出的部位、血管畸形或肿瘤血管影像，对急诊手术前定位诊断很有意义。

【护理诊断/问题】

1. 体液不足　与上消化道大量出血致循环血容量不足有关。

2. 活动无耐力　与出血后贫血、失血性周围循环衰竭有关。

3. 恐惧　与上消化道大出血威胁生命有关。

4. 有窒息的危险　与气囊压迫使食管胃底黏膜长时间受压、血液或分泌物反流入气管以及气囊压迫气道有关。

【护理目标】

（1）患者无继续出血的征象，血容量不足得到纠正，生命体征平稳。

（2）患者活动耐力逐渐增加。

（3）患者情绪稳定，恐惧感消失或减轻。

（4）患者呼吸道通畅，无误吸或窒息发生。

【护理措施】

（一）一般护理

1. 休息和体位　①少量出血：可稍事活动，但有活动性出血时，应指导患者坐起、站起时动作缓慢，以避免头晕、心慌甚至晕厥发生。②大量出血：应绝对卧床休息，取平卧位并将下肢略抬高，以保证脑部供血。③呕吐：头偏向一侧，防止窒息或误吸；必要时用负压吸引器清除气道内的分泌物、血液及呕吐物，保持呼吸道通畅，给予患者吸氧。病情稳定后，可逐渐增加活动量。

2. 饮食护理 ①非食管静脉曲张破裂出血：少量出血无呕吐者，可进温凉、清淡流质，对消化性溃疡患者尤为重要，进食可减少血液对胃的刺激、中和胃酸，从而促进溃疡愈合；急性大出血者应禁食，出血停止后1～2天渐进温凉流质、半流质、高热量、高维生素、易消化、无刺激性的软食。应少量多餐，待病情平稳后逐步过渡到正常饮食。②食管胃底静脉曲张破裂出血：活动性出血时禁食，止血后24～48小时进高热量、高维生素、流质食物，但须限制蛋白质和钠的摄入，以免诱发肝性脑病和加重水肿，同时避免生、冷、硬、粗糙、刺激性食物，且应细嚼慢咽，防止损伤曲张静脉而再次出血。

3. 生活护理 每次呕血后，及时做好口腔护理，减少口腔中的血腥味，以免再次引起恶心、呕吐，同时能增加患者舒适感；戒烟、酒，保持大便通畅并注意皮肤清洁及床铺整洁、干燥，如便后及时清洁用物、更换污染的衣被，可用温水清洗肛周，并用软膏、油剂涂抹，保护肛周皮肤。

（二）病情观察

1. 一般状况 有无精神疲倦、烦躁不安、嗜睡、表情淡漠、意识不清甚至昏迷。

2. 生命体征 大出血时每15～30分钟测生命体征一次，观察患者有无脉搏细弱、心率加快、心律失常、血压降低、脉压变小、呼吸困难、体温不升或发热，必要时进行心电监护。

3. 出血活动及出血量观察 观察呕吐物和大便的性质、形状、颜色及量。定期复查红细胞计数、血细胞比容、血红蛋白、网织红细胞计数、血尿素氮、大便隐血等。存在以下情况时说明存在活动性出血：①反复呕血，呕出物由咖啡色转为鲜红色。②黑便次数增多，便质稀薄或由黑色转为红色，伴有肠鸣音亢进。③周围循环功能障碍，经充分补液、输血而未见明显改善，或暂时好转而又恶化。④血红蛋白浓度、红细胞计数与血细胞比容继续下降，网织红细胞持续升高。⑤补液及尿量足够的情况下，血尿素氮持续或再次升高。⑥门静脉高压患者原有脾大，出血后脾常暂时缩小，如不见脾恢复肿大也提示出血未止。

4. 微循环功能观察 皮肤和甲床色泽，肢体温暖或是湿冷，周围静脉特别是颈静脉充盈情况。动态观察患者的心率、血压。可采用改变体位测量心率、血压并观察症状和体征来估计出血量：先测平卧时的心率与血压，然后测由平卧位改为半卧位时的心率与血压，如改为半卧位即出现心率增快10次/分以上、血压下降幅度>15～20mmHg，头晕、出汗甚至晕厥，则表示出血量大，血容量已明显不足，是紧急输血的指征；如收缩压<90 mmHg、心率>120次/分，患者面色苍白、皮肤湿冷、四肢冰凉、烦躁不安，则已进入休克状态，属严重大量出血，应及时报告医生，需紧急抢救。准确记录出入量，疑有休克时留置导尿管，测每小时尿量，应保持尿量>30ml/h。

（三）协助治疗

立即建立静脉通道。配合医生迅速、准确地实施输血、输液、各种止血治疗及用药等抢救措施，并观察治疗效果及不良反应。

1. 建立静脉通路、补充血容量 ①快速建立静脉通路，积极补充血容量：在输血前可先输平衡液或葡萄糖盐水、右旋糖酐或其他血浆代用品以补充血容量。有效补充血容量的指标包括：收缩压 >100mmHg，HR <100 次/分，CVP 5～12cm 水柱，尿量 >30ml/h。②做好输血准备：立即鉴定血型做好输血准备。下列情况为紧急输血指征：患者改变体位时出现晕厥、血压下降和心率加快；心率 >120 次/分和（或）收缩压 <90mmHg（或比基础血压下降25%以上）；血红蛋白 <70g/L 或血细胞比容低于25%。其中血压、心率、尿量和中心静脉压监测，可作为补液、输血量和速度的较可靠参照指标。

2. 止血措施

（1）非食管胃底静脉曲张破裂出血　指除食管胃底静脉曲张出血之外的其他病因所致的上消化道出血，其中消化性溃疡出血最常见。

1）抑制胃酸分泌药物　提高及维持胃内 pH >6.0，有助血小板聚集及血浆凝血功能诱导的止血作用。常用药物 PPI 类有奥美拉唑、泮托拉唑，H_2 受体阻滞剂有法莫替丁、西咪替丁等。

2）口服止血药物　用于消化性溃疡及急性胃黏膜病变出血。常用制剂①去甲肾上腺素：以冷生理盐水 100～150ml 加去甲肾上腺素 8mg，分次口服或胃管注入，每次20～30ml，每日4～6次，使上消化道黏膜血管收缩。②凝血酶：2000～4000U 加入生理盐水或冷开水 10～15ml 口服，每日4～6次，促使创面血液凝固。

用药护理　①口服止血剂后应帮助患者缓慢变换体位，使药物充分接触创面，达到止血目的。②凝血酶是生物制剂，不宜用热水溶解；溶解状态的凝血酶易失活，应现配现用。

3）其他治疗　消化性溃疡出血约80%不经特殊处理可自行止血；若出血不止，可给予胃镜检查及止血（注射药物、电凝、使用止血夹等），手术治疗止血，介入治疗（选择性肠系膜动脉造影找到出血灶进行血管栓塞）等。

（2）食管胃底静脉曲张破裂出血

1）药物止血　①生长抑素及其类似物：能减少内脏血流量30%～40%，选择性地减少门静脉及其侧支循环血流量和压力，抑制胃酸-胃蛋白酶和胃泌素的分泌，抑制胃肠蠕动的作用，止血效果肯定，已成为治疗食管胃底静脉曲张破裂出血的最常用药物。常用药物有 8 肽化合物奥曲肽、14 肽化合物思他宁等，后者半衰期短，用量较大，不引起 oddi 括约肌收缩是其优点。②血管加压素：使内脏小血管收缩从而降低门静脉压力，达到止血效果。常用制剂垂体后叶素，一般初始用血管加压素 20U 加入 5% 葡萄糖液中静脉滴注，速度为 0.2U/min，可逐渐增至 0.4U/min，止血后速度减至 0.1～0.2U/min。③加压素类似物：与加压素作用机制相似，止血效果更好，且不良反应少，使用方便，但价格昂贵。常用制剂有三甘氨酰赖氨酸加压素（又称特利加压素）。

用药护理　①垂体后叶素：能引起子宫、肠道平滑肌收缩和冠状动脉收缩，故冠心病、高血压患者及孕妇忌用；血管加压素可引起腹痛、血压升高、心律失常、心肌缺血，甚至发生心肌梗死，故滴注速度应准确，并严密观察不良反应，主张同时使用硝酸甘油 0.3～0.6mg 舌下含服，每1～2小时一次，减低血管加压素的不良反应，协同降低门静脉压。②肝病患者忌用吗啡、巴比妥类药物，输血宜用新鲜血液（因库存血含氨量较高，容易诱发肝性脑病），做好急救准备。

2）气囊压迫止血　三腔二囊管压迫止血效果肯定，但由于并发症多（呼吸道阻塞，食管壁缺血、坏死、破裂，吸入性肺炎等），停用后早期再出血率高及给患者造成较大痛苦等问题，目前临床已很少使用，只在药物不能控制出血时暂时使用，以争取时间准备其他治疗措施。

三腔二囊管应用护理详见本章第九节。

3）内镜直视下止血　治疗食管胃底静脉曲张破裂出血的重要手段。上消化道大出血经药物、气囊压迫处理后，症状基本控制，病情基本稳定，可在内镜直视下对食管曲张静脉注射硬化剂，或对胃底曲张静脉用组织黏合剂，或用皮圈套扎曲张静脉。不但能达到止血目的，而且可有效防止早期再出血。

4）经颈静脉肝内门–体分流术（TIPS）　在肝内门静脉属支与肝静脉间置入特殊覆膜的金属支架，建立肝内门–体分流，降低门静脉压力，对急性大出血的止血率高达95%。

（四）心理护理

消化道出血患者，特别是大出血者，常表现出紧张、恐惧和无助，所以，护理人员要安慰、体贴患者。操作时动作要迅速、敏捷、熟练、轻稳，增强患者的信任感。及时清除血迹，消除患者紧张、恐惧心理。

（五）健康指导

1. 疾病知识指导　向患者及家属讲解上消化道出血的病因、诱因以及防护知识，告知早期识别出血或再出血的方法。若患者出现头晕、心悸、黑便，应立即卧床休息，呕吐时头偏向一侧以免误吸，保持患者情绪平稳，及时送往医院诊治。

2. 生活指导　根据病情和体力适当活动，不要过度劳累，避免精神紧张，保持良好的心境。注意饮食卫生和饮食规律，避免过饥、过饱，给予营养丰富、易消化饮食，避免过热、过冷刺激性食物，避免粗糙饮食，避免暴饮暴食，戒烟、酒。

3. 用药指导　告诫患者遵医嘱坚持治疗肝病或消化道溃疡，指导患者掌握正确的用药方法，讲解药物作用及可能出现的不良反应，观察药物疗效及副作用。避免服用对胃黏膜有刺激的药物，如阿司匹林、吲哚美辛、糖皮质激素等药物。

4. 定期复查　了解病情进展情况。

目标检测

一、选择题

A1／A2 型题

1. 某 PU 患者，入院时无黑便，大便潜血试验阳性，应估计其出血量至少为

　　A. 5ml　　　　　　　　　　　　B. 60ml

　　C. 100ml　　　　　　　　　　　D. 200ml

　　E. 400ml

2. 急性上消化道出血，最能反映血容量变化的观察项目是

　　A. 神志　　　　　　　　　　　　B. 瞳孔

　　C. 脉搏　　　　　　　　　　　　D. 呼吸

E. 面色

3. 上消化道出血的部位一般不低于

A. 阔韧带

B. 直肠侧韧带

C. 屈氏韧带

D. 腰肋韧带

E. 子宫圆韧带

4. 上消化道出血最常见的病因是

A. 胃癌

B. 肝硬化

C. 尿毒症

D. 消化性溃疡

E. 胃黏膜脱垂

5. 上消化道大出血伴休克时，首先应采取的护理措施是

A. 保暖

B. 吸氧

C. 配血

D. 建立静脉通路，补充血容量

E. 双气囊三腔管压迫止血

6. 患者女性，50 岁，肝硬化病史 20 年，入院后第 2 天突然出现呕血。考虑其胃内积血量为

A. 5 ~ 10ml

B. 50 ~ 100ml

C. 150 ~ 250ml

D. 250 ~ 300ml

E. 400 ~ 500ml

7. 患者男性，32 岁，3 年来常出现夜间上腹部烧灼样疼痛，进少量面食可缓解。2 天前排柏油样便 3 次。考虑出现黑便最可能的原因是

A. 胃溃疡出血

B. 急性出血性胃炎

C. 胃癌伴出血

D. 十二指肠溃疡出血

E. 肝硬化食管胃底静脉曲张破裂出血

8. 患者男性，50 岁，"肝硬化并上消化道出血"入院，数小时内呕血量约 1500ml，考虑为"食管胃底静脉曲张破裂出血"。此时该患者止血治疗宜采用的药物是

A. 质子泵抑制剂

B. H_2 受体拮抗剂

C. 生长抑素

D. 去甲肾上腺素

E. 酚磺乙胺

9. 患者男性，40 岁，"胃溃疡"病史 10 年，1 小时前突然呕血 300ml 入院。患者的饮食原则为

A. 暂禁食

B. 普通饮食

C. 温凉清淡流质

D. 高脂、高蛋白

E. 营养丰富、易消化软食

A3/A4 型题

(10 ~ 13 题共用题干)

患者男性，48 岁，肝硬化病史 15 年，2 小时前进餐后突然出现恶心、呕吐，呕出暗红色血液约 1300ml，并感头昏、心悸、口渴。查体：血压 80/50mmHg，面色苍白，四肢厥冷，脉搏细速，烦躁不安。

10. 该患者消化道出血的原因最可能是

    A. 胃癌　　　　　　　　　　　　　B. 胃溃疡

    C. 十二指肠溃疡　　　　　　　　　D. 食管胃底静脉曲张破裂

    E. 胃黏膜病变

11. 为明确出血原因，待病情稳定后，最好行下列哪项检查

    A. 钡餐透视　　　　　　　　　　　B. X 线摄片

    C. 胃镜检查　　　　　　　　　　　D. 腹部 B 超

    E. 腹部 CT

12. 该患者目前存在的最主要的护理问题是

    A. 体液不足　　　　　　　　　　　B. 恐惧

    C. 有受伤的危险　　　　　　　　　D. 活动无耐力

    E. 知识缺乏

13. 下列对此患者的护理中，错误的是

    A. 准备双气囊三腔管待用　　　　　B. 迅速建立静脉通路

    C. 予以止血药物　　　　　　　　　D. 进食温凉流质饮食

    E. 密切观察生命体征

二、思考题

简述食管胃底静脉曲张破裂出血患者的抢救护理要点。

（杨文博）

扫码"练一练"

第十节　消化系统常见诊疗技术的护理

学习目标

知识要点

1. 掌握三腔二囊管的适应证、禁忌证及护理。

2. 熟悉胃镜检查术、结肠镜检查术的适应证、禁忌证及护理。

技能要点

1. 能配合医生使用三腔二囊管对患者进行压迫止血，并做好患者实施三腔二囊管术前、术中和术后的护理。

2. 对实施胃镜、结肠镜检查术的患者进行术前、术中及术后的护理。

扫码"学一学"

一、三腔二囊管应用的护理

三腔二囊管压迫止血术（three – cavity tube compression of double – balloon operation）是

通过将三腔二囊管（图4-5）插入食管及胃底，利用气囊压力对食管及胃底静脉曲张破裂出血进行治疗的一种技术。止血率可达到95%。三腔二囊管压迫止血（图4-6）不仅成功率高，操作简单，价格便宜，而且还可通过胃管观察胃内止血情况并向胃内注入止血药物。但是患者较痛苦，并发症多，如创伤、窒息、误吸等，早期再出血率高，故不作为首选止血措施，宜在药物不能控制时暂时使用。

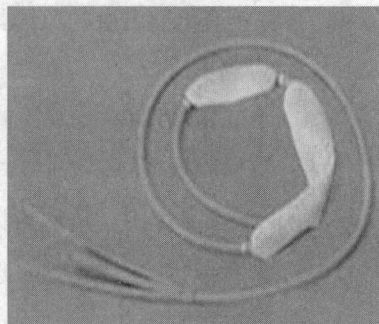

图4-5 三腔二囊管

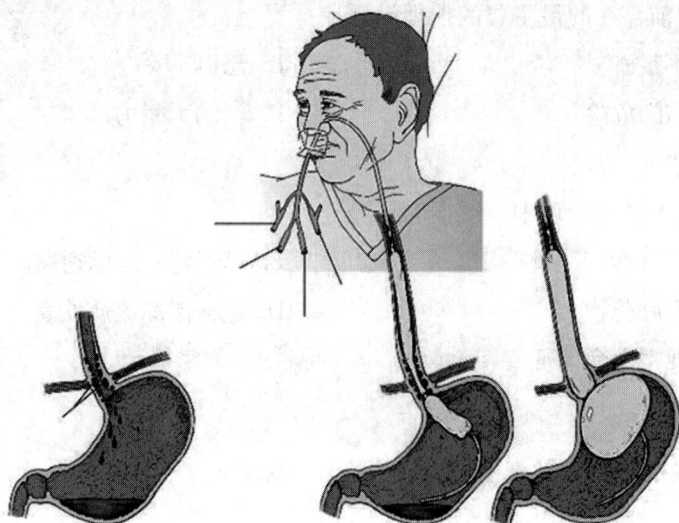

图4-6 三腔二囊管压迫止血示意图

（一）目的

利用气囊压力对食管下段及胃底曲张破裂的静脉进行压迫止血。

（二）适应证

门脉高压症引起食管胃底静脉曲张破裂出血者。

（三）禁忌证

（1）合并严重心肺疾病、不能耐受插管者。

（2）休克患者。

（四）评估

（1）评估患者的病情、意识、心理及对疾病的认知程度，能否主动配合。告知患者操作目的，向其解释必要性及重要性，取得患者配合。

（2）评估病室环境，如光线、温度、通风等。

（五）操作准备

1. 物品准备

（1）备齐插管用物 包括三腔二囊管，止血钳3把，无菌手套，治疗碗1个，弯盘1个，一次性注射器（5ml、20ml、50ml各1支），纱布，液状石蜡，棉签，线绳，蝶形胶布，治疗巾，0.5kg重物滑轮牵引固定架，压力计，剪刀，治疗卡等。

（2）检查三腔二囊管 检查食管囊及胃囊管腔是否通畅，充气后是否漏气，并分别做好标记，测压后抽尽囊内气体备用。

扫码"看一看"

2. 环境准备　病室环境安静、整洁，光线充足、通风良好；避开进餐及其他治疗活动。

3. 护士准备　着装整齐，洗净双手，戴口罩、手套。

4. 患者准备　签署知情同意书，主动配合，监测生命体征。

（六）操作流程

1. 核对患者　床号、姓名、住院号（ID号）、手腕带。

2. 安置体位　协助患者取右侧卧位，颌下铺治疗巾，检查鼻腔，以便于选择从哪侧鼻腔插管，用棉签清洁鼻腔。

3. 润管　戴手套后用液状石蜡润滑三腔二囊管前端及双气囊。

4. 插管　协助患者将三腔二囊管经鼻腔缓慢插入至咽喉处并嘱患者做吞咽动作，插管至50～60cm时自胃管抽吸胃液以确定管前端已在胃内。

5. 注气　将胃气囊注气200～300ml，测量压力50～70mmHg，轻轻外拉遇阻力，说明胃囊已经压迫胃底，封闭管口；若出血不止，再向食管气囊注气80～100ml，压力30～40mmHg，拉紧后用蝶形胶布固定在患者的面部。

6. 牵引　协助患者平卧后，用线绳系于三腔二囊管尾端，顺着鼻腔方向通过滑轮支架和0.5 kg重物牵拉至床尾，重物距地面30cm，角度成45°左右，以免三腔二囊管滑出胃内（图4-7）。

7. 观察患者。

8. 整理用物、洗手记录　记录注气量、胃液量及插管时间。

（七）护理

1. 插管前　仔细检查，确保食管引流管、胃管、食管囊管、胃囊管通畅并分别做好标记，检查两气囊无漏气后抽尽囊内气体，备用。

2. 插管中　①协助插管：医生为患者做鼻腔、咽喉部局部麻醉，经鼻腔或口腔插管至胃内。插管至60cm时抽取胃液，检查管端确在胃内，并

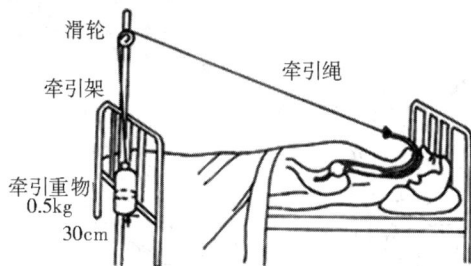

图4-7　三腔二囊管牵引示意图

抽出胃内积血。②充气、牵引：充气完毕将食管引流管、胃管连接负压吸引器或定时抽吸，观察出血是否停止，并记录引流液的性状、颜色及量；经胃管冲洗胃腔，以清除积血，可减少氨在肠道的吸收，以免血氨增高而诱发肝性脑病。

3. 插管后　插管后留管期间应：①多巡视、陪伴患者，解释本治疗方法的目的和过程，加以安慰和鼓励，取得患者的配合。②定时测量气囊内压力，以防压力过高导致组织坏死或压力过低达不到止血效果。③定时抽吸胃内容物，观察出血是否停止，记录抽吸液性状、颜色、量，若有鲜红血液，提示仍有出血。若抽吸不畅，提示管腔堵塞，须及时处理。④持续压迫时间最长不超过24小时，每日放气15～30分钟，如出血未止，再注气加压，以免食管胃底黏膜受压时间过长而发生糜烂、坏死。放气时先放松牵引线，再放食管囊气，最后放胃囊气，放气前口服液状石蜡10～20ml，润滑气囊壁，防止气囊与食管黏膜相粘贴。⑤每日清洁鼻、口腔，保持口腔湿润，做口腔护理，用液状石蜡润滑鼻腔、口唇。⑥嘱患者勿咽唾液，及时吸出食管囊上液体。三腔管无食管引流管腔，必要时可另插一管进行抽吸；应用四腔管时可经食管引流管抽出食管内积聚的液体，以防误吸引起吸入性肺炎。⑦若患者突然呼吸困难，可能是食管囊上移，应立即剪断管子，放气、拔管，避免窒息。

4. 拔管　出血停止后，放松牵引，放出囊内气体，保留管道继续观察24小时，未再出

血可考虑拔管，对昏迷患者亦可继续留置管道用于注入流质食物和药液。拔管前口服液状石蜡20～30ml，润滑黏膜及管、囊的外壁，抽尽囊内气体，以缓慢、轻巧的动作拔管。气囊压迫一般以3～4天为限，继续出血者可适当延长。

扫码"看一看"

二、胃镜检查的护理

胃镜检查（gastroscopy）是借助纤维胃镜或电子胃镜从口腔插管进入上消化道，直接观察胃及十二指肠病变的一种检查技术（图4－8，图4－9）。不但可以观察食管、胃、十二指肠病变的性质、大小、部位及范围，同时还可以进行组织学或细胞学病理检查。胃镜的发展经历了从最初的硬式内镜、半可曲式内镜、纤维内镜到现在的电子内镜的过程。胃镜检查现在是临床中应用最为广泛的技术，也是为患者最易接受的一种内镜技术。

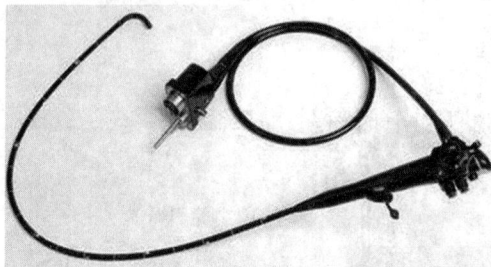

图4－8　电子胃镜

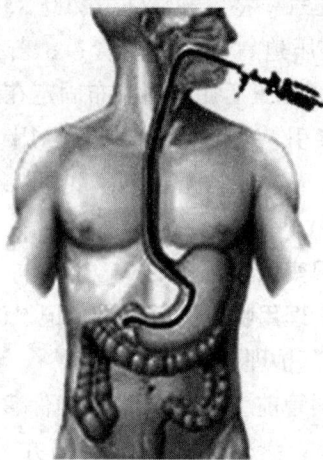

图4－9　胃镜检查示意图

（一）目的

诊断食管、胃及十二指肠疾病。疾病协助治疗。

（二）适应证

（1）凡有上消化道症状，经各项检查未能确诊者。

（2）原因不明的上消化道出血患者。

（3）疑有上消化道肿瘤，其他检查未能确诊者。

（4）已确诊的上消化道病变，需要随访复查或进行治疗者。

（5）上消化道手术后仍有症状需确诊者。

（6）内镜下治疗者。如食管、胃内异物夹取，息肉切除，电凝止血及导入激光治疗贲门和食管恶性肿瘤等。

（7）肿瘤高发地区及高发人群的常规体检。

（三）禁忌证

（1）严重的心肺疾病或极度衰竭不能耐受检查者。

（2）精神病或严重智力障碍不能合作者。

（3）怀疑有胃肠穿孔或腐蚀性食管炎、胃炎的急性期。

（4）严重脊柱成角畸形或纵隔疾病，如胸主动脉瘤等。

（5）严重高血压患者。

（6）对慢性乙型、丙型肝炎或病毒携带者，艾滋病病毒携带者或患者应当有特殊的消除措施确保安全，否则不应共用胃镜。

（四）评估

（1）评估患者病情、意识、心理及对疾病的认知程度，有无胃镜检查禁忌证，必要时告知患者操作目的，向其解释，取得配合；评估检查前禁水情况，询问患者既往病史与既往手术史；评估患者心肺功能情况，询问患者近期是否服用抗血凝类药物。

（2）评估内镜检查室环境，如光线、温度、通风等。

（五）操作准备

1. 物品准备

（1）备齐胃镜检查用物品　包括胃镜检查仪1台，活检钳，吸引器，喉头麻醉喷雾器，各类型号注射器，弯盘，手套，牙垫，消泡剂，纱布，甲醛固定液标本瓶、4%利多卡因，抢救物品、药品，检查床、生理盐水等。

（2）检查胃镜相关用物　检查胃镜各功能，确保处于备用状态，胃镜使用前应确保经过规范的清洗消毒处理，若进行活检，需检查活检钳的开闭情况。

2. 环境准备　内镜检查室安静、整洁，温度适宜。

3. 护士准备

（1）着装整齐，洗净双手，戴口罩、手套。

（2）咽喉部局麻，多采用口服麻醉剂，遵医嘱于检查前10~15分钟将药物挤入患者咽部并嘱其咽下或2%利多卡因做咽部喷雾麻醉1~2次，间隔3~5分钟再喷一次。

（3）指导患者术前服用链霉蛋白酶去除胃内黏液，服用消泡剂祛除胃内气泡。

4. 患者准备　禁食8小时，有潴留患者应先胃肠减压或延长禁食、禁水时间，吸烟患者最好当日禁烟。取下活动义齿及眼镜。术前安抚患者，取得其同意配合。

（六）操作流程

1. 核对患者　科别、床号、姓名、住院号、手腕带。

2. 安置体位　协助患者取左侧卧位，双腿微曲，松开领口及裤带。有胃潴留者，应先洗胃或做胃肠减压术。

3. 协助医生进镜　放牙垫入患者口中并嘱其咬紧，放弯盘在患者颌下。协助医生进行插管。进镜时，护士应注意保持患者头部位置不动，勿向后仰，固定好牙垫，防止患者恶心时将牙垫吐出，损伤胃镜；同时嘱患者深呼吸以缓解恶心等不适。

4. 观察患者　注意观察患者面色、神志、生命体征的变化，出现异常立即停止检查并报告医生做相应处理。

5. 配合医生活检　以抛物线式递给医生送入钳道。钳取组织时，应均匀适度用力，活检完成后协助医生退出活检钳，将活检标本放入装有固定液的玻璃瓶中并标贴。

6. 协助医生拔镜　医生边退镜边观察，护士用消毒纱布扶住镜身，并将胃黏液接至弯盘内，以免污染检查床。当胃镜离开患者口腔后，帮助患者取下牙垫，并将口腔周围的黏液擦净。

7. 整理消毒用物并洗手记录　胃镜及附件按消毒规范进行清洗、消毒。

（七）注意事项

（1）检查前嘱患者需禁食8小时。

（2）胃镜处于完好备用状态。

（3）检查中严密观察患者的情况，同时安慰、关心患者。

（4）检查中注意保护牙垫，防止脱出。

（5）检查后的饮食指导及常见不适的处理方法。

（6）正确核对及处理标本。

（八）护理

1. 配合医生进行检查 当镜头通过幽门，进入十二指肠降段，反转镜身观察胃角及胃底时可引起患者较明显不适及恶心、呕吐，此时护士应适时做些解释工作，嘱患者深呼吸、放松肌肉；当镜面被黏液血迹、食物遮挡时，应注水冲洗；当观察到某处显著病变时，一般先摄影，再取活组织送病理检查、幽门螺杆菌检测等。

2. 术后饮食 术后咽喉部麻醉作用尚未消退，嘱其不要吞咽唾液，以免呛咳。术后2小时，若麻醉作用消失、无麻木感可先饮水，若无呛咳可进食。当日饮食以流质、半流质为宜。

3. 术后不适 少数患者检查后出现咽痛、咽喉部异物感，嘱患者不要用力咳嗽，以免损伤咽喉部黏膜。术后患者若有腹痛、腹胀，可进行按摩，促进排气，减轻症状。检查后数日内严密观察、及时发现和处理可能出现的并发症，如吸入性肺炎、出血、穿孔、心血管意外等。

4. 消毒器械 对内镜及有关器械彻底清洁、消毒，避免交叉感染，并妥善保管。

三、结肠镜检查的护理

结肠镜检查（colonoscopy）可分为乙状结肠镜及全结肠镜检查，前者检查肛门至乙状结肠60cm范围内的病变，后者则可检查到回盲部甚至回肠末端，是诊断和治疗大肠疾病的一种内镜检查方法，并可通过镜下取组织活检进行病理检查，进一步明确诊断（图4-10，图4-11）。还可做镜下息肉电切、取异物等治疗，避免了手术之苦。

扫码"看一看"

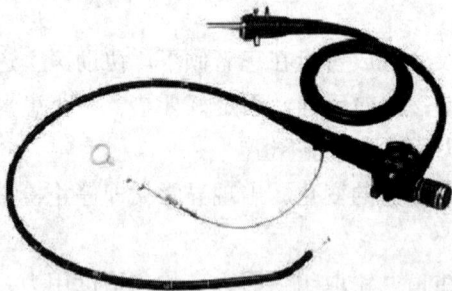

图4-10 纤维结肠镜

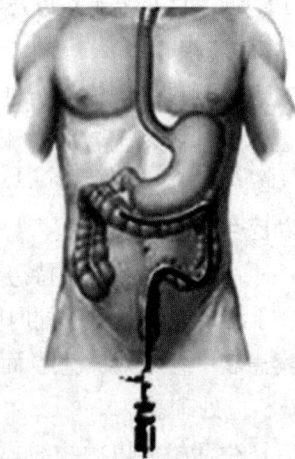

图4-11 纤维结肠镜检查示意图

（一）目的

诊断、治疗结肠疾病。

（二）适应证

（1）原因不明的下消化道出血者。

（2）原因不明的腹泻者。

（3）结肠息肉、早期癌的诊治。

（4）钡灌肠发现异常，需进一步明确诊断者。

（5）原因不明的低位肠梗阻。

（6）腹部肿块无法排除大肠及末端回肠疾病。

（7）大肠手术后内镜随访。

（8）大肠癌普查。

（三）禁忌证

（1）严重心肺功能不全者。

（2）休克，可能出现心脑血管意外者。

（3）腹主动脉瘤者。

（4）急性腹膜炎者。

（5）肠穿孔者。

（6）极度器官功能衰竭者。

（四）评估

（1）评估患者病情、意识、心理、对疾病的认知程度，有无肠镜检查禁忌证。必要时告知患者操作目的，向其解释，取得配合。

（2）评估内镜治疗室环境，如光线、温度、通风等。

（五）操作准备

1. 物品准备

（1）备齐结肠镜检查用物　包括结肠镜、长臂活检钳、内镜润滑剂、吸引装置、各类型号注射器、洞巾、手套、生理盐水、甲醛固定液标本瓶、抢救物品、药品等。

（2）检查结肠相关用物　检查结肠镜充气送水按钮状况及活检钳开闭情况。

2. 环境准备　内镜治疗室安静、整洁，温度适宜。

3. 护士准备

（1）着装整齐，洗净双手，戴口罩、手套。

（2）遵医嘱于检查前10分钟给患者肌内注射或静脉注射山莨菪碱10mg，可抑制肠蠕动解除痉挛。

（3）对于精神紧张、耐受性差或病情需要者可于检查前10分钟肌内注射或静脉注射地西泮5~10mg或哌替啶25~75mg。

4. 患者准备

（1）饮食准备　①肠镜检查：患者检查前1天开始低纤维饮食（如面条、稀饭、馄饨等），不要吃蔬菜、水果、肉类，检查当日禁食，但饮食限制时间不超过检查前24小时。②年老体弱者在检查当天可适当静脉补液，高血压患者检查当日正常服用降压药，糖尿病患者应防止低血糖发生，不耐饥饿者可食少量冰糖块，便秘患者可预先使用缓泻剂并提前2天行低纤维饮食。

（2）肠道准备　①指导患者正确服用泻药，直至排出无渣水样便，必要时清洁灌肠。②指导患者服用消泡剂以去除肠道内气泡。③消化道梗阻或穿孔、严重的肠道感染、中毒性巨结肠、意识障碍、药物过敏者应禁忌服用泻药。④文化程度低和年老患者，护士应反复说明服用泻药的方法并了解服药情况及排便次数。

（六）操作流程

1. 核对患者　科别、床号、姓名、住院号、手腕带。

2. 安置体位 协助患者取左侧屈膝卧位。

3. 戴手套铺洞巾 注意保护患者隐私。

4. 润滑结肠镜 用内镜润滑剂润滑内镜前端。

5. 协助医生进镜 先在肛门口涂少许润滑油，用左手拇指及示指、中指分开肛周皮肤，暴露肛门，协助医生按压镜头滑入肛门。插镜时，护士遵医嘱根据肠腔走行帮助患者变换体位，消除肠管扭曲，为防横结肠下垂，可用左手从脐部向后及剑突方向推顶。注意提醒医生合理注气，避免充气过多造成肠穿孔。

6. 观察患者 检查过程中随时观察患者面色、脉搏、呼吸、腹肌紧张度，注意有无腹痛等异常情况，尤其是高血压、心肺功能不全的患者。发现异常立即停止检查并做相应处理。

7. 配合医生活检 右手持活检钳柄，左手持活检钳头端，以弓形递给医生，活检完成后，协助医生退出活检钳，将活检标本放入装有固定液的玻璃瓶中并标贴。

8. 协助医生拔镜 协助医生退肠镜并再次观察肠腔病变情况。镜身完全退出肛门后帮助患者擦净肛门，穿好裤子。

9. 整理消毒用物并洗手记录 按规定程序清洁消毒内镜及辅助用物。

（七）注意事项

（1）指导患者正确服用泻药，直至排出无渣水样便。

（2）患者服泻药过程中，严密观察有无不适。

（3）肠镜处于备用状态。

（4）肠镜检查过程中，密切观察患者反应，如有不适立即报告医生。

（5）检查结束前，护士需提醒医生抽干净肠内残余气体。

（6）指导患者检查后饮食及出现不适时的处理方法。

（7）为减轻检查中的疼痛不适，可在术前给予解痉镇痛剂。

（八）护理

（1）术后观察，检查后询问患者腹胀、腹痛、排便、黑便、腹膜刺激征情况，若腹胀明显，可行内镜下排气。腹痛未缓解或排血便者，应留院观察。密切观察生命体征，若发现有剧烈腹痛、腹胀、面色苍白、心率或脉率增快、血压下降、大便次数增多且呈黑色或红色，提示并发肠道出血、肠壁穿孔，应及时报告医生，协助处理。

（2）卧床休息，做好肛门清洁护理。

（3）给予少渣饮食 3 天，注意大便颜色，必要时连续做 3 次大便隐血试验，以了解有无活动性出血。

（4）做好内镜消毒工作，避免交叉感染，妥善保存内镜。

目 标 检 测

一、选择题

A1/A2 型题

1. 三腔二囊管压迫止血持续压迫时间最长不超过

A. 10 小时   B. 12 小时

C. 24 小时   D. 36 小时

E. 72 小时

2. 以下有关三腔二囊管的护理措施，正确的是

 A. 留管期间，无须测定气囊内压力，因为可能会致患者窒息

 B. 放置期间不得放气以防气囊滑出

 C. 出血停止后就立即拔管，以防黏膜受损

 D. 拔管前从胃管内注入液状石蜡 20～30ml

 E. 拔管后禁食 24 小时

3. 以下关于三腔二囊管压迫止血术的护理，错误的是

 A. 牵引物的重量 0.5kg

 B. 先向食管气囊充气 100～150ml 再向胃气囊充气 200～300ml

 C. 三腔管放置 12～24 小时后食管气囊需放气一次

 D. 每次放气的时间为 15～30 分钟

 E. 压迫止血时间每 4～6 小时监测 1 次囊内压

4. 纤维胃镜检察术前需禁食

 A. 4 小时   B. 8 小时

 C. 12 小时   D. 16 小时

 E. 20 小时

5. 进行纤维胃镜检查时应安置患者采取的体位是

 A. 左侧卧位   B. 头低足高位

 C. 平卧位   D. 右侧卧位

 E. 头高足低位

6. 纤维结肠镜检查术前患者开始进流质饮食的时间是

 A. 检查前 12 小时   B. 检查前 24 小时

 C. 检查前 2～3 天   D. 检查前 4～6 天

 E. 检查前 7 天

7. 进行纤维结肠镜检查时患者应采取的体位是

 A. 左侧卧位，双腿伸直   B. 左侧卧位，双腿屈曲

 C. 膝胸位   D. 右侧卧位，双腿屈曲

 E. 右侧卧位，双腿伸直

8. 纤维结肠镜检查术后患者需少渣饮食的时间是

 A. 1 天内   B. 2 天内

 C. 3 天内   D. 4 天内

 E. 5 天内

9. 患者女性，50 岁，肝硬化病史 10 年，突然出现大量呕血，使用三腔二囊管进行压迫止血期间，突然出现躁动、发绀、呼吸困难表现，此时应立即

 A. 吸氧   B. 实施人工呼吸

 C. 使用呼吸兴奋剂   D. 使用镇静剂

E. 放去气囊内气体

10. 患者男性，52 岁。因肝硬化上消化道大出血使用三腔二囊管止血。用三腔二囊管压迫 3 天后出血停止，需留管再观察多长时间后考虑拔管

  A. 6 小时   B. 8 小时

  C. 12 小时   D. 24 小时

  E. 48 小时

11. 李先生，55 岁。肝硬化食管胃底静脉曲张破裂出血应用三腔二囊管压迫止血 48 小时，现出血停止。此时双气囊三腔管应用的正确护理是

  A. 继续压迫 24 小时   B. 继续压迫至大便潜血转阴后放气拔管

  C. 放弃拔管继续内科治疗   D. 放气拔管转外科手术治疗

  E. 气囊放气后流质三腔二囊管观察 24 小时

二、思考题

请简述使用三腔二囊管压迫止血的护理要点。

（杨文博）

扫码"练一练"

第五章

内分泌与代谢性疾病患者的护理

第一节　内分泌系统概述、常见疾病症状体征的护理

扫码"学一学"

学习目标

知识要点

掌握内分泌及激素定义；常见内分泌腺体、主要激素及其功能；身体不同外形改变特点与对应病因。

技能要点

针对不同外形改变的提供护理指导。

一、概述

内分泌系统（endocrine system）由特定组织和形态结构的内分泌腺体、分散在机体各部位具有内分泌功能的组织、细胞构成，其产物经由组织液、血液转运，对自身局部、远离内分泌腺体部位以及全身发挥作用，此类物质统称为激素（hormone）。除了内分泌腺体或内分泌细胞产生激素外，部分神经元（如下丘脑）亦能产生激素，称为神经激素（neurohormone）。

根据分布区域不同，内分泌腺体可以分为中枢腺体和外周腺体。

1. 中枢腺体　①下丘脑：合成与释放促释放激素/抑制激素（表 5 - 1），直接调节腺垂体功能，并受环境、腺垂体及外周腺体激素的调节。②腺垂体：主要分泌各种促激素，如生长素（GH）、促性腺激素（黄体生成素/卵泡刺激素或 LH/FSH）、促甲状腺激素（TSH）、促肾上腺皮质激素（ACTH）、催乳素（PRL）、促黑激素（MSH）等，促进靶腺生长发育、调节靶腺功能，其功能受下丘脑神经内分泌激素、靶腺激素调节。

表 5 - 1　下丘脑分泌激素

促释放激素	抑制激素
促甲状腺激素释放激素（TRH）	
促性腺激素释放激素（GnRH）	
促肾上腺皮质激素释放激素（CRH）	
生长激素释放激素（GHRH）	生长激素释放抑制激素（GHRIH，生长抑素 SS）
催乳素释放因子（PRF）	催乳素释放抑制因子（PIF）
促黑激素释放因子（MSHRF）	促黑激素释放抑制因子（MSHRF，MIF）

2. 外周腺体 ①甲状腺：由滤泡细胞和滤泡旁细胞构成。滤泡细胞合成四碘甲状原氨酸（T_4）、三碘甲状原氨酸（T_3），调节物质和能量代谢、生长发育及各系统功能；滤泡旁细胞分泌降钙素（CT），促进成骨细胞合成类骨质并使钙盐沉着，同时抑制胃肠道及肾小管对钙的重吸收而降低血钙。②甲状旁腺：主要由主细胞构成。主细胞合成及分泌甲状旁腺素（PTH），促进肠道及肾小管钙吸收、促进肾小管磷排泄，抑制骨钙沉积。③肾上腺：分为浅层淡黄而较厚的皮质、中央棕褐色的髓质两部分。皮质部球状带合成和分泌醛固酮，调节水、盐代谢；束状带合成和分泌糖皮质激素，调节物质代谢、免疫及各系统功能等；网状带合成和分泌固醇类激素，主要是雄性激素，亦可分泌少量雌激素和糖皮质激素。髓质部分合成及分泌儿茶酚胺类物质（包括肾上腺素、去甲肾上腺素、多巴胺），调节心肌、血管、气道及胃肠道等部位平滑肌舒缩，以及肝脏、脂肪及其他组织物质代谢。④胰腺：胰岛具有内分泌功能，由 A、B、D、F 四种细胞构成。A 细胞合成和分泌胰高血糖素，具有升高血糖作用；B 细胞是胰岛主要构成细胞，合成和分泌胰岛素，调节糖、脂肪、蛋白质代谢；D 细胞分泌生长抑素，抑制胰岛素释放、减缓胃肠道营养物质吸收；F 细胞分泌胰多肽，抑制生长抑素分泌。⑤性腺：男性性腺细胞（Leydig 细胞）产生和分泌男性激素，促进男性第二性征，维持正常性功能，同时也合成及分泌少量雌激素（雌二醇）；女性卵泡上皮细胞分泌女性激素（雌激素及孕激素），刺激子宫、阴道、乳房发育，促进女性第二性征，排卵后的黄体分泌黄体激素，促进子宫内膜增生，为受精卵着床做准备，同时也合成及分泌少量雄激素。⑥神经-内分泌细胞：神经组织外分布的具有内分泌功能的神经细胞，主要分布在胃肠道、胰腺、肾上腺髓质等处。由于这些细胞内含有胺或摄取胺作为前体物质进行脱羧反应的能力，因而统称为 APUD 细胞（amine precursor uptake and decarboxylation cell）。

激素的分泌受机体内外因素的正、负反馈精确调节，其产生量的多寡、结构的异常、受体或受体后功能与结构的改变，都直接影响机体的代谢功能，从而导致内分泌、代谢性疾病的发生：甲状腺激素过多导致甲状腺功能亢进，胰岛素的分泌不足或其受体功能异常引发糖尿病，肥胖导致高血压病、冠状动脉性心脏病、糖尿病等。

各种内分泌疾病所引起的临床表现不同、分类方法不一。①按内分泌腺体功能分高功能性、低功能性和正常功能性。②按病变部位分下丘脑性、腺垂体性和靶腺性。③按机体对激素作用反应状态分激素不敏感综合征和激素过敏感综合征。

二、常见症状体征的护理

身体外形改变

【护理评估】

（一）健康史评估

不同外形改变可由不同病因引起，不同病因可引起相同或相似外形改变。

1. 身材改变 身材矮小见于侏儒症、严重营养不良等。身材高大见于巨人症、肢端肥大症等。

2. 身形改变 肥胖见于体质性肥胖症、Cushing 综合征等。消瘦见于严重营养不良、神经性厌食症、1 型糖尿病等。

3. 面容改变 ①肢端肥大症面容：表现为头颅大、面部长、眉弓及两颧隆起、下颌增大前突、唇舌肥厚、耳鼻增大，见于 GH 分泌过多。②满月面容：面如满月、皮肤发红多血质、毛发浓密、常伴有痤疮，见于库欣综合征。③甲亢面容：表情惊愕、眼裂增宽、眼球突出、目光炯炯有神，见于甲状腺功能亢进症。④黏液水肿面容：颜面非压陷性浮肿、面色苍白、目光呆滞、表情呆板、反应迟钝、眉毛及头发稀疏，见于甲状腺功能减退症。

4. 皮肤黏膜色素变化 全身性色素减少见于白化病，局部如乳晕变浅见于 Sheehan 综合征。皮肤、黏膜色素沉着常见于 Addison 病、ACTH 依赖性 Cushing 综合征、异位 ACTH 综合征，多发生在齿龈、唇黏膜、关节伸展侧皮肤、乳晕及瘢痕处。

5. 毛发改变 多毛见于 Cushing 综合征。毛发稀疏脱落见于 Sheehan 综合征、甲状腺功能减退症、性腺功能减退症等。

（二）身体评估

评估内容包括生命体征，营养状况，面容，身高与体重，毛发密度与分布，皮肤颜色，甲状腺大小、质地、有无震颤与血管杂音，性发育情况及内外生殖器官发育是否正常。

（三）心理 - 社会评估

外形改变轻者导致患者产生自卑、社会活动恐惧，重者引起抑郁以致自杀倾向。家人和社会的宽容及接纳程度不但可以消除患者的不良心理，而且有助患者树立战胜疾病的信心。

（四）实验室及其他检查

首先要通过激素及其代谢产物检测评估内分泌腺体功能状态，同时要通过影像学检查明确腺体形态、结构改变。主要涉及腺体，包括下丘脑、腺垂体、甲状腺、肾上腺、胰腺、性腺等。

【**护理诊断/问题**】

1. 自我形象紊乱 与疾病引起的身体外形改变有关。

2. 个人应对无效 与疾病知识缺乏、治疗及支持体系不全有关。

【**护理目标**】

（1）患者能够正确认识及接受疾病现实，建立有效的调适机制和良好人际关系。身体外形得到有效改变、逐渐恢复正常。

（2）患者及家属掌握有关疾病知识，消除或减轻因病所致的心理障碍，能积极配合治疗与护理。

【**护理措施**】

1. 改善营养 由于营养失衡导致的外形改变诸如肥胖、消瘦等，制定合理的饮食计划，调整营养成分比例、科学合理的摄入营养素。

2. 恰当修饰 外形改变在短时间内难以恢复，因此，通过指导患者恰当的衣着、装饰掩盖或修饰外形的缺陷，增加美感，树立社会交往信心。如通过衣服颜色、条纹的选择与搭配掩盖肥胖体型，佩戴墨镜遮掩因甲状腺功能亢进引起的突眼，立领衣服或丝巾装饰遮挡肿大的甲状腺，佩戴假发或帽子以修饰稀疏的头发、增加自身美感。

3. 心理 - 社会支持 ①理解：以平等的心态与患者的接触、交流，倾听患者的感受，认真评估患者感知，理解患者的心理感受。②支持：用与患者类似病情获得成功治疗的案例，消除患者的紧张、焦虑、恐惧心理，帮助患者树立战胜疾病的信心。③疏导：及时心理疏导不但可以缓解患者的不良情绪，同时还可能避免严重事件的发生，必要时须有心理医生参与。

4. 促进交往 尊重个人人格，消除家庭、社会的歧视。鼓励患者积极参与社区活动，加入相似人群组成的俱乐部，多与取得成功治疗的患者进行交流。

目标检测

选择题

A1/A2 型题

1. 对免疫调节作用最大的腺体是

    A. 下丘脑   B. 甲状腺

    C. 睾丸   D. 胸腺

    E. 松果体

2. 下列不属于腺体功能亢进的表现是

    A. Graves 病多食、易饥   B. 胰岛素瘤反复低血糖

    C. 黏液性水肿   D. 巨人症

    E. 腺垂体泌乳素瘤

3. 下列外形改变与疾病之间的关系，不正确的是

    A. 肢端肥大症——腺垂体 GH 瘤

    B. 突眼——甲状腺功能亢进症

    C. 满月面容——Cushing 综合征

    D. 皮肤黏膜色素沉着——Addison 病

    E. 毛发稀疏脱落——甲状旁腺功能亢进

4. 下列不属于内分泌腺体的是

    A. 松果体   B. 胸腺

    C. 唾液腺   D. 甲状旁腺

    E. 卵巢

5. 参与糖代谢的内分泌腺体不包括

    A. 甲状腺   B. 胰腺

    C. 肾上腺   D. 下丘脑

    E. 甲状旁腺

扫码"练一练"

（林 伟）

第二节 腺垂体功能减退症患者的护理

扫码"学一学"

学习目标

知识要点

掌握腺垂体功能减退症定义、常见病因、临床特点、评估要点、治疗原则、激素替代治疗护理要点。

技能要点

1. 运用所学知识，指导患者疾病预防、治疗及自我护理。

2. 观察病情变化，预防和及时发现腺垂体危象发生。

腺垂体功能减退症（hypopituitarism）是由腺垂体分泌促激素减少，导致单个或多个靶腺内分泌功能减退的一组临床综合征。由产后腺垂体缺血性坏死引起者称为席汉综合征（Sheehan syndrome），成年人与生产无关的腺垂体功能减退症称西蒙病（Simmonds' disease）。腺垂体功能减退症由腺垂体疾病引起者称为原发性腺垂体功能减退症，由下丘脑病变引起者称为继发性腺垂体功能减退症。可以是多激素缺乏型，亦可以是单一激素缺乏型，但以前者多见，后者以单纯生长激素（GH）缺乏多见。腺垂体功能减退症临床主要表现为甲状腺、肾上腺和性腺三大靶腺功能减退。

【病因及发病机制】

（一）病因

根据病变部位不同分为下丘脑性（继发性）、腺垂体性（原发性）两大类。常见病因见表5-2。

表5-2 腺垂体功能减退症病因

	病因分类	常见疾病
原发性	先天性	孤立或联合腺垂体激素缺乏
	腺垂体肿瘤	原发瘤——腺垂体功能减退最常见病因
	腺垂体卒中	腺垂体动脉血栓形成或栓塞、血管瘤破裂出血，产后大出血——Sheehan综合征
	感染、炎症	病毒、细菌、真菌、原虫感染引起的脑炎、脑膜炎，流行性出血热，结核，梅毒，疟疾等
	腺垂体损伤	蝶鞍手术、放射治疗，空泡蝶鞍，严重颅底骨折，转移性肿瘤
	特发性	腺垂体自身免疫性炎症
继发性	下丘脑疾病	原发肿瘤，转移性肿瘤，炎症，肉芽肿
	功能性	营养不良，危重症

⚙ **知识链接**

Sheehan 综合征

Sheehan 综合征（席汉综合征）又称产后垂体功能减退症、产后腺垂体坏死。1937 年英国病理学家 Harold Leeming Sheehan（1900～1988）描述了生产过程中或产后由于失血、低血容量性休克所致的腺垂体功能减退，以其名命名。在妊娠期腺垂体增生肥大、血供丰富，围产期由于胎盘早剥、滞留或宫缩乏力引起大出血、休克或血栓形成，导致腺垂体缺血坏死、坏死后纤维化，功能减退。而与妊娠无关的腺垂体功能减退症称为西蒙病（Simmonds' disease）。

（二）发病机制

腺垂体功能减退症因病因不同发病机制不一。不同原因导致腺垂体、下丘脑功能障碍，下丘脑促释放激素、腺垂体促激素分泌减少，引起靶腺组织发育障碍、激素合成和分泌减少而产生相应靶组织功能减退。

【护理评估】

（一）健康史评估

仔细询问有无引起垂体或下丘脑损伤的疾病史：颅脑损伤史，下丘脑或垂体肿瘤、手术、放射治疗史，卒中史，产后大出血史等；有无中枢神经系统感染史；有无长期节食、过度减肥或慢性消耗性疾病史。

（二）身体评估

无论原发性还是继发性腺垂体功能减退症，50% 以上功能丧失时方可出现临床表现、75% 功能丧失时方见明显临床表现、95% 以上功能丧失时表现为严重靶腺功能减退。其中，LH/FSH、GH 和 PRL 缺乏引起的靶腺功能减退表现最为早见，尤以性腺功能减退最早、最为明显，TSH 缺乏次之，而 ACTH 缺乏引起的肾上腺皮质功能减退相对较晚。除此之外，不同原因引起者伴有与病因相关的临床表现。本节主要阐述 LH/FSH、GH、PRL、TSH、ACTH 不足引起的靶腺功能减退临床表现。

1. LH/FSH 不足 LH/FSH 分泌不足引起性腺功能减退为此症最突出表现。

（1）女性 ①Sheehan 综合征：产后月经不能恢复、月经稀少，性欲减退，不育；生殖器官如外阴、子宫、阴道萎缩，阴道炎症、阴道分泌物减少致性交疼痛；毛发脱落稀疏，尤以阴毛、腋毛明显。②青春期起病：女性性发育不全，如乳房发育不良、乳晕淡，阴毛稀疏、外阴幼稚、子宫发育不良，月经稀疏、量少而不规则。③青春期后起病：毛发脱落、乳房萎缩、月经稀疏或闭经、生殖器官萎缩、性欲减退或消失、多数因无排卵而不育。

（2）男性 ①青春期起病：嗓音尖细，胡须少，阴毛稀疏，睾丸细小、质地松软，阴茎发育不良。②成年后起病：性欲减退、阳痿、睾丸松软，胡须、阴毛和腋毛稀疏脱落，皮下脂肪减少，骨质疏松等。

2. GH 不足 ①儿童：导致腺垂体性侏儒症，表现为身材矮小、智力发育与同龄人无明显差异、青春期性器官不发育、第二性征缺如。②成年人：易发低血糖，肌肉萎缩、体力下降、容易疲劳，因骨量减少而易发生骨折。

3. PRL 不足 主要见于 Sheehan 综合征，PRL 不足是 Sheehan 综合征最早出现的腺垂体功能减退表现。产后乳房不胀、乳汁分泌很少或无分泌，为 Sheehan 综合征最早见的临床症状。非产后性 PRL 不足临床表现不明显。

4. TSH 不足 导致继发性甲状腺功能减退。表现为怕冷，食欲减退、便秘，贫血，表情淡漠、精神抑郁、反应迟钝、记忆力减退，皮肤菲薄、姜黄、干燥无弹性，毛发稀疏、脱落（眉毛、腋毛、阴毛为主），心率减慢、心电图低电压、甚至心衰等。

5. ACTH 不足 导致继发性肾上腺皮质功能减退。表现为乏力，食欲不振、恶心或呕吐，体重下降，血压下降，易出现低血糖反应，心率减慢、心音低钝，易发感染。与原发性慢性肾上腺皮质功能减退症不同的是，ACTH 不足时由于缺乏黑素细胞刺激素，患者皮肤色素减退、面色苍白、乳晕及外阴色素浅淡。

6. 腺垂体危象 多见于未及时得到诊治者。在感染、寒冷等应激因素作用下可发生危象，出现昏迷、甚至死亡。腺垂体功能减退症患者对镇静、催眠、麻醉药物极为敏感，常规剂量即可引起长时间昏睡，甚至诱发昏迷，应慎用或避免使用。临床表现可呈单一型，也可呈混合型。

（1）单一型 以某一种症状为主要表现。①低血糖型：最多见，可以在进食少、饥饿时发生，亦可因进食高糖或输注葡萄糖引起，轻者表现为饥饿、面色苍白、出汗、心慌、焦虑、颤抖，重者头痛、视物模糊或复视、手或嘴唇麻木、思维障碍、精神异常，甚至意识模糊、昏迷，此时血糖多低于 2.7 mmol/L。②体温异常型：低温者多见，直肠温度通常低于 30℃；高热型相对少见，直肠温度 > 40℃。③循环衰竭型：多因应激等诱发，此外，使用甲状腺激素亦可诱发，表现与肾上腺皮质功能减退危象相似。④水中毒型：肾脏排泄自由水能力下降，过量饮水或静脉输注液体（如葡萄糖），细胞外液低渗状态导致细胞内水分增多、细胞功能障碍，以神经系统表现最为明显，如衰弱、无力、恶心呕吐、嗜睡、精神异常、抽搐以及昏迷。

（2）混合型 为上述各型的组合表现。

（三）心理 - 社会评估

腺垂体功能减退症患者多种靶腺激素分泌下降，导致患者性 - 生殖功能减退、情绪波动、精神萎靡、记忆力减退、工作和生活能力退步、生活质量下降、家庭生活和社交活动障碍，患者常出现悲观、厌世、焦虑、抑郁等心理反应。

（四）实验室及其他检查

1. 腺垂体功能检查 FSH、LH、GH、PRL、TSH、ACTH 在腺垂体功能减退症均下降。腺垂体促激素为脉冲式分泌，单点检测意义不大，提倡间隔 15 ~ 20 分钟抽取血样一次，共三次，混合后送检。与靶腺激素同时测定，有助判断原发性或继发性靶腺功能减退。

2. 靶腺功能检查

（1）性腺功能 女性雌激素与孕激素水平下降，阴道细胞涂片无角化上皮细胞，无排卵及基础体温改变。男性血睾酮水平下降，精液量少，精子数目减少、活力下降。

（2）甲状腺功能 总 T_4、T_3（TT_4、TT_3），游离 T_4、T_3（FT_4、FT_3）和 TSH 均降低。甲状腺激素降低同时伴有 TSH 降低有助区别原发性甲减和继发性甲减。甲状腺对 TSH 兴奋试验反应较差，与甲状腺内储备激素较少有关。

（3）肾上腺皮质腺功能 血和尿皮质醇、尿17-羟皮质类固醇、尿17-酮类固醇均下降。

3. 其他检查 B超检查睾丸、卵巢，观察其大小、形态。CT、MRI头颅和颅底扫描检查有助查找病因。

【护理诊断/问题】

1. 性功能障碍 与促性腺激素分泌不足、性腺发育及功能下降有关。

2. 体温过低 与促甲状腺激素分泌减少、甲状腺功能减退有关。

3. 潜在并发症 腺垂体危象。

【护理目标】

（1）腺体功能下降得到有效控制或改善，生活质量有所提高或恢复正常。

（2）患者体温得到有效恢复、代谢恢复正常。

（3）患者及有关家属能掌握有关该疾病预防、治疗及护理知识，避免垂体危象的发生。知晓出院后的治疗与护理事项。

【护理措施】

（一）一般护理

养成规律的生活起居习惯，避免感染、外伤、寒冷、不当用药等诱发因素。增加营养，进食高热量、高蛋白、富含维生素食物。补充膳食纤维素以减轻便秘。

（二）病情观察

密切观察有无垂体危象的发生征兆，如有无低血压、低体温、低血糖、意识及反应能力下降、神经反射功能减弱或消失等。一经发现，立即告知医生并积极配合进行抢救。

（三）协助治疗

1. 原发疾病治疗 针对不同原发疾病采取不同治疗方法。腺垂体肿瘤或邻近部位肿瘤者采取手术、放射治疗或化疗；加强产妇生产过程监护、预防并及时纠正失血。

2. 激素替代治疗 基本原则是"缺什么补什么、先糖皮质激素后其他激素"。针对不同靶腺功能减退，采取靶腺激素替代治疗，少数情况可以采用腺垂体激素替代。

（1）GH不足 儿童补充GH同侏儒症，选择重组人生长激素（hGH），以0.1 U/（kg·d）睡前30分钟皮下注射，直至儿童骨骺完全闭合。每周皮下注射一次的长效制剂亦已应用于临床。成人补充GH有助于改善生活质量、增加骨密度、预防骨折。

（2）ACTH不足 补充皮质醇类。氢化可的松为首选药物，20~30mg/d，分早晚两次给药，早晨剂量稍高于下午。其他药物如泼尼松亦可（5~7.5mg/d）。氢化可的松属于生理性内分泌激素，存在感染、应激等情况时须加量。

（3）TSH不足 补充左甲状腺素（L-T$_4$）或甲状腺片。小剂量开始，逐渐加至最佳剂量。甲状腺激素的补充替代必须在糖皮质激素使用基础之上，否则可能诱发肾上腺危象发生。

（4）LH/FSH不足

1）女性患者 药物和方法因年龄、生育要求不同而异。①GnRH：因GnRH呈脉冲式分泌与释放，以脉冲输注泵给药效果较好。②促性腺激素：针对有生育需要的女性，常用人绒毛膜促性腺激素（hCG）联合人绝经后促性腺激素（hMG）。③性激素：育龄妇女采用"序贯疗法"，促进卵泡发育与排卵，制造人工月经周期，雌激素类有雌二醇、雌三醇，孕激素类有安宫黄体酮、二甲脱氢孕酮、脱氢孕酮等。绝经妇女单用雌激素疗法改善生活质量、提高生活乐趣。

2）男性患者　①促性腺激素：常用人绒毛膜促性腺激素联合人绝经后促性腺激素。②性激素：睾酮衍生物有去氢甲睾酮、甲基睾酮、丙酸睾酮、十一碳酸睾酮等，注意肝脏毒性作用。

用药护理　①腺垂体功能减退症是终身性疾病，因此，必须终身进行各种激素的替代治疗；②告知患者必须遵医嘱按时、足量、终身用药，不得自行减停，并告知减停药物可能的严重后果；③注意各种替代药物的不良反应以及应对措施。

3. 腺垂体危象

（1）纠正低血糖　必须及时纠正低血糖，先以50%葡萄糖40～60ml静脉注射，继以10%葡萄糖盐水，每500～1000ml中加入氢化可的松50～100mg静脉滴注。第一个24小时葡萄糖补充量在150～200g，维持到病情基本稳定、饮食恢复到危象前停止，并补充皮质醇类激素。

（2）补充糖皮质激素　首选生理性皮质醇类激素如氢化可的松，每日200～300mg静脉滴注，病情稳定后逐渐减量并改为口服。

（3）消除和治疗诱因　如寒冷、饥饿、外伤、感染。

（4）其他　①补充血容量：尤其有循环衰竭者。②保暖：尤其低体温者，此型多有严重甲状腺激素缺乏，故应补充甲状腺激素，首选T_3，以静脉注射为佳。

危象护理　密切观察病情，危象一旦发生立即报告医生，并快速做好抢救准备。①迅速建立静脉通路，遵医嘱给予葡萄糖、激素等治疗。②保持呼吸道通畅、给予氧气吸入。③低温者保暖，高热者降温，采取物理降温、减少或避免药物降温而引起的血容量下降。④做好皮肤、口腔护理，保持排尿、排便通畅。⑤查找并消除诱因。

（四）心理护理

倾听患者心声，了解患者的心理状况和需求。关心体贴患者，给患者提供相应专业知识帮助、鼓励患者树立战胜疾病信心，消除不良心理。

（五）健康指导

1. 活动与休息指导　生活起居有规律，保持乐观心态。体位变换要缓慢、避免体位性低血压导致晕厥而发生损伤。避免劳累、预防感染。

2. 饮食指导　高热量、高蛋白、富含维生素、易于消化的食物，以保证营养、增强机体抵抗力。增加可溶性食物纤维素以改善胃肠道蠕动功能。

3. 心理指导　长期病痛折磨，工作、生活能力和生活质量下降，社会接触范围缩小，患者常有孤单、无助，甚至抑郁、焦虑心理。因此，应鼓励患者树立信心，积极参加群体活动。

4. 用药指导　告知药物种类、给药方法、服用剂量、给药时间。牢记长期替代治疗的重要性、自行减停药物的危害性。熟悉各种药物的不良反应，及时发现并及时就诊。定期内分泌专科复诊，检测靶腺功能。

5. 出院指导 坚持长期用药、不得自行减停药物。养成良好和规律的生活习惯、避免因体位变换引起晕厥而导致外伤。加强营养、增强体质。避免各种诱发腺垂体危象的因素。定期复诊、复查靶腺功能。

目标检测

一、选择题

A1/A2 型题

1. 产后大出血的患者如出现怕冷、记忆力减退、食欲下降，最有可能累及的靶腺是

   A. 肾上腺   B. 胸腺

   C. 性腺   D. 甲状腺

   E. 甲状旁腺

2. 下列 Sheehan 综合征患者最早出现的表现是

   A. 产后无乳   B. 产后阴毛脱落

   C. 产后怕冷、乏力   D. 乳晕变淡

   E. 低血糖

3. 不符合腺垂体功能减退症的临床特点的是

   A. 儿童身材矮小   B. 皮肤、齿龈色素沉着

   C. 月经紊乱   D. 阳痿

   E. 低钠血症

4. 女性，30 岁。因产后大出血出现无乳，怕冷、食欲下降、记忆力减退、性欲减退，偶尔出现低血糖反应，诊断为 Sheehan 综合征。下列激素替代治疗顺序正确的是

   A. 糖皮质激素—催乳素—甲状腺激素

   B. 糖皮质激素—甲状腺激素—性激素

   C. 甲状腺激素—糖皮质激素—性激素

   D. 糖皮质激素—性激素—甲状腺激素

   E. 甲状腺激素—性激素—糖皮质激素

5. 女性，28 岁，未育。"腺垂体瘤"放射治疗后 3 月余，出现月经紊乱、性欲下降、阴毛脱落。诊断为"腺垂体功能减退症（放疗后）"。下列说法不正确的是

   A. 应先行补充糖皮质激素以防腺垂体危象

   B. 拟序贯补充性激素治疗，以促卵泡发育

   C. 如有甲状腺功能减低补充甲状腺激素前先行补充糖皮质激素

   D. 单纯雌激素替代治疗，以改善生活质量

   E. 人绒毛膜促性腺激素联合人绝经后促性腺激素

6. 低体温型垂体危象者除补充糖皮质激素外，必须补充下列哪种激素

   A. GH   B. 甲状腺激素

   C. TSH   D. 促性腺激素

E. 9α－氟氢可的松

A3/A4 型题

（7～10 题共用题干）

女性，40 岁，农民，已婚。因"突发意识障碍 4 小时"入院。患者 1 年前因"产后子宫收缩乏力"导致产后大出血，产后半年左右反复出现"低血糖反应"，诊断为"Sheehan 综合征"，予以"氢化可的松 30mg"每日一次口服，半月前自行停药。查体：T 35℃（直肠），P 52 次/分，R 16 次/分，BP 98/53 mmHg。意识模糊。毛发分布正常，无稀疏脱落。皮肤颜色浅，无色素沉着。压眶反射存在。颈软、无抵抗。瞳孔等大同圆，对光反射减弱。甲状腺不肿大。颈静脉未见怒张。心尖搏动不明显，无震颤，心界不大，心音低钝，心率 52 次/分，律齐。两肺呼吸音清晰、未闻干湿性啰音。腹软无殊。四肢无水肿。肌力检查无法配合，四肢肌张力降低。生理反射减弱，病理反射未引出。外阴发育正常，阴毛分布正常。肛门未检。实验室检查：血、尿常规无异常，快速血糖 3.8 mmol/L，ECG 示"窦性心动过缓、低电压"，余项检查待报。

7. 请问该患者的临床诊断是
  A. 黏液性水肿昏迷   B. 低血糖昏迷
  C. 腺垂体危象   D. 肾上腺危象
  E. 腺垂体卒中

8. 该患者首先需要补充的是
  A. 甲状腺激素   B. 盐皮质激素
  C. 促肾上腺皮质激素   D. 糖皮质激素
  E. 葡萄糖

9. 应该采取的护理措施不包括
  A. 迅速建立有效静脉通路 B. 保持呼吸道通畅
  C. 物理保温   D. 鼻饲左甲状腺素
  E. 静脉注射氢化可的松

10. 作为护理工作者，针对该患者出院指导重点在于
  A. 养成规律的生活习惯
  B. 强调坚持终身糖皮质激素替代，不得自行停药，定期复诊
  C. 高蛋白、高热量饮食
  D. 预防感染、应激
  E. 保持乐观心态，积极参与力所能及活动

二、思考题

1. 简述腺垂体危象的临床表现有哪些？一旦发生腺垂体危象，应做好哪些护理措施？
2. 腺垂体功能减退症的主要表现有哪些？激素替代治疗的原则是什么？

（林　伟）

扫码"练一练"

第三节　甲状腺疾病患者的护理

扫码"学一学"

学习目标

知识要点

1. 掌握单纯性甲状腺肿定义、常见病因、好发人群、临床表现、评估要点、防治措施及甲状腺激素补充治疗用药护理。

2. 掌握甲状腺功能减退症、黏液性水肿昏迷及呆小病的定义、常见病因、临床特点；甲状腺功能减退症甲状腺激素替代治疗护理要点。

3. 掌握甲亢及甲状腺毒症定义、甲亢病因、好发人群、主要临床表现；甲亢一般情况的护理措施、治疗及护理要点；甲状腺危象防治措施。

技能要点

1. 正确指导甲状腺肿的预防及甲状腺激素补充治疗的用药注意事项。

2. 指导患者合理、正确饮食；甲状腺激素替代治疗的注意事项；患者及家属有效预防和及时发现黏液性水肿昏迷；黏液性水肿昏迷治疗时的护理配合。

3. 指导患者正确的饮食、ATD 用药注意事项、病情变化观察及如何防止甲状腺危象发生。

甲状腺（thyroid gland）是人体以腺体结构存在的最大内分泌腺，重 16 ~ 20g。甲状腺位于颈部两侧、甲状软骨和环状软骨前面，分为左右两叶和中间的峡部，两侧叶厚 0.8 ~ 1.5cm、宽 2.0 ~ 2.5cm、高 4.0 ~ 4.5cm，右叶因血供丰富，通常较左叶大，峡部厚 0.5cm、宽 2cm、高 1 ~ 2cm。甲状腺由滤泡细胞和滤泡旁细胞组成，滤泡细胞合成与分泌四碘甲状腺原氨酸（T_4）、三碘甲状腺原氨酸（T_3）和少量反 T_3（rT_3），通过血液循环广泛作用于机体各组织、器官。在妊娠 11 周左右，胚胎甲状腺开始具有摄碘功能。

滤泡细胞合成甲状腺激素，对物质和能量代谢、生长发育、性 – 生殖功能等具有重要调节作用。滤泡旁细胞合成降钙素（CT），调节血钙、促进骨钙沉积。碘是合成甲状腺激素的基本而重要的原料，食物中的 I^- 必须经甲状腺滤泡细胞中的甲状腺过氧化物酶（TPO）转换为 I^+（碘的活化）方可与酪氨酸碘化而合成甲状腺激素。因此，TPO 在甲状腺激素的合成中起关键作用，也是抗甲状腺药物作用的靶点。成年人每日生理碘需要量为 60 ~ 100μg（WHO 推荐量 150μg），80% ~ 90% 来自食物，其余 10% ~ 20% 来自饮用水。成人体内含碘量 30mg 左右，1/3 聚集在甲状腺。甲状腺功能受内外环境、垂体、下丘脑等调节。其调节机制及方式见图 5 – 1。

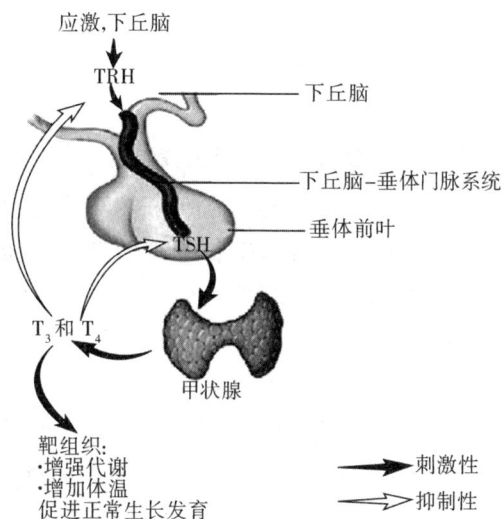

图 5 – 1 甲状腺激素分泌调节

单纯性甲状腺肿

单纯性甲状腺肿（simple goiter）也称非毒性甲状腺肿。是指非炎症、非肿瘤性甲状腺肿大，不伴甲状腺功能改变。甲状腺肿大可呈弥漫性、亦可为结节性。多呈地方性发病，亦可为散发性发病。女性患病率是男性的 3 ~ 5 倍。正常人群体格检查中甲状腺肿发现率为 4% ~ 6% ，甲状腺影像检查发现率达 12% ~ 17% 。当某一区域人群中甲状腺肿患病率大于 10% 时，称为地方性甲状腺肿（endemic goiter）。

【病因及发病机制】

（一）病因

引起单纯性甲状腺肿的病因很多，根据发病区域分布特点，可以分为地方性甲状腺肿和散发性甲状腺肿。

1. 地方性甲状腺肿 一定地区特定的环境因素导致一定比例人群发生甲状腺肿，主要见于碘缺乏。一定比例是指某一地区学龄前儿童甲状腺肿发生率 >5% 或一般人群甲状腺肿发生率 >10% ，其存在已经构成公共卫生问题。碘缺乏引起的地方性甲状腺肿主要分布在远离海洋的山区、高原、内陆地区，由于土壤中的碘长期被雨水冲刷、洗脱而缺乏。地方性碘缺乏导致儿童生长发育迟滞或障碍而表现以身材矮小、智力障碍为主的神经 – 精神综合征称为地方性克汀病（endemic cretinism）。

2. 散发性甲状腺肿 此类甲状腺肿无明显地区分布特点，称为散发性甲状腺肿（sporadic goiter）。可能的致病因素包括：①碘缺乏，导致甲状腺激素合成不足。②碘过多，抑制了碘的有机化，甲状腺激素合成障碍。③致甲状腺肿食物或药物：食物中的卷心菜、菠菜、萝卜、核桃等，药物如硫脲类药物、硫氰酸盐、保泰松、碳酸锂等均可致甲状腺肿。

3. 其他 如甲状腺激素生理需要量增加，主要见于青春发育期、妊娠期、哺乳期，由于生理性甲状腺激素需要量增加，导致甲状腺代偿性增生肥大。

知识链接

致甲状腺肿的食物

1. 蔬菜类　芥菜、卷心菜、大头菜、甘蓝、萝卜、玉米、洋葱、甜薯、大蒜、瑞典芜菁、橄榄等。其中所含硫葡萄糖配糖体在特异性酶作用下水解为硫氰酸或异硫氰酸，致甲状腺肿。上述水解酶广泛存在于蔬菜中，不耐热，烹调中即可破坏。

2. 豆类　大豆含皂角苷抑制肠道碘吸收。豌豆、花生含 5 - 乙烯 - 2 - 硫氧氮五环的物质，具有致甲状腺肿作用。

3. 水果类　含有大量色素的水果（橘子、梨、苹果、葡萄等）中的类黄酮在肠道经细菌分解产生二羟苯甲酸即阿魏酸，不但直接导致甲状腺肿，同时加强硫氰酸致甲状腺肿作用。因此，萝卜等与上述食物同服进一步增加甲状腺肿风险。

4. 牛奶　牛奶本身并无直接致甲状腺肿作用，但饲料中十字花科类植物中富含硫葡萄糖配糖体。

（二）发病机制

甲状腺肿的发病机制因病因而异。各种因素导致甲状腺激素合成及分泌减少，TSH 分泌增加，引起甲状腺滤泡细胞代偿性增生、肥大。而 TSH 并未增高的部分患者甲状腺之所以肿大，可能在于甲状腺滤泡细胞对 TSH 敏感性增强。甲状腺生长免疫球蛋白（TGI）仅能刺激甲状腺滤泡细胞生长，并不能增加甲状腺滤泡细胞腺苷酸环化酶活性，因此表现甲状腺肿而无甲状腺功能亢进。

【护理评估】

（一）健康史评估

询问出生、生长环境有无碘缺乏；有无长期进食促甲状腺肿食物、药物；有无甲状腺激素需求量增加的因素存在。

（二）身体评估

1. 症状　单纯性甲状腺肿多无特殊症状。甲状腺肿大压迫或发展为甲状腺功能亢进时产生相应临床症状。

（1）压迫症状　甲状腺显著肿大或胸骨后甲状腺肿时可见压迫症状。压迫气管引起呼吸困难；压迫食管引起吞咽困难；压迫喉返神经时则出现声音嘶哑；胸骨后甲状腺肿压迫上腔静脉引起上腔静脉阻塞征，表现为面部青紫、肿胀及颈、胸部浅静脉扩张等。

（2）其他　少数单纯性甲状腺肿患者病情发展至一定阶段，形成甲状腺结节，可具有自主分泌甲状腺激素功能而出现甲状腺功能亢进表现（详见甲状腺功能亢进症）。

2. 体征

（1）甲状腺肿大　单纯性甲状腺肿多呈弥漫性轻度至中度肿大，随病情发展而缓慢进展。重量在 60~1000g 不等，质地软、表面光滑、无压痛（图 5 -2），病情发展到一定阶段可呈甲状腺肿伴有多发

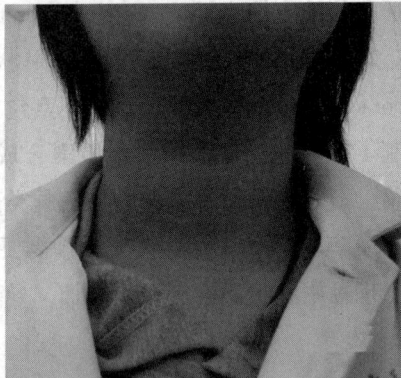

图 5 - 2　单纯性甲状腺肿（青春期）

性甲状腺结节。

（2）其他 发生克汀病（cretinism）时表现为身材矮小、发育迟滞或障碍，智力低下。合并甲状腺功能亢进时表现为甲状腺功能亢进体征（详见本章"甲状腺功能亢进症患者的护理"）。

（三）心理－社会评估

尤其是女性患者，常因甲状腺肿大导致形象变化而产生抑郁、焦虑心理，以及社会活动参与度下降。儿童合并甲状腺功能减退时因生长发育障碍导致自卑、社会退缩等。

（四）实验室及其他检查

1. 一般检查 血细胞分析表现为全血细胞减少，但以红细胞和血红蛋白减少明显。

2. 甲状腺功能检查

（1）甲状腺激素水平 血清 TT_4、TT_3、FT_3 及 rT_3 均可正常或偏低，TT_4/TT_3 比值常增高。TSH（三代或四代检测法）正常或偏高。

（2）^{131}I 摄取率及 T_3 抑制试验 ^{131}I 摄取率增高但无峰值前移，并可被 T_3 抑制或抑制率 $>50\%$。

3. 甲状腺影像 甲状腺彩色多普勒、放射性核素检查见甲状腺弥漫性肿大。

【护理诊断／问题】

1. 自我形象紊乱 与甲状腺肿大有关。

2. 潜在并发症：呼吸困难、声音嘶哑、吞咽困难 与肿大的甲状腺压迫气管有关。

【护理目标】

（1）患者甲状腺肿大得到控制，形象得到改善。

（2）消除患者抑郁、恐惧心理，患者能积极主动参与社交活动。患者及家属能充分理解所实施的治疗及护理措施，并积极配合。

【护理措施】

（一）一般护理

避免进食卷心菜、核桃、花生、萝卜等致甲状腺肿食物及有关药物。

（二）病情观察

观察甲状腺肿大的程度、质地、有无结节与压痛；有无甲状腺功能亢进表现。短时间内甲状腺肿大进展迅速，应警惕癌变可能。

（三）协助治疗

1. 碘剂治疗 地方性甲状腺肿最好的防治方法是补充碘剂，最简便常用的方法是使用加碘食盐。我国目前食用盐中碘含量的平均水平（以碘元素计）为 $20\sim30mg/kg$。成年人结节性甲状腺肿者应避免过量补充碘剂，以免诱发甲亢。碘过多性甲状腺肿者禁食碘盐、海带、紫菜等含碘丰富食物。

2. 甲状腺激素补充治疗 主要针对非碘缺乏性、非致甲状腺肿物质引起者，通过补充外源性甲状腺激素抑制 TSH，从而减少其对甲状腺的促增生作用。常用药物有左甲状腺素（$L-T_4$）、甲状腺粉干剂。

用药护理 ①遵医嘱用药，不得自行调整用药剂量或停止用药。②密切关注过量使用后的不良反应：怕热、多汗、食欲增加、体重下降、心动过速、腹泻等甲状腺功能亢进表现，一经发现，应及时就诊。③有冠状动脉性心脏病等心脏基础性疾病者，应密切关注有无心绞痛发作、心力衰竭症状等不良反应发生，一经发生立即就医。

3. 手术治疗 单纯性甲状腺肿不宜手术。凡出现较重的压迫症状而治疗后并无改善或癌变者需行手术切除。术后终身甲状腺激素替代治疗。详见《外科护理学》相关章节。

（四）心理护理

解释有关病情，告知患者该病属于可防、可治、效果及预后均佳的疾病。开展心理疏导，消除患者不良心理。

（五）健康指导

1. 饮食指导 地方性甲状腺肿要求使用加碘食盐，此外，增加进食含碘丰富食物如海带、紫菜等海产品。避免致甲状腺肿食物及药物。碘过多性甲状腺肿者忌食碘盐及富碘食物。

2. 用药指导 遵医嘱按时、适量服用药物。告知患者及其家属药物服用中可能出现的不良反应以及应对措施。

3. 预防 碘缺乏地区使用加碘食盐。由于生理需要量增加者如青春期、妊娠期、哺乳期应适当增加碘摄入。

甲状腺功能减退症

甲状腺功能减退症（hypothyroidism）简称甲减，是由各种原因引起的甲状腺合成甲状腺激素功能减退或存在甲状腺激素抵抗而导致以低代谢为主要特征的一组综合征，病理特征为组织和皮肤黏多糖类物质聚集。各年龄段人群均可发生，但以女性多见。成年人因甲减引起典型组织、皮肤黏液性水肿病理改变称为黏液性水肿，严重甲减引发昏迷时称为黏液性水肿昏迷（myxedema coma）。胚胎期起病者出生后多表现身材矮小、智力低下，称为克汀病（cretinism）或呆小病。

【病因及发病机制】

（一）病因

根据病变部位不同，甲减分为原发甲状腺性（原发性）甲减、垂体性（继发性）甲减、下丘脑性（三发性）甲减、甲状腺激素抵抗综合征（RTH）等，其中原发性甲减最为多见，占95%左右。甲减分类及常见病因见表5-3。

表5-3 甲减分类及常见病因

分类	病因
甲状腺性（原发性）甲减	药物性：抗甲状腺药物（ATD）、^{131}I治疗后
	炎症性：桥本甲状腺炎，化脓性甲状腺炎
	手术后：甲亢、甲状腺癌手术后
	先天性：克汀病，甲状腺缺如，甲状腺激素合成障碍
	地方性：地方性碘缺乏
腺垂体性（继发性）甲减	腺垂体肿瘤，席汉综合征，腺垂体卒中，手术、放射治疗后
下丘脑性（三发性）甲减	鞍上肿瘤，空泡蝶鞍，先天性TRH缺乏
甲状腺激素抵抗综合征	细胞核甲状腺激素受体缺乏或受体后缺陷、结合障碍

（二）发病机制

原发性甲减由于甲状腺激素合成功能障碍、合成原料不足以及甲状腺组织破坏所致。继发性甲减各种原因导致腺垂体促甲状腺激素（TSH）分泌减少，对甲状腺滤泡细胞的促增生、促甲状腺激素合成功能下降。三发性甲减因下丘脑促甲状腺激素释放激素（TRH）减少，对腺垂体 TSH 分泌调节功能下降。RTH 者由于靶细胞核受体数目减少、甲状腺激素结合能力下降所致。

【护理评估】

（一）健康史评估

有无自身免疫性甲状腺疾病史及家族史。有无抗甲状腺药物服用史。有无头颅手术、外伤史，头颈部放射治疗史。有无泌乳异常、月经异常等。

（二）身体评估

1. 一般表现 畏寒、乏力。手足皮肤黄染（姜黄色与 β - 胡萝卜素沉积有关）、干燥少汗，毛发稀疏、眉毛外 1/3 脱落。表情呆滞或面无表情。颜面水肿，唇厚舌大，鼻翼肥大。颈前黏液性水肿。体重增加。

2. 系统表现

（1）神经系统 精神萎靡、嗜睡、反应迟钝，严重者出现昏迷、智力下降。感觉异常，腱反射减弱或消失。

（2）心血管系统 心悸，呼吸困难，心动过缓，心包积液、心脏扩大、心衰，血压可升高或降低。

（3）消化系统 食欲下降、消化不良、腹胀。胃肠蠕动下降、便秘等。

（4）泌尿、生殖系统 多尿、夜尿增多。男子阳痿、性欲减退，女性月经紊乱或经量过多、不孕。

（5）血液系统 25% 左右患者出现贫血，多为正常细胞型。甲状腺激素缺乏导致蛋白质合成障碍、肠道吸收叶酸障碍、伴发壁细胞自身免疫等所致。

（6）运动系统 ①肌肉：由于蛋白合成代谢障碍，可见肌肉疼痛、无力、水肿及肥大。②腕管综合征：黏液水肿导致神经压迫而出现手指疼痛、感觉异常。③关节：关节疼痛，关节腔内非炎症性黏液渗出，软骨钙盐沉着，关节破坏等。

（7）其他 如泌乳，与 TSH 分泌增高刺激泌乳素分泌有关，部分患者泌乳素水平亦可增高。

3. 亚临床甲状腺功能减低 是指既无典型或明显甲状腺功能减低症状和体征，亦无 TT_4、FT_4 水平改变，仅有 TSH 水平升高。男女均可发病，女性多见，发病率随年龄而增长。常见于桥本甲状腺炎、甲状腺功能亢进手术后、^{131}I 放射治疗后、抗甲状腺药物过量等。

4. 特殊表现 临床少见，表现特殊，容易误诊。①阻塞性睡眠呼吸暂停综合征：多见于严重甲状腺功能减低患者，因气道水肿狭窄所致。②心包积液：部分患者以心包积液就诊。③贫血。④腹水。⑤其他：甲状腺功能检测为典型甲状腺功能减低特征，但其反应良好、思维敏捷，缺乏甲状腺功能减低其他临床表现。

5. 黏液性水肿昏迷 预后差、病死率高达 20%，常见于老年严重甲状腺功能减低患者，冬季多发。临床表现为：①低体温（直肠温度 <35℃），是黏液性水肿昏迷的标志和特点。②嗜睡、精神异常、木僵或昏迷、反射减弱或消失。③呼吸缓慢，心动过缓，血压下

降。④肝肾功能不全甚至休克。常见诱因有①感染：最为常见，占35%左右，肺部感染最多见。②治疗中断：见于甲状腺激素替代治疗中断者。③应激状态：严寒、创伤、手术、麻醉等。④药物：镇静剂的使用。

（三）心理-社会评估

常因甲状腺功能减低各种症状产生抑郁、焦虑，加之记忆力、智力下降影响患者社会活动能力。

（四）实验室及其他检查

1. 一般检查 全血细胞减少，以红细胞和血红蛋白减少明显。尿量增多、比重下降。

2. 甲状腺功能检查

（1）甲状腺激素水平 血清 TSH 和总 T_4（TT_4）、游离 T_4（FT_4）是甲减诊断一线指标。原发性甲减时 TT_4、FT_4均减低，程度与病情相关。总 T_3（TT_3）、游离 T_3（FT_3）早期正常，晚期减低。RTH 时 TT_4、FT_4、TT_3、FT_3增高，TSH 增高或正常。

（2）TSH 水平、TRH 兴奋试验 原发性甲减 TSH 升高，继发性及三发性甲减 TSH 减低。TRH 兴奋试验后 TSH 水平变化有助鉴别甲减病因部位：三发性甲减 TRH 兴奋试验后 TSH 升高，但反应延迟；继发性甲减 TRH 兴奋试验后 TSH 无变化；原发性甲减 TRH 兴奋试验后 TSH 在原有升高基础上进一步升高。

（3）^{131}I 摄取率、T_3摄取试验（T_3U） 均减低。

3. 甲状腺自身抗体 甲状腺过氧化物酶抗体（TPOAb）、甲状腺球蛋白抗体（TgAb）是诊断自身免疫甲状腺炎主要指标，TPOAb 意义较为肯定。TPOAb > 50IU/ml 和 TgAb > 40IU/ml 者甲减发生率显著增加。

4. 其他检查 胆固醇、甘油三酯及低密度脂蛋白升高，HDL-C 降低。同型半胱氨酸升高。心动过缓、低电压。

【护理诊断/问题】

1. 体温过低 与甲状腺功能减低导致机体代谢下降、产热减少有关。

2. 便秘 与甲状腺功能减低导致的胃肠蠕动功能下降、体力活动减少有关。

3. 潜在并发症：黏液性水肿昏迷。

【护理目标】

（1）患者代谢得到有效改善、体温得到恢复。

（2）患者便秘症状减轻或得到有效控制，排便基本恢复正常。

（3）患者未发生黏液水肿昏迷。

【护理措施】

（一）一般护理

1. 环境 加强保温，以调节室温为主，室温通常保持在 22～23℃之间为宜。

2. 饮食护理 强调"两高、两低"饮食，即高蛋白、高维生素、低钠、低脂肪。慢性淋巴细胞性甲状腺炎（桥本甲状腺炎）所致甲状腺功能减低者忌食碘盐及含碘食物，以免加重甲状腺功能减低和黏液性水肿，而碘缺乏性甲减者应补充碘剂。

3. 大便护理 养成良好排便习惯。进行有效腹部顺时针按摩，以促进胃肠蠕动。增加含粗纤维食物如蔬菜、水果等以增加肠内容物容积。适度增加活动以利排便。

4. 皮肤护理 皮肤干燥可以涂抹润肤液或润肤乳，洗澡时避免使用肥皂以免破坏皮脂。长期卧床者勤翻身、按摩，增加床下活动。

（二）病情观察

1. 生命征及代谢状况观察 观察患者体温、呼吸频率、心率、血压、大便次数和性质等。

2. 黏液性水肿观察 每日观察并记录患者体重，观察皮肤、颜面水肿程度；有无声音嘶哑、呼吸困难等喉头水肿表现；患者反应、记忆力、意识状况等。

（三）协助治疗

1. 消除诱因、治疗原发疾病 主要针对抗甲状腺药物、下丘脑及垂体性肿瘤所致甲状腺功能减低。减少抗甲状腺药物剂量，手术或放射治疗下丘脑或垂体肿瘤。

2. 替代治疗 原发性以及无法恢复的继发性和三发性甲状腺功能减低必须终身替代治疗，宜将血清 TSH 的上限控制在 <3.0 mIU/L。替代治疗的基本原则是"小剂量开始、逐渐加量、个体化用药、定期监测"。

（1）左甲状腺素（$L-T_4$） 甲状腺功能减低首选替代治疗药物。其半寿期约 6.7 天，每日 1 次口服，1 周即可获得稳定血药浓度。根据病情一般由 $25\sim50\mu g/d$ 开始，其后根据病情每 $2\sim3$ 周增量 $12.5\sim50\mu g$，直至最佳疗效，老年人及有心血管基础疾病者剂量增加速度应适当减慢。

（2）甲状腺片 为动物甲状腺干粉剂，药效不稳、T_3/T_4 比值高于人类，但适于有 T_4 向 T_3 转化障碍者。每 60mg 相当于 $L-T_4$ 100μg。初始剂量 $15\sim30$mg/d，每 2 周左右增加 $15\sim30$mg，以 $60\sim100$mg/d 长期维持。

用药护理 ①掌握基础疾病、合理用药：对有冠心病、高血压病、肝肾功能不全患者应小剂量开始、逐渐增量，直至甲状腺功能正常。②按时、适量、终身替代：告知按时、适量及终身替代治疗的重要性。③注意不良反应：注意药物过量或不足的后果及临床表现，一旦出现怕热、多食消瘦、心率加快、情绪激动、甚至心绞痛发作等过量替代治疗表现，应立即就诊。④定期监测：替代治疗初期每 $4\sim6$ 周（下丘脑 - 垂体 - 甲状腺轴平衡时间）监测甲状腺功能一次，治疗达标后每隔 $6\sim12$ 个月监测一次，保持 TT_4、TT_3 在正常水平，TSH <3.0 mIU/L。

3. 亚临床甲减治疗 亚临床甲状腺功能减低是否需要治疗一直存在争论。目前认为：①TSH >10mIU/L，给予 $L-T_4$ 治疗；TSH 在 $4\sim10$mIU/L 时，不主张给予 $L-T_4$ 治疗，定期监测 TSH 的变化。②合并高胆固醇血症者，给予 $L-T_4$ 治疗，治疗目标和方法同上。

4. 黏液性水肿昏迷治疗

（1）补充甲状腺激素 为首要治疗方法。

1）静脉给药 首选 LT_3 静脉注射。LT_3 10μg 静脉注射，4 小时一次，直至清醒后改为口服；或 LT_4 首剂 300μg 静脉注射以补充循环池量，并在数小时内有望改善症状，继以 50μg 每日 1 次，直至清醒后改为口服。

2）鼻饲给药 不主张，仅在无静脉药剂时考虑。鼻饲给予 $L-T_3$ 或 $L-T_4$，$L-T_3$ $20\sim30\mu g$ $4\sim6$ 小时一次，或 $L-T_4$ 首剂 $100\sim200\mu g$、继以 50μg 每日 1 次，清醒后改为口服。

（2）补充糖皮质激素 补充甲状腺激素的同时必须补充糖皮质激素，以防肾上腺皮质功能危象，如氢化可的松 $200\sim300$mg/d 持续静脉滴注，持续静脉滴注，约一周左右。

（3）纠正低血糖　开始用50%葡萄糖，继以5%葡萄糖静脉滴注。

（4）保温、供氧、保持呼吸道通畅　提倡胃肠灌注保温，而外周尤其肢端只需一般保温即可，不提倡加温、保暖，以免因扩张血管而致循环虚脱。持续低流量给氧，必要时行气管切开和机械通气。

（5）调节水、电解质平衡　根据需要控制补充液体，调节电解质尤其是血钾和血钠平衡。

（6）控制感染、治疗原发疾病。

黏液性水肿昏迷护理　①快速建立静脉通路，准备好急救药品。②保持呼吸道通畅，给氧，配合气管切开或气管插管以及相关护理。③监测生命体征，观察患者神志和意识状况，记录24小时出入量。④注意保暖，但应避免肢体热敷，以防有效循环血容量进一步减少。

（四）心理护理

评估患者心理状况，积极主动和患者沟通交流，使患者保持积极、乐观、配合治疗的心态。了解患者家属对患者的态度、指导家属主动关心患者、共同树立战胜疾病的信心。

（五）健康指导

1. 活动与休息　制定合理活动计划，开展循序渐进的活动方式，鼓励患者力所能及地参与集体或社会活动。

2. 饮食指导　合理科学的饮食，慢性淋巴细胞性甲状腺炎引起甲状腺功能减低者注意避免加碘食盐、海产品、胺碘酮、含碘造影剂等。

3. 用药指导　指导用药剂量、方法、注意事项，告知药物可能的不良反应以及应对措施。

4. 出院指导　告知患者终身替代治疗的重要性和必要性、不能坚持替代治疗的严重性。强调不能自行增减药物以及增减药物可能引发的严重后果。密切观察药物疗效和用药过量的临床表现。定期专科医生处复诊。

甲状腺功能亢进症

甲状腺功能亢进症（hyperthyroidism）简称甲亢，是由于甲状腺腺体本身合成甲状腺激素增多而引起的甲状腺毒症。甲状腺毒症（thyrotoxicosis）是指血液循环中的甲状腺激素过多引起的高代谢，以神经、消化、循环等系统兴奋性增高为主要表现的一组临床综合征。引起甲状腺功能亢进的病因很多（表5-4），其中以毒性弥漫性甲状腺肿最为常见。

表5-4　甲亢的常见病因

分类	疾病（原因）
甲状腺高功能性甲亢	毒性弥漫性甲状腺肿（Graves 病）
	自主性高功能性甲状腺肿伴甲亢（Plummer 病）
	多结节性甲状腺肿伴甲亢
	甲状腺腺癌
	碘源性甲状腺功能亢进（Jod - Basedow 现象）
	新生儿甲状腺功能亢进

续表

分类	疾病（原因）
甲状腺功能正常性甲亢	甲状腺炎（急性、亚急性甲状腺炎、桥本病早期）
	外源性甲状腺激素摄入过多
非甲状腺疾病型甲亢	腺垂体性甲状腺功能亢进（垂体 TSH 细胞瘤）
	卵巢性甲状腺功能亢进（甲状腺肿样卵巢癌、葡萄胎及绒毛膜细胞癌）
	异位 TSH 综合征（支气管类癌、胰腺癌、小肠类癌）

毒性弥漫性甲状腺肿

毒性弥漫性甲状腺肿（toxic diffuse goiter）又称 Graves 病（Graves' Disease，GD），是引起甲亢的最常见病因，占甲亢患者的 70%～85%。人群患病率约 3%，其中女性约为 4.1%、男性约 1%，男女患病比率为 1:（4～6），以 20～40 岁女性多见。

【病因及发病机制】

（一）病因

1. 遗传因素　本病有明显家族聚集现象、单卵孪生同患率高、患者近亲发病率高等特点。主要与 HLA－Ⅱ、CTLA4、PTPN22、Tg 及 TSHR 等基因连锁遗传有关，并因人种而异。

2. 免疫因素　甲状腺内抗原物质致敏 T 淋巴细胞，刺激 B 淋巴细胞产生抗体。GD 患者甲状腺组织中淋巴细胞浸润明显，循环中 T、B 淋巴细胞数亦明显增高都是佐证。

3. 环境因素　GD 常因感染、创伤、精神刺激、应激等诱发，导致抑制性 T 淋巴细胞（Ts）和辅助性 T 淋巴细胞（Th）增殖失调，免疫应答反应增强。耶尔森肠杆菌感染产生的抗体与 TSH 受体有交叉反应。加碘食盐的应用导致此类疾病增多。

（二）发病机制

在遗传易感因素的前提下，由于环境因素（感染、应激、精神创伤等）刺激，导致机体免疫调节功能失调，产生针对 TSH 受体的抗体（TRAb），其中 TSH 受体刺激性抗体（TSAb，又称甲状腺刺激免疫球蛋白，TSI）具有模拟 TSH 作用：促进甲状腺滤泡细胞增生、促进甲状腺激素合成。此类抗体可通过胎盘而影响胎儿及婴幼儿甲状腺功能。

【护理评估】

（一）健康史评估

仔细询问家族近亲属中甲亢患病情况。有无感染、精神刺激或创伤史。有无长期导致甲状腺功能亢进的食物或药物（含碘药物如碘油、胺碘酮）服用史。

（二）身体评估

1. 一般表现

（1）高代谢及交感神经兴奋　甲状腺功能亢进最主要表现。

1）高代谢综合征　以怕热、多汗，易饥、多食、消瘦为主。甲状腺激素促进脂肪及蛋白质分解，糖利用下降、肝糖原分解增强而致糖耐量异常或引发及加重糖尿病病情。

2）神经、精神系统　精神亢奋、烦躁易怒，失眠、记忆力减退，甚至癫痫样发作。部分患者可见幻觉、精神分裂症表现，少数患者表现为表情淡漠、寡言少语（老年体弱者多见）。手、眼睑、舌震颤，腱反射减弱。

3）循环系统 心悸、胸闷常见。第一心音亢进，心律失常如心动过速、房颤等。血压升高、水冲脉等。严重者可诱发充血性心力衰竭、心绞痛以及心肌梗死。

4）消化系统 食欲亢进、多食易饥。大便次数增多、稀溏。重症者可出现肝功能异常。

5）运动系统 肌无力、周期性麻痹，多因进食甜食诱发。指端粗大而形成杵状指。蛋白质合成下降及分解过度易发骨质疏松症。

6）造血系统 全血细胞寿命缩短及蛋白合成下降而表现贫血、血小板减少性紫癜、白细胞计数下降而淋巴细胞及单核细胞比率上升，易发感染。

7）内分泌及生殖系统 女性月经紊乱、稀疏、闭经以及不孕。男性阴茎勃起异常、阳痿、不育。因此，不孕不育者应检查甲状腺功能。

（2）甲状腺肿大 多为弥漫性肿大（图5-3）。早期表面光滑、质地较软，随病情发展可出现结节样增生，质地硬、有触痛，严重者可及震颤。常因甲状腺代谢增强而伴有血管杂音，与弥漫性甲状腺肿大同时存在具有诊断价值。

（3）甲状腺功能亢进性眼征 突眼是GD常见、也是早期表现之一（图5-4）。女性突眼多见，多属良性，与眼睑后缩、球后组织水肿有关，突出程度不严重（突出程度 < 18mm）、两侧多对称，治疗效果较好。男性突眼少见，但多属恶性，主要与球后组织增生、淋巴细胞浸润、黏多糖类物质聚集有关，突出程度严重（突出程度 > 18mm）、单一突眼（两侧相差 > 3mm）常见，治疗效果差。除突眼外，甲状腺功能亢进者尚可表现为眼球内聚困难、上视时无额纹、下视时上眼睑不能下垂、瞬目减少等体征。

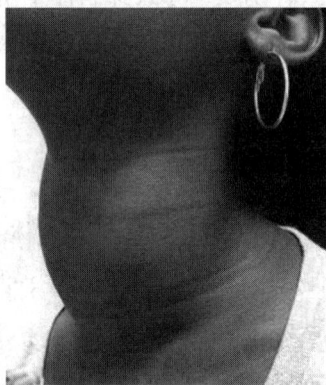

图5-3 甲亢甲状腺肿大　　　　　　　　　　图5-4 甲亢突眼

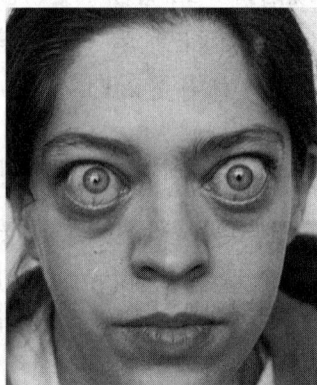

（4）特殊表现

1）甲状腺危象（thyroid storm，又称甲亢危象） 病死率20%以上，目前缺乏统一诊断标准。主要表现：①高热（T > 39℃）；②心动过速（HR > 140 次/分）；③大汗淋漓；④呕吐、腹泻；⑤嗜睡、谵妄、昏迷或癫痫样发作。甲状腺功能亢进患者出现体温升高但不超过39℃，心动过速但HR ≤ 140 次/分，多汗、嗜睡、烦躁、食欲减退或呕吐时称为甲状腺危象前期，是甲状腺危象的前兆。

2）甲状腺功能亢进性心脏病 长期甲状腺激素毒性作用所致，表现为：①心脏扩大，早期右心室扩大为主。②心律失常，可见各种快速性心律失常，但以心房颤动最多见。③心绞痛、心肌梗死。④充血性心力衰竭。

3）淡漠型甲状腺功能亢进 多见老年体弱者，起病隐匿。临床表现无明显甲状腺肿大、眼征及交感神经兴奋与高代谢症候群，而以乏力、倦怠、神情淡漠、抑郁为主，可见轻微腹泻，不明原因的房颤、心绞痛等，后者易与冠心病混淆。因临床表现不典型难以及时得到诊治，易发甲状腺危象。

4）T_3型甲状腺功能亢进 多见于相对缺碘地区的老年患者。甲状腺功能亢进临床表现相对较轻，仅 FT_3、TT_3 增高，TT_4、FT_4 正常，TSH 降低，^{131}I 摄取率增高，TRH 兴奋试验 TSH 不升高、TSI 持续阳性。应排除 T_3 摄入过多引起。

5）T_4型甲状腺功能亢进：多见于碘源性甲状腺功能亢进（约 1/3 以上）同时伴有严重疾病者。T_4合成明显增多，向 T_3 转换障碍，循环中 TT_4、FT_4、FT_4 I 增高，TT_3、FT_3 正常或降低，TSH 降低，^{131}I 摄取率增高或正常。

6）亚临床甲状腺功能亢进 无甲状腺功能亢进临床表现或甲状腺功能亢进表现并不明显，循环 T_4 和 T_3 正常，但 TSH 低于正常下限。多见于不适当摄入甲状腺激素（如减肥）、高功能自主性甲状腺腺瘤或多结节性甲状腺肿患者。

7）Graves 眶病 5% 的 GD 以眶病为主，主要表现为突眼。诉有眼内异物感、肿胀、畏光流泪、复视与斜视、视力下降。检查见眼睑肿胀、结膜充血、眼球活动受限或眼球固定，严重者可见角膜溃疡、全眼炎、甚至失明。无甲亢其他临床症状和体征，甲状腺功能检查正常。必须在排除眼科、耳鼻喉及颅脑疾病后方可做出诊断。

（三）心理－社会评估

患者及家属常有焦虑、紧张、恐惧、无助感。因形象改变患者多有社会退缩等。

（四）实验室及其他检查

1. 甲状腺激素水平测定 包括 TT_4（含蛋白结合 T_4 及游离 T_4）、FT_4 和 TT_3（含蛋白结合 T_3 及游离 T_3）、FT_3，甲状腺功能亢进时上述各指标均可升高。

2. TSH 水平和 TRH 兴奋试验 四代 TSH 测定方法可以精确测定到 0.001mU/L 浓度，是目前评价甲状腺功能最敏感的实验室指标，甲状腺功能亢进时下降。甲状腺功能亢进时静脉注射 TRH 后 TSH 分泌无反应或反应降低。

3. ^{131}I 摄取率及抑制试验 甲亢时 ^{131}I 摄取率升高，给予 T_3 或甲状腺片后 ^{131}I 摄取率不被抑制或抑制率 <50%。单纯甲状腺肿大者 ^{131}I 摄取率不升高、抑制率 >50%。此项试验有助鉴别甲亢和单纯性甲状腺肿。

4. 医学影像检查 放射性核素 ^{131}I、^{99}锝扫描观察甲状腺对上述放射性物质的聚集功能，甲亢时增强。B 超检查 GD 时甲状腺呈灶性或弥漫性低回声，伴有血流信号增大，腺体体积增大。

5. 其他 白细胞减少、血糖增高或糖耐量降低。

【护理诊断／问题】

1. 营养失调：低于机体代谢需要 与分解代谢增强、消化吸收功能下降有关。

2. 活动无耐力 与甲状腺功能亢进机体代谢过度、甲状腺功能亢进性心脏病、甲状腺功能亢进性肌病等有关。

3. 有组织完整性受损的危险 与浸润性突眼、眼睑后缩有关。

4. 潜在并发症：甲状腺危象。

【护理目标】

（1）患者高代谢得到控制、营养得到有效改善。

（2）患者活动耐力得到提高。

（3）患者全身组织完好，有效预防和避免组织损伤。

（4）避免患者甲状腺危象发生。

【护理措施】

（一）一般情况

1. 一般护理

（1）环境　环境安静舒适、避免强光和噪音刺激。怕热、多汗时注意环境温度适宜（室温 18～20℃、湿度 60% 左右），避免不良刺激。

（2）饮食与运动　①饮食：做到"一忌、两避、三高"。"一忌"为忌碘（忌加碘食盐和海产品、含碘药品）；"两避"为避免高盐、高纤维素食物，以减轻突眼和胃肠道负担；"三高"为高热量、高蛋白、高维生素饮食以补充足够能量和维生素。此外，尽量避免辛辣刺激食物，并根据病情适当补充水分（日饮水 2000～3000ml）。②运动与休息：合理运动，但应避免过度紧张和劳累；适当增加休息，尤其有心悸、严重甲状腺功能亢进、心力衰竭、严重眼征时，除避免不良刺激、情绪激动外，应增加休息。

2. 病情观察　甲状腺功能亢进的临床症状是否缓解或加重，甲状腺肿大是否缓解或缩小。一旦发生甲亢症状加重甚至甲状腺危象的临床表现时应立即报告医生，采取相应的治疗及护理措施。

3. 协助治疗

（1）一般情况治疗　包括行为治疗、药物治疗、手术治疗、内放射治疗等。

1）行为治疗　包括饮食、休息及用眼卫生。饮食注意事项见本节"饮食护理"。注意休息、避免用眼过度。

2）药物治疗

①抗甲状腺药物（ATD）　通过抑制甲状腺过氧化物酶（TPO）的活性抑制甲状腺激素合成。主要有咪唑类和硫脲类两类，咪唑类有甲巯咪唑（MMI 他巴唑）和卡比马唑（甲亢平），此类药物半衰期长，每日量可 1 次给予；硫脲类有丙基硫氧嘧啶（PTU）、甲硫氧嘧啶（MTU），半衰期短，必须每日多次给药。单纯性 ATD 治疗具有"低治愈率（40%）、低缓解率（30%～70%）、高复发率（50%～60%）"等缺点。

②适应证　a. 症状轻、甲状腺肿大不严重者。b. 儿童、青少年甲状腺功能亢进及老年甲状腺功能亢进者。c. 手术前准备。d. 甲状腺功能亢进合并妊娠妇女。e. 甲状腺术后或 [131]I 治疗后仍然甲状腺功能亢进者。f. [131]I 治疗前的辅助治疗。

③不良反应　MMI 副作用呈剂量依赖性，而 PTU 副作用呈非剂量依赖性。a. 白细胞减少与粒细胞缺乏：多发生在治疗初始 2～3 个月内，老年人多见。b. 药疹　皮疹多较轻，严重者出现剥脱性皮炎。c. 肝功能损害：多在用药后 3 周发生，PTU 发生率高而严重，MMI 发生率相对低而轻。d. 关节疼痛以及"ATD 关节炎综合征"：严重一过性游走性多关节炎。e. 血管炎：罕见，PTU 引起者较多，血清学检查符合药物性狼疮特点，女性多见，表现为急性肾功能异常、关节炎、皮肤溃疡、血管炎性皮疹、鼻窦炎、咯血。

④治疗分期　ATD 治疗通常分为三期，总疗程应当达 1.5～2 年左右。a. 控制治疗期：完全或大部分抑制甲状腺激素合成，剂量根据病情确定，4 周左右发挥作用，此期为 2～3 个月。b. 减量治疗期：一般在甲状腺功能亢进症状消失、甲状腺激素水平接近正常后逐渐减量：2～4 周减量一次，每次减量 1/3～1/6，通常需 2～3 个月。c. 维持治疗期：治疗成

败关键，以最小量（MMI 为 5 ~ 10mg/d、PTU 为 50 ~ 100mg/d）维持治疗至少 1 年，维持治疗阶段过短、复发率明显提高。

⑤ATD 用药护理　a. 告知患者遵嘱按时、足量、足够疗程服用重要性。b. 告知患者及家属药物起效时间：抗甲状腺功能亢进药物起效较慢，通常在用药 4 ~ 8 周后甲状腺功能方见改善。c. 告知药物不良反应及应对措施：注意观察不良反应，凡有以下情况必须停药，白细胞减少和粒细胞缺乏（白细胞计数 $< 3.0 \times 10^9/L$ 或中性粒细胞 $< 1.5 \times 10^9/L$）、发生关节疼痛、严重皮疹。

⑥抑制交感神经药物　主要为 β 受体阻滞剂（βRB），如普萘洛尔（20 ~ 40 mg 每日 3 次）、索他洛尔（80mg 每日 2 次）等。普萘洛尔尚可抑制外周 T_4 向 T_3 转化，从而减轻甲状腺激素毒性症状。

⑦βRB 用药护理　a. 有支气管哮喘、COPD 者禁忌使用。b. 使用中注意观察心率（律）变化、复查心电图，防止体位性低血压。

3）手术治疗　详见外科相关章节。

①适应证　a. 中重度甲状腺功能亢进口服药物效果不佳、停药后复发或不愿意长期服药治疗者。b. 甲状腺肿大有明显气道压迫症状者。c. 胸骨后甲状腺肿伴甲亢者。d. 结节性甲状腺肿伴有甲状腺功能亢进。

②禁忌证　a. 严重或发展快速的突眼。b. 妊娠前期。c. 甲状腺肿大不明显而药物控制效果良好者。d. 儿童及未成年 GD 患者。

4）^{131}I 治疗　利用其 β 射线进行甲状腺内放射治疗，99% 为 β 射线，照射深度仅为 1 ~ 2mm，不会伤及周围组织。一般不超过两次，间隔 3 ~ 6 个月后方可进行第二次。

①适应证　a. 成年人甲状腺功能亢进伴甲状腺 II 度以上肿大者。b. 药物过敏、药物无效、治疗后复发者。c. 合并有心、肝、肾疾病需要手术，但不能实施者。d. 高功能性结节性甲状腺功能亢进者。e. 非自身免疫性家族性毒性甲状腺肿者。

②禁忌证：a. 碘过敏者，治疗前必须进行碘过敏试验。b. 甲状腺功能亢进合并妊娠、哺乳（必须停止哺乳）、未来 6 个月内计划妊娠的女性。c. 合并严重的心、肝、肾疾病者。d. 白细胞减少（$< 3.0 \times 10^9/L$）、粒细胞缺乏（$< 1.5 \times 10^9/L$）者。e. 重度浸润性突眼者。f. 甲状腺不摄碘者。g. 确诊或临床怀疑甲状腺癌。

③并发症　a. 甲状腺功能减退：最为常见，一过性或永久性，年增加率5%左右。b. 放射性甲状腺炎：少数患者可能诱发甲状腺危象。c. 突眼加重：与放射治疗后甲状腺组织破坏，致促突眼物质释放有关。

④^{131}I 治疗护理　a. 治疗前 1 个月内避免使用含碘药物和食物，以免影响甲状腺对 ^{131}I 的吸收，同时治疗前 1 周停用 ATD。b. 避免丢失，^{131}I 必须空腹服用，服用后 2 小时内不得食用固态食物，以免呕吐后导致 ^{131}I 丢失。c. 促进排泄，服用 ^{131}I 后 2 ~ 3 天内增加饮水量，每日达到 2000 ~ 3000ml。d. 预防甲状腺危象，服用 ^{131}I 后 1 周内避免甲状腺触诊、挤压，同时要注意观察治疗后有无甲状腺功能亢进症状加重现象。

（二）特殊情况

1. 甲状腺危象

（1）控制和消除诱因。

（2）降低循环中甲状腺激素　①抑制甲状腺激素合成：首选 PTU，首剂 600 mg，继以 250mg 每 8 小时一次（或甲巯咪唑首剂 60mg 口服，继之 20mg，每 8 小时一次）。大剂

量可以抑制外周 T_4 向 T_3 转化。②抑制甲状腺激素释放：在 ATD 使用 1 小时后给予大剂量碘剂抑制已合成的甲状腺激素释放，可口服卢戈液（复方碘溶液，每次 5 滴、每 6 小时一次、连续 3 ~7 天）或静脉滴注碘化钠（碘化钠 1.0g，溶于 500ml 液体中静脉滴注，第一个 24 小时可用 1 ~3g）。③促进循环中甲状腺激素排泄：通过血液透析以减少循环甲状腺激素。

（3）控制交感兴奋　①βRB：普耐洛尔 20 ~40mg，每 6 小时一次。②α 受体阻滞剂：如利舍平、胍乙啶。

（4）保护重要脏器、预防重要脏器功能衰竭　尤其是肝肾功能及心脏功能保护。

（5）补充水、电解质　出汗、呕吐与腹泻导致大量水和电解质丢失，积极补充液体对脏器功能保护及恢复具有重要意义。24 小时补充液体量在 3000 ~6000ml，注意补充电解质及调节酸碱平衡。

（6）给氧、降温　合并重要脏器功能损害时应当给予氧气吸入（低流量）。高热患者应采取物理降温、避免使用退热药物尤其是水杨酸类制剂（加重液体丢失及甲状腺功能亢进症状），必要时采取人工冬眠（哌替啶 100mg、氯丙嗪和异丙嗪各 50mg 持续静脉泵入）。

（7）糖皮质激素　尤其合并高热及感染性休克时，应给予糖皮质激素静脉滴注（地塞米松 2 ~5mg、每 6 ~8 小时静脉滴注一次，或氢化可的松 50 ~100mg、每 6 ~8 小时静脉滴注一次），不但有效防治应激，同时尚可抑制外周 T_4 向 T_3 转换。

甲状腺危象护理　①避免与消除诱因，如精神刺激、感染、创伤，减少和避免甲状腺检查过程中过度挤压。②监控患者病情，注意生命体征、神志变化，一经发生体温升高、心动过速、多汗、嗜睡、烦躁、食欲减退或呕吐等甲状腺危象前期表现时，立即汇报医生并积极配合处理。③遵照医嘱配合处理，甲状腺危象一经发生，配合医生积极处理，做到绝对卧床休息、吸氧、快速建立静脉通路；遵嘱给药、注意药物不良反应，并做好抢救应对措施；监测病情，包括动态监测生命征、注意观察意识变化、做好 24 小时液体出入量记录；对症护理，高热时避免化学药物降温，主张物理降温如酒精擦浴、冰袋冰帽，对躁动不安者加强防护、避免跌伤，昏迷时加强皮肤、口腔护理，定时翻身、预防压疮以及坠积性肺炎。

2. 甲状腺功能亢进眼征

（1）减轻突眼　注意休息、减少用眼、减少食盐摄入，睡眠时抬高头部。避免刺激性食物。

（2）保护眼睛　注意休息，遮光防尘，睡眠时佩戴眼罩，外出时佩戴墨镜、人造眼泪点滴、防止眼部感染。

（3）免疫抑制治疗　主要针对甲状腺功能亢进眼病合并炎症、危及视力时，常用药物包括糖皮质激素、细胞毒药物（如甲氨蝶呤、环磷酰胺、环孢素）等。

（4）球后放射治疗　适用于恶性突眼。

放射治疗护理　①放射治疗前：充分解释放射治疗的必要性、可能的不良反应与注意事项，缓解和消除患者的恐惧心理，取得患者理解和密切配合。②放射治疗中：注意保护好周围组织、避免扩大损伤。③放射治疗后：注意保护眼睛，尽量减少用眼，必要时遵医嘱给予相应药物治疗、合理安排活动与休息、增加营养以利组织修复，鼓励患者多饮水以利破坏的组织代谢排泄，注意检查血象。

（5）眶减压术　切除眶壁、球后纤维及脂肪组织以增加眶容积。护理事项见《眼科护理学》相关章节。

3. 甲亢合并妊娠

（1）ATD 首选PTU，与血浆蛋白结合率高，通过胎盘量相对较小，同时其引起的皮肤发育不全较少。

（2）手术 尽量选择在妊娠中期即妊娠4~6个月之间。早则易流产，迟则易早产。

（3）放射性^{131}I 绝对禁忌，^{131}I的使用必致先天性甲状腺功能减退而导致克汀病发生。放射性^{131}I治疗后的妇女至少6个月以后方可妊娠。

（4）βRB 应当尽量避免，易致自发性流产。同时，可致宫缩引起胎儿发育不良、胎盘早剥、胎儿宫内窘迫、流产或早产、新生儿心动过缓。

甲状腺功能亢进合并妊娠护理 ①应当密切观察母体甲状腺功能（治疗初期每2~4周检查甲状腺功能一次，其后延长至4~6周一次），甲状腺功能宜控制在正常相对较高水平。②密切关注胎儿生长发育。

4. 哺乳期ATD治疗 研究表明，哺乳期ATD应用对后代是安全的，哺乳期使用PTU 150mg/d或MMI 10mg/d对婴儿脑发育没有明显影响，其后代未发现粒细胞减少、肝功损害等并发症，但应监测婴儿的甲状腺功能。服药时间应该在哺乳完毕后，间隔3~4小时再进行下一次哺乳。MMI乳汁排泌量是PTU的7倍，因此首选PTU。

（三）心理护理

关心体贴患者，谅解患者的过激行为。耐心解释病情，倾听患者诉求，避免言语刺激。向患者家属解释及宣传有关疾病的知识，日常生活中避免任何对患者的不良刺激行为，创造愉快的生活氛围。鼓励患者参加社会或团体活动。

（四）健康指导

1. 活动与休息 合理安排工作与休息，避免过度劳累与情绪激动。

2. 饮食指导 嘱咐患者遵循"一忌、两避、三高"原则（见本节饮食护理），增加营养，避免辛辣、刺激性食物。

3. 心理指导 鼓励、关心患者，树立战胜疾病信心。鼓励患者多与他人交流，参加适宜的社交活动。

4. 用药指导 指导患者按时、正确使用药物，注意药物不良反应及应对措施。

5. 出院指导 注意饮食禁忌、药物使用方法和注意事项，观察病情变化，定期复诊。

目标检测

一、选择题

A1/A2型题

1. 28岁女性，确诊妊娠5月，近期发现颈部肿大。无多食、心悸、易饥、出汗等。甲状腺弥漫性Ⅱ度肿大、质软、无压痛。应考虑

　　A. 毒性弥漫性甲状腺肿　　　　　　B. 慢性淋巴细胞性甲状腺炎

　　C. 单纯性甲状腺肿　　　　　　　　D. 多发性甲状腺腺瘤

　　E. 亚急性甲状腺炎

2. 26岁未婚女性，体检中发现甲状腺弥漫性Ⅰ度肿大，甲状腺功能正常。下列措施不

正确的是

  A. 给予小剂量甲状腺片口服   B. 进食富含碘的食物

  C. 手术切除肿大甲状腺   D. 无需治疗、定期随访

  E. 甲状腺穿刺明确病因

3. 青春期单纯性甲状腺肿患者补充小剂量甲状腺激素的主要目的是

  A. 替代自身甲状腺激素不足   B. 抑制垂体 TSH、避免甲状腺肿加剧

  C. 促进卵子发育、以利生育   D. 防止甲减发生

  E. 防止甲状腺肿癌变

4. 20 岁女性，自发现颈部肿大就诊。无消瘦、怕热、多汗、心悸等症状，月经正常。查体：甲状腺弥漫性Ⅱ度肿大，质软、无压痛及结节，无震颤及血管杂音。甲状腺激素水平、TSH 正常范围。最可能的诊断是

  A. 甲状腺功能亢进症   B. 单纯性甲状腺肿

  C. 慢性淋巴细胞性甲状腺炎   D. 甲状腺腺瘤

  E. 亚急性甲状腺炎

5. 36 岁女性，因单纯性甲状腺Ⅱ度肿大，给予 L-T$_4$ 75μg 口服，每日一次已三月余，最近两月出现易饥、多食，月经延后，且量少、色淡。下列处理最科学的是

  A. 复查甲状腺功能   B. L-T$_4$减量

  C. 行诊断性刮宫   D. 检查垂体 - 性腺功能

  E. 立即停止使用 L-T$_4$

6. 以下不属于原发性甲状腺功能减退症的是

  A. 甲状腺部分切除术后甲减   B. 甲状腺癌术后甲减

  C. 颈部放射治疗后甲减   D. 垂体瘤术后甲减

  E. 先天性甲状腺缺如

7. 甲状腺功能减低最严重的表现是

  A. 月经紊乱   B. 黏液性水肿昏迷

  C. 心力衰竭   D. 严重贫血

  E. 肌无力

8. 下列有助自身免疫性甲状腺炎性甲状腺功能减低诊断的是

  A. TPOAb 阳性   B. TSH 受体阳性

  C. ^{131}I 摄取率降低   D. 甲状腺 B 超低回声

  E. 甲状腺球蛋白增高

9. 下列符合亚临床甲减特点的是

  A. T$_4$及 T$_3$↓、TSH 正常   B. TT$_3$↓、T$_4$正常、TSH↓

  C. TSH↑，T$_3$及 T$_4$正常   D. T$_4$及 T$_3$↑，TSH 正常

  E. T$_4$及 T$_3$正常，TSH↓

10. 甲状腺功能减低时甲状腺激素替代治疗不正确的是

  A. 替代用量注意个体化   B. 甲状腺功能恢复正常不可停药

  C. 亚甲状腺功能减低可不予替代治疗 D. 小剂量开始、逐渐加量

E. 一旦确诊、立即足量替代

11. 36 岁女性，因"乏力、腹胀、皮肤发黄两周"就诊，临床诊断为"原发性甲状腺功能减退症"，予以"L-甲状腺素"替代治疗。护士指导患者用药错误的是

  A. 解释替代治疗的重要性   B. 一旦病情稳定，可以停药

  C. 注意有无药物过量表现   D. 小剂量开始、逐渐加量

  E. 病情平稳后每 6 ~ 12 个月监测甲状腺功能

12. 甲状腺功能亢进症最主要的表现是

  A. 易饥   B. 消瘦

  C. 基础代谢加快   D. 便秘

  E. 交感神经兴奋

13. 引起甲状腺功能亢进症最常见的原因是

  A. 碘源性甲状腺功能亢进   B. 甲状腺炎

  C. 药物性甲状腺功能亢进   D. Graves 病

  E. 垂体 TSH 瘤

14. 下列不符合 GD 特点的是

  A. 20 ~ 40 岁女性多见   B. 男性恶性突眼多见

  C. 多有家族史   D. 甲状腺弥漫性肿大

  E. 与 TPOAb 密切相关

15. 以下具有甲状腺功能亢进症诊断价值的临床表现是

  A. 突眼   B. 月经紊乱

  C. 手抖   D. 怕热

  E. 甲状腺弥漫性肿大伴血管杂音

16. 判断甲状腺功能最敏感的是

  A. 基础代谢率   B. TSH

  C. TT_3、TT_4 D. ^{131}I 摄取率

  E. FT_3、FT_4

17. 甲状腺功能亢进症最主要的护理诊断是

  A. 体温过高   B. 活动无耐力

  C. 有组织完整性受损危险   D. 营养失调：低于机体代谢需要

  E. 潜在并发症：甲状腺危象

18. 下列属于正确的甲状腺功能亢进症饮食的是

  A. 高蛋白、高纤维素   B. 高蛋白、低纤维素

  C. 高热量、高碘   D. 高蛋白、高热量

  E. 高热量、高碳水化合物

19. ATD 最严重的并发症是

  A. 过敏性皮疹   B. 肝酶升高

  C. 甲减   D. 粒细胞缺乏

  E. 关节炎

20. 甲状腺危象首选的治疗是

    A. PTU   B. MTU

    C. 复方碘溶液   D. ^{131}I

    E. MMI

21. 甲状腺功能亢进^{131}I治疗最主要的并发症是

    A. 放射性甲状腺炎   B. 甲减

    C. 粒细胞减少   D. 过敏

    E. 浸润型突眼加重

22. 女性，28岁，已婚，未育。因"消瘦、多食、怕热3周"就诊。查体：轻度突眼，睑裂增宽、闭合困难。伸舌震颤。甲状腺Ⅰ度肿大、可及震颤，闻及血管杂音。该患者首选治疗方法是

    A. ATD   B. ^{131}I

    C. 手术   D. βRB

    E. 复方碘溶液

23. 甲状腺功能亢进患者，3天前因"感冒"咳嗽、发热，体温38.9℃。请问下列哪种药物禁忌使用

    A. 抗生素   B. 阿司匹林

    C. βRB   D. ATD

    E. 补充生理盐水

A3/A4 型题

（24～25 题共用题干）

张某，女性，26岁，未婚、未育。因"偶然发现颈部肿大两周"就诊。无怕热、多汗、心悸、易饥、多食等症。月经正常。出生生长在云南山区，半年前来本地打工。查体：神志清。皮肤黏膜无黄染、色素沉着或脱落。眼球无突出及震颤。甲状腺Ⅱ度弥漫性肿大，质软，未及结节，无压痛及震颤，未闻及血管杂音。心、肺及腹部检查无特殊。生理反射存在、病理反射未引出。四肢无震颤。

24. 为明确诊断，必须进行下列哪项检查

    A. 甲状腺超声检查   B. 甲状腺 CT 检查

    C. 甲状腺穿刺   D. T_3、T_4 及 TSH 检查

    E. TRH 兴奋实验

25. 如为地方性甲状腺肿，下列说法错误的是

    A. T_3、T_4 及 TSH 正常   B. 给予小剂量 L-T_4 抑制甲状腺肿大

    C. 使用碘盐、增加富碘食物   D. 给予小剂量 L-T_4 防止甲减发生

    E. 定期检查甲状腺功能

（26～27 题共用题干）

38 岁女性，产后大出血6月后出现乏力、食欲减退、记忆力减退、手足皮肤发黄，未予重视。现出现嗜睡、颜面四肢非压陷型水肿、体温不升。

26. 该患者的诊断是

A. 甲状腺功能减退症　　　　　　　B. 肾上腺皮质功能减退症

C. 性腺功能减退症　　　　　　　　D. 生长激素缺乏

E. 黏液性水肿昏迷

27. 下列处理不正确的是

A. 立即建立静脉通路　　　　　　　B. 四肢浸泡于热水中保温

C. 予以氢化可的松静脉滴注　　　　D. 监测生命体征、记录出入量

E. 遵嘱予以抗生素治疗

（28～29 题共用题干）

42 岁女性，确诊"甲亢"7 个月，服用 MMI 治疗。两周前自行停药，3 天前出现发热、呕吐、腹泻、烦躁不安。

28. 该患者最可能的情况是

A. 急性胃肠炎　　　　　　　　　　B. 甲状腺危象

C. 严重感染　　　　　　　　　　　D. 精神失常

E. 黏液性水肿昏迷

29. 护士在配合抢救治疗中不正确的做法是

A. 立即建立静脉通路　　　　　　　B. 补充生理盐水

C. 酒精擦浴　　　　　　　　　　　D. 立即予以阿司匹林鼻饲

E. 将患者置于安静、室温较低的环境

（30～31 题共用题干）

男性，32 岁，确诊"甲状腺功能亢进"1 年，长期服用 MMI 治疗。1 天前因进食不洁食物，出现呕吐、腹泻，继而发热、意识模糊就诊。查体：T 39.5℃、P 160 次/分。意识模糊。右眼突出。甲状腺弥漫性Ⅱ度肿大。心率 160 次/分、律齐。腱反射减弱，病理反射未引出。余未见异常。

30. 该患者首选的治疗药物是

A. PTU　　　　　　　　　　　　　B. ^{131}I

C. 卢戈氏液　　　　　　　　　　　D. 普萘洛尔

E. MMI

31. 以下护理配合措施不正确的是

A. 遵嘱给予 PTU 鼻饲　　　　　　B. 备好卢戈氏液

C. 建立静脉通路　　　　　　　　　D. 予以阿司匹林降温

E. 监测生命体征

二、思考题

1. 简述地方性甲状腺肿患者的防治要点及注意事项有哪些？

2. 甲状腺功能减退症患者如何有效预防黏液性水肿昏迷？

3. 甲状腺危象的临床表现有哪些？作为护理人员应该做好哪些护理措施？

4. 如何指导甲状腺功能亢进患者合理膳食？

扫码"练一练"

（林　伟）

第四节　肾上腺疾病患者的护理

扫码"学一学"

学习目标

知识要点

1. 掌握 Cushing 综合征、类 Cushing 综合征及 Cushing 病的定义；Cushing 综合征临床特点；Cushing 综合征健康史评估要点；肾上腺皮质激素合成抑制剂的用药护理。

2. 掌握原发性慢性肾上腺皮质功能减退症（PAI）的定义、常见病因、临床特点、评估要点、治疗原则、激素替代治疗护理。

技能要点

1. 掌握 Cushing 综合征患者的护理过程中地塞米松抑制试验方法。

2. 指导 Cushing 综合征患者正确合理饮食，如何预防感染及外伤发生。

3. 运用所学知识，指导原发性慢性肾上腺皮质功能减退症患者如何遵嘱治疗、加强护理。

4. 指导原发性慢性肾上腺皮质功能减退症患者观察病情变化，预防和及时发现肾上腺危象。

　　肾上腺位于肾脏内上方、脊柱旁，左右各一，成人单个肾上腺重 4~8g，右侧略小。外观淡黄，右侧呈三角形、左侧呈半月形，包以肾脏筋膜，借助脂肪及结缔组织与肾脏相连。

　　肾上腺可以分为外层淡黄而较厚的皮质部（起源于内胚层），以及内层棕褐色的髓质部（起源于外胚层）。皮质部含有大量腺细胞，依据形态和排列不同由外而内分为球状带、束状带、网状带。髓质部分位于肾上腺中央，与网状带相连，因被铬盐染色成褐色而称为嗜铬细胞。

　　肾上腺不同细胞产物及主要功能见表 5-5。

表 5-5　肾上腺产物及主要功能

部位		产物	主要功能
皮质部	球状带	醛固酮	促进肾小管吸收钠、排出钾（"保钠排钾"），同时促进水重吸收
	束状带、网状带	皮质醇	糖代谢：促进肝糖异生、刺激肝糖原合成、抑制组织葡萄糖利用
			脂肪代谢：促进脂肪分解（释放游离脂肪酸）、促进躯干脂肪合成
			蛋白质代谢：促进蛋白分解、抑制蛋白合成
			其他　心血管：维持血压（增加对 Ang Ⅱ 和儿茶酚胺允许作用） 胃肠道：促进壁细胞增生、胃酸分泌增加 神经系统：情绪、行为、神经活动 钙磷代谢：促钙磷排泄（抑制骨基质合成、促进骨吸收） 免疫与炎症：抗炎、抑制免疫
	性激素		少量睾酮及雌激素：维持性征、促进生殖细胞发育
髓质部		儿茶酚胺	心血管：增加心肌收缩力、提升心率，外周血管收缩、升高血压 物质代谢：促进肝及肌糖原分解，促进脂肪分解、释放游离脂肪酸

Cushing 综合征

Cushing 综合征（Cushing's syndrome）又称皮质醇增多症，是由各种因素引起的体内皮质醇过多所致的一组临床综合征。肾上腺皮质长期分泌过量皮质醇引起的症候群称为自发性 Cushing 综合征，垂体促肾上腺皮质激素（ACTH）分泌过多引起者称为 Cushing 病，而长期应用皮质醇或饮酒等引起类似 Cushing 综合征表现者称之为类 Cushing 综合征。1926年 Harvey Cushing 首先报道此征，故以其名命名。

【病因及发病机制】

（一）病因

Cushing 综合征病因可以分为 ACTH 依赖性和非 ACTH 依赖性两类，前者由于垂体和垂体外组织分泌过多 ACTH，使双侧肾上腺皮质增生并分泌过量皮质醇，后者则为肾上腺皮质自主合成及分泌过量皮质醇，常见于肾上腺皮质肿瘤、大结节样增生。Cushing 综合征分类及常见病因见表 5-6。

表 5-6　Cushing 综合征分类及常见病因

分类		常见疾病
ACTH 依赖性	垂体疾病	垂体 ACTH 腺瘤、垂体 ACTH 细胞增生
	异位 ACTH 综合征	肺癌（最常见，占 50%）、胸腺癌、胰腺癌
非 ACTH 依赖性	肾上腺疾病	肿瘤：腺瘤（最多见）、腺癌、肾上腺意外瘤 肾上腺皮质大结节样增生 原发性肾上腺皮质结节性发育不良
	肾上腺外肾上腺肿瘤	

（二）发病机制

Cushing 病和异位 ACTH 综合征由于垂体或异位分泌 ACTH 过多，刺激肾上腺皮质增生、皮质醇合成及分泌过多。肾上腺肿瘤、大结节样增生时不受 ACTH 调节，自主分泌过多皮质醇。

【护理评估】

（一）健康史评估

评估患者有无精神亢奋、睡眠障碍；有无食欲亢进、多饮、多食；有无关节、腰背疼痛。男性有无阳痿、不育，女性有无月经紊乱、不孕等。

（二）身体评估

1. 代谢紊乱　主要表现为营养物质及水、电解质代谢紊乱。

（1）脂肪代谢紊乱　绝大部分患者表现为肥胖，但体重未必增加。一方面皮质醇促进脂肪分解，敏感的四肢和臀部脂肪分解明显；同时，皮质醇通过升高血糖刺激胰岛素分泌，促进脂肪合成功能，尤其对胰岛素敏感的脸、躯干、锁骨上窝、腹部、颈背部脂肪合成增加，表现为满月脸、水牛背、悬垂腹、锁骨上窝脂肪垫等向心性肥胖表现，是 Cushing 综合征的特征性表现。

（2）蛋白质代谢紊乱　过量皮质醇促进蛋白分解、抑制蛋白质合成，机体处于负氮平衡状态。表现为肢体肌肉萎缩，皮肤菲薄伴有宽大血管紫纹，以腹部和大腿内侧多见，毛细血管脆性增加而易出现瘀斑；骨基质合成减少导致骨质疏松，表现为腰背痛、甚至容易发生骨折；手术切口（伤口）不易愈合。

（3）糖代谢紊乱　皮质醇具有拮抗胰岛素、促进糖原异生、抑制组织葡萄糖利用等作用，易致糖耐量异常或引发糖尿病，糖尿病患者血糖进一步升高甚至诱发高血糖急症。

（4）水、电解质代谢紊乱　皮质醇具有弱盐皮质激素作用而促进肾脏排钾、保钠；同时，Cushing 综合征时去氧皮质酮和皮质酮等盐皮质激素合成亦有所增加，引起水钠潴留和低钾血症。

2. 心血管系统　皮质醇和弱盐皮质激素分泌增多，导致血容量增加；同时对血管紧张素 II 及儿茶酚胺的允许作用增强，从而导致血压升高、甚至诱发心力衰竭。

3. 生长发育　皮质醇直接抑制生长激素分泌、抑制性腺功能，因此，Cushing 综合征患者生长停滞、青春期延迟。合并骨质疏松致压缩性骨折时身材矮小尤为明显。

4. 性腺功能障碍　皮质醇过多不仅直接抑制性腺功能，同时对下丘脑 - 垂体促性腺激素具有抑制作用。Cushing 综合征患者性腺功能明显减退，男性表现为性功能障碍、阴茎短小、性交困难、阳痿等，女性表现为月经紊乱、继发性闭经、不孕等。

5. 造血系统　皮质醇能促进骨髓红细胞增生以及血红蛋白合成，表现为多血质；促进边缘池白细胞释放导致外周血白细胞数升高，促进淋巴细胞破坏、淋巴结和胸腺淋巴细胞耗竭；大量皮质醇具有促进血小板以及纤维蛋白原合成而导致血栓形成。

6. 精神、神经系统　皮质醇能提高中枢神经系统兴奋性，表现为欣快、失眠、注意力不集中以及情绪不稳定，少数患者可出现精神异常。

7. 其他　①皮肤：皮肤色素沉着（见于严重异位 ACTH 分泌过多），多毛，痤疮。②眼睛：结合膜水肿以及轻度突眼。③尿路结石：与骨转化骨钙经尿排泄增多有关。

（三）心理 - 社会评估

患者常因身体外形改变而产生抑郁、自卑、情绪波动、精神障碍等；人际交往、社会活动减少，导致社会退缩。

（四）实验室及其他检查

1. 皮质醇及其代谢产物测定

（1）血皮质醇　皮质醇呈脉冲式分泌，受情绪、应激等影响大，因此，单次测定意义不大。通常结合 8：00、16：00、0：00 综合比较意义更大，尤其 0：00 水平更具意义；昼夜节律消失比单次测定意义更大。

（2）尿皮质醇及其代谢物测定　24 小时尿皮质醇（UFC）测定可以避免血皮质醇测定的缺点，诊断符合率高达 98%。尿 24 小时 17 - 羟皮质类固醇（17 - OHCS）测定意义同尿 24 小时皮质醇。

2. 地塞米松抑制试验　诊断 Cushing 综合征的必须试验，可以分为小剂量抑制法和大剂量抑制法。

（1）小剂量地塞米松抑制试验　有助鉴别单纯性肥胖和 Cushing 综合征。

1）方法　①分次法：口服地塞米松 0.5mg、每 6 小时一次、连续 2 天；或 0.75mg、每 8 小时一次、连续 2 天。②一次过夜法：每晚 12 点口服地塞米松 0.75mg、连续 2 天。

2）结果　正常人和单纯性肥胖者小剂量可被抑制或抑制率 > 50%，而肾上腺肿瘤、异位 ACTH 综合征不被抑制或抑制率 < 50%。

（2）大剂量地塞米松抑制试验　小剂量地塞米松不被抑制或抑制率＜50%时需要进行大剂量抑制试验，以判明病因。

1）方法　①分次法：口服地塞米松2mg，每6小时一次，连续2天。②一次过夜法：午夜0：00地塞米松8mg一次口服。

2）结果　见表5-7。

表5-7　地塞米松抑制试验结果判断

原因	小剂量抑制试验	大剂量抑制试验
正常人或单纯肥胖者	抑制率＞50%	
肾上腺腺瘤、腺癌	不被抑制或抑制率＜50%	抑制率＜50%
Cushing病	不被抑制	抑制率＞50%
异位ACTH综合征	不被抑制	不被抑制（支气管类癌除外）

上述任何方法在抑制试验开始前首先留取24小时尿液备做UFC和或17-OHCS测定。服药次日开始，留取24小时尿液待测UFC或尿17-OHCS。

3. ACTH测定及兴奋试验

（1）ACTH水平测定　肾上腺源性Cushing综合征ACTH下降，垂体性或异位ACTH综合征者ACTH升高，异位ACTH综合征者ACTH水平升高尤其明显。

（2）ACTH兴奋试验　垂体性和异位ACTH综合征者ACTH兴奋试验后血和尿皮质醇多增高，而原发肾上腺肿瘤者多无反应。

4. 影像检查　双侧肾上腺B超、薄层CT（2～3mm）增强扫描（首选）和MRI。头颅、蝶鞍区CT和MRI检查。ECT和SPECT对早期较小肾上腺肿瘤诊断价值更大。

【护理诊断/问题】

1. 自我形象紊乱　与Cushing综合征引起的肥胖、多毛、痤疮等身体外形改变有关。

2. 体液过多　与皮质醇保钠、排钾作用导致水钠潴留有关。

3. 有受伤的危险　与骨质疏松引发的骨折有关。

4. 有感染的危险　与蛋白分解代谢增强、高血糖、细胞免疫抑制有关。

【护理目标】

（1）患者能够正确认识疾病，接受体型改变现实。外形改变得到有效控制。

（2）有效控制水钠潴留，减轻或避免水肿及水钠潴留引起的心血管并发症。

（3）患者能够有效预防感染和外伤的发生，保持皮肤完整性。

（4）患者未发生感染。

【护理措施】

（一）一般护理

1. 休息与活动　适当休息可以减轻水肿，抬高双下肢以利于静脉回流。骨质疏松者适当限制运动、做好防护措施以免骨折。

2. 饮食　坚持"两高、三低"原则：高蛋白饮食以纠正负氮平衡，高钾饮食如柑橘、琵琶、香蕉等纠正低钾血症；低钠、低碳水化合物、低脂饮食以纠正高钠血症、高血糖以及脂肪堆积。

（二）病情观察

1. 生命体征 尤其是血压和心率，以防高血压及高血压导致的心功能不全或心力衰竭。

2. 血电解质 观察有无乏力、腹胀、心律失常。及时测定血钾，一旦发生低钾血症，遵医嘱立即予以补钾。

3. 血糖观察 观察有无多食、多饮、多尿等症状，及早检测血糖，以明确是否合并高血糖或糖尿病。

4. 骨质疏松及骨折 有无腰背、关节疼痛，一经出现及早行骨、关节摄片以明确诊断。

（三）协助治疗

因病变部位、原因不同而治疗方法不一。

1. Cushing 病

（1）手术治疗 传统经额进颅垂体手术因困难大、风险多、难以切除鞍内肿瘤已少用。经蝶窦切除垂体微腺瘤的微创手术为治疗 Cushing 病的首选方法。

（2）放射治疗 Cushing 病的重要辅助治疗方法，可以选择^{60}Co、直线加速器等。

（3）药物治疗 常用药物有抑制皮质醇合成类药物如密妥坦、氨鲁米特、美替拉酮、酮康唑；作用于下丘脑类的赛庚啶等；糖皮质激素受体抑制剂米非司酮。主要适用于无法手术的患者以缓解 Cushing 综合征的精神神经症状。

（4）水钠潴留 对水钠潴留明显或并发高血压、心力衰竭者应用保钾利尿剂。

用药护理 ①抑制皮质醇合成类药物：注意胃肠道不良反应如恶心、呕吐、食欲不振，肝功能损害如黄疸、食欲不振、肝酶升高，精神神经症状如乏力、嗜睡。②赛庚啶：可增加食欲，导致体重增加，儿童及体质虚弱老年人不推荐使用，可引起药疹、甚至过敏性休克。③糖皮质激素受体抑制剂：长期应用出现 ACTH 升高、少数患者出现 Addison 病表现，男性阳痿及乳腺增生。④利尿剂：遵医嘱用药，注意钠钾水平监测，如出现低钾引起的不良反应如心律失常、恶心呕吐、腹胀、肢体无力等，应及时报告医生、及时处理。

2. 异位 ACTH 综合征 主要治疗原发性恶性肿瘤，方法包括手术、化疗、放射治疗。

3. 肾上腺疾病

（1）肾上腺皮质腺瘤 切除腺瘤，保留腺瘤外腺体。手术方式可选择开腹或腹腔镜下进行。

（2）肾上腺皮质腺癌 早期诊断，在转移前手术切除肿瘤效果好。对手术切除不彻底、远处转移者药物治疗首选密妥坦。

（3）肾上腺皮质大结节增生 双侧肾上腺切除，术后皮质醇终身替代治疗。

4. 感染预防与护理 ①个人行为：养成良好卫生和生活习惯，保持居住环境温度、湿度适宜。衣着、用具清洁卫生；注意皮肤、口腔清洁卫生。减少或尽量避免进入公共场所以减少感染机会，一旦发生感染立即就医。②医疗行为：坚持医疗行为中的无菌操作原则，严格各种手术、检查的灭菌消毒措施，避免交叉感染，尽量减少侵入性检查和治疗。

5. 外伤预防与护理 主要预防因骨质疏松引起的骨折、跌倒。要求①做好安全防范：减少安全隐患、做好防范措施，注意休息、避免劳累，做好居所防滑、防撞措施，医护行为过程中注意碰撞、挤压、擦伤等。②避免不恰当运动：避免剧烈、负重运动，运动前做好必要的准备活动。

（四）心理护理

鼓励患者正确认识疾病，树立战胜疾病信心。积极参加力所能及的活动，树立自信心和自尊感。

（五）健康指导

1. 饮食与活动 富蛋白质和高钾饮食，减少脂肪和碳水化合物摄入。注意休息，适当运动，避免运动中外伤及骨折发生。避免公共场合逗留、减少感染机会。

2. 用药指导 指导合理、正确用药，注意药物不良反应及应对措施。

3. 心理指导 消除自卑心理，树立积极乐观心态，积极参与群体活动。

4. 出院指导 避免感染和外伤，定期复诊。

原发性慢性肾上腺皮质功能减退症

肾上腺皮质功能减退症（adrenal insufficiency，AI）是由于肾上腺、垂体或下丘脑结构、功能异常，导致肾上腺皮质激素分泌减少引起的一组临床综合征。原发于肾上腺皮质破坏所致者称为原发性肾上腺皮质功能减退症（primary adrenal insufficiency，PAI），又称Addison病，欧美国家发病率在 10～15/10 万人。临床以慢性肾上腺皮质功能减退症多见，本节介绍原发性慢性肾上腺皮质功能减退症。

【病因及发病机制】

（一）病因

1. 感染 是引起我国 PAI 最常见病因，肾上腺结核最为常见，多继发或伴发于其他部位如肺、肾脏或肠结核。此外，肾上腺真菌感染，艾滋病等亦可引起。

2. 自身免疫性肾上腺炎 欧美常见，与肾上腺自身免疫性抗体尤其是21-羟化酶抗体存在有关。肾上腺皮质内见大量淋巴细胞、浆细胞及单核细胞浸润，导致双侧肾上腺皮质毁坏、纤维化。约半数患者伴有其他器官特异性自身免疫性疾病（自身免疫性多内分泌腺综合征）。

3. 其他 恶性肿瘤肾上腺转移，白血病细胞浸润，双侧肾上腺切除术后，肾上腺皮质激素合成酶抑制剂（见 Cushing 综合征）应用，放射性损伤等。

（二）发病机制

上述各种原因导致肾上腺皮质结构破坏，合成酶系功能抑制或破坏，引起肾上腺皮质激素分泌减少。

【护理评估】

（一）健康史评估

询问患者有无结核病、肾上腺手术或放射治疗史；有无肾上腺皮质激素合成酶抑制药物应用史；有无甲状腺、性腺功能减退及 1 型糖尿病病史及家族史。

（二）身体评估

1. 皮质醇缺乏表现

（1）色素沉着 PAI 最具特征性表现。棕褐色、有光泽、不高出皮肤表面，全身分布，但以暴露、摩擦部位、瘢痕、乳晕处皮肤沉着最为明显，黏膜色素沉着见于齿龈、颊黏膜及舌部。与垂体 ACTH 及黑素细胞刺激素分泌过多有关。

（2）能量代谢障碍 主要表现为低血糖。儿童多见，成人相对较少，与肝糖原消耗过度、糖异生减少有关。

（3）系统表现

1）神经－精神系统 轻者疲劳、乏力、淡漠，重者嗜睡、意识模糊以致精神异常。

2）心血管系统 血压降低、体位性低血压。心界缩小、心音低钝。

3）泌尿系统 肾脏排水能力下降，导致大量饮水后稀释性低钠血症。糖皮质激素不足引起血容量下降，继发抗 ADH 及 AngⅡ分泌增加加重低钠血症。

4）生殖系统：男性性功能减退。女性阴毛、腋毛稀疏或脱落，月经稀疏或闭经。

2. 醛固酮缺乏 表现为肾保钠、排钾功能减退，致血钾升高、血钠下降。缺钠致血容量下降，肾血流减少引起氮质血症。临床表现为乏力、直立性低血压，严重者晕厥、休克。

3. 肾上腺危象表现 为本病急性加重表现。常因感染、手术、创伤、分娩、大量体液丢失等诱发。表现为①发热：大多数有发热，体温 >40℃时提示合并感染；②胃肠道表现：常较突出，表现为恶心、呕吐、腹痛（常伴有深压痛和反跳痛而易误诊为急腹症）、腹泻；③循环系统表现：严重脱水、血压下降、休克，脉搏细速、心率加快；④神经－精神表现：极度虚弱、乏力萎靡、淡漠、嗜睡，也可表现为烦躁不安、谵妄、惊厥等精神异常；⑤其他：低血糖症、低钠血症等。重者不及时救治易发生昏迷或死亡。

4. 其他 结核感染者常有低热、盗汗、消瘦等症。自身免疫者尚有其他自身免疫性疾病表现。

（三）心理－社会评估

患者常因皮肤、黏膜色素沉着等而产生自卑感，由于皮质激素水平下降导致乏力、嗜睡从而引起人际交往、社会活动减少。

（四）实验室及其他检查

1. 血生化检查 低钠、高钾、高钙、低血糖、氮质血症。新发病例 90% 有低钠血症，只有 50% 诊断时血钾升高。同时并存低钠和高钾血症并不是 PAI 诊断的可靠标志。

2. 血常规检查 正常细胞正色素性贫血，少数合并恶性贫血。中性粒细胞减少、淋巴细胞相对增高、嗜酸粒细胞明显增多。

3. 肾上腺皮质功能检查

（1）基础皮质激素水平 血尿皮质醇、尿 17－羟皮质类固醇降低。硫酸酯脱氢表雄酮水平降低。

（2）ACTH 兴奋试验 24 肽促皮质激素兴奋试验是该病诊断必须试验，有助于鉴别原发性和继发性肾上腺皮质功能减退症。PAI 者 ACTH 兴奋试验后皮质醇及尿 17－羟皮质类固醇无变化，垂体性或下丘脑性肾上腺皮质功能减退症者皮质醇及尿 17－羟皮质类固醇水平升高（通常延后，需要连续兴奋 2~3 天）。

（3）基础 ACTH 测定 原发性者 ACTH 明显升高，继发性者则降低。

4. 其他 21－羟化酶抗体检测有助诊断自身免疫性 PAI。

5. 影像学检查 X 线摄片、CT 或 MRI 检查在结核患者可见肾上腺增大及钙化；其他感染性疾病、出血、转移性肿瘤可见肾上腺增大；自身免疫性 PAI 肾上腺不增大。

【护理诊断/问题】

1. 体液不足 与醛固酮及糖皮质激素分泌减少引起肾脏水钠排泄增加致恶心、呕吐以及腹泻有关。

2. 营养失调：低于机体需要　与皮质激素分泌不足引起的畏食、消化及吸收功能减退有关。

3. 潜在并发症：肾上腺危象。

【护理目标】

（1）有效地补充水分，患者脱水症状得到缓解。

（2）增加营养，患者营养失调得到纠正。

（3）有效避免患者肾上腺危象发生。

【护理措施】

（一）一般护理

1. 休息与活动　充分休息、环境安全。起床时及活动中避免体位剧烈和突然改变，防止体位性（直立性）低血压发生。

2. 饮食护理　①足够营养，以高碳水化合物、高蛋白饮食为主。②足够水钠，病情许可时每日饮水保持在 3000ml 以上，食盐摄入在 8 ~ 10g/d，呕吐、腹泻时适当增加。③减少钾盐，避免摄入高钾食物，以免引起高血钾，诱发致命性心律失常。

（二）病情观察

避免病情加重及肾上腺危象发生。应当注意：①记录液体出入量，观察皮肤黏膜的弹性、温度及湿度，注意有无脱水表现。②血液生化检测，注意有无低钠血症、高钾血症、低血糖血症、高钙血症、氮质血症等。③心电监护，观察心电图改变、注意有无心律失常发生。④观察有无恶心、呕吐、腹痛、腹泻，严重脱水、血压下降、休克，脉搏细速、心率加快，精神失常，严重低血糖症、低钠血症等危象。

（三）协助治疗

PAI 的治疗原则是"消除病因、激素替代治疗、防止肾上腺危象发生"。

1. 病因治疗　由结核引起者规范抗结核治疗（补充糖皮质激素并不影响抗结核治疗）。如为自身免疫性肾上腺皮质功能减退症者应检查其他腺体功能，如甲状腺、胰腺、甲状旁腺及性腺，如有改变进行相应治疗。

2. 激素替代治疗　遵循"缺什么、补什么，终身替代"的原则。

（1）糖皮质激素替代治疗　根据肾上腺糖皮质激素功能、身高、体重、体力活动确定基础量。模仿糖皮质激素生理分泌节律给药：通常在清晨醒后予以全量2/3，下午4时予以余下的1/3。应激、手术、发热等情况下适当增量。

（2）盐皮质激素替代治疗　通常在补充糖皮质激素的基础上，摄入足够食盐即可纠正低钠血症。如仍存在头晕、乏力、低血压时，加用盐皮质激素如9α – 氟氢可的松 0.05 ~ 0.1mg上午8时一次口服。

用药护理　①糖皮质激素应用护理：注意遵嘱按时辰、剂量用药，观察病情有无改善，以及有无欣快、精神异常、发胖、多毛、多血质等过量表现。②盐皮质激素用药护理：注意有无水肿、高血压、高钾血症等盐皮质激素补充过多表现。

3. 肾上腺危象

（1）避免诱因　积极控制感染，避免创伤、过度劳累及治疗中断。手术、分娩时做好充分准备。恶心、呕吐、腹痛、腹泻、严重脱水等及时处理。

（2）病情监测　积极监测生命体征，定时监测血电解质尤其是血钠、血钾、血糖水平以及酸碱平衡情部况。

（3）配合抢救及治疗　①快速建立静脉通路并保持通路通畅。②补充液体，以生理盐水为主，初始2天每天补充2000～3000ml。③补充糖皮质激素，立即静脉给予氢化可的松，待病情平稳、能进食后改为口服。④补充葡萄糖以纠正和防止低血糖发生。⑤积极控制感染及其他诱因，注意保暖及观察疗效。

（四）心理护理

正确认识疾病，掌握疾病防治知识，树立战胜疾病信心。鼓励家属给予患者心理安慰和精神支持，保持情绪稳定。适当参加团体或社会活动，做好自我防护。

（五）健康指导

1. 配合治疗　掌握疾病基本知识，了解激素终身替代治疗的重要性以及中断治疗的危害性。掌握药物的服用剂量、时辰以及不良反应。定期复诊、遵嘱调整治疗方案。

2. 避免诱因　指导患者尽量避免感染、创伤、过度劳累。一旦出现恶心、呕吐、腹痛腹泻及时就诊。

目标检测

一、选择题

A1/A2 型题

1. 下列为引起 Cushing 病的疾病是

    A. 肾上腺癌　　　　　　　　　　B. 支气管类癌分泌 ACTH

    C. 垂体微腺瘤　　　　　　　　　D. 肾上腺腺瘤

    E. 肾上腺大结节样增生

2. 下列不符合 Cushing 综合征临床特点的是

    A. 男性女性化　　　　　　　　　B. 皮肤、齿龈色素沉着

    C. 女性多毛　　　　　　　　　　D. 乳晕变浅

    E. 精神亢奋

3. Cushing 综合征的典型表现是

    A. 毛发浓密　　　　　　　　　　B. 痤疮

    C. 向心性肥胖　　　　　　　　　D. 皮肤紫纹

    E. 男子阴茎发育异常（短小）

4. Cushing 综合征血管紫纹与下列哪种代谢异常有关

    A. 脂肪合成增加　　　　　　　　B. 蛋白质分解过度

    C. 水钠潴留　　　　　　　　　　D. 血糖升高

    E. 与雌激素合成增加有关

5. 异位 ACTH 综合征最常见的疾病是

    A. 小肠类癌　　　　　　　　　　B. 胰腺肿瘤

    C. 胸腺肿瘤　　　　　　　　　　D. 支气管肺癌

　　　E. 肝细胞癌

6. 我国引起 PAI 的最常见原因是

　　A. 肾上腺转移癌　　　　　　　　B. 肾上腺手术后

　　C. 真菌感染　　　　　　　　　　D. 肾上腺结核

　　E. 肾上腺卒中

7. 下列哪种情况导致的肾上腺皮质功能减退不属于 Addison 病

　　A. 垂体瘤术后　　　　　　　　　B. 肾上腺肿瘤术后

　　C. 肾上腺结核　　　　　　　　　D. 肝癌肾上腺转移

　　E. 米托坦应用后

8. 下列不符合 Addison 病临床表现的是

　　A. 乳晕变淡　　　　　　　　　　B. 齿龈色素沉着

　　C. 直立性低血压　　　　　　　　D. 反复发作性低血糖

　　E. 低体温

9. 女性，15 岁，因"月经未来潮"就诊。Bp 142/94mmHg。身高 150cm，体重 72kg。毛发浓密。满月面容。躯干脂肪堆积。腹部及大腿内侧见紫色血管纹。该患者最可能的诊断是

　　A. Cushing 综合征　　　　　　　B. 多囊卵巢综合征

　　C. 单纯性肥胖　　　　　　　　　D. 肾性高血压病

　　E. 多毛症

10. 女性，38 岁，有"肺结核"病史。因"乏力、恶心、呕吐、头晕三周"就诊。查体：Bp 86/48mmHg。神志清楚。毛发稀疏。双侧肘关节伸展面色素沉着。心肺检查无殊。该患者正确的饮食特点是

　　A. 高钠、高钾、高蛋白　　　　　B. 低钠、高钾、高碳水化合物

　　C. 高钠、低钾、高热量　　　　　D. 低钠、低钾、高蛋白

　　E. 高脂、高蛋白、高碳水化合物

11. 男性，42 岁，因"双侧肾上腺转移性肿瘤"行"双肾上腺摘除术"一年，长期补充氢化可的松治疗。现出现满月脸、悬垂腹，性欲下降。最可能的原因是

　　A. 糖皮质激素不足　　　　　　　B. 性腺功能减退

　　C. 单纯性肥胖　　　　　　　　　D. 类 Cushing 综合征

　　E. Cushing 病

A3/A4 型题

（12～13 题共用题干）

36 岁女性，因"发胖、腰背酸痛半年"就诊。Bp 132/74mmHg。身高 170cm，体重 80kg。皮肤未见色素沉着及血管纹。颈部及腹部脂肪堆积。心肺检查无殊。

12. 为鉴别单纯性肥胖和 Cushing 综合征，必须进行下列哪项检查

　　A. 头颅薄层 CT　　　　　　　　B. 小剂量地塞米松抑制试验

　　C. 双侧肾上腺 B 超　　　　　　 D. ACTH 兴奋试验

　　E. 多点血皮质醇测定

13. 如小剂量地塞米松抑制试验阴性（抑制率＜50%），下列饮食指导正确的是

A. 高蛋白、低脂肪、高钠饮食

B. 高蛋白、高脂肪、高钾饮食

C. 高蛋白、低钠、高钾饮食

D. 高碳水化合物、高钾、低脂饮食

E. 低蛋白、低脂肪、低钠饮食

（14～15 题共用题干）

24 岁女性，因"体型发胖、月经不规则 3 个月"就诊。Bp 142/84mmHg。身高 164cm，体重 88kg。面色红润，体毛较多。皮肤未见色素沉着及血管纹。全身脂肪分布均匀。心肺检查无殊。CT 头颅及双侧肾上腺检查未见异常。空腹血糖 6.8mmol/L。8：0、16：00 及 0：00 血皮质醇较正常偏高、节律存在，小剂量地塞米松抑制试验抑制率 >50%。

14. 该患者的正确诊断是

    A. 单纯性肥胖   B. Cushing 综合征

    C. 腺垂体瘤   D. 异位 ACTH 综合征

    E. 卵巢功能减退

15. 针对该患者存在的问题，关键在于

    A. 人工月经周期   B. 控制血压

    C. 药物降糖   D. 使用皮质激素合成酶抑制剂

    E. 控制体重

（16～18 题共用题干）

42 岁，女性。有"Addison 病"病史 3 年，长期补充氢化可的松治疗。3 天前出现尿频、尿急、腰背疼痛伴有发热，自行口服抗生素治疗。近 2 天出现呕吐、腹泻、神志不清。

16. 该患者最可能的情况是

    A. 败血症   B. 肾上腺危象

    C. 感染性休克   D. 低血糖昏迷

    E. 脑血管意外

17. 此时首要的治疗措施是

    A. 补充葡萄糖   B. 口服糖皮质激素

    C. 物理降温   D. 静脉给予氢化可的松

    E. 静脉给予抗生素

18. 病情平稳后，不正确的健康指导是

    A. 告知患者激素替代治疗的重要性   B. 病情稳定、即可停药

    C. 注意观察有无腹痛、呕血或黑便   D. 按时、定量服药

    E. 注意避免劳累、创伤及感染

扫码"练一练"

二、思考题

1. 简述 Cushing 综合征的外形改变。

2. 如何预防垂体危象的发生？一旦发生后应该如何配合救治？

（林　伟）

第五节　糖尿病患者的护理

扫码"学一学"

学习目标

知识要点

1. 掌握糖尿病分型、诊断依据、综合治疗措施；糖尿病高血糖急症的诱因、临床表现。

技能要点

1. 指导合理饮食、正确服药及注射胰岛素、快速血糖监测及结果判断。
2. 正确指导如何预防低血糖、低血糖发生后的应对措施、糖尿病足护理。

　　糖尿病（diabetes mellitus，DM）是由于遗传和环境等因素综合作用，导致胰岛素绝对或相对分泌不足、胰岛素敏感性下降，从而引起碳水化合物（糖）、脂肪、蛋白质、水、电解质代谢紊乱及酸碱代谢失衡的一组综合征。由于糖尿病的高发以及各种急慢性并发症的发生，糖尿病已经成为威胁全球人类健康的最重要非传染性疾病之一。

　　由于生活方式的改变、饮食结构的变化、人口老龄化等因素，糖尿病（尤其是 2 型糖尿病）发病率逐年快速上升。在采用不同诊断标准的前提下，我国糖尿病患病率由 1980 年全体人群的 0.67% 上升到 2010 年 20 岁以上人群的 9.7%，患者数高达 9240 万以上，居世界第一位。

　　根据病因、发病机制、临床特点不同，1999 年 WHO 将糖尿病分为四型（表 5 - 8）。其中，1 型糖尿病（T1DM）包括自身免疫性和特发性两种类型，占糖尿病总发患者数 5% 左右，10 ~ 14 岁高发；2 型糖尿病（T2DM）占糖尿病总人数 90% ~ 95%，40 ~ 60 岁高发。T1DM 与 T2DM 临床特点见表 5 - 9。

表 5 - 8　糖尿病临床分型（**WHO，1999/ADA，2007**）

	糖尿病临床分型	病因
Ⅰ	1 型糖尿病（**T1DM**）	自身免疫性、特发性
Ⅱ	2 型糖尿病（**T2DM**）	
Ⅲ	其他特殊类型糖尿病	因其他疾病或原因导致
Ⅳ	妊娠糖尿病（**GDM**）	

表 5 - 9　**T1DM 与 T2DM 临床特点**

	T1DM 特点	T2DM 特点
起病年龄	青少年（30 岁之前）	成年发病（40 岁 ~60 岁多见，60 岁高峰）
家族史	不明显	明显家族史和家族聚集现象
体型特点	消瘦	肥胖者多见
临床表现	典型、严重	不典型、起病隐匿
病情进展	迅速，易发酮症酸中毒	缓慢，不易发酮症
B 细胞功能	胰岛素及 C 肽水平绝对低	早期胰岛素及 C 肽可增高，后逐渐衰退
自身抗体	GAD、ICA、IA - 2 等抗体阳性	GAD、ICA、IA - 2 等抗体阴性

【病因及发病机制】

（一）病因

1. T1DM 病因

（1）自身免疫性 T1DM

1）遗传因素　T1DM 家庭成员同患率高，单卵孪生者同患率达30% ~ 70%。目前认为与 HLA – DQA、DQB、DR 存在较高连锁关系。

2）环境因素　①病毒感染：如腮腺炎病毒、风疹病毒、巨细胞病毒等，直接引起 B 细胞大量死亡，滞留 B 细胞内病毒导致 B 细胞生长缓慢、寿命缩短，病毒抗原在 B 细胞表达引起自身免疫反应。②药物、化学物质与食物：四氧嘧啶、链脲佐菌素、吡甲硝苯脲等，直接引起 B 细胞损伤。牛奶清蛋白直接进入机体可引起 B 细胞免疫性损伤。

3）自身免疫　①体液免疫：存在针对 B 细胞抗体如胰岛细胞自身抗体（ICAs）、谷氨酸脱羧酶（GAD_{65}）抗体、酪氨酸磷酸酶样蛋白抗体（IA – 2、IA2β）。②细胞免疫：目前认为较体液免疫作用更为重要，致病性和保护性 T 淋巴细胞比例失衡，产生的细胞因子和其他介质紊乱及功能失调，导致胰岛炎症。

（2）特发性 T1DM　病因不详，主要见于美国黑人和印度人。其特点包括：①无自身免疫证据；②发病早；③有明显家族史；④起病初始即可发生糖尿病酮症，早期即需胰岛素治疗。

2. T2DM 病因

（1）遗传因素　T2DM 具有明显家族聚集现象，父母同是糖尿病的子代患病率高达40%，单卵孪生同患率高达90%。目前认为 T2DM 是一种多基因、多态性遗传易感性疾病。

（2）环境因素　包括年龄增长、长期摄入高热量食物、肥胖、体力活动不足、高血压及高脂血症等导致胰岛功能损害。

（3）胰岛素抵抗及 B 细胞功能缺陷　①胰岛素抵抗：部分 T2DM 早期胰岛素水平并不减低、甚至升高，可能与胰岛素受体结构或功能异常、受体后结构功能异常以及葡萄糖转运蛋白异常有关。②B 细胞功能缺陷：部分 T2DM 胰岛内分泌细胞与微血管存在淀粉样变性，可能与 B 细胞产生的胰淀素抑制胰岛素糖原合成、引起 B 细胞淀粉样变损伤 B 细胞功能有关。

（4）胰岛 A 细胞功能异常及胰高血糖素样多肽（GLP）分泌异常　胰岛 A 细胞对葡萄糖敏感性下降，胰高血糖素水平升高，肝糖输出增加。小肠 L 型细胞分泌胰高血糖素样多肽 – 1（GLP – 1），具有延缓胃排空、抑制食欲、刺激 B 细胞增殖及分泌胰岛素、抑制肝糖输出等功能，糖尿病时 GLP – 1 分泌减少。

（二）发病机制

1. T1DM 发病机制　自身免疫性 T1DM 除各种因素直接导致胰岛 B 细胞破坏外，针对 B 细胞相关抗体导致 B 细胞自身免疫反应，以及胰岛炎症，从而诱导胰岛 B 细胞过度凋亡及死亡。

2. T2DM 发病机制　上述因素单独或综合作用引起胰岛素分泌减少、功能减退，或胰岛素拮抗因素增强、协同因素下降，导致胰岛素水平的绝对或相对不足。

（三）自然史

（1）T1DM 自然病程分为遗传易感期、自身免疫启动期、免疫学异常期、进行性 B 细胞功能丧失期、临床糖尿病期及 B 细胞功能完全丧失期。各期之间并无明显临床界限。

（2）T2DM 自然病程分为遗传易感期、胰岛素抵抗与高胰岛素血症期、糖耐量降低期、临床糖尿病期。各期之间演变并无严格界限。

【护理评估】

（一）健康史评估

详细了解患者有关种族、生活习性、家族中近亲糖尿病患病情况；生育喂养史；有无特殊药物服用史等。

（二）身体评估

1. 临床表现

（1）典型表现　T1DM 有"三多一少"典型症状，即多饮、多食、多尿、体重减少。T2DM 发病隐匿，"三多一少"症状少见，常在体检或因其他疾病就医中发现"意外糖尿病"。由于糖尿病临床确诊时已经过较长病程，因此，糖尿病的诊断应提倡使用"诊断年龄"或"诊断时间"这一概念。

（2）非典型表现　①皮肤瘙痒：女性反复外阴瘙痒（常误诊为生殖道感染或老年性阴道炎），此外，可见胫前皮肤瘙痒，与高血糖不良刺激有关。②视物模糊：比较常见，常被误认为与年老有关。③低血糖反应：少数 T2DM 患者早期反复出现餐后低血糖反应（尤其是进食高升糖指数食物后），与早期 T2DM 胰岛素 2 相分泌延迟有关。④其他：女性反复泌尿道感染，手术切口或创面不易愈合等。

2. 并发症表现

（1）急性并发症

1）糖尿病酮症酸中毒（diabetic ketoacidosis，DKA）　糖代谢障碍时由于大量脂肪动员，肝脏合成酮体增加，除丙酮可经呼吸排出外，乙酰乙酸、β-羟丁酸聚集体内消耗大量储备碱，导致 DKA。

T1DM 因胰岛素绝对缺乏，有自发酮症倾向。T2DM 患者多由各种诱因引发：①感染，引起 DKA 最常见诱因，包括呼吸道、尿道、胆道等部位感染，以呼吸道感染最为多见；②治疗中断或药物用量不足；③饮食不当；④应激；⑤手术、创伤、麻醉、妊娠与分娩等。

DKA 早期表现为乏力、烦渴、多饮、多尿；随病情发展逐步出现恶心、呕吐，头痛、嗜睡、烦躁不安，呼出气体有烂苹果味。随着病情加剧，出现严重脱水、尿量减少、体温升高、血压下降、肝肾及心脏功能损害、各种反射减弱或消失、昏迷以致死亡。

2）高血糖高渗综合征（hyperglycemic hyperosmolar syndrome，HHS）　以严重高血糖、无明显酮症、血浆渗透压显著升高、脱水及意识障碍为特征。特点：①多见于老年人；②既往多无明显糖尿病史或典型糖尿病症状；③血糖急剧升高导致血浆渗透压升高；④血尿酮体多正常或略有升高。常见诱因：①应激与感染；②严重脱水或水摄入不足。③高糖摄入或输入。④药物，如糖皮质激素、利尿剂、βRB 等。⑤肾脏病变，如慢性肾功能不全、糖尿病肾病等。

3）低血糖反应及低血糖昏迷　为糖尿病不可忽视的急性并发症。糖尿病患者因伴有自主神经功能障碍而使严重低血糖风险增加。接受治疗的糖尿病患者血糖 < 3.9mmol/L 时无论有无症状均列为低血糖范畴，但因个体差异出现低血糖症状时血糖未必低于 3.9mmol/L。低血糖时可表现为低血糖交感神经兴奋和神经性低血糖症状：①低血糖交感神经兴奋，头晕、饥饿、面色苍白、出汗、心慌、焦虑、颤抖；②神经性低血糖，头痛、视物模糊或复视、手或嘴唇麻木、思维障碍、精神异常、意识模糊、昏迷等。引发低血糖反应或昏迷的

原因包括：①饮食减量而药物剂量未相应减少；②用药后未能及时进食；③错误用药，使用药物剂量或剂型错误；④此外，某些药物如格列本脲等容易诱发低血糖昏迷，血糖下降速度过快也会产生低血糖反应。

（2）慢性并发症

1）血管并发症　包括大血管和微血管并发症。

①大血管并发症　糖尿病患者易发冠状动脉粥样硬化、脑动脉粥样硬化、肾动脉硬化，肢体动脉粥样硬化等。心、脑血管并发症是 T2DM 主要死因，T2DM 患者 80% 左右死于动脉粥样硬化，3/4 死于冠心病，其次是脑血管病。

②微血管并发症　微血管是指直径在 100μm 以下、介于微小动脉和微小静脉之间的毛细血管及微血管网。糖尿病微血管并发症包括：①糖尿病心肌病变；②糖尿病肾病（DN），病理改变为结节性（DN 特征性病理改变）、弥漫性硬化性（最常见）、渗出性病变；③糖尿病视网膜病变，视物模糊是其最常见主诉，T1DM 高发。

2）神经病变　感觉功能异常最早见，可为对称性（袜套或手套样）肢体麻木，下肢疼痛、刺痛等。自主神经病变时出现体位性低血压、多汗或无汗、顽固性腹泻或便秘、餐后呕吐、尿潴留和尿失禁、阳痿等。

3）眼部并发症　除视网膜微血管并发症外，青光眼、白内障等亦高发。

4）糖尿病足　糖尿病特有并发症。WHO 将其定义为"糖尿病患者由于合并神经病变及各种不同程度末梢血管病变而导致下肢感染、溃疡形成和（或）深部组织的破坏"。轻者足部畸形、皮肤干燥发凉、胼底足；重者溃疡、坏死。

5）其他　如糖尿病皮肤病变中的水疱病、脂样斑块沉着等。

（三）心理 - 社会状况

糖尿病属于慢性病、需要终身治疗，常因并发症等影响生活质量甚至危及生命。因此，糖尿病患者容易产生焦虑、恐惧甚至抑郁等心理变化。糖尿病治疗不仅需要家庭成员参与、积极配合，家人及社会对疾病认识、理解与支持以及公共卫生资源投入也是患者战胜疾病必要的保障。

（四）实验室及其他检查

1. 尿液检查

（1）尿糖　为发现糖尿病提供线索。尿糖阳性不作诊断依据，阴性不能排除诊断。

（2）尿蛋白　24 小时尿白蛋白定量（或白蛋白排泄率）、晨尿或随机尿白蛋白/肌酐比值是早期临床糖尿病肾病诊断的金指标。早期 DN 诊断标准尿微量白蛋白 30 ~ 300mg/d（或尿白蛋白排泄率 20 ~ 200μg/min），或尿白蛋白/肌酐 >30mg/g。

2. 血糖　是糖尿病诊断主要依据。我国采纳 1999 年 WHO 诊断标准：①有典型糖尿病症状，或急性高血糖并发症，随机血糖≥11.1mmol/L。②过夜的空腹血糖（空腹指没有热量摄入至少 8 小时）≥7.0mmol/L。③75g 无水葡萄糖口服耐量试验（OGTT，儿童 1.75g/kg、总量不超过 75g）2 小时血糖≥11.1mmol/L。

注：①以上标准均为血浆葡萄糖（临床推荐）。②符合上述第一项标准可直接诊断糖尿病，其他任何一项都必须有不同日上述标准中的任何一项再一次证实方可确诊。

妊娠合并糖尿病包括孕前糖尿病（PGDM）和妊娠期糖尿病（GDM）。妊娠前并未行血糖检测的 PGDM，首次产检血糖符合上述标准任何一条即可确诊。GDM 筛查在妊娠 24 ~ 28 周进行，符合表 5 - 10 中两项标准即可诊断。

扫码"看一看"

表 5 - 10　妊娠糖尿病诊断标准

时刻	75 克葡萄糖诊断试验（mmol/L）
空腹	5.1
1 小时	10.0
2 小时	8.5

3. 糖基化血红蛋白 A1（Glycosylated HbA1，GHbA1）　为血红蛋白与糖类非酶化糖基化产物，分为 GHbA1a、GHbA1b 和 GHbA1c 三类。GHbA1c 为葡萄糖结合产物，正常参考值为 3% ~ 6%，其水平反映近 2 ~ 3 个月平均血糖。

4. 胰岛素及连接肽（C - 肽）　胰岛素呈节律性分泌，半衰期短，首先经肝代谢，并受外源性胰岛素影响，而 C - 肽与胰岛素等分子分泌、肝脏摄取率低、体内清除缓慢，因此，C - 肽对 B 细胞功能评价更具价值。

5. 免疫学检查　胰岛细胞自身抗体（ICA）、谷氨酸脱羧酶抗体（GAD_{65}）、胰岛素自身抗体（IAA）、酪氨酸磷酸酶 IA_2 抗体和 $IA_2\beta$ 抗体。抗体阳性有助于 T1DM 分型诊断，但不作为 T1DM 诊断必要依据。随着病程延长，上述免疫指标可以转阴。

【护理诊断/问题】

1. 营养失调：低于或高于机体代谢需要　与糖尿病患者胰岛素分泌不足或作用缺陷导致糖、脂肪、蛋白质代谢紊乱有关。

2. 知识缺乏　缺乏糖尿病基本知识、用药及自我护理知识。

3. 潜在并发症：低血糖、糖尿病酮症酸中毒、高渗性非酮症性糖尿病昏迷、乳酸酸中毒。

【护理目标】

（1）患者营养状况得到改善，有效平稳控制血糖、血压、血脂等综合达标。

（2）患者及家属能掌握有关糖尿病的基本知识、血糖自我检测及结果判断、相关治疗及护理知识。患者及家属能够积极遵守治疗及护理方案。

（3）患者有效防止各种急性并发症发生、延缓各种慢性并发症发生与发展。掌握相关并发症防治与急救知识。

【护理措施】

（一）一般情况护理

1. 健康教育　糖尿病治疗基础。①目标：使患者充分认识糖尿病并掌握糖尿病自我管理能力。②内容：包括糖尿病类型、血糖状况、并发症情况、治疗及护理措施、血糖监测、用药知识、急症的发现与应对策略等。③模式：团队式管理为佳，包括执业医师（普通医师/专科医师）、糖尿病教员（教育护士）、营养师、运动康复师、患者及其家属。必要时增加眼科、心血管、肾病、血管外科、产科、足病和心理医师。

2. 病情观察　注意观察血糖控制情况，有无低血糖、高血糖急症等发生。综合观察血压、血脂等控制状况。定期筛查、评估慢性并发症。

3. 协助治疗　糖尿病防治强调"三级预防"：一级预防防止糖尿病发生，二级预防是已明确诊断糖尿病预防并发症发生，三级预防是延缓已发生的糖尿病并发症发展、降低致残率和病死率，改善生活质量。综合治疗措施包括内科治疗、代谢外科手术、胰岛细胞及干细胞移植等。

（1）糖尿病健康教育　内容见上。

（2）医学营养治疗（MNT）　目的在于维持理想体重、提供均衡营养、减轻胰岛素抵抗、维持稳定血糖、减少并发症发生。遵循"总量控制、合理搭配（营养均衡）、自由选择、规律进餐"原则。

1）总量控制（热卡需要量）　根据不同劳动强度和体重确定（表5-11）。

表5-11　不同劳动强度、体重的热卡摄入值［kcal/（kg·d）］

劳动强度	标准体重	超重	消瘦
卧床休息	15~20	15	20~25
轻体力活动：家务、办公室工作	25~30	20~25	35
中等体力活动：司机、一般农活、纺织工	30~35	25~30	40
重体力活动：建筑工、装卸工、重农活	35~40	30~35	>45+

2）合理搭配（营养构成）　合理搭配，保证基本需求。蛋白质0.8~1.2g/（kg·d）（占总热卡10%~15%），动物蛋白占1/3以上，避免大量植物蛋白。脂肪0.6~1.0g/（kg·d）（≤总热卡30%），以不饱和脂肪为主（单不饱和脂肪酸10%~20%，多不饱和脂肪酸≤10%），适量动物脂肪，每日胆固醇摄入<300mg。碳水化合物占总热卡量50%~60%，鼓励进食杂粮，但须纠正"杂粮无糖"或"食用无害"错误观点。

3）规律进餐（热卡分配）　根据饮食习惯规律分餐，杜绝"少量多餐"错误观念。①三分法：每餐各占总热卡1/3。②五分法：早、中、晚各占总热卡1/5、2/5、2/5。③七分法：早、中、晚及睡前各占1/7、2/7、2/7、2/7。

4）自由选择　在"总量控制、合理搭配"的基础上，食物种类自由选择，但须尽量减少或避免高升糖指数食物。鼓励"杂粮"，增加饱感同时可减缓血糖升高速度。

5）其他　①戒烟限酒。②食盐：每日低于6g。③膳食纤维：每日摄入至少达14g/1000kcal。④维生素及微量元素：适当补充维生素B、C、D以及微量元素铬、硒、锌、锰、铁等。

（3）运动治疗　有助降低血糖、增加组织对胰岛素敏感性、改善胰岛素抵抗、减少心血管并发症发生率、增强糖尿病患者自信心、提升幸福感等。遵循"安全、科学、有效、渐进"原则。①运动形式：大肌群参与的耐力运动，提高心肺供氧能力的"有氧运动"，交替变速运动为佳。②运动时长：因人而异，每周运动3~5次，每次30分钟左右，每周至少保证150分钟。③运动强度：循序渐进，中到较强强度，以运动后无明显疲劳、肌肉酸胀感为宜，达到最大氧耗量（$VO_2\,max$）的60%，或最大预计心率的60%~80%为佳（最大预计心率=170-年龄）。

运动护理　①运动前：根据血糖控制情况、心肺功能、个体体能选择运动时间、运动方式、确定运动量；血糖>16.7mmol/L、反复低血糖、血糖波动大、急性代谢并发症、严重慢性并发症者不宜运动。②运动中：预防低血糖，除避免空腹运动外，应备有饼干、糖果等预防低血糖的应急食品；预防乳酸酸中毒和酮症酸中毒，运动量和时间必须适宜。④运动后：剧烈运动产生应激反应可导致暂时性血糖升高，因此，运动后血糖监测结果应当综合分析，以免误判。

（4）药物治疗　包括口服降糖药物和注射降糖药物。口服降糖药物有磺酰脲类、格列奈类、双胍类、α-糖苷酶抑制剂、胰岛素增敏剂、DPP-Ⅳ抑制剂。注射降糖药物有胰岛素及其类似物、GLP-1类似物及其受体激动剂。

1）口服降糖药物

①磺酰脲类　刺激胰岛 B 细胞分泌胰岛素。常用二代磺酰脲类有格列齐特、格列吡嗪、格列喹酮、格列苯脲等。

适应证　a. T2DM 饮食和锻炼控制不佳者；b. 应用胰岛素剂量小控制好者；c. 胰岛素抗药性或不敏感者可以加用。

禁忌证　a. 对药物或赋形剂过敏；b. 12 岁以下患者；c. 必须使用胰岛素者（见胰岛素治疗部分）；d. 磺酰脲类药物失效。

不良反应　a. 低血糖：与使用剂量、饮食控制、肝肾功能、年龄等有关；b. 胃肠道反应：恶心、呕吐、消化不良、胆汁淤滞性黄疸、肝功能损害；c. 血液系统：白细胞减少及粒细胞缺乏、再障、血小板减少、溶血性贫血；d. 皮肤：皮疹、过敏性皮炎。

②格列奈类　主要有瑞格列奈和那格列奈。通过受体作用关闭胰岛 B 细胞 ATP 依赖性钾通道，使其去极化，引发钙内流而促进胰岛素分泌。

适应证　胰岛 B 细胞有功能的 T2DM 患者。

禁忌证　a. T1DM；b. 驾驶员和高空作业者，易致方向感障碍；c. 18 岁以下及 75 岁以上者不推荐使用。

不良反应　a. 低血糖反应；b. 过敏；c. 消化道反应：肝酶改变、肝功能不全。

③双胍类　主要为二甲双胍。此类药物不刺激 B 细胞分泌胰岛素，通过促进外周组织（肌肉组织）对葡萄糖摄取利用、抑制肠道糖吸收、抑制肝糖原异生、抑制胰高糖素释放而降糖。被列为 T2DM 无禁忌证的一线用药。正常人不会发生低血糖。

适应证　a. T2DM 患者：列为一线降糖药物，尤其是肥胖者，轻度 T2DM 可单独使用、中重度与磺酰脲或胰岛素合用；b. T1DM 患者：胰岛素使用量大、血糖波动大时辅助应用，以减少胰岛素用量、稳定控制血糖。

禁忌证　a. 糖尿病急性并发症；b. 合并感染、肝功能不全（肝酶正常上限 3 倍以上禁用）、肾功能不全 $[eGFR < 45 \, ml/(min \cdot 1.73m^2)$ 禁用]；c. 围手术期；d. GDM 和糖尿病合并妊娠。

不良反应　a. 胃肠道反应：恶心、呕吐、厌食、消化不良口中金属味；b. 诱发急性并发症：乳酸酸中毒、酮症酸中毒；c. 维生素缺乏：大剂量使用会引起维生素 B_{12} 吸收障碍。

④α-糖苷酶抑制剂　通过抑制唾液、胰液及肠道糖苷酶活性，抑制多糖分解、减少吸收，主要针对餐后血糖。常用药物阿卡波糖和伏格列波糖。

适应证　T1DM 和 T2DM 的辅助治疗。

不良反应　a. 胃肠道反应，常见，如腹胀、肛门排气、大便稀溏或轻腹泻；b. 偶见肝功能损害。

禁忌证：a. 严重胃肠道疾病；b. 糖尿病合并妊娠及 GDM。

⑤胰岛素增敏剂　噻唑烷二酮类（TZDs），主要有罗格列酮、比格列酮。通过刺激外周组织过氧化物酶增殖体（PPARγ）而调节胰岛素应答基因转录。

适应证　a. T2DM，尤其存在胰岛素抵抗、高胰岛素血症、胰岛素治疗剂量较大而效果不佳者；b. T1DM，作为胰岛素使用剂量大、血糖控制不佳者的辅助治疗。

禁忌证　a. 过敏者；b. NYHA 心力衰竭心功能 Ⅱ 级以上者；c. 活动性肝病或转氨酶正常上限 2.5 倍以上者；d. 骨质疏松症及有骨折史者。

不良反应　a. 妊娠、生殖功能：有促排卵作用，可致意外妊娠；早期对受精、着床无影响，中晚期可致胚胎死亡和发育迟滞；具有致癌、致畸作用。b. 血液系统：贫血、白细胞减少，尤其是起始使用的4~8周。c. 心血管：可致水钠潴留，增加心脏前负荷。d. 肝脏，肝功能衰竭、肝坏死。

⑥DPP-Ⅳ抑制剂　格列汀类，主要有沙格列汀、西格列汀、维格列汀等。

适应证　T2DM，可以单药应用，也可以配合其他药物使用。

禁忌证　a. T1DM（目前尚无定论）；b. 糖尿病高血糖急症；c. 孕妇及哺乳期妇女不推荐使用。

不良反应　a. 鼻咽炎、头痛、上呼吸道感染、低血糖（发生率低）；b. 其他：少见超敏反应、血管神经性水肿、肝酶升高等。

口服降糖药物护理　遵医嘱按时、按量服用，不同口服药物应重点注意：①促胰岛素分泌剂：磺酰脲类药物餐前30分钟服用，格列奈类每日主餐前一次使用，注意低血糖反应。②双胍类：因其降糖机制的新发现，服用时间根据调节血糖需要，餐前餐后均可，一般餐后30分钟左右服用，老年人、肝肾功能不全者减量，注意诱发乳酸酸中毒可能。③α-糖苷酶抑制剂：餐前可吞服，餐时与第一口饭嚼碎后吞服，慢性胃肠疾病者禁用。④胰岛素增敏剂：主餐前一次服用，因增加胰岛素敏感性，可诱发或加重心功能衰竭。⑤DPP-Ⅳ抑制剂：任何时候均可服用，注意腹胀、便秘等胃肠道不良反应。

2）胰岛素及胰岛素类似物

①胰岛素及其类似物（表5-12）应用意义　a. 早期使用可以保护残存胰岛B细胞功能，避免B细胞功能进一步损害；b. 较其他药物有效稳定控制血糖、防止或延缓并发症的发生；c. 避免使用其他口服药物的毒副反应。

表5-12　胰岛素及其类似物特点

类型	外观	添加蛋白	zn$^+$ (mg/100ml)	皮下注射作用时间			皮下注射时间
				起始	高峰	维持	
超短效胰岛素							
门冬胰岛素*	无色澄清			10~20分钟	1~3小时	3~5小时	餐前10分钟内、餐中或餐立即
赖脯冬胰岛素*	无色澄清			10~20分钟	50~60分钟	4~5小时	同上
短效胰岛素							
胰岛素（RI）	清亮	无	0.01~0.04	0.5~1小时	2~4小时	6~8小时	餐前30分钟
中效胰岛素							
低精蛋白锌胰岛素（NPH）	浊	鱼精蛋白	0.016~0.04	1.5小时	4~12小时	18~24小时	早餐前一次、早晚餐前各一次
慢胰岛素（insulin lente）	浊	无	0.2~0.25	1~2小时	6~12小时	18~24小时	同上
长效胰岛素							

续表

类型	外观	添加蛋白	zn+（mg/100ml）	皮下注射作用时间			皮下注射时间
				起始	高峰	维持	
精蛋白锌胰岛素	浊	鱼精蛋白	0.2~0.25	3~4小时	12~20小时	24~36小时	每晚各一次
特慢胰岛素（Ultralente）	浊	无	0.2~0.25	4~6小时	16~18小时	20~36小时	同上
甘精胰岛素*	无色澄清			1.5小时	无	22小时	同上
地特胰岛素*	无色澄清			1~2小时	无	14小时	晚上一次，早晚各一次
预混胰岛素							
诺和灵：30R	白色浑浊			10~20分钟	1~4小时	16~20小时	早晚餐前30分钟各一次
50R	白色浑浊			30分钟	2~8小时	16~20小时	同上
优泌林：70/30	白色浑浊				1~4小时	16~20小时	同上
50/50	白色浑浊			30分钟	2~8小时	16~20小时	同上

注：*为胰岛素类似物

②适应证　无禁忌证，但以下情况必须使用胰岛素：a. T1DM；b. GDM和糖尿病合并妊娠；c. T2DM：急性并发症如糖尿病酮症酸中毒、糖尿病乳酸酸中毒、高血糖高渗综合征；严重慢性并发症如心脑血管病变、视网膜病变、神经病变、糖尿病肾病、严重肝功能损害者；其他如合并妊娠、围手术期、各种感染性疾病，原发或继发性磺酰脲类药物失效，更改其他药物仍无效者。

③剂型　根据起效和维持作用时间可分为超短效（类似物），短效胰岛素（胰岛素RI、速效胰岛素），中效胰岛素（N），长效胰岛素以及超长效制剂（类似物）。不同剂型可单独使用，也可配伍使用。

④剂量　因病情而定，成年人初始剂量可参照以下标准：a. 0.3~0.6IU/（kg·d）。b. 根据血糖和饮食计算：每日量（IU）=（实测血糖－控制目标量）（mmol/L）+每日碳水化合物（克）/15。

⑤给药方法及注射部位　a. 给药方法：胰岛素给药途径有静脉和皮下两种，皮下注射用专用注射器、胰岛素笔或胰岛素泵（人工胰）。多次胰岛素注射时，RI须在三餐前30分钟给予（类似物餐前、餐中及餐后15分钟内均可）；预混制剂（如诺和灵30R、优泌林70/30）一般于早、晚餐前30分钟给予。胰岛素泵持续皮下胰岛素输注具有模拟胰岛素生理分泌节律、血糖平稳控制效果更好、减少血糖波动、降低低血糖风险、体重增加风险更小、依从性高的特点，缺点是费用较高；根据病情采用短期和长期胰岛素泵治疗。b. 注射部位：以腹部为佳，此外，亦可选择上臂外侧、大腿外侧，注意部位更换。注射后不要进行注射部位运动，切不可对注射部位热敷或揉搓。

⑥不良反应：a. 局部不良反应：注射部位硬结、局部脂肪营养不良、感染。b. 全

身不良反应：过敏，主要见于动物胰岛素；低血糖反应，多见于使用量过大、使用后运动或热水浴；水肿，多发生在胰岛素使用第一周、常见踝关节水肿，可自行消退；屈光不正，由于晶体内葡萄糖水平下降迟于血糖下降，晶体内渗透压相对较高有关。

⑦胰岛素及其类似物护理　a. 注意胰岛素有效期，正确保存胰岛素：未启封胰岛素在 4~8℃保存，启封后胰岛素常温下（不超过28℃）可使用28天，避免暴冷、暴热、太阳直射以及剧烈振荡。b. 注意使用正确胰岛素剂型、剂量及使用时间。c. 自行混合时注意不同种类胰岛素抽取顺序，必须先抽短效胰岛素再抽长效（或中效）胰岛素（以避免长效胰岛素混入短效胰岛素而影响疗效），短效与长效胰岛素比例不得小于2:1。d. 选择合适注射部位和正确的注射方法，同一区域注射两次间距应在2cm以上，注射部位出现硬结后不应立即热敷，以免快速吸收而致低血糖，应当在胰岛素皮下吸收完毕后方可热敷，并防止烫伤。e. 注射后必须按时进食，做好低血糖不良反应应对准备。

知识链接

胰岛素泵使用日常护理

（1）血糖监测：每日床边多次检测血糖（至少4次、包括睡前），凡出现低血糖症状时应立即检测血糖，必要时加测凌晨2:00~4:00血糖。

（2）定期检查储药器内胰岛素剩余量，及时更换。

（3）每日检查胰岛素输送管道系统至少3次，以防管道脱落、松动、扭曲、胰岛素溢出。

（4）更换注射部位，通常每3~5天更换一次，有硬结、红肿、疼痛时及时更换部位。

（5）每日观察植入部位皮肤有无红肿、出血、探头脱出。

（6）定期清洁胰岛素泵、定期校准。

（7）避免胰岛素受静电、磁场干扰，避免浸水、撞击。

（8）每次更换输液管或注射部位时必须先清洗双手，再消毒清洁皮肤，无菌操作并选择合适的注射部位。

3）GLP-1类似物及受体激动剂　GLP-1类似物如利拉鲁肽、GLP-1受体激动剂如艾塞那肽。

①适应证　适用于其他口服降糖药物或胰岛素血糖控制不佳的T2DM者，对TIDM的应用尚处于临床研究阶段。

②禁忌证　药物过敏者。

③不良反应　不良反应主要见于胃肠道，如呕心、呕吐、食欲不振、腹胀，亦可见低血糖，少见胰腺炎及心律失常。

（5）自我血糖监测（SMBG）及持续血糖监测（CGM）。

SMBG是糖尿病患者及家属帮助开展的血糖监测，是糖尿病综合治疗手段，可随时、动态观察血糖控制水平及波动情况，及时发现和减少低血糖发生风险。采用多点快速血糖监测，通常在三餐前、后2小时以及睡前进行（简称"血糖谱"），空腹血糖高者加测凌晨2:00~4:00血糖有助甄别原因。初始使用胰岛素，尤其是使用胰岛素泵的患者，可以采用CGM，以利观察血糖变化、及时调整胰岛素剂量、避免低血糖发生。

血糖监测护理　①熟练掌握各种快速血糖仪的使用方法和注意事项，选择正确测量时间，避免血样采集时用力挤压指端而影响结果。②部分仪器须注意试纸型号和芯片编号是否匹配。③定期对血糖仪进行校准检测。

（6）其他治疗措施　包括代谢外科手术治疗，胰岛细胞、造血干细胞及间充质干细胞移植治疗等。

知识链接

1. 糖尿病外科手术治疗——代谢外科学

1980 年，Pories 等行胃旁路手术治疗肥胖症时发现，合并 T2DM 患者术后血糖迅速恢复正常，甚至部分患者不再服用降糖药物，从此诞生"代谢外科学"。糖尿病减重手术适应证：①T2DM病程≤15 年，且胰岛仍存有一定的胰岛素分泌功能，空腹血清 C - 肽≥正常值下限的1/2；②BMI：≥32.5kg/m² 积极手术、27.5 ~32.5 kg/m² 考虑手术、25.0 ~27.5 慎重手术；（3）男性腰围≥90 cm、女性腰围≥85 cm 时，酌情提高手术推荐等级；（4）建议年龄为 16 ~65 岁。术式有腹腔镜袖状胃切除术，胃旁路术，腹腔镜下可调节胃束带术，胆胰旁路术等。

2. 胰腺移植及胰岛细胞移植

随着移植技术的发展，针对 T1DM 伴有终末期肾病、胰岛素强化治疗血糖控制不佳、反复发生急性代谢紊乱者，可选择采取胰腺或胰肾联合移植，以利解除对胰岛素的依赖以及改善生活质量。存在的主要问题在于供体来源有限、移植后免疫排斥反应以及移植体功能无法长期维持。目前造血干细胞及间充质干细胞移植亦已处于临床研究阶段。

糖尿病治疗不单是控制血糖，还包括 GHbA1c、血脂、血压等综合达标。综合治疗效果评价见表 5 –13。

表 5 –13　糖尿病治疗效果评价

判断指标		理想	良好	差
血糖（mmol/L）	空腹	4.4 ~6.1	≤7.0	>7.0
	随机	4.4 ~8.0	≤10.0	>10.0
GHbA1c（%）		<6.5	6.5 ~7.5	>7.5
Bp（mmHg）		<130/和 80	130 ~140/或 90	≥140/80 ~90
BMI		<25	<27	≥27
TC（mmol/L）	男	<24	<26	≥26
	女	<4.5	4.5 ~6.0	≥6.0
HDL - C（mmol/L）		>1.1	1.1 ~0.9	<0.9
TG（mmol/L）		<1.5	1.5 ~2.2	≥2.2
尿白蛋白/肌酐比值（mg/mmol）	男	<2.5		
	女	<3.5		
尿白蛋白排泄率		<20μg/min（30mg/24 小时）		
主动有氧活动（分钟/周）		≥150		

（二）并发症护理

1. 急性并发症

（1）酮症酸中毒（DKA）

1）积极预防　首要措施。定期血糖监测，稳定控制血糖，消除诱发因素。

2）病情监测　①有诱因存在者观察有无酮症征象。②严密监测 DKA 者生命体征、意识、尿量等。③遵嘱用药，加强床边血糖监测，及时采集所需标本送检并将监测结果及时汇报主管医生。

3）急救护理　①一般护理：采取合适体位、适当保暖或降温措施，持续低流量吸氧、寻找并遵嘱及时消除已有或潜在病因与诱因。②快速建立静脉通路，遵医嘱给予补液和胰岛素静脉滴注。③监测并记录生命体征、意识、24 小时液体出入量。④加强生活护理，尤其是口腔及皮肤护理。

4）协助治疗

①补液　治疗关键和首要措施，鼓励口服补液。静脉补液以生理盐水为主，开始 1~2 小时补充 1000~2000ml，24 小时总量 4000~6000ml，严重缺水者可达 8000ml，并注意补充电解质。血糖下降至 13.9mmol/L 补以 5% 葡萄糖 + 普通胰岛素，根据血糖调节胰岛素用量。

②胰岛素　小剂量 0.05~0.1IU/（kg·h），普通胰岛素（胰岛素）为唯一选择，优选微电脑控制注射器（微注泵）持续静脉给药。小剂量胰岛素不但可以降低血糖、消除酮体，还避免大剂量胰岛素导致低血糖以及低钾血症等不良反应。每间隔 1~2 小时行血糖监测以便调节胰岛素剂量。直至转为皮下胰岛素注射后 30 分钟停止静脉胰岛素给药。

③纠正酸中毒　不主张积极纠正酸中毒，但当血 pH < 7.1、CO_2CP < 11mmol/L 时必须补充小剂量碳酸氢钠以纠正酸中毒（禁用乳酸钠），保持 pH > 7.0。

④补充电解质：在补液、纠正酸中毒、使用胰岛素同时，注意电解质尤其是血钾补充。血钾 < 5.2mmol/L 时使用胰岛素同时即可静脉补钾；血钾 < 3.5mmol/L 时必须先行补钾，再行胰岛素治疗。

⑤消除诱因、保护重要脏器　控制感染，纠正缺氧，预防心、肝、肾功能损害。

（2）高血糖高渗综合征（HHS）

1）积极预防　除定期血糖监测、稳定控制血糖、按时遵嘱降糖治疗外，对于老年患者，有感染、外伤、手术、心脑血管意外等应激状态，使用糖皮质激素、甘露醇、利尿剂及导泻剂，水摄入不足或大量丢失，大量输注葡萄糖或摄入大量含糖饮料时，应谨防 HHS 发生。

2）病情监测　①观察有无 HHS 征象：反应迟钝、淡漠、烦躁或嗜睡、昏迷、抽搐等。②严密监测 HHS 生命体征、意识、尿量等。③遵嘱用药，加强床边血糖监测外，密切观察血电解质、血浆渗透压等变化。

3）急救护理　详见 DKA。

4）协助治疗　HHS 治疗原则上同 DKA。

①补液　本征失水比 DKA 更为严重，高达体重的 10%~15%。主张输注等渗液如生理盐水，不但可以避免输注低渗液所致溶血，还可以有效补充血容量、纠正休克、改善脏器（尤其肾脏）血流。血浆渗透压 > 350mmol/L、血钠 > 155mmol/L 时可输注适量 0.45% 盐

水。鼓励胃肠补液。

②胰岛素　使用剂量、剂型同 DKA。补液同时给予小剂量胰岛素降低血糖，当血糖下降至 16.7mmol/L 时改以 5% 葡萄糖并以每 2~4g 葡萄糖加 1IU 胰岛素静脉滴注，根据血糖调节胰岛素用量。每 1~2 小时监测一次血糖。直至转为皮下胰岛素注射后 30 分钟停止胰岛素静脉给药。

③纠正电解质紊乱　补液、胰岛素使用同时，监测血电解质变化，尤其是血钾变化。

④消除诱因、控制并发症　积极控制感染、保护和改善重要脏器功能。

（3）低血糖反应及低血糖昏迷

1）明确诊断、监测病情　快速血糖监测及外周血标本采集送检，糖尿病患者血浆葡萄糖 <3.9mmol/L 时即为低血糖，无论有无低血糖症状，均应治疗。严密监测生命体征、血糖、意识状况。

2）协助治疗

①有效纠正血糖　一旦明确诊断，院内急救时立即遵医嘱予以 50% 葡萄糖 20~40ml 或胰高糖素 0.5~1mg 静脉注射，继以 10% 葡萄糖 500ml + 速效胰岛素 4~6IU 静脉滴注，并严密监测血糖，血糖控制平稳后在下餐前 30 分钟以胰岛素皮下注射，30 分钟后撤除静脉滴注葡萄糖和胰岛素。院外急救时，神志清醒者应给予含糖饮料、糖果含服，并及时呼救。

②查找诱因、调整方案　有无用药错误或剂量错误、用药后未能及时进餐、饮食控制过度、运动过度剧烈等。重新审视治疗方案，调节药物种类和用药剂量。

2. 慢性并发症　糖尿病足。

（1）糖尿病足的协助治疗　糖尿病足是糖尿病特有并发症，可以分为神经病变形足和神经缺血形足。除积极平稳控制血糖、血压、血脂等综合达标管理外，针对不同类型糖尿病足的治疗如下。

1）神经病变形足　①去除胼胝：由足科医生施行。②根治感染：全身使用抗生素。③局部减压：卧床休息以及穿着特制模具鞋。

2）神经缺血形足　①清除坏死组织、充分引流。②根治感染：全身使用抗生素。③血管重建和血管成形术。

（2）糖尿病足的护理　①评估糖尿病足危险因素：有无下肢溃疡史、感觉功能异常、下肢及足部发凉、肌肉萎缩、关节畸形。②促进血液循环：足部保暖但须避免烫伤、足部按摩由远端向近端反复进行，适度、合理运动，避免长时间单一姿势如站立、坐位、双腿交叉等。③保持足部清洁：夏季防止潮湿，冬季防止干燥，注意修剪趾甲、积极治疗足癣、专科医生修剪鸡眼或胼胝。④避免足部外伤：穿着舒适透气牛筋底布鞋、弹性棉袜，运动前注意足部关节活动，运动中注意避免挤压、磕碰等外伤。⑤指导足部运动：每日坚持多次适量步行运动、下肢屈伸摆动等。

（三）心理护理

告知患者及家属虽然糖尿病目前尚不能根治，但能够有效控制，从而消除患者及家属紧张、焦虑心理，树立战胜疾病信心。宣传、教育患者及家属有关糖尿病知识，与患者及家属共同制定糖尿病治疗方案、实施治疗措施，让患者及家属全程参与糖尿病防治。鼓励患者积极参与糖尿病"病友"活动及其他团体、社会活动。

(四) 健康指导

1. 饮食与运动 科学、合理的饮食搭配，规律进食习惯，纠正错误或不良饮食观念与习惯。选择有效和适宜的运动方式、合适的运动时间、恰当的运动时长，告知运动中注意事项。

2. 用药指导 掌握口服药物的服用剂量、服用时间、不良反应，胰岛素的使用方法、剂型、剂量，低血糖表现及应对措施。

3. 出院指导 遵医嘱坚持用药、合理运动，注意血糖监测、预防急性并发症发生，掌握急性并发症应急措施。定期行血糖、血脂、血压复查以及各种并发症筛查。

目标检测

一、选择题

A1/A2 型题

1. 以下不符合 T2DM 特点的是
   - A. 自发酮症倾向明显
   - B. 40~60 岁高发
   - C. 可见于年轻人
   - D. 与遗传关系密切
   - E. 早期可见低血糖表现

2. 下列除哪项外均符合 T1DM 特点
   - A. 青少年多见
   - B. 绝大部分人不需要胰岛素治疗
   - C. 症状典型
   - D. 成年人可见
   - E. 自发酮症率高

3. 与 T2DM 关系密切的下列因素中，不可以控制的是
   - A. 肥胖
   - B. 糖耐量异常
   - C. 静息化生活方式
   - D. 代谢综合征
   - E. 妊娠糖尿病史

4. 引起糖尿病酮症最常见的诱因是
   - A. 饮食控制不当
   - B. 治疗中断
   - C. 创伤、手术
   - D. 感染
   - E. 严格控制饮食

5. 下列不符合高血糖高渗综合征特点的是
   - A. 血糖多大于 33.3mmol/L
   - B. 尿酮强阳性
   - C. 意识障碍
   - D. 严重脱水
   - E. 血浆渗透压 >320mOsm/L

6. 下列可反映糖尿病患者血糖控制状况的最佳指标是
   - A. 24 小时动态血糖
   - B. 空腹血糖
   - C. 餐后血糖
   - D. 糖化血红蛋白
   - E. 睡前血糖

7. T2DM 的主要死亡原因是

A. 冠心病　　　　　　　　　　　B. 糖尿病肾病

C. 糖尿病足　　　　　　　　　　D. 糖尿病酮症

E. 高血糖高渗综合征

8. T1DM 的主要死因是

A. 脑出血　　　　　　　　　　　B. 糖尿病酮症

C. 乳酸酸中毒　　　　　　　　　D. 感染

E. 糖尿病肾病

9. 无禁忌证的肥胖型 T2DM 首选的治疗药物是

A. 格列苯脲　　　　　　　　　　B. 沙格列汀

C. 胰岛素　　　　　　　　　　　D. 二甲双胍

E. 阿卡波糖

10. 主要控制餐后血糖的药物是

A. 二甲双胍　　　　　　　　　　B. 阿卡波糖

C. 吡格列酮　　　　　　　　　　D. 格列苯脲

E. 西格列汀

11. 下列可以作为补充基础胰岛素的剂型是

A. 胰岛素　　　　　　　　　　　B. 中效胰岛素

C. 速效胰岛素类似物　　　　　　D. 长效或超长效胰岛素

E. 预混胰岛素

12. 下列不属于糖尿病三级预防内容的是

A. 延缓糖尿病并发症发展　　　　B. 降低致残率

C. 改善生活质量　　　　　　　　D. 防止糖尿病并发症发生

E. 降低病死率

13. 20 岁女性，T1DM 病史 5 年，胰岛素泵治疗。由于运动中胰岛素输注管扭曲未能及时发现，出现头晕、呼吸急促，呼吸有"烂苹果"味。请问正确的诊断是

A. 高血糖高渗综合征　　　　　　B. 糖尿病酮症

C. 低血糖昏迷　　　　　　　　　D. 乳酸酸中毒

E. 急性呼吸窘迫综合征

14. T2DM 患者，护士注射完毕胰岛素后发现注射部位有硬结，下列做法不正确的是

A. 立即对注射部位进行热敷　　　B. 下次更换注射部位

C. 待胰岛素吸收完毕可热敷　　　D. 反复出现可更换胰岛素种类

E. 以上说法均不正确

15. T2DM 患者，长期口服格列苯脲降糖治疗。今晨因胃口不佳，饮食较前有所减少，出现"头晕、出冷汗、视物模糊"。作为护理工作者，下列做法不正确的是

A. 先看看再说　　　　　　　　　B. 立即快速血糖监测

C. 注意病情观察　　　　　　　　D. 立即予以口服含糖食物

E. 立即报告医生

16. 对于糖尿病酮症酸中毒的治疗，不正确的是

A. 补充足够液体　　　　　　　　　　B. 小剂量胰岛素持续静脉给药

C. 积极纠正酸中毒　　　　　　　　　D. 积极抗感染治疗

E. 胰岛素治疗前先行补钾

17. 男性，75 岁，"发现血糖升高 2 年"，诊断为 T2DM，长期服用"拜糖平""二甲双胍"治疗，血糖控制良好。2 天前受凉后咳嗽、发热、头痛、食欲下降，伴有恶心、呕吐。作为护理人员，应考虑急查

A. 血常规　　　　　　　　　　　　　B. 尿常规及尿酮体

C. 胸片　　　　　　　　　　　　　　D. 血生化及血气分析

E. 以上都是

A3/A4 型题

(18～20 题共用题干)

82 岁，男性。诊断"T2DM"15 年，长期使用"诺和灵 30R"早 20IU、晚 18IU 皮下注射，血糖控制平稳。昨晚因情绪不佳，进食减少，但胰岛素用量未减。今晨家人发现其意识模糊、口齿不清、反应迟钝、四肢湿冷。

18. 作为护士，应该首先考虑的问题是

A. 低血糖昏迷　　　　　　　　　　　B. 糖尿病酮症

C. 脑出血　　　　　　　　　　　　　D. 乳酸酸中毒

E. 高血糖高渗昏迷

19. 应当立即采取的措施是

A. 快速建立静脉通路　　　　　　　　B. 立即口服或静脉补充葡萄糖

C. 通知医生　　　　　　　　　　　　D. 生命征监测

E. 专人护理

20. 患者意识清醒后正确的做法是

A. 改为口服降糖药物　　　　　　　　B. 继续补充葡萄糖并行血糖监测

C. 立即停止补充葡萄糖　　　　　　　D. 原剂量使用胰岛素

E. 先行停药，观察血糖

(21～22 题共用题干)

32 岁，男性，因"多饮、多食、消瘦 4 月余"诊断为"T1DM"，医嘱予以胰岛素泵持续皮下胰岛素注射、"二甲双胍"口服治疗，两日前自行停泵。今晨家人发现其卧倒浴室，呼之不应，急诊送医。查体：T 39.8℃、P 108 次/分、R 23 次/分、BP 106/70 mmHg。中度昏迷。皮肤干、热。瞳孔等大小、对光反射减弱。口角无歪斜。呼吸烂苹果味。甲状腺不肿大。心律齐。两肺呼吸音清晰。腹软无殊。肌力检查不配合，肌张力下降。腱反射减退，双侧巴宾斯基征阳性。辅助检查：WBC 105×10^9/L、N 78%、L 16%、M 4%，尿糖及酮体阳性。血糖 29 mmol/L、血钠 135mmol/L、血钾 3.8mmol/L。血气分析：pH 7.28、CO_2CP 14.8mmol/L、SB 18mmol/L、BE −4。肝肾功能正常。

21. 该患者的首要治疗措施是

A. 补充生理盐水　　　　　　　　　　B. 抗感染治疗

C. 吸氧　　　　　　　　　　D. 快速补充碳酸氢钠

E. 立即小剂量胰岛素持续静脉给药

22. 在给予胰岛素治疗前应先行

A. 补充液体　　　　　　　　B. 纠正酸中毒

C. 补钾　　　　　　　　　　D. 抗感染

E. 控制心室率

二、思考题

1. 糖尿病的诊断依据、综合治疗措施有哪些？

2. 糖尿病低血糖的临床表现、防治措施有哪些？

3. 如何有效进行糖尿病足护理？

4. 胰岛素注射护理要点有哪些？

（林　伟）

扫码"练一练"

第六节　肥胖症患者的护理

学习目标

知识要点

掌握肥胖症的定义、评估方法。

技能要点

1. 对肥胖患者进行正确心理疏导。

2. 正确指导饮食和运动。

扫码"学一学"

肥胖症（Obesity）是指体内脂肪堆积过多和（或）分布异常的一种慢性代谢性疾病，通常伴有体重增加，而非脂肪性体重增加不属于肥胖范畴。肥胖症与多种疾病相关，如高脂血症、2 型糖尿病、高血压病、冠心病、痛风等。肥胖症及其相关疾病可损害患者健康，影响正常生活和工作能力，甚至威胁到生命，已成为重要的全球性健康问题之一。

【病因及发病机制】

（一）病因

病因不明，被认为是遗传和环境因素共同作用的结果。根据病因不同，肥胖可分单纯性肥胖和继发性肥胖。

1. 单纯性肥胖　分为体质性肥胖和过食性肥胖。体质性肥胖具有家族聚集现象，多与遗传因素有关，特点是儿童时即肥胖，食欲好，脂肪分布均匀，家族中肥胖成员肥胖形式大致一致。而过食性肥胖主要与进食过多（尤其是甜食）、运动过少有关。

2. 继发性肥胖　病因明确，与某些疾病或药物有关，如 Cushing 综合征、下丘脑 - 垂体的炎症、甲状腺功能减退症、创伤、长期使用皮质醇类激素及胰岛素等。

（二）发病机制

脂肪组织是人体储能场所，主要储存大量甘油三酯（TG）。体内能量供应不足时，TG分解以满足机体需求，体内能量供应超过机体需求量时，多余的能量主要以TG形式储存于脂肪组织。同时，脂肪组织具有重要的内分泌功能，合成和分泌激素类如瘦素、脂联素、血管紧张素原等，细胞因子类如肿瘤坏死因子 – α、白介素 – 6，补体因子 D 等。此外，脂肪组织中的芳香化酶、11β – 羟化酶具有促进性激素合成的功能，因此，肥胖从多方面影响机体的代谢以及内分泌功能。

【护理评估】

（一）健康史评估

询问患者生长、发育过程。食欲及饮食习惯。体力活动、生活方式。有无能致肥胖的疾病史或药物服用史。询问患者有无家族性肥胖史等。

（二）身体评估

1. 体型及体态改变　单纯性肥胖体脂分布多均匀，根据分布差异分为"苹果形"和"梨形"肥胖。前者体脂主要分布在腹部和腰部而表现为"啤酒肚"，男性多见，又称为"男性型肥胖"，易并发高血压、冠心病、糖尿病以及痛风等所谓"代谢综合征"。后者体脂主要集中于下腹部、臀部和大腿，女性多见，又称"女性型肥胖"，此型发生"代谢综合征"风险相对较小。此外，肥胖者（尤其库欣或类库欣综合征者）常表现为体毛增多、痤疮、皮肤紫纹、多血质、满月脸、水牛背等。

2. 并发症表现

（1）心血管系统　肥胖尤其苹果型肥胖者多伴血脂代谢异常、脂肪因子分泌增多，易合并冠心病、高血压病、动脉粥样硬化。

（2）呼吸系统　胸腹体表皮下、腹腔内脂肪堆积，导致胸廓、膈肌运动受限，肺部通气、换气下降，引起呼吸困难。长期和严重缺氧可致肺动脉高压而引发右心衰竭。因局部脂肪增厚可出现阻塞性睡眠呼吸暂停综合征和睡眠窒息。

（3）消化系统　肥胖者胆囊炎、胆石症、胰腺炎发病率高。血脂代谢紊乱可致脂肪肝，轻者肝酶增高，重者导致脂肪性肝硬化、急性肝功能衰竭。

（4）内分泌与代谢　生长激素水平下降，胰岛素、糖皮质激素、甲状腺激素水平升高。女性黄体生成素、尿促卵泡素水平下降，而睾酮升高。脂肪组织芳香化酶表达增高，雄性激素转换为雌激素能力增强，导致雌激素水平皆升高。此外，肥胖者易发高尿酸血症、痛风和骨质疏松症。

（5）其他　肥胖者肾血流下降可致蛋白尿，甚至肾病综合征；肥胖者恶性肿瘤发病率明显增高，如女性子宫内膜癌、乳腺癌，男性结肠癌、直肠癌、前列腺癌等。

（三）心理 – 社会评估

常因体型变化而产生自卑、抑郁、焦虑，同时社会活动能力下降。

（四）实验室及其他检查

1. 肥胖评估指标　缺乏统一公认的"金标准"。好的标准应该是"容易统一、操作简便、可重复性强"。肥胖评估要求晨起、空腹、排空大小便、仅着内衣、定时、定器具、专人测量。

（1）身高体重测量法　理想体重（kg）＝身高（cm）－105（Broca 精确计算法男性上述结果×0.9、女性×0.85）。超过理想体重10%但不到20%者为超重，达到或超过理想体重 20% 为肥胖。

（2）体质指数　体质指数（BMI）＝体重/身高（kg/m²）。我国 BMI 分级标准为：BMI < 18.5 体重过低，18.5 ~ 22.9 正常，BMI≥23 超重，BMI≥28 肥胖。

（3）腰围（WC）　反映脂肪总量和脂肪分布的综合指标。测量方法：晨起、空腹、排空，受试者直立，两脚分开 25 ~ 30cm，平静呼吸，使用没有弹性、最小刻度为 1 毫米软尺，于肋弓下缘与髂嵴之间中点处，沿平方向围绕腹部一周，紧贴而不压迫皮肤，在正常呼气末测量腰围的长度，准确至 1 毫米。我国男性腰围≥85cm、女性腰围≥80cm 为腹型肥胖。

（4）腰臀比（WHR）　腰围和臀围的比值。臀围是环绕臀部最突出点测出的身体水平周径。亚洲人男性 WHR > 0.95、女性 > 0.8，白种人男性 > 1、女性 > 0.85，被定义为腹部脂肪堆积。

2. 血液检查　血脂、血糖、血尿酸、电解质、肝肾功能、甲状腺功能、血皮质醇等。

3. CT 或 MRI　平第 4 和第 5 腰椎处或脐孔水平扫描，计算内脏脂肪面积，以腹内脂肪面积≥100cm² 作为判断腹内脂肪增多的切点。

【护理诊断/问题】

1. 自我形象紊乱　与体形改变有关。

2. 躯体活动障碍　与肥胖有关。

3. 营养失调：高于机体需要量　与饮食习惯、体力活动、代谢紊乱、遗传等有关。

【护理目标】

（1）患者坚持执行饮食、运动、行为治疗等方案，逐渐恢复自我形象。

（2）患者体重得到控制，躯体活动能力逐渐恢复。

（3）患者能坚持合理饮食和治疗，有效控制体重。

【护理措施】

（一）一般护理

1. 饮食　坚持"平衡膳食，控制总量，低热量、低脂肪"原则。糖类、蛋白质、脂肪提供的能量占总热量的比率分别为 60% ~ 65%、15% ~ 20%、25%。低能量减重膳食一般为女性 1000 ~ 1200 kcal/d，男性 1200 ~ 1600 kcal/d，或比原来习惯摄入的能量低 300 ~ 500 千卡。并保证适量维生素、盐类物质、微量营养素等的摄取。

2. 运动　强调科学、循序渐进和坚持。①运动形式：大肌群参与的有氧运动为主，如步行、跳绳、跑步、体操、游泳、跳舞、太极拳、骑自行车等。②运动量：运动量应适合患者具体情况、循序渐进，中等强度为佳（见"糖尿病患者的护理"），如运动后感到疲劳、肌肉酸痛等不适较严重时应及时进行调整。③时长：每日的活动时间累计应达到 30 分钟以上。如运动中出现恶心、头昏、眩晕、呼吸困难、胸闷、胸痛等不适，应立即停止运动并及时就诊。

（二）病情观察

关注体重变化情况和营养状况，观察有无并发症相关的症状、体征发生。

（三）协助治疗

1. 行为治疗　肥胖治疗最重要步骤。发挥患者的主观能动性，改变错误的饮食和运动习惯，采取健康的生活方式。鼓励患者进行体重日记记录，以促进患者的自我监督、自我控制、自我改变，从而能够自觉地长期坚持。

2. 药物治疗 包括食欲抑制剂（如西布曲明）、脂肪酶抑制剂（如奥利斯他）、口服降糖药（如二甲双胍）、代谢刺激剂（如甲状腺激素）、轻泻剂和利尿药等。根据《中国成年人超重和肥胖预防控制指南》（2003 年卫生部）建议药物减重的适应证如下：①食欲旺盛，餐前饥饿难忍，每餐进食量较多。②合并高血糖、高血压、血脂异常和脂肪肝。③合并负重关节疼痛。④肥胖引起呼吸困难或有阻塞性睡眠呼吸暂停综合征。⑤BMI≥24 有上述并发症情况，或 BMI≥28 不论是否有并发症，经过 3~6 个月单纯控制饮食和增加活动量仍不能减轻体重 5%、甚至体重仍有上升趋势者。

用药护理：①西布曲明因并发严重心血管事件已经退市。②奥利斯他不良反应有吸收不良综合征、胃肠道反应等。

3. 手术治疗 包括局部去脂术和胃肠道手术。局部去脂术包括脂肪抽脂术和皮下脂肪切除术。各种胃肠道手术主要通过减少食物吸收来达到减重的目的。

知识链接

肥胖外科手术治疗

肥胖外科手术主要针对以下人群：①BMI＞40 kg/m² 未合并内科疾病的患者。②BMI≥35 kg/m² 且合并一项或多项严重肥胖相关性致死性疾病的患者，包括 2 型糖尿病、高血压、高脂血症、阻塞性睡眠呼吸暂停综合征（OSA）、肥胖低通气综合征（OHS）、Pickwickian 综合征（OSA 和 OHS 的联合）、非酒精性脂肪性肝病（NAFLD）、非酒精性脂肪性肝炎（NASH）、假性脑瘤、胃食管反流疾病（GERD）、哮喘、静脉淤血、严重的尿失禁、严重的关节炎或严重影响生活质量的患者，均应接受减重手术治疗。③BMI 在 30.0~34.9 kg/m² 合并糖尿病或代谢综合征的患者也应接受减重手术治疗。手术方式主要为腹腔镜袖状胃切除术、腹腔镜下可调节胃束带术、胆胰分流术、Roux－en－Y 胃旁路术等。

（四）心理护理

开展心理疏导，鼓励患者积极面对并配合治疗，树立战胜疾病的信心。

（五）健康指导

1. 饮食指导

（1）评估患者 了解患者肥胖症的病因，饮食习惯，每日进餐量及次数，餐后消化吸收情况，排便情况等。评估患者有无腰痛、怕热、便秘、头昏、心悸等伴随症状及其程度。评估是否存在影响患者食欲的精神因素或生理因素。

（2）制定饮食计划和减重目标 根据患者身高、年龄、体重、理想体重、体力活动等情况，与患者共同制定其能接受、能长期坚持的个体化饮食方案，争取每周体重下降 0.5~1.0kg。对患者进行一些技巧指导，如每次进餐前先饮水，使用小容量餐具，进食时细嚼（每口饭至少咀嚼 30 次）慢咽，避免油煎、油炸等高热量食品，少吃甜食，食欲必须满足时进食胡萝卜、苹果等低热量食物。

（3）观察效果 定期评估患者体重控制情况和营养状况。密切关注有无因热量摄入过少而引起低血糖、脱发、衰弱、抑郁、心律失常等，如有发生及时通知医生并协助处理。

2. 运动指导 提醒患者运动前配备宽松的衣服和舒适的运动鞋，并做热身运动，以免发生肌肉拉伤等意外。指导患者在运动前后测量脉搏和呼吸，以衡量运动量是否合适。鼓励患者多步行，减少静坐的时间，改乘电梯为走楼梯，充分利用一切可增加活动量的机会。

3. 用药指导 指导患者正确的用药方法，密切关注药物疗效，及时处理不良反应。

4. 预防 适当控制饮食、调整膳食结构，经常进行体育锻炼和体力活动。

目标检测

一、选择题

A1/A2 型题

1. 下列关于肥胖症治疗的叙述，错误的是

    A. 运动治疗应和饮食治疗相结合

    B. 行为治疗是最重要的步骤

    C. 运动治疗提倡有氧运动

    D. 药物治疗是主要治疗手段

    E. 手术治疗包括局部去脂术和胃肠道手术

2. 关于肥胖症使用药物治疗的适应证，下列不正确的是

    A. 食欲旺盛，餐前饥饿难忍，每餐进食量较多

    B. 合并高血糖、高血压、血脂异常和脂肪肝

    C. 合并肌肉酸痛

    D. 肥胖引起呼吸困难或有阻塞性睡眠呼吸暂停综合征

    E. BMI≥24 伴并发症或 BMI≥28，经 3~6 月饮食、运动疗效不佳者

3. 肥胖症患者饮食结构中糖类、蛋白质、脂肪提供的能量大概分别占总热量的百分比正确的是

    A. 60%~65%、15%~20%、25%

    B. 55%~60%、20%~25%、25%

    C. 50%~55%、25%~30%、25%

    D. 60%~65%、20%~25%、20%

    E. 55%~60%、15%~20%、30%

二、思考题

1. 简述肥胖评估方法。

2. 简述如何对肥胖症患者进行饮食指导。

扫码"练一练"

（林 伟）

第七节　痛风患者的护理

扫码"学一学"

学习目标

知识要点

1. 掌握痛风的主要临床表现和护理要点。

2. 熟悉痛风的概念和病因。

技能要点

1. 对痛风患者进行正确的饮食指导。

2. 对痛风患者进行护理评估，并制定、实施护理措施。

血尿酸是体内嘌呤代谢的终产物，约 1/3 被肠道细菌分解，其余 2/3 经肾脏排泄。体内尿酸水平受年龄、性别、体质、生活方式、饮食习惯及肾功能等因素的影响。正常饮食状态下，非同日两次空腹血尿酸水平男性和绝经后女性超过 420μmol/L、绝经前女性超过 350μmol/L 诊断为高尿酸血症（hyperuricemia，HUA）。痛风（gout）是由于体内尿酸以钠盐形式沉积在关节、软骨和肾脏中，引起组织异物反应所致急、慢性炎症和组织损伤性疾病。痛风好发于 40 岁以上男性，女性多在绝经后发病，常有家族遗传史。高尿酸血症是痛风的主要特征，高尿酸血症患者出现急性关节炎、痛风石、关节改变、肾脏改变时，才称之为痛风。

【病因与发病机制】

（一）病因

痛风是一种多因素引起的疾病。高尿酸血症和痛风的发生是环境与基因相互作用的结果。临床上将痛风分为原发性和继发性两大类，其中原发性痛风占绝大多数。

1. 原发性痛风　病因不明，部分可能为先天性嘌呤合成嘌呤核苷酸代谢障碍，导致生成尿酸增多。大多有阳性家族史。

2. 继发性痛风　高尿酸血症的病因明确。①药物：利尿剂如呋塞米、氢氯噻嗪等，抗肿瘤药物如硫唑嘌呤、6 - 巯基嘌呤，抗结核药如吡嗪酰胺、乙胺丁醇等。此外，环孢素、小剂量阿司匹林、维生素 C 等。②高嘌呤类食物：见本节"一般护理"。③疾病：如白血病、冠心病、T2DM、高血压病等。

（二）发病机制

痛风与嘌呤代谢紊乱、尿酸合成增加或排泄减少所致的高尿酸血症直接相关。

1. 尿酸合成增加

（1）酶的缺陷　①次黄嘌呤 – 鸟嘌呤磷酸核糖转移酶缺乏；②磷酸核糖焦磷酸合成酶活性增高；③磷酸核糖焦磷酸酰基转移酶的浓度或活性增高；④黄嘌呤氧化酶活性增高。

（2）获得性因素　偏食、肥胖、化疗、酒精诱导或剧烈肌肉活动引起的 ATP 转换增加等。

2. 尿酸排泄减少　80%~90%痛风患者具有尿酸排泄障碍，包括肾小球滤过率减少、肾小管重吸收增加、肾小管分泌减少和尿酸盐结晶沉积。肾脏疾病、酸中毒、铅中毒、甲状腺功能减退、胰岛素抵抗、使用某些药物时，肾脏对尿酸的排泄能力下降。

血尿酸在37℃时的饱和浓度为416μmol/L，当血尿酸浓度超过此水平时，易形成针状的结晶而析出。体内血尿酸浓度过高时，尿酸以钠盐的形式沉积在关节、肾脏和皮下等组织，引起组织异物炎性反应，造成组织病理学改变，导致痛风性关节炎、痛风性肾病和痛风石等。

【护理评估】

（一）健康史评估

了解患者是否喜好海鲜、动物内脏等富含嘌呤的食物，有无饱餐、饮酒、过劳等诱发因素，有无致痛风的药物服用史，有无家族史等。

（二）身体评估

1. 无症状期　仅有波动或持续性高尿酸血症，部分患者可终身不出现症状。

2. 急性关节炎期　特点如下：①常在午夜或清晨突然起病，受累关节红、肿、热、痛（撕裂样、刀割样或咬噬样，难以忍受），拇趾关节及第一跖趾关节最常见。②初次发作常呈自限性，数日内自行缓解，受累关节局部皮肤可有脱屑和瘙痒。③可有全身症状如发热、头痛、恶心、白细胞计数增高、血沉增快等。④常伴高尿酸血症。⑤受寒、饮酒、劳累、高嘌呤饮食等为常见的发病诱因。⑥关节液有尿酸盐结晶。

3. 间歇期　可数月或数年再次发作，也有患者终身只发作一次。

4. 痛风石及慢性关节炎期　尿酸盐反复沉积，使局部组织发生慢性异物炎性反应，沉积物被单核细胞、巨噬细胞、上皮细胞包绕，纤维组织增生形成结节，称为痛风石。痛风石的形成是长期高尿酸血症引起组织损伤的结果，是痛风的特征性损害，其典型部位在耳郭，也常见于关节周围、肌腱、关节软骨组织等处。痛风石造成关节骨、软骨的破坏，受累关节可出现关节肿胀、压痛、畸形及功能障碍。严重时痛风石侵及处皮肤发亮、菲薄，破溃后排出白色豆渣样物质，经久不愈，但较少继发感染。

5. 肾脏病变

（1）痛风性肾病　早期仅有间歇性蛋白尿，随着病情发展为持续性蛋白尿，伴有肾小管浓缩功能受损时会出现夜尿增多。晚期可发展为肾功能不全，表现为水肿、高血压、血尿素氮和肌酐升高。

（2）尿酸性肾石病　尿酸性结石的形成与血尿酸浓度、尿尿酸排泄量以及尿液 pH 值有关。尿酸盐在酸性环境更易形成结晶。血尿酸浓度越高，则尿尿酸排泄量越多，尿酸性结石形成就越多。泥沙样结石可无症状，结石较大者可出现血尿、肾区疼痛，引起梗阻时可导致梗阻以上部位积水、继发感染。

（三）心理-社会评估

常因疼痛、躯体活动障碍产生抑郁、焦虑等情绪，同时社会活动能力下降。

（四）实验室及其他检查

1. 血尿酸测定　正常嘌呤饮食状态下，非同日两次空腹血尿酸水平：男性或绝经后女性超过420μmol/L，绝经前女性超过350μmol/L，可诊断为高尿酸血症。

2. 24小时尿尿酸测定　限制嘌呤饮食5天后，每日小便中的尿酸排出量超过

3.57mmol/L，可认为尿酸生成增多。

3. 滑囊液、痛风石检查　在偏振光显微镜下关节滑液、痛风石内容物可见双折光针状结晶，是确诊本病的依据。

4. X 线检查　急性关节炎期可见关节周围非特异性软组织肿胀；慢性关节炎期可见关节间隙狭窄、关节面不规则，典型者骨质呈穿凿样或虫蚀样缺损、边缘呈尖锐的增生硬化。

5. CT、MRI　关节内沉积的痛风石，根据其灰化程度的不同在 CT 检查时表现为灰度不等的斑点状影像。MRI 检查中，痛风石为低到中等密度的块状阴影。

【护理诊断/问题】

1. 关节疼痛　与尿酸盐结晶沉积引起关节异物炎症有关。

2. 躯体活动障碍　与关节受累、畸形有关。

3. 自我形象紊乱　与皮肤破溃、关节畸形有关。

4. 知识缺乏　缺乏与痛风有关的饮食知识。

【护理目标】

（1）患者的关节疼痛得到缓解。

（2）患者的躯体功能得到改善。

（3）有效防止皮肤破溃、改善关节功能。

（4）患者及其家属能理解所实施的治疗及护理措施，并积极配合。

【护理措施】

（一）一般护理

1. 运动与休息　高尿酸血症者应控制体重、坚持运动。急性关节炎期应绝对卧床休息，抬高患肢，避免受累关节负重以减轻疼痛，病情控制后进行适度运动，但应避免受累部位局部皮肤摩擦、损伤。

2. 饮食强调　健康饮食、限制烟酒、忌辛辣，避免进食高嘌呤食物如动物内脏、肉汤、海鲜、菠菜、蘑菇、黄豆等；多进食碱性食物如牛奶、鸡蛋、柑橘等；多饮水，每日饮水量保持在 2000ml 以上。

知识链接

不同食物嘌呤含量

1. 高嘌呤食物　>150mg/100g 食物。①肉制品：所有动物肝脏、猪肠、浓肉汁。②鱼类：白仓鱼、鲢鱼、带鱼、海鳗、沙丁鱼、牡蛎、小鱼干等。③贝类：所有贝壳类、干贝。④蔬菜：豆苗、黄豆芽、芦笋、紫菜、香菇、野生蘑菇等。

2. 低嘌呤食物　<25mg/100g 食物。①奶类、奶制品、蛋类。②谷类：米、面、米粉、面条、麦片、玉米。③蔬菜类：白菜、芥菜、芥蓝、韭菜、苦瓜、冬瓜、丝瓜、黄瓜、葫芦、茄子、胡萝卜、萝卜、洋葱、西红柿、木耳、芋头、马铃薯。④动植物油。⑤海产品：海参、海蜇皮。⑥绝大部分水果。

3. 中嘌呤食物　25~150mg/100g 食物。①肉类：鸡、牛、羊肉，猪肚、鸭肠、猪肾、猪脑、肉丸。②鱼虾类：草鱼、鲤鱼、虾、鲍鱼、鳕鱼、螃蟹。④蔬菜干果类：菠菜、椰菜、枸杞、四季豆、豌豆、蘑菇、竹笋、海带、银耳、花生、腰果、栗子、莲子。

（二）病情观察

观察有无关节疼痛发作及持续时间、部位、性质，有无皮肤破溃；受累关节局部有无红、肿、热及功能障碍；有无痛风石形成；有无痛风诱发因素；关注患者的体温变化；监测血尿酸和尿尿酸的变化。

（三）协助治疗

1. 急性痛风治疗

（1）秋水仙碱 治疗急性痛风性关节炎的特效药物。通过抑制中性粒细胞、单核细胞释放炎症因子和趋化因子，抑制变形和趋化，从而缓解炎症反应。

（2）非甾体类消炎药 能有效缓解急性痛风症状。通过抑制花生四烯酸环氧化酶的活性，减少前列腺素的合成来发挥消炎作用。常用药物有吲哚美辛、双氯酚酸钠、布洛芬等。

（3）糖皮质激素 上述药物治疗无效或不宜使用时，可考虑使用糖皮质激素。该类药物起效快、缓解率高，但停药后易出现症状"反跳"现象。

2. 痛风发作间隙期和慢性期治疗 目的在于维持血尿酸水平（血尿酸 < 300 μmol/L），减少或清除体内沉积的单钠尿酸盐。无论是抑制尿酸生成还是促进尿酸排泄药物，均应在急性发作缓解 2 周后使用。

（1）促进尿酸排泄 促进尿酸排泄药物应用于肾功能良好者，急性痛风时禁忌使用（增加痛风石中尿酸盐的溶出）。通过抑制近端肾小管对尿酸盐的重吸收，以利尿酸排泄。常用药物有苯溴马隆、丙磺舒等。服药期间多饮水（每日 2000ml 以上），并同时服用碳酸氢钠碱化尿液，尿 pH 值在 6.2 ~ 6.9 时有利于尿酸盐结晶溶解和从尿液排出。

（2）抑制尿酸生成 通过抑制黄嘌呤氧化酶，减少尿酸生成，主要药物为别嘌呤醇。适用于尿酸生成过多或不适合使用促进尿酸排泄药物的患者。

（3）其他 关节活动障碍者应进行康复治疗。痛风石破溃者可进行手术摘除。

3. 痛风性肾病 多饮水，碱化尿液，控制高血尿酸血症，保护肾功能。结石直径超过1cm，比较固定或造成梗阻者需要外科治疗，包括体外冲击波碎石及开放手术取石。

用药护理 ①秋水仙碱：注意骨髓抑制、肝细胞损害、脱发、精神抑郁等不良反应。②非甾体类消炎药：禁止同时服用两种或以上，症状缓解后应减量，5 ~ 7 天后停用，活动性消化性溃疡者禁用。③糖皮质激素：长期应用可致消化性溃疡、股骨头坏死、血糖升高、高血压等。④促尿酸排泄药物：注意肾功能损害，服药期间应多饮水，加服用碳酸氢钠碱化尿液，增加尿酸溶解以利排泄。⑤别嘌呤醇：注意肝损害、腹泻、头痛等不良反应，肾功能不全者慎用。

（四）心理护理

向患者解释有关病情，进行心理疏导，鼓励其积极面对，消除患者恐惧、抑郁、焦虑等心理。

（五）健康指导

1. 饮食指导 忌进食高嘌呤食物，禁烟酒，饮食宜清淡、忌辛辣，鼓励多饮水、进食碱性食物。

2. 用药指导 指导患者遵医嘱用药，严格按医嘱剂量、按时执行。密切关注药物疗效，及时处理不良反应。嘱患者多饮水。

3. 预防急性发作 限制高嘌呤的摄入，控制体重，多吃碱性食品，多喝水，避免饮酒等。

目标检测

一、选择题

A1/A2 型题

1. 痛风的特征性损害是
    A. 痛风石
    B. 皮肤破溃
    C. 尿路结石
    D. 关节畸形
    E. 高尿酸血症

2. 痛风石的典型部位在
    A. 关节软骨组织
    B. 肌腱
    C. 关节周围
    D. 耳郭
    E. 输尿管

3. 治疗急性痛风性关节炎的特效药物是
    A. 双氯酚酸钠
    B. 秋水仙碱
    C. 吲哚美辛
    D. 布洛芬
    E. 糖皮质激素

4. 47 岁男性，因突发性跖趾关节疼痛就诊，入院后诊断为"痛风急性发作"，该患者禁用的药物是
    A. 布洛芬
    B. 苯溴马隆
    C. 秋水仙碱
    D. 别嘌呤醇
    E. 吲哚美辛

二、思考题

1. 简述痛风与高尿酸血症的关系。
2. 痛风患者应避免进食的食物有哪些？

（林　伟）

扫码"练一练"

扫码"学一学"

第八节　骨质疏松症患者的护理

学习目标

知识要点

1. 熟悉骨质疏松的定义、病因。
2. 掌握骨质疏松主要临床表现、护理要点。

技能要点

1. 对骨质疏松患者进行正确饮食、运动指导。
2. 正确指导补钙的注意事项。

骨质疏松症（osteoporosis，OP）是一种以骨量减少、骨的微观结构退化为特征，致使骨脆性增加、骨强度降低及易于发生骨折的一种全身性骨骼疾病。疼痛、脊柱变形和发生脆性骨折是骨质疏松症最典型的表现。骨质疏松症是一个不断增长的全球性的骨骼健康问题，各年龄段均可发病，且发病率随年龄增加而升高，尤其危害老年人的健康。

【病因及发病机制】

（一）病因

可以分为原发性、继发性和特发性骨质疏松症三类，病因见表5-14。

1. 原发性骨质疏松症 随着年龄增长而发生的一种生理性退行性病变，占90%以上。原发性骨质疏松症又分为绝经后骨质疏松症（Ⅰ型）、老年性骨质疏松症（Ⅱ型）。Ⅰ型主要为雌激素缺乏所致，在绝经后的第一个10年骨丢失最严重，尤其是绝经后头3~5年骨量丢失最快；Ⅱ型骨质疏松症与年老有关，一般发生在65岁以上女性和70岁以上男性老年人。

2. 继发性骨质疏松症 由其他疾病、药物等诱发引起，如Cushing综合征、糖尿病、白血病、结缔组织疾病、营养性疾病，大剂量使用糖皮质激素、含铝抗酸药、抗癫痫药等。

3. 特发性骨质疏松症 分为特发性青少年骨型、特发性成年型和妊娠哺乳期骨质疏松症。多见于8~14岁的青少年或成人，多半有家族遗传病史，女性多于男性。为引起人们的重视，将妊娠妇女及哺乳期女性所发生的骨质疏松也列入特发性骨质疏松。

表5-14 骨质疏松症分类及常见病因

类型	病因
原发性	遗传：维生素D受体基因、雌激素受体基因、Ⅰ型胶原基因缺陷等
	雌激素分泌下降
	PTH分泌过多
	CT分泌下降
	VitD$_3$合成减少
	其他：营养、运动、吸烟等
继发性	内分泌代谢性：糖尿病、甲状腺功能亢进症、甲状旁腺功能亢进症
	慢性疾病：营养不良、贫血、结核
	肿瘤：骨髓瘤、淋巴瘤、白血病、转移性肿瘤等
	药物：甲状腺激素、糖皮质激素、肝素、抗癫痫药物等
	其他：失用性（长期卧床、瘫痪等）、长期饮酒
特发性	青少年骨质疏松症
	青壮年成人骨质疏松症
	妊娠妇女、哺乳期女性的骨质疏松症

（二）发病机制

正常情况下，成骨细胞的骨形成和破骨细胞的骨吸收处于动态平衡。无论骨形成不足或骨吸收过多都会引起骨代谢失衡，导致骨量减少和骨微细结构的改变，造成骨质疏松。

1. 骨量减少

（1）生理性减少 婴儿、儿童和青少年时期，骨形成>骨吸收，骨量逐渐增加；30岁左右骨密度达到最高，骨形成与骨吸收维持动态平衡，骨量维持在最高水平；大约女性40

岁后、男性 50 岁后，骨形成≤骨吸收，骨量逐渐减少。

（2）病理性减少　遗传因素、营养状态、激素、体力活动减少或长期失重状态等，导致骨吸收增加、骨形成减少、骨量减少。

2. 骨吸收和骨形成

（1）骨吸收的影响因素　雌激素缺乏、降钙素分泌减少、维生素 D 缺乏、甲状旁腺素分泌增多等。雌激素和降钙素水平下降时破骨细胞形成增多、活性增加，促进骨吸收。维生素 D 缺乏时血钙降低，促使骨吸收增加。甲状旁腺素可通过作用于破骨细胞来影响骨吸收。

（2）骨形成影响因素　体力活动过少、维生素 D 摄入缺乏、光照少、烟酒不良嗜好、钙摄入低、高盐饮食、高咖啡因摄入等。适当机械性负重有助刺激骨改建。吸烟影响肠道对钙的吸收，且烟草中的成分会使雌激素减少。酒精抑制成骨细胞功能。维生素 D 摄入缺乏、光照少、高盐饮食、高咖啡因摄入等均可影响钙吸收、排泄等。

3. 骨质疏松性骨折　骨小梁变细、稀疏、断裂、消失，骨小梁数目减少，剩余骨小梁的负荷增大，发生微骨折，骨微观结构遭到破坏、退化，进而骨皮质内表面 1/3 逐渐转换成类似松质骨的结构，皮质骨变薄，导致骨强度明显下降，脆性增加，最后骨难以承受原有负荷或在不大的外力下发生骨折。

【护理评估】

（一）健康史评估

了解患者年龄、性别，有无腰背痛，有无吸烟、饮酒、体力活动不当等危险因素，有无致骨质疏松的药物服用史，有无家族史等。

（二）身体评估

1. 疼痛和肌无力　早期无特殊临床症状，故有"寂静之病"之称。周身疼痛是骨质疏松症最常见、最主要的症状。以腰背痛多见，常为弥漫性、无固定部位，劳累或活动后加重，检查不能发现压痛点（区），严重时影响日常生活。主要原因有：①骨吸收增加导致骨小梁变细、断裂，骨皮质变薄、穿孔；②骨强度下降，应力作用使椎体变形导致疼痛；③骨骼变形，附着在骨骼上的肌肉张力改变，肌肉易疲劳，出现缺血、痉挛、乳酸堆积，从而产生疼痛。

2. 身高变矮和驼背　脊柱的椎体主要为松质骨，骨质疏松时，椎体的承重能力减退，椎体长期受压，发生慢性累积性变形和压缩性骨折，病变累及多个椎体，导致身高变矮和驼背。

3. 骨折　常为骨质疏松症患者的首发症状和就医原因，也是骨质疏松症最常见和最严重的并发症。多为自发或轻度外伤后发生的脆性骨折，常见部位有第 11、12 胸椎，第 3 腰椎，髋关节，桡骨远端，股骨上端，踝关节等。脆性骨折又称微小损伤性骨折，指低能量或非暴力型骨折，如从站高或小于站高跌倒或其他日常活动所致的骨折。

4. 呼吸系统障碍　胸腰椎压缩性骨折时胸廓变形压迫所致，可出现胸闷、气短、呼吸困难和发绀等症状。

（三）心理-社会评估

可因疼痛、躯体活动障碍产生抑郁、焦虑等情绪，同时社会活动能力下降。

（四）实验室及其他检查

1. 生化和激素水平检查 血钙、血磷、TSH、PTH等指标对病因诊断有重大意义。

2. 骨形成和骨吸收指标 骨形成指标有血清碱性磷酸酶、血骨钙素、血1型前胶原肽等，骨吸收指标有空腹24小时尿钙/肌酐比值、尿脱氧吡啶啉、尿羟脯氨酸、尿1型胶原C端肽和N端肽等。

3. X线检查 骨质疏松症X线片基本病变表现为骨小梁数目减少、变细，骨皮质变薄。敏感性和准确性较低，对早期骨质疏松评估意义不大，临床上可通过X线检查发现椎体压缩等征象进而发现骨质疏松，故具有重要参考价值。

4. 骨密度测定 目前公认的方法为双能X线骨密度吸收法（DXA）。DXA诊断标准见表5-15。国内推荐使用低于峰值骨量2倍标准差，或者骨量下降25%作为诊断标准。

表5-15 骨密度诊断骨质疏松标准、分级

标准、分级	WHO标准差诊断法	OCCGS标准差诊断法	OCCGS（百分率诊断法）
正常	±1SD之内	±1SD之内	±12%之内（含12%）
骨量减少	-1～-2.5SD	-1～-2SD	-13%～-24%（含24%）
骨质疏松	≤-2.5SD	≤-2SD	≥25%
严重骨质疏松	≤-2.5SD 并发生一处或多处骨折	≤-2SD 并发生一处或多处骨折	≥25% 并发生一处或多处骨折 或无骨折但丢失>37%

注：OCCGS：中国老年学学会骨质疏松委员会

5. 定量CT（Quanttaitive computed tomography，QCT） QCT测量人体的体积骨密度，结果不受骨骼大小、体重及测量区周围组织影响。其结果比DXA更准确，但一时难以普及推广。

【护理诊断/问题】

1. 疼痛 与骨质压缩、骨折有关。

2. 活动无耐力 与骨质疏松有关。

3. 有受伤的危险 与骨质疏松致骨损害有关。

【护理目标】

（1）患者病情得到控制，疼痛症状得到改善。

（2）患者活动耐力逐渐恢复正常。

（3）患者未发生骨折等损伤。

【护理措施】

（一）一般护理

坚持健康的生活方式。注意保暖、防寒，多晒太阳，选平地行走，勿持重物，避免跌倒受伤。适当加强体育锻炼，加强自身和环境的保护措施。有明显骨痛者应限制活动，骨折者应绝对卧床休息。

（二）病情观察

观察患者疼痛部位、性质、程度，以评估病情严重程度；注意观察有无骨折发生，如有异常及时配合医生采取相应救治措施。

（三）协助治疗

1. 一般治疗

（1）饮食　多吃富含钙和维生素 D 膳食，如牛奶、海带、虾皮、动物肝脏、蛋黄等。菠菜、油菜因含大量草酸或植酸而影响膳食中钙的吸收。糖、油脂和食盐含量很高会使尿中排泄的钙增多。浓茶、咖啡等也会影响钙的吸收和排泄。避免吸烟、酗酒。

（2）运动　骨质疏松发展过程可分为骨量减少、骨质疏松症和骨质疏松性骨折 3 个阶段。

1）骨量减少患者　不影响日常生活，可选择活动量较大的运动项目，如打球、游泳、登山等。

2）骨质疏松症患者　影响到日常生活者，可选择活动量较小、以四肢运动为主的运动方式，如慢跑、步行、原地踏步等，减少负重或垂直方向的运动。

3）骨质疏松性骨折患者　日常生活不能自理甚至卧床，应鼓励在床上尽可能进行主动或被动运动。

（3）对症治疗　患者疼痛明显时可给予适量非甾体抗炎药、中枢类镇痛药以缓解疼痛。骨畸形者应采用局部固定或其他矫形措施以防畸形加剧。骨折者应予以牵引、固定、复位或手术治疗，同时辅以康复治疗，以尽早恢复运动功能。可建议患者使用拐杖、轮椅等以使患肢尽可能得到休息。

2. 药物治疗

（1）钙剂　我国推荐老人每天元素钙补充量为 500～600mg，常用制剂有碳酸钙、枸橼酸钙等。

（2）维生素 D　我国推荐成人每日剂量为 200U（5μg），老人每日剂量为 400～800U（10～20μg），常用制剂有 α 维生素 D、骨化三醇等。α 维生素 D、骨化三醇均为活性维生素 D 制剂，不需经过肾脏进行羟化作用，尤其适用于伴有肾功能不全或因肾功能不全引起的骨质疏松症。α 维生素 D 需经肝脏转化为骨化三醇而发挥作用，故不宜用于肝功能不全者。

（3）其他药物

1）二磷酸盐　抑制破骨细胞活性、降低骨转换。常用口服药物有阿伦膦酸钠、依替膦酸二钠等。静脉注射制剂有唑来膦酸二钠等。

2）性激素　抑制骨吸收，促进骨形成。雌激素对女性绝经后骨质疏松症的疗效肯定，常用药物有己烯雌酚等。雄激素用于男性患者，常用药物有甲睾酮等。

3）降钙素　抑制破骨细胞活性和降低破骨细胞数量，并可有效缓解骨质疏松引起的疼痛。常用药物有鲑鱼降钙素、鳗鱼降钙素等。适用于严重骨质疏松症或骨折、骨痛明显的患者。

4）选择性雌激素受体调节剂　有效抑制破骨细胞活性，降低骨转换至妇女绝经前水平。只能用于女性患者，常用药物有雷诺昔芬。

5）甲状旁腺激素　增加成骨细胞数目和活性。常用制剂为 PTH 1－34，可有效升高骨密度，适用于严重骨质疏松患者。

用药护理　①钙剂：与户外运动相结合，适当运动可增加和保持骨量；食补与含钙制剂相结合；同时注意补充维生素 D；注意饮食中影响钙吸收和排泄的因素；适度饮水以避免尿路结石形成。②二磷酸盐：注意不良反应如恶心、呕吐、腹痛、腹泻等消化道反应；

口服二磷酸盐者应注意早晨空腹以 200ml 清水送服、服后不能平躺、需坐直或站立 30 分钟，吞服药片后，除清水外，至少等 30 分钟才能进食食物、饮料或服用其他药物。③降钙素：注意不良反应如恶心、发热、面色潮红等。④雷诺昔芬：可引起潮热、下肢痉挛等。⑤甲状旁腺激素：有恶性骨肿瘤、易发生高钙血症者不宜使用；用药期间应监测血钙，防止发生高钙血症；不良反应主要为恶心、头痛、过敏等。

（四）心理护理

向患者解释有关病情，进行心理疏导，鼓励其积极面对，配合治疗，消除患者恐惧、抑郁、焦虑等心理。

（五）健康指导

1. 饮食指导　应进食富含钙、蛋白质的食物，摄入足够的钙。养成良好的生活习惯，坚持均衡合理膳食。

2. 用药指导　指导患者正确用药方法、观察药物疗效及不良反应。

3. 运动指导　根据骨质疏松病程，进行科学、合理的运动指导。按照"因人而异，量力而行"的原则，根据患者自身的具体情况，选择不同的运动方式。

4. 定期复诊　建议每间隔一年复查一次 DXA，病情发生变化或调整治疗方案时应半年复查一次。骨代谢生化指标变化每三个月复查一次。

目标检测

一、选择题

A1/A2 型题

1. 骨质疏松症患者最严重的并发症是
    A. 骨折
    B. 压疮
    C. 感染
    D. 静脉曲张
    E. 呼吸困难

2. 骨质疏松症患者补钙的同时应补充
    A. 维生素 A
    B. 维生素 B_{12}
    C. 维生素 C
    D. 维生素 D
    E. 铁剂

3. 骨质疏松症患者最常见和最主要的症状是
    A. 疼痛
    B. 骨折
    C. 身高变矮
    D. 驼背
    E. 发绀

4. 目前公认的骨密度测量方法是
    A. 定量 CT（QCT）
    B. 单能 X 线骨密度吸收法（SXA）
    C. 定量超声（QUS）
    D. 双能 X 线骨密度吸收法（DXA）
    E. 双能光子吸收测量法（DPA）

5. 下列有关降钙素对骨质疏松治疗作用的描述，错误的是
    A. 能抑制破骨细胞活性
    B. 可降低破骨细胞数量骨折

扫码"练一练"

C. 能提供骨的生物力学性能　　　　D. 对绝经后骨质疏松症疗效肯定

E. 具有良好的骨折后止痛作用

二、思考题

1. 简述如何指导骨质疏松患者正确补钙。

2. 简述骨质疏松患者运动指导的要点。

（林　伟）

第六章

血液系统疾病患者的护理

第一节 血液系统概述、常见疾病症状体征的护理

扫码"学一学"

学习目标

知识要点

掌握血液系统疾病常见症状体征的护理要点。

技能要点

1. 能够及时发现患者的出血情况及倾向并做出正确护理。

2. 能够对感染患者及时做出正确护理。

一、概述

血液系统疾病指原发或主要累及血液、造血器官和组织，引起受累血细胞、血浆成分和造血器官功能障碍性疾病，简称血液病。临床多表现为贫血、出血倾向、感染，以及肝、脾、淋巴结肿大等。血液病的种类较多，包括红细胞疾病、白细胞疾病以及出血性疾病。

（一）血液系统的结构和功能

1. 血液系统的结构 血液系统由血液及造血器官组成。血液是由血液中的细胞成分和血浆组成，其中，细胞成分约占血液容积的45%，包括红细胞、白细胞和血小板；血浆占血液容积的55%，呈淡黄色透明状。造血器官包括骨髓、胸腺、肝、脾和淋巴结，其中，骨髓是人体最主要的造血器官。

2. 血细胞的生理功能

（1）红细胞功能 成熟红细胞的血红蛋白与氧分子氧合运送氧气。成熟红细胞内无细胞核和细胞器，胞质内充满血红蛋白，血红蛋白呈中央较薄、周边较厚的双凹圆盘形，有利于气体交换和变形。

（2）白细胞功能 包括中性粒细胞、嗜酸性粒细胞、嗜碱性粒细胞、单核细胞及淋巴细胞，共同构成了机体的防御系统。

1）粒细胞功能 ①中性粒细胞：主要功能是吞噬异物，尤其是细菌，是机体抵抗病原微生物尤其是急性化脓菌入侵的第一道防线。②嗜酸性粒细胞：具有抗过敏和抗寄生虫作用。③嗜碱性粒细胞：释放组胺及肝素，参与体内脂肪代谢。

2）单核细胞功能　清除死亡或不健康的细胞及其破坏后的产物、微生物等。是机体抵御入侵细菌的第二道防线。

3）淋巴细胞功能　具有调节免疫的功能，又称免疫细胞。T 淋巴细胞参与细胞免疫，B 淋巴细胞参与体液免疫。

（3）血小板功能　参与机体的止血与凝血过程，保持血管内皮的完整性。

（二）血液病的分类

1. 红细胞疾病　如各种贫血、溶血、红细胞增多症等。

2. 白细胞疾病　如白细胞减少或粒细胞缺乏症、白血病、淋巴瘤等。

3. 出血性疾病

（1）血小板减少或血小板功能异常　各种原因引起的血小板减少症、血小板增多症、血小板无力症等。

（2）凝血功能障碍　血友病、弥漫性血管内凝血（DIC）等。

（3）血管疾病　如过敏性紫癜、遗传性毛细血管扩张症等。

4. 血栓性疾病　如静脉血栓形成、血栓闭塞性脉管炎等。

5. 其他血液病　如脾功能亢进、骨髓纤维化、骨髓增生异常综合征等。

【护理评估】

（一）健康史评估

1. 疾病的发生、发展　详细询问起病的急缓，有无明确的病因及诱发因素。有无发热、面色苍白、疲乏无力、头晕、心悸、黏膜出血、呕血、黑便、血尿或身体某部位包块，女患者有无月经过多等。询问主要症状的持续时间及特点，如急性白血病主要表现为发热、出血、贫血与骨关节痛，而慢性白血病主要表现为程度不等的贫血、乏力和腹部不适等。

2. 既往史　评估患者既往有无手术、外伤、药物过敏史有无肝炎、系统性红斑狼疮（SLE）等病史以及预防接种史等。有无痔疮出血、长期肠道功能紊乱、月经量过多等与缺铁性贫血、再生障碍性贫血等相关疾病。患者有无与再生障碍性贫血、白血病发病相关的药物（如氯霉素、阿司匹林、抗惊厥药、抗结核药等）摄入史。此外，还需要了解患者的居住地及工作环境、饮食习惯及家族中是否有患血液病者。

（二）身体评估

1. 发热　观察患者有无发热、发热程度和热型特点。白血病、淋巴瘤等患者，常因继发感染或肿瘤细胞产生的内源性致热因子的作用，可呈现反复或持续性发热。

2. 贫血　有无面色苍白、唇舌色淡、表情疲惫等贫血面容，轻度贫血多无症状，中度以上贫血常出现头晕、耳鸣、疲乏无力，活动后心悸、气短等，若贫血发展迅速，患者常表现极度乏力、生活自理困难等。有无消瘦、发育迟缓等营养不良的表现，营养性贫血或缺铁性贫血的患者多伴有此症状，恶性血液病的患者甚至可出现恶病质。

3. 出血及出血倾向　有无皮肤、鼻腔、齿龈和眼底等身体部位出血情况或血管受损后出血不止，严重者可有呕血、便血和血尿等，出现颅内出血则危及生命。有无口腔黏膜、咽、扁桃体和肺部等感染症状。

4. 其他　有无浅表淋巴结肿大、异常包块，肝脾肿大等。

（三）心理-社会评估

血液病治疗周期长，病情易反复，化疗药物的不良反应较重，且部分患者治疗效果欠佳，易导致患者及其家属产生焦虑、抑郁甚至于绝望等负面情绪。

（四）实验室及其他检查

1. 血常规检查

（1）红细胞计数和血红蛋白测定　用于评估有无贫血及其严重程度。正常成人男性红细胞（RBC）计数为（4～5.5）×10^{12}/L、女性为（3.5～5.0）×10^{12}/L，血红蛋白（Hb）男性为120～160g/L、女性为110g/L～150g/L。

（2）白细胞计数及分类　用于判断有无感染及其原因。正常成人白细胞计数（4～10）×10^{9}/L。白细胞计数＞10×10^{9}/L称白细胞增多，常见于急性感染、白血病等；白细胞计数＜4×10^{9}/L称白细胞减少，其中以中性粒细胞减少为主，常见于病毒感染；当中性粒细胞绝对值＜1.5×10^{9}/L时称粒细胞减少症，低于0.5×10^{9}/L时称粒细胞缺乏症，见于再生障碍性贫血等。若白细胞分类中出现大量幼稚细胞，应警惕白血病或类白血病。

（3）网织红细胞计数　正常成人的网织红细胞在外周血中占0.5%～1.5%，绝对值为（24～84）×10^{9}/L。网织红细胞增多，表示骨髓红细胞增生旺盛，多见于溶血性贫血或贫血的有效治疗后；网织红细胞减少，表示骨髓造血功能低下，见于再生障碍性贫血。

（4）血小板计数　出血性疾病首选的筛查项目之一，正常值（100～300）×10^{9}/L。血小板计数＜100×10^{9}/L称血小板减少，见于急性白血病、特发性血小板减少性紫癜、再生障碍性贫血等；血小板计数＞400×10^{9}/L称血小板增多，见于骨髓增生性疾病、慢性粒细胞性白血病早期等。

2. 骨髓细胞学检查　用于了解骨髓造血细胞的质与量的变化，包括骨髓涂片、血细胞化学染色等。

3. 止血、凝血功能检查　包括毛细血管抵抗力试验、出血时间测定、凝血时间测定等。

二、常见症状体征的护理

出血与出血倾向

出血倾向（bleeding tendency）指由于血管壁结构与功能异常、血小板数量与质量的异常，或血液凝固异常而导致皮肤、黏膜或组织器官自发性出血或轻微损伤后出血不止的现象。

多种原因可引起出血倾向，如血小板数目减少及其功能异常、毛细血管脆性或通透性增加、凝血因子缺乏或血液中抗凝物质增加。常见病因如下。

1. 血液系统疾病　如急性白血病、过敏性紫癜等。

2. 非血液系统疾病　如重症肝炎、尿毒症、肝功能衰竭等。

3. 传染病　登革热、流行性脑脊髓膜炎等。

4. 其他　溶栓或抗凝药物过量、毒蛇咬伤等。

【护理评估】

（一）健康史评估

询问患者出血发生的主要部位与范围；有无明确的病因和诱因；有无内脏出血及其严重程度、女性患者月经量情况；出血的主要伴随症状和体征；家族中有无相关病史或类似病史。

（二）身体评估

重点评估有无与出血相关的体征及其特点，包括出血的部位、分布、数目及形态等；鼻腔、面部、肢体皮肤等处有无瘀点、瘀斑，有无伤口渗血；有无关节肿胀、压痛、畸形及功能障碍等。对于主诉剧烈头痛的患者，要注意检查瞳孔和脑膜刺激征与意识状态。

（三）心理－社会评估

出血患者常因反复和不同程度的出血、贫血等情况，出现情绪低落、紧张、恐惧等不良情绪，易对治疗失去信心。

（四）实验室及其他检查

出血性疾病的实验室检查项目多，主要参照有无血小板计数下降、出血与凝血时间延长、束臂试验阳性、凝血因子缺乏等改变。因检验方法易受试剂质量、操作技术等因素影响，容易造成误差，所以应结合临床表现做出正确的判断。

【护理诊断/问题】

1. 组织完整性受损　与血小板减少、凝血因子缺乏、血管壁异常有关。

2. 恐惧　与出血量大或反复出血有关。

3. 潜在并发症：颅内出血。

【护理目标】

（1）患者不发生出血或出血能被及时发现并得到及时而有效的处理。

（2）患者的恐惧消除或程度减轻。

（3）患者未发生颅内出血，或颅内出血被及时发现并得到及时处理。

【护理措施】

（一）皮肤出血的预防与护理

1. 保持皮肤干燥清洁　床单无皱折，衣裤轻软合体。

2. 避免皮肤损伤　避免损伤碰撞。高热患者禁用酒精擦浴。沐浴或清洗时避免水温过高。勤剪指甲，勿用剃须刀片刮胡须。护士操作动作轻柔，尽量减少注射或穿刺次数。静脉穿刺时，避免用力揉擦皮肤，止血带不宜过紧和时间过长。拔针后适当延长按压时间，必要时局部加压包扎。

（二）鼻出血的预防与护理

1. 环境适宜　保持室内相对湿度在50%～60%，秋、冬季节可局部使用液状石蜡或抗生素软膏。

2. 避免损伤　指导患者勿用力擤鼻、用力抠鼻痂和避免外力撞击鼻部。

3. 科学止血　少量出血时，可用棉球或吸收性明胶海绵填塞，无效者可用0.1%肾上腺素棉球或凝血酶棉球填塞，并局部冷敷。出血严重者，可用凡士林油纱条行后鼻腔填塞术，术后定时用无菌液状石蜡滴入，保持黏膜湿润，3天后可取出纱布，若仍出血，需要更换油纱条再予以重复填塞。

（三）口腔、牙龈出血的预防与护理

1. 避免损伤　指导患者用软毛刷刷牙，忌用牙线或牙签剔牙。进食要细嚼慢咽，避免干硬、带刺的食物；注意避免口腔黏膜的损伤。

2. 科学止血　牙龈渗血时，可用冷开水漱口或局部涂止血粉药物或用肾上腺素棉球、吸收性明胶海绵片贴敷牙龈或局部压迫止血，并用0.9%氯化钠溶液或1%过氧化氢清除口腔内陈旧血块。

（四）关节腔出血或深部组织血肿预防与护理

1. 避免损伤 减少活动量，避免过度负重和容易致伤的运动。

2. 科学护理 一旦发生出血，立即停止活动，尽量卧床休息。关节腔出血者宜抬高患肢，深部组织出血者要注意测量血肿范围，局部冷敷，同时也可采取局部压迫止血。出血停止后，改为热敷，以利于瘀血吸收。

（五）眼底及颅内出血的预防与护理

1. 避免诱因 避免情绪激动、剧烈咳嗽和用力排便等。

2. 科学护理 若突发视野缺损或视力下降，常提示眼底出血，应让患者减少活动，卧床休息，避免揉擦眼睛；若突然出现头痛、视物模糊、喷射性呕吐甚至昏迷，双侧瞳孔大小不等颅内出血征象时，应立即通知医生，做好急救配合工作。

发 热

发热（fever）是指机体在致热源作用下或各种原因引起体温调节中枢的功能障碍时，体温升高超出正常范围。正常人的体温受体温调节中枢所调控，并通过神经、体液因素使产热和散热过程呈动态平衡，保持体温在相对恒定范围内。

在正常情况下，人体的产热和散热保持动态平衡。由于各种原因导致产热增加或散热减少，则出现发热。

（一）致热源性发热

1. 外源性致热源 ①各种微生物病原体及其产物，如细菌、病毒、真菌及支原体等；②炎性渗出物及无菌性坏死组织；③抗原抗体复合物；④某些类固醇物质，特别是肾上腺皮质激素的代谢产物原胆烷醇酮；⑤多糖体成分及多核苷酸、淋巴细胞激活因子等。外源性致热源多为大分子物质，不能通过血脑屏障直接作用于体温调节中枢，而是通过激活血液中的中性粒细胞、嗜酸性粒细胞和单核 – 吞噬细胞系统，使其产生并释放内源性致热源。

2. 内源性致热源 又称白细胞致热源，如白介素（IL－1）、肿瘤坏死因子（TNF）和干扰素等。内源性致热源能通过血 – 脑脊液屏障直接作用于体温调节中枢，导致机体产热增多、散热减少。

（二）非致热源性发热

1. 体温调节中枢直接受损 如出血、炎症、颅脑外伤等。

2. 引起产热过多的疾病 如癫痫持续状态、甲状腺功能亢进症等。

3. 引起散热减少的疾病 如心力衰竭、广泛性皮肤病等。

【护理评估】

（一）健康史评估

询问患者发热出现的急缓、程度及热型的特点。有无感染的诱因，如疲劳、受凉、与感染患者的接触史、皮肤黏膜损伤、肛裂、各种管道的放置（如导尿管、留置针）等。有无感染灶的临床表现，如咽痛、牙痛、咳痰、尿频、尿急、腹痛、腹泻、肛周疼痛、局部皮肤红肿与疼痛、女性患者外阴瘙痒及异常分泌物等。

（二）身体评估

观察患者的生命体征，尤其是体温。评估皮肤有无红肿，局部有无脓性分泌物；口腔黏膜有无溃疡，牙龈有无出血、溢脓；咽和扁桃体有无充血、肿大、脓性分泌物；肺部有无啰音；腹部及输尿管行程压痛点有无压痛，肾区有无叩痛；肛周皮肤有无红肿、痛感，局部有无波动感。

（三）心理－社会评估

发热期患者活动耐力下降，对发热毫无思想准备，易产生紧张、不安、烦躁等情绪。

（四）实验室及其他检查

血常规、尿常规及 X 线检查。血培养加药物敏感实验。不同感染部位分泌物、渗出物或排泄物的细菌涂片或培养及药物敏感实验等。

【护理诊断/问题】

1. 体温过高　与感染、肿瘤细胞的高度分化与增生有关。

2. 活动无耐力　与体温升高有关。

3. 焦虑　与体温升高有关。

【护理目标】

（1）患者体温能得到有效控制，降至正常范围。

（2）患者活动耐力恢复。

（3）患者情绪稳定。

【护理措施】

（一）一般护理

1. 休息　卧床休息，采取舒适的体位，减少机体的消耗，必要时可吸氧。维持室温在 20～24℃、湿度55%～60%。患者宜穿透气、棉质衣服，若有寒战应立即给予保暖。

2. 补充营养及水分　鼓励患者进食高热量、高维生素、营养丰富的半流质或软食。指导患者摄取足够的水分，每日2000ml以上，必要时可遵医嘱静脉补液，维持水和电解质平衡。若为重症贫血和慢性心力衰竭的患者，则需限制液体摄入量并严格控制补液速度。

3. 降温　高热患者可先给予物理降温，如冰敷前额及大血管经过的部位；伴出血者禁用酒精擦浴，以防局部血管扩张而加重出血。必要时，遵医嘱给予药物降温，同时密切监测患者体温与脉搏的变化。及时更换衣物，保持皮肤清洁、干燥，防止受凉。

（二）病情观察

定期检测体温并记录，同时还应注意观察主要感染灶的症状、体征及其变化情况。高热患者每4小时测一次体温，并观察其热型及临床过程，同时注意观察呼吸、血压的变化及伴随症状。患者大量出汗或退热时，应注意有无虚脱现象。

（三）协助治疗

协助医生做好各种检验标本的采集及送检工作。遵医嘱正确配制和输注抗生素等药物，并注意其疗效与不良反应的观察和预防。

（四）心理护理

患者在发热期间会有寒战、面色苍白、头痛、出汗等导致患者紧张、恐惧的心理，护士应经常巡视患者，给予其安慰。对于长期高热的患者更应该注意其心理反应，及时给予帮助和干预。

（五）健康指导

指导患者进食营养丰富即高热量、高蛋白、高维生素、低脂肪、易消化的清淡流质、半流质饮食并少量多餐。鼓励患者多饮水，必要时按医嘱静脉补充液体。针对患者的病情制定相应的健康教育计划，给予相关的疾病知识指导。

目标检测

一、选择题

A1/A2 型题

1. 鉴别出血倾向者的重要筛选试验是

　　A. 血小板黏附试验　　　　　　　　B. 血小板计数

　　C. 凝血因子测定　　　　　　　　　D. 血管壁缺陷试验

　　E. 阿司匹林耐量试验

2. 有关出血倾向护理措施，下列说法错误的是

　　A. 避免皮肤摩擦　　　　　　　　　B. 注意口腔清洁

　　C. 少吃坚硬事物　　　　　　　　　D. 限制肢体活动

　　E. 避免肌内注射

3. 有关发热患者的护理措施，下列哪项错误

　　A. 酒精擦拭降温　　　　　　　　　B. 足够水分摄入

　　C. 防止受凉　　　　　　　　　　　D. 充足休息

　　E. 监测生命体征

二、思考题

简述血液系统疾病常见症状体征的护理要点。

扫码"练一练"

（蒋　师）

第二节　贫血患者的护理

扫码"学一学"

> ### 学习目标
>
> **知识要点**
>
> 1. 掌握贫血的概念、病因；再生障碍性贫血的概念、护理评估、护理要点；缺铁性贫血的治疗要点和健康教育。
>
> 2. 熟悉实验室及其他检查指标的临床意义。
>
> **技能要点**
>
> 1. 能够对口服铁剂的应用进行正确的指导。
>
> 2. 能够对再障患者进行正确的健康指导。

贫血（anemia）是指人体外周血红细胞容量减少，低于正常范围下限，不能运输足够

的氧至组织而产生的综合征。由于红细胞容量测定比较复杂，临床上常以外周血液中的血红蛋白浓度来代替。我国海平面地区成人贫血的诊断标准为：成年男性 Hb < 120g/L、成年女性（非妊娠）Hb < 110g/L，妊娠时 Hb < 100g/L。

【分类】

1. 按红细胞形态特点分类 根据红细胞平均体积（MCV）和红细胞平均血红蛋白浓度（MCHC），将贫血分为大细胞性贫血、正常细胞性贫血和小细胞低色素性贫血（表6-1）。

表6-1 贫血的细胞形态学分类

贫血类型	MCV（fl）	MCHC（%）	常见疾病
大细胞性	>100	32~35	巨幼细胞贫血
正常细胞性	80~100	32~35	再生障碍性贫血、急性失血性贫血溶血性贫血
小细胞低色素性	<80	<32	缺铁性贫血、铁粒幼细胞性贫血珠蛋白生成障碍性贫血

2. 按病因或（和）发病机制分类 将贫血分为如下三类（表6-2）。

表6-2 贫血的病因学分类

类型	病因	常见疾病
红细胞生成减少	造血干细胞异常	再生障碍性贫血、造血系统肿瘤性疾病
	造血调节异常	骨髓纤维化、免疫相关性全血细胞减少、慢性病性贫血
	造血原料不足或利用障碍	巨幼细胞贫血、缺铁性贫血
红细胞破坏过多（溶血性）	红细胞自身异常	遗传性球形红细胞增多症、葡萄糖-6-磷酸脱氢酶缺乏症、海洋性贫血
	红细胞周围环境异常	免疫性溶血性贫血、血管性溶血性贫血；蛇毒、疟疾、黑热病；化学毒物及药物中毒、大面积烧伤、血浆渗透压改变
失血性	出凝血性疾病	特发性血小板减少性紫癜、血友病、严重肝病
	非出、凝血性疾病	外伤、肿瘤、结核、支气管扩张、消化道出血、痔、妇科疾病

3. 按血红蛋白浓度分类 根据血红蛋白浓度将贫血分为轻度、中度、重度和极重度贫血（表6-3）。

表6-3 按照贫血的严重程度分类

贫血的严重程度	轻度	中度	重度	极重度
血红蛋白浓度（g/L）	>90	60~90	30~59	<30

【护理评估】

（一）健康史评估

1. 病因和诱因 询问患者与本病相关的病因和诱因，如有无饮食结构不合理导致的造血原料摄入不足；有无铁、叶酸或维生素 B_{12} 吸收不良或丢失过多等原因；有无特殊药物（如氯霉素、阿司匹林、抗惊厥药等）摄入史或理化物质接触史。主要症状和体征包括有无头晕、头痛、心悸、气促等贫血表现；有无多梦、失眠等神经精神症状；有无出血和感染的表现及大小便颜色变化等。

2. 既往史 评估患者有无长期慢性出血、长期肠道功能紊乱，女患者月经量过多等相关症状；了解患者的个人史和家族史。此外，还需要了解患者的居住地、工作性质和环境、饮食习惯等，有助于判断原发病因。

（二）身体评估

1. 一般表现 疲乏、困倦、软弱无力为贫血最常见和最早出现的症状，可能与骨骼肌供氧不足有关，缺乏特异性。皮肤黏膜苍白是贫血最突出的体征，也是患者就诊的主要原因，以睑结膜、口唇与口腔黏膜、甲床等部位明显，但检查时应注意环境温度、肤色及人为因素（如化妆）等的影响。

2. 神经系统 由于脑组织缺血、缺氧，患者常出现头晕、头痛、眼花、失眠、多梦、记忆减退、注意力不集中等。严重贫血者可出现晕厥、神志模糊及精神异常等。小儿贫血表现为哭闹、烦躁、坐立不安，甚至影响身体及智力发育。

3. 皮肤黏膜 由于皮肤黏膜供血减少和营养不足，导致其颜色变淡，是贫血的主要表现之一。也会引起皮肤黏膜粗糙、暗淡无光，严重者甚至发生溃疡。溶血性贫血可引起皮肤及黏膜黄染，某些造血系统肿瘤性疾病引起的贫血可并发皮肤损害。

4. 呼吸、循环系统 轻度贫血时，由于机体有一定的代偿和适应能力，患者无明显表现。活动后机体处于低氧和高二氧化碳状态，刺激呼吸中枢，患者会出现呼吸加快加深、心悸、心率加快等症状。贫血愈重，活动量愈大，症状愈明显。重度贫血时，患者即使处于平静状态也可有气短甚至端坐呼吸。长期严重贫血者，可引起贫血性心脏病，不仅有心率、心律变化，甚至出现心功能不全。

5. 消化系统 贫血可导致消化系统的功能及结构的改变，如胃肠黏膜缺氧引起消化液分泌减少和胃肠功能紊乱，甚至出现腺体萎缩，进而导致消化不良，患者出现腹部胀满、食欲不振、腹泻、便秘、口腔黏膜炎等表现。长期慢性溶血可合并胆道结石和脾大。缺铁性贫血可造成吞咽困难或异食癖。巨幼细胞贫血或恶性贫血可引起舌炎、舌萎缩、牛肉舌、镜面舌等。

6. 泌尿、生殖系统 部分患者可出现轻度蛋白尿及尿浓缩功能减退，表现为夜尿增多，重者甚至发生少尿、无尿，持续时间过长可致急性肾衰竭或肾功能不全。女性患者可出现月经紊乱、经量减少甚至闭经，偶有月经量过多；男性贫血患者可出现性功能减退、甚至阳痿。长期贫血会使睾丸的生精细胞缺血、坏死，进而影响睾丸的分泌，减弱男性特征。

7. 内分泌系统 贫血可导致垂体缺血或坏死。长期贫血会影响甲状腺、胰腺、肾上腺、性腺的功能。某些自身免疫性疾病影响造血系统的同时，还可累及内分泌器官，导致激素分泌异常。

（三）心理-社会评估

了解患者及其家属对贫血的认识和理解程度；患病后患者的体重、食欲、睡眠、两便习惯等的改变；家庭经济条件、营养支持、生活自理能力和活动耐力状况等。

（四）实验室及其他检查

1. 血常规检查 了解红细胞和血红蛋白下降的程度，是否伴有白细胞、网织红细胞、血小板数目的改变等。

2. 骨髓检查 包括骨髓细胞涂片分类和骨髓活检，常提示贫血时注意造血功能高低及造血组织是否出现肿瘤性改变，是否有坏死、纤维化等。

3. 尿常规检查 有无蛋白尿及尿胆原、尿胆素含量升高等。

4. 粪便常规检查 有无大便隐血阳性，有无寄生虫卵等。

5. 肝肾功能检查 有无肝功能异常，有无血清胆红素、血清肌酐水平升高等。

6. 其他检查 骨髓检查增生状况；胃肠镜检查胃肠道慢性疾病；B超检查有无黏膜下肌瘤等。

【护理诊断/问题】

1. 活动无耐力 与贫血导致机体组织缺氧有关。

2. 营养失调：低于机体需要量 与各种原因导致造血物质摄入不足、消耗增加或丢失过多有关。

【护理目标】

（1）患者的缺血、缺氧症状得到改善，活动耐力提高。

（2）患者造血营养素的缺乏得到补充和纠正。

【护理措施】

（一）一般护理

根据贫血程度和疾病的发展制定休息与活动计划，逐渐提高患者的活动耐力。

1. 轻度贫血 指导其合理的安排休息与活动，环境要安静舒适，避免过度劳累，保证充足的睡眠。

2. 中度贫血 增加休息时间，鼓励其生活自理，活动量以不加重症状为主，并指导其在活动中进行正确的自我监控。如脉搏≥100次/分钟或有明显的呼吸困难、心悸、气促时，应立即停止活动，注意防止跌倒。

3. 重度贫血 多伴有贫血性心脏病，症状比较明显，应给予舒适体位休息，以达到减少回心血量、增加肺泡通气量的目的，从而缓解患者的缺氧症状，病情好转后可逐渐增加活动量。

（二）病情观察

观察皮肤黏膜、甲床等部位的颜色，初步判断贫血程度。失血性贫血患者应观察生命体征及皮肤黏膜、末梢循环、出血速度、出血量等指标的变化。年老体弱贫血者要注意观察有无心悸、呼吸困难等贫血性心脏病表现。

（三）协助治疗

1. 对因治疗 积极寻找和去除病因是贫血治疗的首要原则，也是治疗的关键。明确贫血的病因及发病机制，根据患者的具体情况针对贫血的发病机制进行治疗：如慢性失血所导致的缺铁性贫血，去除出血因素、补充铁剂；缺铁性贫血患者补充铁剂；巨幼细胞性贫血患者补充叶酸或维生素 B_{12}；自身免疫性溶血性贫血采用糖皮质激素或脾切除治疗；再生障碍性贫血可进行造血干细胞移植。

2. 对症治疗 输血是纠正贫血最有效的治疗手段，主要针对去因治疗不能很快起效的重度及严重贫血者，可根据患者的具体情况选择输注全血或红细胞成分输血，以减轻重度贫血对患者的致命影响。重度贫血、老年或合并心肺功能不全的患者应输红细胞以纠正贫血。对反复多次输血者，可使用铁螯合剂预防继发性血色病。对贫血合并出血、感染、脏器功能不全者应根据个体情况给予相应的支持治疗。

（四）心理护理

加强与患者及其家属的沟通，及时了解其需求与忧虑，并能给予必要的解释和疏导。

通过介绍治疗成功的典型病例，增强患者战胜疾病的信心，减轻恐惧感。

（五）健康指导

1. 饮食指导　贫血患者一般给予高蛋白、高维生素、易消化的食物，注意营养均衡。

2. 运动与休息　适当的运动，避免劳累。

3. 预防感染　对于有感染倾向者，如白细胞计数减少，应注意采取措施预防感染。

4. 疾病知识指导　向患者及其家属讲解贫血的病因及积极根治病因的重要意义，以提高自我监测及保健意识。

缺铁性贫血

缺铁性贫血（iron deficiency anemia，IDA）是由于铁的需求与供给失衡，导致体内贮存铁缺乏使血红蛋白合成减少而引起的一种小细胞低色素性贫血，是临床上最常见的贫血类型。育龄期妇女和生长发育期儿童发病率较高。在发展中国家，约有 2/3 的育龄妇女和儿童缺铁，其中 1/3 患缺铁性贫血；在发达国家，约有 1/5 的育龄妇女和 2/5 的孕妇患缺铁性贫血，儿童发病率高达 50%。

根据病因可将缺铁性贫血分为铁摄入不足、供应不足、吸收不良、转运障碍、丢失过多及利用障碍等类型。

【铁代谢】

1. 铁的分布　铁在体内分布较为广泛，大致可分为功能性状态铁和储存铁两部分，功能铁占体内铁总量的 70%，主要以血红素形式存在于血红蛋白、肌红蛋白、脑红蛋白、血红素酶类、辅助因子等中。正常成年男性含铁总量为 50~55mg/kg，女性为 35~40mg/kg，其中，血红蛋白铁约占 67%，储存铁约占 29%，其余 4% 为组织铁，存在于肌红蛋白、转铁蛋白及细胞内某些酶中。

2. 铁的来源与吸收　主要来自衰老红细胞以及食物中摄取铁。正常成人每日造血需 20~25mg 铁。成人维持体内铁平衡每日需从食物中摄铁 1~1.5mg，孕妇、哺乳期妇女 2~4mg。食物中的 Fe^{3+} 需被还原为 Fe^{2+} 后才能被机体吸收，十二指肠及空肠上段是铁的主要吸收部位。铁的吸收受胃肠功能、体内铁贮存量、骨髓造血状态及某些药物（如维生素 C）等因素的影响。

3. 铁的利用和排泄　吸收入血的亚铁部分参与血红蛋白的合成，部分与血浆中的转铁蛋白结合成为转铁蛋白复合体，以铁蛋白和含铁血黄素的形式贮存于肝、脾、骨髓中。成人每日铁的排泄总量不超过 1mg，主要通过胃肠黏膜脱落细胞、胆汁随便排出，少数可从汗液、尿液、哺乳期妇女乳汁排出体外。

【病因及发病机制】

（一）病因

1. 铁需要量增加而摄入不足　是妇女、儿童缺铁性贫血的主要原因。婴幼儿、青少年、妊娠及哺乳期的妇女铁需要量增加，妊娠后期的妇女需铁量是 3~7mg/d，哺乳期的妇女需额外补充铁 0.5~1mg/d，若摄入（补充）不足易引起缺铁性贫血。人工喂养不当、青少年挑食或偏食，可引起铁摄入不足。

2. 铁丢失过多　慢性失血是成人缺铁性贫血最主要的病因。反复、多次或持续失血，导致体内贮存铁逐渐消耗，消化道是慢性失血的好发部位，如消化性溃疡、胃肠道恶性肿

扫码"看一看"

瘤、肠息肉、溃疡性结肠炎、痔疮及钩虫病等。女性月经过多也是失血原因之一。此外，阵发性睡眠性血红蛋白尿时大量血红蛋白经尿液排出而导致缺铁。

3. 铁吸收障碍 主要与胃肠功能紊乱或某些药物作用、引起胃酸缺乏或胃肠黏膜吸收功能障碍而影响铁的吸收有关。常见于慢性萎缩性胃炎、消化性溃疡、消化道息肉、服用制酸剂等。

（二）发病机制

1. 缺铁对铁代谢的影响 体内贮存铁减少至不足以补偿功能状态铁时，则可出现铁代谢指标的异常，包括血清铁蛋白、血清铁和转铁蛋白饱和度减低，总铁结合力升高等。

2. 缺铁对造血系统的影响 缺铁时，人体内大量原卟啉无法与铁结合成为血红素，多以游离原卟啉的形式存在于红细胞内，导致血红蛋白生成减少，红细胞质少、体积小，发生小细胞低色素性贫血。

3. 缺铁对组织细胞代谢的影响 缺铁可导致黏膜组织病变和外胚叶组织营养障碍，使细胞中含铁酶和铁依赖酶的活性降低，从而对个体神经精神、行为、体力、免疫功能等方面有影响；少年儿童缺铁会影响生长及智力发育。

【护理评估】

（一）健康史评估

询问患者原发病情况，如有无消化性溃疡、鼻出血、痔疮出血等反复长期出血性疾病史；有无胃大部切除手术史；有无长期腹泻、寄生虫病史；女性患者有无月经量过多。另外，还应询问患者的饮食习惯，如婴幼儿是否母乳喂养与及时添加辅食；有无长期挑食、偏食、素食习惯。妊娠及哺乳期妇女饮食中含铁量有无增加等。

（二）身体评估

1. 一般表现 面色苍白、乏力、易疲倦、头晕、头痛、心悸、气促、耳鸣等一般贫血共有的表现。

2. 缺铁原发病的表现 如消化性溃疡、慢性胃炎、溃疡性结肠炎、功能性子宫出血、子宫肌瘤等疾病相应的临床表现。

3. 特殊表现 黏膜损害，如口腔炎、舌炎、舌乳头萎缩、口角炎、吞咽困难等；皮肤干燥，毛发干枯，反甲或匙状甲；精神行为异常，如烦躁、易怒、注意力不集中等。少数患者有异食癖，喜吃生米、冰块、泥土、石子等。约 1/3 的患者可发生末梢神经炎或神经痛，严重者可出现智能发育障碍。

（三）心理-社会评估

患者因组织器官缺血缺氧而出现各种活动无耐力的表现，如困倦、疲惫、乏力等，使患者自觉工作能力下降而深感不安、易激动和烦躁。

（四）实验室及其他检查

1. 血常规及血涂片检查 典型血象为小细胞低色素性贫血。红细胞与血红蛋白的减少不成比例，血红蛋白减少较红细胞减少更为明显。平均红细胞容积、平均红细胞血红蛋白量及平均红细胞血红蛋白浓度降低。网织红细胞计数正常或略高。白细胞及血小板多为正常，少数患者可出现轻度白细胞、血小板减少。失血所致贫血者，血小板计数可增高。血涂片可见红细胞体积较正常小，形态不一，中心淡染区扩大。

2. 骨髓象 红细胞系增生活跃或明显活跃，以中、晚幼红细胞为主，细胞体积偏小、染色质颗粒致密、胞质少，成熟红细胞中心淡染区扩大。粒细胞和巨核细胞无明显变化，骨髓涂片铁染色显示骨髓细胞外铁消失，亦可有细胞内铁减少，铁粒幼细胞极少或消失。骨髓铁染色反映单核－吞噬细胞系统中的储存铁，因此可作为诊断缺铁的可靠指标。

3. 铁代谢检查　血清铁降低、血清铁蛋白降低、转铁蛋白饱和率降低、血清总铁结合力增高。血清铁蛋白（$<12\mu g/L$）可准确反映体内贮存铁情况，常作为缺铁的重要依据。

4. 其他检查　主要涉及与缺铁性贫血的原因或原发病诊断相关的检查。如粪便常规（包括隐血试验与寄生虫卵检查）、尿常规、肝肾功能、出凝血检查、纤维胃镜或肠镜检查、妇科 B 超等。

【护理诊断/问题】

1. 营养失调：低于机体需要量　与铁需要增加而摄入不足、吸收障碍或丢失过多有关。

2. 活动无耐力　与贫血引起全身组织缺血、缺氧有关。

3. 有感染的危险　与贫血引起营养缺乏导致机体抵抗力下降有关。

【护理目标】

（1）患者每日能摄入足够的铁，机体缺铁的情况得到改善，贫血得到缓解。

（2）患者缺氧的症状消失或减轻，活动耐力增加。

（3）患者抵抗力增强，无感染发生。

【护理措施】

（一）一般护理

1. 休息与活动　对严重贫血者，嘱其卧床休息，避免剧烈活动。随着贫血情况得到纠正，活动耐力逐渐增强和恢复，可根据个人具体情况适当增加活动量，以不感到疲劳为宜。

2. 饮食护理

（1）纠正不良饮食习惯　食物是机体内铁的重要来源。不良的饮食习惯，如偏食或挑食，是导致铁摄入量不足的主要原因。无规律、无节制、刺激性过强的饮食容易造成胃肠黏膜的吸收功能障碍，不利于食物铁的吸收。因此，保持均衡饮食、荤素搭配、避免偏食或挑食、定时定量用餐、细嚼慢咽或必要时可少量多餐对缺铁性贫血的患者意义重大。

（2）增加铁的摄取　鼓励患者多摄取高蛋白、高维生素、含铁丰富且吸收率高的食物，如瘦肉、肝脏、肾、血、蛋黄、鱼、鸭、海蜇、芝麻、海带、黑木耳、紫菜与香菇等。

（3）促进铁的吸收　牛奶会改变胃内的酸性环境、浓茶和咖啡中的鞣酸可与食物铁结合而妨碍铁的吸收。因此，在增加食物铁摄取、提倡均衡饮食的同时，还应多食富含维生素 C 的食物，或加服维生素 C；铁剂治疗的同时，尽量避开同服减少食物铁吸收的食物或饮料。

3. 皮肤黏膜护理　口腔炎、舌炎者，应保持口腔清洁，嘱患者勤漱口。口腔溃疡时可涂溃疡膜、碘甘油等。

（二）病情观察

1. 贫血表现　观察患者有无贫血的一般症状和体征（如皮肤黏膜苍白、乏力、头晕、心悸、气促等）及缺铁性贫血的特殊表现等。

2. 实验室检查　了解患者的实验室指标，如红细胞计数和血红蛋白浓度、网织红细胞以及铁代谢的指标等变化。

3. 治疗情况　了解患者对治疗效果、药物的不良反应及治疗的依从性。

4. 并发症　了解患者有无其他异常情况。一旦出现自觉症状加重、呼吸和心跳频率加快、下肢水肿或尿量减少等情况，多提示病情加重或并发贫血性心脏病，应及时就医。

（三）协助治疗

治疗缺铁性贫血的主要原则是根除病因和补足贮铁。尽量祛除导致缺铁的病因，如妊娠期妇女应改善饮食、月经过多者应进行调理等。补铁治疗包括无机铁和有机铁两类。无机铁以硫酸亚铁为代表，有机铁主要包括右旋糖酐铁、葡萄糖酸亚铁等。

1. 治疗原发病 治疗的关键。

2. 补充铁剂 补充铁剂的总量（mg）=（目标血红蛋白浓度−实际血红蛋白浓度）× 0.33×体重（kg）。

（1）口服铁剂 是缺铁性贫血患者的首选治疗方法。注意事项：①口服铁剂常见的不良反应有恶心、呕吐、胃部不适等胃肠道症状，指导患者应在餐后或餐中服用，从小剂量开始，以后逐渐增加用量；②谷类、乳类、茶、咖啡、抗酸药和 H_2 受体阻滞剂等会抑制铁剂的吸收，应避免与含铁食物同服；③与鱼类、维生素 C、果汁、乳酸等同服，促进铁剂更好地吸收；④口服液体铁剂时使用吸管，服药后及时漱口，避免牙齿染黑；⑤服用铁剂期间，粪便颜色会变黑，此为铁与肠内硫化氢作用而生成黑色的硫化铁所致，应做好解释工作，消除担忧；⑥血红蛋白正常后，要继续服药 3~6 个月，以补足体内储存铁。

（2）注射铁剂 以下情况必须注射补铁：①有胃肠道疾病影响铁剂的吸收；②口服铁剂使原有胃肠道疾病加重；③对口服铁剂不能耐受者。

右旋糖酐铁是最常用的注射铁剂。注射铁剂时应注意：①主要的不良反应包括注射部位局部肿痛、硬结形成和过敏反应（如面部潮红、恶心、肌内关节痛、淋巴结炎及荨麻疹等），严重者可发生过敏性休克，所以在注射前应做过敏试验，注射时备肾上腺素。②为减少局部肿痛或硬结形成，注射铁剂应尽量深部肌内注射并经常更换注射部位；③为避免药液溢出引起皮肤染色，应避免在皮肤暴露部位注射，可采用"Z"形注射法或留置空气注射法。

知识链接

铁中毒

误服大量铁剂发生铁中毒的过程可分为 5 期：①在误食铁剂 30 分钟后到 2 小时，由于铁对胃肠黏膜的刺激作用，发生局部坏死和出血，导致出血性胃肠炎。表现为恶心、呕吐、腹痛、腹泻、呕血、血性粪便，并可发生严重低血压、休克和昏迷。②而后的 2~6 小时为无症状期，此时铁聚集于线粒体和各器官中。③约 12 小时后，由于铁剂引起细胞损伤而发生低血糖和代谢性酸中毒，同时可有发热、昏迷和白细胞增多。④2 小时~4 天后发生肝肾损害，出现肝大、黄疸、肝功能异常以至肝功能衰竭以及血尿、蛋白尿和管型尿。⑤2 小时~4 周后常因瘢痕形成而发生幽门狭窄。

（四）心理护理

向患者耐心解释缺铁性贫血是完全可以治愈的且治愈后对身体无不良影响，神经精神症状是暂时的，在消除病因和积极治疗后会很快消失，安慰患者，减少其心理压力。

（五）健康指导

1. 疾病知识指导 向患者及家属讲解疾病的相关知识，如缺铁性贫血的病因、临床表现、对机体的危害、实验室检查的意义等，提高患者及其家属对疾病的认识、治疗及护理的依从性，积极主动的参与疾病的治疗与康复。积极防治原发病，消除病因，如钩虫病、溃疡病、月经过多等慢性失血性疾病。

2. 饮食指导　提倡均衡饮食，纠正不良的饮食习惯，给予高热量、高蛋白、高维生素及含铁丰富的食物，采取科学合理的烹饪与搭配。婴幼儿应及时添加蛋黄、肝泥、肉末和菜泥等辅食，贫血纠正后，仍要坚持合理饮食。

3. 用药指导　指导患者正确应用铁剂，避免发生铁剂摄入减少和吸收障碍等情况。高危性人群预防性补充食物铁或口服铁剂，如婴幼儿要及时添加辅食，生长发育期的青少年、妊娠期或哺乳期妇女应注意补充含铁丰富的食物，特别是妊娠期的妇女，建议预防性补充铁剂，每天口服元素铁 10~20mg。

4. 病情监测指导　监测内容主要包括自学症状、生命体征变化、有无水肿及尿量变化等，一旦出现异常（如心跳频率加快、下肢水肿、尿量减少等）应及时就诊。

再生障碍性贫血

再生障碍性贫血（aplastic anemia，AA）简称再障，又称获得性骨髓造血功能衰竭症，是由多种原因引起造血干细胞数量减少和（或）功能障碍所引起的一类贫血。临床主要表现为骨髓造血功能低下，全血细胞减少，进行性贫血、出血和感染综合征。再障是一种常见的血液系统疾病，欧美国家年发病率为（4.7~13.7）/100 万，日本发病率为（14.7~24.0）/100 万，我国发病率为 7.4/100 万。本病可发于各年龄段，以青壮年居多，老年人的发病率有增高的趋势。再障的分类方法较多，根据病因是否明确，将再障分为原发性再障和继发性再障；按起病方式及病情轻重，分为急性型再障和慢性型再障。

【病因及发病机制】

（一）病因

发病原因尚不明确，可能与以下因素有关。

1. 药物及化学物质　是再障最常见的致病因素。已知具有高度危险性的药物有抗癌药、氯霉素、磺胺类、保泰松、阿司匹林、苯妥英钠、咪唑类、氯丙嗪、氯喹等，其中以氯霉素最多见。氯霉素是否引发再障与剂量和疗程无关，而与个体的敏感性有关，后果较为严重，此种情况还见于磺胺类药及接触杀虫剂。但随着临床上氯霉素应用的逐渐减少，其在再障发病中的意义已不突出。某些化学物品，如油漆、染料、塑料等，剂量越大，对机体的危害越强，致病作用与剂量正相关。另外，有与苯及其衍生物长期接触史者，比一次性大剂量接触的危害性更大。

2. 物理因素　长期接触各种电离辐射，如 X 射线、γ 射线及其他放射性物质，可阻碍 DNA 的复制，从而抑制细胞的有丝分裂，引起造血干细胞的数量减少，骨髓微环境也会受到损害。

3. 病毒感染　特别是肝炎病毒、微小病毒 B19。此外，EB 病毒、流感病毒、风疹病毒等也可引起再障。

4. 遗传因素　临床资料显示，具有某些 HLA－Ⅱ型抗原的再障患者对免疫抑制剂治疗的反应较好，部分患者对氯霉素及某些病毒具有易感性，说明再障的发病可能与遗传因素有关。

5. 其他因素 系统性红斑狼疮、慢性肾衰竭等疾病均可演变成再障。

（二）发病机制

1. 造血干细胞缺陷 上述各种病因破坏骨髓造血干细胞，使其自我复制和分化能力减弱或消失，引起造血干细胞数量减少，导致外周血液中全血细胞数量减少。

2. 造血微环境异常 骨髓微环境中的基质细胞分泌细胞外基质及释放造血因子的能力下降，使造血干细胞的生长和发育失去支持和调节。

3. 免疫异常 再障患者骨髓及外周血液的淋巴细胞比例增高，T 细胞分泌的造血负调控因子明显增多，T 细胞亚群失衡，髓系细胞凋亡亢进；细胞毒性 T 细胞分泌穿孔素直接杀伤造血干细胞。

以往认为，在一定遗传背景下，再障可能通过以上三种机制发病。近年研究结果表明，再障的主要发病机制是免疫异常，T 淋巴细胞数量与功能异常及其所导致的细胞因子分泌失调与再障的发病关系密切。造血微环境与造血干细胞量的改变是免疫异常损伤的结果。

【护理评估】

（一）健康史评估

了解起病情况、居住区和工作环境是否存在有害物质；发病前是否服用过容易导致再障的药物；是否发生病毒感染等。对育龄妇女，还需注意询问月经史、生育史。

（二）身体评估

1. 急性型再障（重型再障，SAA） 起病急，进展较快，病情重，少数可由非重型再障发展而来。

（1）贫血 进行性加重，表现为皮肤（黏膜）苍白、乏力、头晕、心悸、气短等。

（2）感染 多数患者有发热，体温常在 39℃ 以上。以呼吸道感染最常见，以革兰阴性菌、金黄色葡萄球菌和真菌为主。此外，可见皮肤感染、泌尿生殖系统及消化道感染等。急性型再障患者 1/3 ~ 1/2 在数月至 1 年内死亡，死亡原因为颅内出血和严重感染。

（3）出血 早期表现之一。随病程的延长出现进行性贫血，出血部位广泛，皮肤可见出血点及大片瘀斑。此外，还常有内脏出血，如便血、尿血、子宫出血或颅内出血等，后者常危及生命。同时伴明显的乏力、头晕和心悸等。

2. 慢性型再障（非重型再障，NSAA） 较多见。起病及进展缓慢，贫血、感染和出血的程度比急性型再障轻，容易控制。贫血常为首发和主要表现。出血以皮肤、黏膜为主，除女性有子宫出血外，很少有内脏出血。感染以呼吸道多见。少数病例病情恶化可演变为急性型再障。病程长，预后较好，少数死亡。

（三）心理-社会评估

再障患者常因反复而严重的贫血、出血和感染、治疗效果差而感到生命受到威胁，对治疗失去信心，出现焦虑、紧张、情绪低落等负性情绪。慢性型再障患者长期应用雄激素治疗，年轻女性会出现身体外形改变，评估患者有否出现自卑心理。另外，高额的治疗费用给患者带来沉重的心理压力，进而影响患者的治疗。

（四）实验室及其他检查

1. 血常规检查 呈正细胞性贫血。全血细胞减少，重型较明显。三系细胞减少的程度不同，少数病例可呈双系或单系细胞减少。网织红细胞绝对值低于正常。白细胞计数减少，以中性粒细胞减少为主。血小板减少，出血时间延长。

2. 骨髓象　为确诊再障的主要依据。急性型再障的患者表现为骨髓增生低下或极度低下，粒细胞和红细胞均明显减少，常无巨核细胞。慢性型再障的患者表现为骨髓增生减低或呈灶性增生，三系细胞均有不同程度的减少。

【护理诊断／问题】

1. 活动无耐力　与贫血所致机体组织缺氧有关。

2. 有感染的危险　与白细胞减少有关。

3. 潜在并发症：颅内出血。

【护理目标】

（1）患者活动耐力提高，生活能自理。

（2）患者能理解预防感染的重要性，主动配合治疗和护理。

（3）患者能积极配合采取有效措施，减少或避免加重出血，无颅内出血等并发症发生。

【护理措施】

（一）一般护理

1. 休息与活动　充分的睡眠与休息利于调节身心状况，提高患者的活动耐力。非重型再障患者，适当减少活动量；重型再障患者，避免剧烈活动，安置其卧床休息并给予全面的照顾，尽量减少内脏出血的机会。根据贫血的程度及活动耐力决定活动量，中、轻度贫血应休息与活动交替进行，活动中如出现心悸、气促应立刻停止活动；重度以上贫血要以卧床休息为主。

2. 饮食护理　给予高热量、高蛋白、高维生素、易消化的食物，选择患者喜欢的烹饪方式，增进其食欲的同时，增加营养物质的摄入，必要时遵医嘱静脉补充营养液，以满足机体的需要，提高机体抵抗力。食物尽量选取无刺激性的软食或流食，避免进食坚硬的食物，减少食物对消化道黏膜的刺激。

（二）病情观察

主要是贫血、出血、感染的相关症状和体征及药物不良反应的观察。包括口唇、甲床、皮肤黏膜的苍白程度，生命体征（特别是体温与脉搏）的变化及有无头晕、头痛、心悸、气促等症状；了解相关实验室检查结果，如白细胞、血小板、血红蛋白及网织红细胞数值；女性患者阴道出血的情况；对重型再障者，要密切观察，有无呕血、血尿、便血、血压下降等内脏出血的表现，尤其是有无头痛、剧烈呕吐、烦躁不安等颅内出血先兆，一旦发现，应立即报告医生，配合抢救。

（三）协助治疗

遵医嘱正确应用抗生素、免疫抑制剂、雄激素等药物。为确保有效的血药浓度，给药时间和剂量要准确，使用过程中注意药物的疗效及其不良反应。

1. 消除病因　针对原发疾病采取相应治疗措施。

2. 免疫抑制治疗

（1）抗淋巴/胸腺细胞球蛋白（ALG/ATG）　主要用于 SAA。常用药物及方案为马 ALG 10～15mg/（kg·d）连用 5 天，兔 ATG 3～5mg/（kg·d）连用 5 天。

用药护理　①治疗过程中可出现超敏反应、出血加重、继发感染和血清病（猩红热样皮疹、关节痛、发热）等副作用；②用药前需做过敏试验；③用药过程中密切观察并应用糖皮质激素防治过敏反应的发生。

（2）环孢素　适用于所有 AA 3～5mg/（kg·d），疗程一般长于 1 年。

用药护理　定期检查肝、肾功能，观察有无牙龈增生及消化道反应，适当调整用药剂量和疗程。

3. 促进造血治疗

（1）雄激素　适用于所有 AA。常用药物有司坦唑醇（康力龙）、十一酸睾酮（安雄）、丙酸睾酮等。

用药护理　常见不良反应有男性化作用（如痤疮、毛发增多，女患者停经）；肝功能损害等。因此，用药前应向患者解释以消除疑虑；治疗过程中观察有无黄疸，并定期检查肝功能。

（2）造血生长因子　适用于所有 AA，特别是 SAA，一般在免疫抑制治疗后使用。常用药物有粒－单系集落刺激因子（GM－CSF）、粒系集落刺激因子（G－CSF）和红细胞生成素（EPO）。

用药护理　①用药前应做过敏试验，用药期间定期检查血象。②G－CSF 偶有皮疹、低热、氨基转移酶升高、消化道不适、骨痛等不良反应，一般在停药后消失；GM－CSF 可出现发热、骨痛、肌痛、腹泻、乏力等，严重者可见心包炎、血栓形成；EPO 可静脉注射或皮下注射，用药期间应监测血压，偶可诱发脑血管意外或癫痫发作。

4. 造血干细胞移植　适用于年龄＜40 岁、无感染及其他并发症、有合适供体者。

5. 对症治疗

（1）预防感染

1）内源性感染　注加强口腔、皮肤及肛周护理。①口腔护理：进餐前后、晨起、睡前漱口，或根据口腔咽分泌物细菌培养，有针对性应用漱口液。②皮肤及肛周护理：保持皮肤干燥清洁，勤洗澡、勤更衣，女患者应注意会阴部清洁，睡前、便后用 1∶5000 高锰酸钾溶液坐浴，每次约 15 分钟；保持大便通畅，避免用力排便诱发肛裂；发生肛周脓肿者，及时通知医生，行局部理疗或切开引流。

2）外源性感染　保持室内空气清新，室内定期消毒，每周 2～3 次。防止受凉。限制探视，避免去人群聚集地方或与有感染迹象的患者接触。对粒细胞缺乏者（粒细胞绝对值≤0.5×10⁹/L）宜采取保护性隔离。严格执行各项无菌操作。各种损伤性穿刺时严格局部消毒。

（2）出血的预防和护理　除了应用一般止血药外，可根据患者的具体情况选用不同的止血方法和药物。如女性子宫出血可肌内注射丙酸睾酮；输浓缩血小板对血小板减少引起的严重出血有效。当患者主诉头痛，出现剧烈呕吐甚至意识模糊等症状，提示发生颅内出血，要立即通知医生，协助处理。颅内出血的护理措施包括：①立即去枕平卧，头偏向一侧；②及时清除呕吐物或口鼻内分泌物，保持呼吸道通畅；③吸氧；④快速静脉滴注 20% 甘露醇、50% 葡萄糖、地塞米松、呋塞米以降低颅内压；⑤密切观察病情，记录生命体征的变化。

6. 输血　对于重症或重度贫血（Hb＜60g/L）伴明显缺氧症状者且患者对贫血耐受较差时，可考虑输注浓缩红细胞。但多次输血会影响造血干细胞移植的效果，因此要根据患者具体情况严格掌握输血指征，尽量减少输血的次数。

📋 **知识链接**

成分输血

成分输血是根据血液的各种成分比重不同，将血液加以分离提纯，视病情需要输注有关的成分。常用的成分血有：血浆，红细胞（浓缩红、洗涤红、红细胞悬液），白细胞浓缩悬液，血小板浓缩悬液，各种凝血制剂（凝血酶原复合物等）。成分输血是目前临床常用的输血类型，其优点为：一血多用，节约血源，针对性强，疗效好，减少输血不良反应，更易于保存和运输。

（四）心理护理

与患者及其家属建立良好的护患关系，倾听并鼓励患者表达其心理感受，对患者的情况表示理解、同情和尊重。帮助患者认识到消极的心理状态对身体康复不利，要保持充实、愉快、乐观的生活态度，积极配合医护人员的治疗和护理。

（五）健康指导

1. 疾病知识指导 简介疾病的病因、临床表现及目前主要的诊疗方法，尽量避免或减少与再障发病相关的药物和理化物质接触，增强自我保护意识，避免职业性损害。对经常接触苯及其衍生物或射线者，除了要加强工作室内通风之外，必须严格遵守操作规程，做好个人防护，定期检查血常规，发现异常应及时就医。告知患者氯霉素、磺胺类、保泰松、阿司匹林等药物是引起再障的重要诱因，要避免服用。

2. 避免感染和加重出血 嘱患者加强个人防护，养成良好的生活和卫生习惯，学会自我病情监测。

3. 指导用药，定期随访 主要涉及免疫抑制剂、雄激素类药物与抗生素的治疗。详细介绍所用药物的名称、用量、用法、疗程及其不良反应等。告知患者必须遵医嘱按疗程用药，不可自行更改或停用，同时还需配合做好相关不良反应的预防工作。定期复查血象和肝功能，以便了解病情的变化及药物的疗效。

4. 预防疾病的发生或复发 尽量避免或减少接触与再障发病相关的药物和理化物质。对于再障患者，避免服用对造血系统有害的药物。

目标检测

一、选择题

A3/A4 型题

（1~2 题共用题干）

男性，30 岁，2 年前做过"胃切除术"。近半年来经常头晕、心悸、体力逐渐下降，诊断为缺铁性贫血。

1. 患者贫血的原因可能是

    A. 铁摄入不足   B. 铁吸收不良

    C. 铁需要量增加   D. 铁消耗过多

    E. 铁不能利用

2. 给患者口服铁剂的护理中错误的是

    A. 宜于进餐后服用   B. 可与维生素同服

    C. 餐后不要即刻饮茶   D. 如有消化道反应，可与牛奶同服

    E. 血红蛋白正常后，应继续治疗数月

（3~4题共用题干）

女，40岁，石油化工工人，长期与苯接触，一年来全身乏力，Hb 85g/L，血小板 90×10^9/L，网织红细胞低于正常，肝脾不肿大，骨髓增生低下。

3. 该患者可能的医疗诊断是

    A. 缺铁性贫血   B. 巨幼细胞贫血

    C. 再生障碍性贫血   D. 溶血性贫血

    E. 地中海贫血

4. 进行护理评估时下列哪项对其病因诊断最重要

    A. 心理社会资料   B. 系统体格检查

    C. 既往史、职业史   D. 血象、骨髓象结果

    E. 主要症状及治疗经过

二、思考题

1. 简述缺铁性贫血患者的治疗要点。

2. 简述再障患者的护理要点。

（蒋 师）

扫码"练一练"

第三节 出血性疾病患者的护理

扫码"学一学"

学习目标

知识要点

1. 掌握ITP、过敏性紫癜患者的护理评估要点和护理措施。

2. 熟悉ITP、过敏性紫癜的实验室及其他检查和治疗要点。

技能要点

1. 能够正确指导患者进行自我保护。

2. 能够对出血情况做出正确判断并及时处理。

出血性疾病是由于先天性、遗传性及获得性因素导致血管、血小板、凝血、抗凝及纤维蛋白溶解等止血机制的缺陷或异常，引起以自发性出血或轻度损伤后过度出血为特征的疾病。任何原因造成血管壁通透性增加、血小板数量减少及功能异常、凝血功能障碍，均可引起出血。

【分类】

按病因及发病机制，出血性疾病可分为以下几种主要类型。

（一）血管壁异常

1. 先天性或遗传性 ①遗传性出血性毛细血管扩张症；②家族性单纯性紫癜；③先天性结缔组织病。

2. 获得性 ①感染：如败血症；②过敏：如过敏性紫癜；③化学物质及药物：如药物性紫癜；④营养不良：如维生素 C 及维生素 PP 缺乏；⑤内分泌及代谢性疾病：如糖尿病；⑥其他：结缔组织病、动脉硬化。

（二）血小板异常

1. 血小板数量异常 ①血小板生成减少：如再生障碍性贫血、白血病；②血小板破坏过多：如特发性血小板减少性紫癜；③血小板消耗过度：如弥散性血管内凝血；④血小板分布异常：如脾功能亢进；⑤血小板增多：如原发性血小板增多症。

2. 血小板功能异常 ①先天性或遗传性：如血小板无力症、巨大血小板综合征；②获得性：如使用抗血小板药物、感染等因素可导致。

（三）凝血功能异常

1. 先天性或遗传性 如血友病、遗传性凝血酶原缺乏症。

2. 获得性 如维生素 K 缺乏症、肝病性凝血障碍、尿毒症性凝血异常等。

（四）其他

溶栓药物、肝素使用过量；蛇、水蛭咬伤；免疫相关性抗凝物增多等。

特发性血小板减少性紫癜

特发性血小板减少性紫癜（idiopathic thrombocytopenia purpura，ITP）是一种复杂、多种机制共同参与的获得性自身免疫性出血综合征。由于患者对自身血小板抗原的免疫耐受缺失，导致外周血中血小板破坏过度和血小板生成抑制，血小板数目减少，伴或不伴有皮肤黏膜出血的表现。以广泛皮肤、黏膜及内脏出血、血小板寿命缩短、骨髓巨核细胞发育成熟障碍及血小板膜糖蛋白特异性自身抗体为特征。

ITP 是最常见的血小板减少性疾病，可分为急性和慢性两种。①急性 ITP：好发于儿童，多数约数周至 4 个月方可恢复正常；②慢性 ITP：多见于成人，反复发作，病程可达数年，难以自然缓解。男女发病率相近，育龄期女性发病率高于同年龄段男性，60 岁以上人群的发病率为 60 岁以下人群的 2 倍。

【病因及发病机制】

（一）病因

病因尚不明确，可能与下列因素有关。

1. 感染 细菌或病毒感染与 ITP 的发病密切相关。约 80% 的急性 ITP 患者，发病前 2 周左右有上呼吸道病毒感染史。慢性 ITP 患者常因感染而使病情加重。此外，病毒感染后，可检测到特异性抗体和血小板相关抗体（PAIg）。

2. 肝、脾功能异常 肝、脾是血小板相关抗体和抗血小板抗体产生的主要部位，同时也是血小板破坏的主要场所，以脾脏最为重要。人体约 1/3 的血小板储存于脾脏，脾脏内相关抗体水平最高，与抗体结合后的血小板因发生性状改变而遭到破坏。

3. 其他因素 慢性型多见于育龄期女性，可能与机体内雌激素水平增高有关。雌激素不但可增强自身免疫反应，还能抑制血小板的生成，促进单核 – 巨噬细胞对抗体结合的血小板进行破坏。研究表明，ITP 的发生还可能受基因调控。

（二）发病机制

1. 体液与细胞免疫介导的血小板过度破坏 研究表明，ITP 患者的细胞毒 T 细胞可直接破坏血小板，引起血小板的功能异常，并可通过损害毛细血管内皮导致通透性增加而引发出血。50% ~70% 的 ITP 患者血浆和血小板表面可检测到血小板膜蛋白特异性自身抗体。

2. 体液与细胞免疫介导血小板数量/功能异常、生成不足 自身抗体可损伤巨核细胞或抑制巨核细胞释放血小板，造成 ITP 患者血小板生成不足。CD8$^+$细胞毒 T 细胞可通过抑制巨核细胞凋亡，使血小板生成障碍。

【护理评估】

（一）健康史评估

评估患者的年龄、性别，询问发病前 2 周左右有无上呼吸道感染史，了解既往史和女性患者的月经史。

（二）身体评估

1. 急性型 半数以上见于儿童，起病前 1~2 周有上呼吸道感染史，特别是病毒感染史。起病较急，部分患者可出现畏寒、发热等。全身存在广泛性出血，以皮肤、鼻、牙龈及口腔黏膜出血较重，皮肤可见瘀点、紫癜，严重者可有大片瘀斑，甚至血泡及血肿。鼻、口腔黏膜及眼睑结膜出血较常见。损伤及注射部位可渗血不止或形成大小不等的瘀斑。当血小板 $<20 \times 10^9$/L 时可发生内脏出血，如呕血、咯血、尿血、便血等；严重者可出现颅内出血，也是本病致死的主要原因，表现为剧烈头痛、意识障碍、双侧瞳孔不等大、瘫痪及抽搐、对光反射迟钝或消失等。大量出血可导致程度不等的贫血、血压降低甚至失血性休克。急性型常在数周内恢复，少数病程超过半年转为慢性。

2. 慢性型 主要见于 40 岁以下的成年人，以青年女性居多。起病缓慢隐匿，出血症状轻而局限，常反复出现皮肤黏膜散在的瘀点、瘀斑，牙龈出血或鼻出血，外伤后出血不止。内脏出血较少见，女性患者以月经过多为常见，甚至在部分患者是唯一症状。上述症状持续数周或数月，甚至可迁延数年。患者病情可因感染等原因而骤然加重，出现广泛且严重的皮肤黏膜及内脏出血，也可因情绪激动而诱发致命性的颅内出血。病程半年以上且反复发作的患者，部分可伴轻度脾大。

（三）心理 – 社会评估

反复发生的皮肤黏膜及内脏广泛出血或出血不止，易引起患者的焦虑、恐惧情绪，随着病情的反复和病程的迁延，患者甚至感到对疾病的治疗和康复的绝望。

（四）实验室及其他检查

1. 血常规检查 急性型发作期血小板 $<20 \times 10^9$/L，慢性型多在（30~80）$\times 10^9$/L，血小板平均体积增大，功能一般正常。因失血红细胞和血红蛋白不同程度下降，有程度不等的正常细胞或小细胞低色素性贫血。白细胞计数多正常。

2. 骨髓象 ①骨髓巨核细胞数量增多或正常；②巨核细胞发育成熟障碍，表现为巨核细胞体积变小，胞质内颗粒减少，幼稚巨核细胞增加；③有血小板形成的巨核细胞显著减少；④红系及粒、单核系正常。

3. 其他 出血时间延长，血块收缩不良，束臂试验阳性。血小板生存时间明显缩短，最短者仅几小时。血小板相关免疫球蛋白（PAIgG）和血小板相关补体（PAC₃）增高。少数可发现自身免疫性溶血的证据。

【护理诊断/问题】

1. 组织完整性受损 与血小板减少有关。

2. 有感染的危险 与糖皮质激素治疗有关。

3. 恐惧 与血小板过低、反复发作的出血有关。

4. 潜在并发症：颅内出血。

【护理目标】

（1）患者出血情况减轻。

（2）患者生命体征、血常规指标正常，没有感染征象。

（3）患者情绪稳定，心态平和，能够积极配合治疗和康复。

（4）患者能够自我保健、自我检测病情，无并发症和意外的发生。

【护理措施】

（一）一般护理

1. 休息与环境 血小板计数 $> 50 \times 10^9/L$、出血轻且局限者，可适当活动。血小板计数 $< 50 \times 10^9/L$，减少活动，尽量卧床休息。血小板计数 $< 20 \times 10^9/L$ 者，严格卧床休息，避免一切损伤的因素，防止创伤，床头、床栏及家具的尖角置软垫包裹。

2. 饮食护理 摄入高蛋白、高维生素、少渣食物。病情严重者，提供流质或半流质饮食，避免坚硬、刺激性强的食物对口腔黏膜、胃肠道的损伤，预防消化道出血。

（二）病情观察

注意观察生命体征、出血部位、范围、出血量及速度，观察患者的皮肤黏膜有无瘀点、瘀斑，牙龈和鼻腔有无出血。呕吐物、两便、痰的颜色和性状，及时发现有无消化道、泌尿道或呼吸道出血。若出现烦躁、嗜睡、头痛、呕吐、双侧瞳孔不等大，甚至意识障碍等，提示可能发生颅内出血，应及时通知医生，配合救治。

（三）协助治疗

1. 糖皮质激素 ITP首选治疗，近期有效率约为80%。作用机制：①减少自身抗体生成及减轻抗原抗体反应；②降低毛细血管通透性；③抑制血小板与抗体结合并阻止单核 - 吞噬细胞系统对血小板的破坏；④刺激骨髓造血及向外周血释放血小板。常用泼尼松 1mg/（kg·d），分次或顿服，待血小板升至正常或接近正常，逐渐减量，以小剂量 5~10mg/d 维持 3~6 个月，无效者 4 周后停药。病情严重者可静滴地塞米松或甲泼尼龙，好转后改口服。用药同时注意监测血压、血糖的变化，预防感染，保护胃黏膜。

2. 免疫抑制剂 一般不作为首选，用于上述治疗方法无效、疗效差或不能行脾切除者，可加用免疫抑制剂以提高糖皮质激素疗效或减少其用量。常用药物有长春新碱、环磷酰胺、环孢素等。长春新碱最为常用，每周一次，每次 1mg，静脉注射，4~6 周为一个疗程。

3. 急性重症的处理 主要包括：①出血严重而广泛者；②疑有或已发生颅内出血者；③血小板计数 $< 20 \times 10^9/L$；④近期将进行手术（包括脾切除术）或分娩及严重并发症者。

（1）血小板输注　紧急补充血小板，以暂时控制或预防严重出血。成人每次给予 10～20U，根据病情可重复使用。有条件尽量使用单采血小板，避免反复多次输血产生的同种抗体加速破坏血小板。

（2）免疫球蛋白　静脉输注丙种球蛋白，减少单核－吞噬细胞系统对血小板的吞噬与破坏，是目前紧急救治 ITP 的最有效方法之一。剂量为 0.4g/（kg·d），4～5 天为一个疗程。

（3）大剂量甲泼尼龙　静脉注射 1g/d，3～5 次为一个疗程，可有效抑制单核－吞噬细胞系统，减少血小板的破坏。

（4）血浆置换　3～5 天内连续 3 次以上，每次置换 3000ml 血浆，可有效清除血浆中的抗血小板抗体。

4. 脾脏切除　可以减少血小板破坏及抗体的产生。近期有效率为 70%～90%，长期有效率为 40%～50%。即使无效对糖皮质激素的需要量亦可减少。

（1）适应证　①正规糖皮质激素治疗无效，病程迁延 6 个月以上；②糖皮质激素维持量需大于 30mg/d；③有糖皮质激素使用禁忌证。

（2）禁忌证　①年龄小于 2 岁；②妊娠期；③因其他疾病不能耐受手术。

（四）心理护理

解释病情，讲解疾病相关知识，安慰患者。鼓励患者表达自己的感受，了解患者的需求并及时处理。一旦发生严重出血，应沉着冷静，增强患者的信任感与安全感，减轻其紧张、恐惧感。

（五）健康指导

1. 疾病知识指导　向患者及其家属讲解有关疾病的知识，使其了解疾病的病因、临床表现及治疗方法，取得患者的信任和支持，使其积极配合治疗与护理。指导患者及其家属学会预防出血的方法，准确识别出血征象，一旦发现出血及时通知医护人员。

2. 指导患者自我保护　指导患者避免人为损伤而诱发或加重出血。服药期间避免接触呼吸道感染者，以防加重病情。当血小板在 $50 \times 10^9/L$ 左右时，避免进行较强体力活动。日常生活中要注意保持充足的睡眠、情绪稳定、大小便通畅。必要时可给予辅助性药物治疗，如镇静剂、缓泻剂等。

3. 用药指导　告知患者必须遵医嘱服药，饭后服药以减轻不良反应，按时、按剂量、按疗程用药，不可自行减量或停药，以免出现"反弹"现象。避免使用可能引起血小板减少或抑制其功能的药物，如阿司匹林、磺胺类药物等。

4. 自我监测　病情定期复查血常规，了解血小板数目的变化，一旦发现皮肤黏膜出血加重或疑似有内脏出血的表现时，应立即就医。

过敏性紫癜

过敏性紫癜（allergic purpura）又称 Schonlein－Henoch 综合征，为一种常见的血管变态反应性疾病。因机体对某些致敏物质产生变态反应，导致毛细血管脆性及通透性增加，血液外渗，产生紫癜、黏膜及某些器官出血。可同时伴发血管神经性水肿、荨麻疹等其他过敏表现。本病多见于青少年，男女发病比例为（1.4～2）:1，春、秋季发病较多。

【病因及发病机制】

（一）病因

1. 感染 为最常见的病因，包括细菌（β 溶血性链球菌、金黄色葡萄球菌等），病毒（麻疹、水痘、风疹等）及肠道寄生虫感染等。尤其以 β 溶血性链球菌引起的呼吸道感染最为多见。其中副流感嗜血杆菌感染与紫癜性肾炎的发病相关。

2. 食物 机体对某些动物性食物中的异性蛋白质过敏所致，如鱼、虾、蟹、蛋、鸡、牛奶等。

3. 药物 抗生素类（青霉素、头孢菌素），解热镇痛药（水杨酸类、保泰松、吲哚美辛等），磺胺类，阿托品，异烟肼及噻嗪类利尿药等。

4. 其他 花粉、菌苗、尘埃、昆虫叮咬、寒冷刺激等。

知识链接

办公族的过敏性紫癜

研究发现，复印机、打印机、传真机等会向周围空气释放微细的碳粉颗粒，或者挥发出某些成分不明的有机化合物，吸入或者接触这些过敏源有可能引发过敏性紫癜。而空调滤网和管道系统长时间使用后，不仅会积存大量灰尘和污垢，还会有大量的细菌、真菌、尘螨等微生物聚集，也有可能诱发过敏性紫癜。

（二）发病机制

目前认为本病是免疫介导的一种全身血管炎症反应。上述各种因素引起抗原－抗体复合物反应，复合物沉积于血管内膜，激活补体，导致中性粒细胞游走、趋化及一系列炎症介质的释放，引起广泛毛细血管炎，使血管壁通透性和脆性增加，导致一系列临床表现。

【护理评估】

（一）健康史评估

评估患者的年龄、性别，询问发病前 1～3 周有无全身不适、低热、乏力及上呼吸道感染或病毒感染史，了解患者是否有"肝炎""结核"病史，是否有食物过敏史及特殊用药史。

（二）身体评估

1. 单纯型（紫癜型） 为最常见的类型。主要表现为皮肤紫癜，局限于四肢，尤其是下肢及臀部，对称分布、成批发生，紫癜大小不等，初呈深红色，按之不褪色，略高于皮肤表面可融合成片形瘀斑。严重者紫癜可融合成大血疱，中心呈出血性坏死。一般数日内渐变成紫色、黄褐色、淡黄色，经 7～14 天逐渐消退。可伴有皮肤水肿、荨麻疹。

2. 腹型（Henoch 型） 最具潜在危险的类型。除皮肤紫癜外，主要表现为消化道症状及体征，如腹痛、恶心、呕吐、呕血、腹泻及黏液便、便血等，严重者可发生脱水或并发消化道大出血而出现周围循环衰竭表现。腹痛为最常见的症状，多位于脐周、下腹或全腹，常为阵发性绞痛，肠鸣音活跃或亢进，无明显腹肌紧张及反跳痛。腹部症状、体征多与皮肤紫癜同时出现，偶可发生于紫癜之前。

3. 关节型（Schonlein 型） 除皮肤紫癜外，出现关节部位血管受累表现，如关节肿胀、疼痛、压痛及功能障碍等。多见于膝、踝、肘、腕等大关节，呈游走性、反复性发作，关节症状一般在数月内消失，经数日而愈，无后遗症，不遗留关节畸形。

4. 肾型 是病情最为严重且预后相对较差的一种临床类型，发生率达12%~40%，为肾小球毛细血管袢受累所致。患者可出现血尿、蛋白尿及管型尿，偶见水肿、高血压及肾衰竭等表现。肾损害多在紫癜后1周出现，在3~4周内恢复，也有反复发作迁延数月者。少数病例因反复发作演变为慢性肾炎或肾病综合征，甚至尿毒症。

5. 混合型 皮肤紫癜合并上述两种以上类型的特点，称为混合型。

除以上类型外，少数患者还可因病变累及眼部、脑及脑膜血管而出现视神经萎缩、虹膜炎、视网膜出血及水肿、中枢神经系统相关症状、体征等。

（三）心理-社会评估

皮肤黏膜及内脏出血易引起患者的焦虑、恐惧，关节受累时有明显的疼痛感，随着病程的迁延及病情的反复，患者的不良情绪会加重。

（四）实验室及其他检查

1. 毛细血管脆性试验 毛细血管镜可见毛细血管扩张、扭曲及渗出性炎症反应。

2. 尿常规检查 肾型或混合型可有血尿、蛋白尿、管型尿。

3. 血小板计数、功能及凝血相关检查 除出血时间（BT）可能延长外，其他均正常。

4. 肾功能 肾型及合并肾型表现的混合型，可有程度不等的肾功能受损，如血尿素氮升高、内生肌酐清除率下降等。

【护理诊断/问题】

1. 疼痛：腹痛、关节痛 与腹型或关节型过敏性紫癜有关。

2. 潜在并发症：慢性肾炎、肾病综合征、慢性肾衰竭。

3. 知识缺乏 与缺乏本病的知识有关。

【护理目标】

（1）通过调整体位，患者疼痛减轻。

（2）患者未发生慢性肾炎、肾病综合征、慢性肾衰竭。

（3）患者能够说出本病相关的知识，自觉避免致病因素。

【护理措施】

（一）一般护理

1. 休息与体位 发作期患者应增加卧床休息时间，有利于症状改善。提供必要的生活帮助，避免过早、过多活动，以防症状加重或反复。

2. 饮食护理 避免进食过敏性食物，如鱼、虾、蟹、蛋、奶等。发作期根据病情选择清淡、少渣、少刺激、易消化的软食或半流质食物，避免过热饮食。有消化道出血症状（如黑便）应及时就医。

3. 对症护理 ①紫癜型：避免皮肤受损。②腹型：腹痛时取舒适卧位，如仰卧屈膝位，以缓解疼痛；较重者可给予阿托品或山莨菪碱口服或皮下注射。③关节型：将受累关节放在合适位置，少活动，可减轻疼痛，促进出血的吸收；疼痛剧烈者可酌情遵医嘱用止痛药。④肾型：注意休息，给予优质蛋白饮食；有水肿、高血压、少尿时，给予低蛋白低盐饮食，并控制水的摄入量。

（二）病情观察

密切观察患者生命体征。观察瘀点、瘀斑出现的部位、范围及其进展情况。对腹痛患者应注意疼痛部位、性质、程度及持续时间，有无伴随症状（如恶心、呕吐、腹泻、便血等）同时注意腹部体征的变化，有无压痛、反跳痛、肌紧张。对便血患者应注意观察便量及颜色，对关节疼痛患者应注意观察关节疼痛、肿胀及活动情况；对肾型患者应注意观察尿量、尿色的变化，定期做尿常规检查。

（三）协助治疗

1. 消除致病因素　防治感染、清除病灶、避免过敏药物及食物。

2. 一般治疗

（1）抗组胺药　如盐酸异丙嗪、氯苯那敏、阿司咪唑、去氯羟嗪、西咪替丁及静脉注射钙剂等。

用药护理　抗组胺药物易引起困倦，用药期间避免高空作业及驾驶。

（2）改善血管通透性药物　维生素 C、曲克芦丁等。

3. 糖皮质激素　能有效抑制抗原抗体反应、减轻炎症渗出、改善血管通透性等作用。一般用泼尼松口服治疗（30mg/d）；重症者可用氢化可的松（100～200mg/d）或地塞米松（5～15mg/d）静脉滴注，症状减轻后可改口服。

（四）心理护理

给患者及家属讲解有关疾病的知识，告知该疾病大多预后良好，减轻其心理负担，及时发现患者的心理问题及情绪障碍并及时给予疏导。劝导家属多关怀和支持患者，以缓解患者的不良情绪，提高战胜疾病的信心，主动配合治疗。

（五）健康指导

1. 疾病知识指导　向患者及其家属简介疾病的性质、病因、临床表现及治疗的主要方法。说明本病是变态反应疾病，寻找致病因素极为重要，与患者及其家属共同分析寻找致病因素，并指导他们避免各种致病因素及可疑致病因素。避免接触与发病相关的药物及食物，养成良好的个人卫生习惯，饭前便后要及时洗手，避免食用不洁食物，以预防寄生虫感染。

2. 休息与活动　指导保证充足的睡眠，均衡营养，适当运动，增强体质，预防上呼吸道感染。

3. 病情监测　指导教会患者对出血情况及其伴随症状或体征的自我检测、识别各种出血情况及伴随症状或其他异常情况，如瘀点、紫癜、血尿等。若出现新的出血、明显腹痛或便血、泡沫尿、水肿等，多提示病情复发或加重，应及时到医院就诊。

目标检测

一、选择题

A1/A2 型题

1. 关于特发性血小板减少性紫癜急性型临床特征，下列叙述不正确的是

 A. 起病急   B. 常畏寒发热

 C. 全身广泛出血   D. 血小板多在 $20 \times 10^9/L$ 以下

E. 骨髓象巨核细胞数减少

2. 患者女性,36岁,诊断为"特发性血小板减少性紫癜",入院后告知患者禁用的药物是

  A. 泼尼松   B. 阿司匹林

  C. 红霉素   D. 阿莫西林

  E. 地西泮

A3/A4 型题

(3~4 题共用题干)

女性,30岁。1年多来反复发生双下肢瘀斑,月经量增多。血红蛋白 90g/L,红细胞 3.0×10^{12}/L,血小板 50×10^9/L。既往身体健康。初诊"特发性血小板减少性紫癜"。

3. 治疗时应首选

  A. 糖皮质激素   B. 脾切除

  C. 血浆置换   D. 大剂量丙种球蛋白

  E. 静脉输注血小板悬液

4. 下列与目前病情不符的护理诊断或合作性问题是

  A. 组织完整性受损   B. 有受伤的危险

  C. 有感染的危险   D. 知识缺乏

  E. 潜在并发症:颅内出血

(蒋 师)

扫码"练一练"

扫码"学一学"

第四节 白血病患者的护理

学习目标

知识要点

1. 掌握白血病患者的护理评估和护理措施。

2. 熟悉急性白血病的概念、病因、分类及治疗要点。

技能要点

1. 能够正确指导白血病患者进行病情自我监测。

2. 能够准确判断白血病患者的病情变化。

白血病(leukemia)是一类起源于造血干细胞的恶性克隆性疾病。由于白血病细胞自我更新增强、增殖失控、分化障碍、凋亡受阻而停滞在细胞发育的不同阶段。在骨髓和其他造血组织中,白血病细胞大量异常增生累积,并浸润破坏全身各组织器官,而正常组织的造血功能受到抑制。临床上以进行性贫血、持续发热或反复感染、出血和组织器官浸润等为表现,外周血中出现大量幼稚细胞为特征。

在我国,白血病是一种常见的恶性肿瘤,发病率为(3~4)/10 万,是儿童及 35 岁以

下成人中最常见的恶性肿瘤。急性白血病比慢性白血病多见（约5.5∶1），其中急性粒细胞白血病最多（1.62/10万），其次为急性淋巴细胞白血病（0.69/10万）、慢性髓细胞白血病（0.39/10万），慢性淋巴细胞白血病较少见（0.05/10万）。男性发病率略高于女性（1.81∶1）。成人急性白血病中以急性粒细胞白血病最多见，儿童中以急性淋巴细胞白血病多见。随年龄增长，慢性髓细胞白血病的发病率逐渐升高，50岁以后明显增多。

【分类】

根据白血病细胞的成熟程度和自然病程，将白血病分为急性和慢性两类。

1. 急性白血病（acute leukemia，AL） 细胞分化停滞在较早阶段，多为原始细胞及早期幼稚细胞，病情发展迅速，自然病程仅数月。根据受累细胞系，急性白血病分为急性淋巴细胞白血病（简称急淋，ALL）和急性髓细胞白血病（简称急粒，AML）。

2. 慢性白血病（chronic leukemia，CL） 细胞分化停滞在较晚阶段，多为较成熟的幼稚细胞和成熟细胞，病情发展慢，自然病程一般为数年。根据受累细胞系，慢性白血病可分为慢性髓细胞白血病（CML）、慢性淋巴细胞白血病（CLL）、极少见类型白血病（如毛细胞白血病、幼淋巴细胞白血病等）。

⚙ **知识链接**

妊娠与白血病

大量临床资料表明，妊娠一般不会使白血病病情恶化，甚至有暂时改善的可能，这与孕期促肾上腺皮质激素（ACTH）及肾上腺皮质激素分泌增多有关。患有急性白血病的孕妇与非孕妇的病程相似，常在几个月内死亡。因此，终止妊娠作为治疗措施并无意义。慢性白血病孕妇的早产及死产发生率可达40%，可能与孕妇贫血有关。白血病孕妇产后出血较一般产妇多见。

【病因及发病机制】

白血病的病因和发病机制目前尚未明确。实验与临床资料表明，白血病的发病可能与下列因素有关。

1. 生物因素 主要是病毒感染和免疫功能异常。病毒感染后整合并潜伏在宿主细胞内，在某些理化因素作用下会诱发白血病，常见有EB病毒、HIV病毒等。部分免疫功能异常者，如系统性红斑狼疮、类风湿关节炎、皮肌炎、系统性血管炎等自身免疫性疾病，患白血病的概率会增加。

2. 放射因素 包括X射线、γ射线等电离辐射。取决于人体吸收辐射的剂量，大面积和大剂量照射可使骨髓受抑制和机体免疫力下降，DNA突变、断裂和重组，导致白血病的发生。

3. 化学因素 ①苯及含有苯有机溶剂：具有极强的致染色体畸变和致白血病作用，长期接触发病率明显高于一般人群。②某些抗肿瘤药物：如氮芥、环磷酰胺、丙卡巴肼、依托泊苷等都有导致白血病的作用。③其他：亚硝胺类、保泰松及其衍生物、氯霉素等均可诱发白血病。

4. 遗传因素 家族性白血病约占白血病的0.7%。白血病患者的近亲发生概率比一般人高4倍，单卵孪生同患率20%~25%，比双卵孪生者高12倍。染色体畸变人群发病率高于正常人群。先天性再生障碍性贫血、共济失调－毛细血管扩张症、先天性免疫球蛋白缺乏症等患者的白血病发病率均较高。

5. 其他血液病　如骨髓增生异常综合征、多发性骨髓瘤、淋巴瘤、阵发性睡眠性血红蛋白尿症等，最终可能发展为白血病。

急性白血病

急性白血病（acute leukemia，AL）是造血干细胞的恶性克隆性疾病，发病时骨髓中异常的原始细胞和幼稚细胞（白血病细胞）大量增殖并浸润各组织器官，而正常造血功能受到抑制。主要表现为贫血、出血、感染及浸润征象。

【分类】

根据法国、英国、美国（FAB）分型和世界卫生组织分型，将急性白血病分为急性淋巴细胞白血病（简称急淋，ALL）和急性非淋巴细胞白血病（ANLL，简称急非淋）或急性髓系白血病（AML）。

（一）急性非淋巴细胞白血病

M_0（急性髓细胞白血病微分化型）：骨髓原始细胞>30%，无嗜天青颗粒及 Auer 小体，核仁明显，光镜下髓过氧化物酶（MPO）及苏丹黑 B 阳性细胞<3%；在电镜下，MPO 阳性；髓系抗原可呈阳性；淋系抗原常为阴性；血小板抗原为阴性。

M_1（急性粒细胞白血病未分化型）：原粒细胞占骨髓非红系有核细胞的90%以上，其中至少3%以上细胞为 MPO 阳性。

M_2（急性粒细胞白血病部分分化型）：原粒细胞占骨髓非红系有核细胞的30%~89%，其他粒细胞≥10%，单核细胞<20%。

M_3（急性早幼粒细胞白血病，APL）：骨髓中以颗粒增多的早幼粒细胞为主，此类细胞在骨髓非红系有核细胞中≥30%。

M_4（急性粒-单核细胞白血病，AMMoL）：骨髓中原始细胞占骨髓非红系有核细胞的30%以上，各阶段粒细胞≥20%，各阶段单核细胞≥20%。

M_5（急性单核细胞白血病，AMoL）：骨髓非红系有核细胞中原单核、幼单核≥30%，且原单核、幼单核及单核细胞≥80%。

M_6（急性红白血病，EL）：骨髓中幼红细胞≥50%，骨髓非红系有核细胞中原始细胞≥30%。

M_7（急性巨核细胞白血病，AMeL）：骨髓中原始巨核细胞≥30%。血小板抗原阳性，血小板过氧化酶阳性。

（二）急性淋巴细胞白血病

L_1：原始和幼淋巴细胞以小细胞为主。

L_2：原始和幼淋巴细胞以大细胞为主。

L_3（Burkitt 型）：原始和幼淋巴细胞以大细胞为主，大小较一致，细胞内有明显空泡，胞质嗜碱性，染色深。

【护理评估】

（一）健康史评估

1. 疾病的发生、发展　询问本病的起病形式和特点，始发症状或体征及其持续时间，有无相关的病因和诱因：如患者的年龄、性别；有无病毒感染史；有无长期接触放射性物质或化学毒物，如 X 线、苯及其衍生物等接触史；有无特殊药物（如氯霉素、保泰松、磺胺类、抗肿瘤药等）摄入史；有无进行性加重的疲乏无力、心悸、气促、头晕等贫血表现；有无不明原因的发热、抗生素治疗无效等肿瘤热的表现；有无咳嗽、咳痰、咽喉疼痛、尿路刺激征以及肛周疼痛等感染征象；有无自发性鼻出血、牙龈出血、呕血、便血、女性患者月经量过多等；有无骨关节疼痛、胸骨疼痛、淋巴结肿大等组织器官浸润表现；近期内有无体重急剧减轻或消瘦。

2. 既往史 了解个人史和家族史。此外，还需要了解患者的居住地、工作性质和环境、饮食习惯等，有助于判断原发病因。

（二）身体评估

1. 症状 起病急者常突发高热或明显的出血倾向；起病缓者主要表现为面色苍白、乏力或轻度出血。少数患者可因皮肤紫癜、月经过多或拔牙后出血不止而就医时才被发现。本病大多进展迅速，以贫血、出血、发热和感染以及各组织器官浸润为主要表现。

（1）贫血 常为首发症状，呈进行性加重。多数患者就诊时已有重度贫血，引起贫血的主要原因是骨髓中白血病细胞极度增生与干扰，造成正常红细胞生成减少。另外，无效红细胞生成、溶血、出血以及某些药物导致红细胞生成障碍。少部分患者因病程短，可无贫血症状。

（2）发热 最常见症状，半数患者早期即可出现。表现为低热或高热，常伴畏寒、出汗。白血病本身可发热，但体温较高时多提示存在继发感染，以口腔炎、牙龈炎、咽峡炎最常见，可发生溃疡或坏死。此外，肺部感染、肛周炎、肛旁脓肿亦较常见，严重时可有血液感染。感染是急性白血病最常见死亡原因之一。

（3）出血 以出血为早期表现着约占 40%。常见有皮肤瘀点、瘀斑、牙龈出血、鼻出血、月经过多等。此外胃肠道、眼底出血亦较常见，重者可发生颅内出血。与血小板数量减少、血小板功能异常、凝血因子减少、白血病细胞浸润、感染以及细菌毒素对血管的损伤有关。资料显示，急性白血病死于出血者占 62.24%，其中 87% 为颅内出血。

（4）组织器官受浸润 白血病细胞可浸润全身各组织器官。①骨、关节浸润：四肢关节痛、骨骼疼痛为白血病细胞浸润的常见症状。②肝、脾、淋巴结浸润：可有轻、中度肝、脾增大，但非普遍存在，巨脾较罕见，淋巴结肿大较多见。③神经系统浸润：最常见的髓外浸润部位，称为中枢神经系统白血病。轻者头痛、头晕，重者呕吐、嗜睡、视盘水肿、视力模糊、瘫痪等，多发生在白血病缓解期。④其他：眼眶浸润引起眼球突出、复视或失明；浸润睾丸表现多为一侧睾丸无痛性肿大；此外，肺、心、消化道、泌尿生殖系统均有可能受累。

2. 体征 急性白血病患者常呈重度贫血貌，体温升高、脉搏增快。皮膜黏膜可见瘀点、瘀斑、弥漫性斑丘疹、皮下结节和多形红斑等。牙龈被浸润时，常可见牙龈增生肿胀。触诊胸骨下段局部压痛是白血病患者最重要的体征之一。浸润肝、脾可致轻至中度肿大。在急性淋巴细胞白血病患者，常可触及浅表淋巴结轻度肿大，无压痛。肺部感染者可闻及湿啰音。髓外白血病常见于急性淋巴细胞白血病患者，主要包括 CNS－L 和睾丸白血病，以前者为最常见，常有颈强直，甚至瘫痪，后者常出现单侧的无痛性睾丸肿大，两者均为白血病髓外复发的根源。

（三）心理-社会评估

了解患者对自己所患疾病的认识程度，及其心理承受能力、以往的住院经验、所能获得的心理支持、家庭经济状况、有无医疗保障等。由于急性白血病病情进展快、恶性程度高，常使患者及家属感到强烈的悲观、恐惧、甚至绝望等负性情绪。治疗难度大、费用高或需要造血干细胞移植带来沉重的经济负担使患者及家属深感无助与绝望，对治疗持怀疑态度甚至失去信心。

（四）实验室及其他检查

1. 血常规及血涂片 发病时外周血白细胞计数高低不一，多数患者白细胞计数增多，高于 $100 \times 10^9/L$ 者称为白细胞增多性白血病，部分患者白细胞数正常或减少，低者可达到白细胞计数 $< 1.0 \times 10^9/L$，称为白细胞不增多性白血病。血涂片分类检查可见数量不等的原始和（或）幼稚细胞，一般为 30% ~ 90%，甚至达 95% 以上，白细胞数不增高的患者血涂片上不出现或很难找到原始细胞。患者常有不同程度的正常细胞性贫血，可见红细胞大小不等并可找到幼红细胞。早期患者血小板数目轻度减少或正常，晚期患者减少明显，约 50% 的患者血小板 $< 60 \times 10^9/L$。

2. 骨髓象 骨髓穿刺检查是急性白血病的必查项目和确诊的主要依据，对临床分型、指导治疗和疗效判断、预后等意义重大。多数急性白血病的骨髓象有核细胞增生明显活跃或极度活跃，主要为白血病原始细胞和幼稚细胞，占非红系细胞的 30% 以上，而较成熟中间阶段的细胞缺如，并残留少量的成熟细胞，形成所谓的"裂孔"现象。正常粒系、红系细胞及巨核细胞系统均显著减少。少数患者的骨髓呈增生低下。

3. 细胞化学 主要用于鉴别急性淋巴细胞、急性粒细胞及急性单核细胞白血病。常用的方法有髓过氧化物酶染色（MPO）、糖原染色（PAS）、非特异性酯酶（NSE）及中性粒细胞碱性磷酸酶测定（NAP）等。

4. 免疫学检查 根据白血病细胞表达的系列相关抗原来分析细胞所属系列、分化程度和功能状态，以区分急性淋巴细胞白血病与急性非淋巴细胞白血病及其亚型。

5. 其他检查 血尿酸浓度升高，化疗期间更显著，由于大量白血病细胞被破坏所致。发生 CNS - L 时，脑脊液中白细胞数量增多，蛋白质增多，糖定量减少，涂片中可找到白血病细胞。细胞遗传学检查可见 80% ~ 85% 的白血病患者存在染色体异常。某些急性白血病有 N - ras 癌基因点突变、活化，以及抑癌基因 p53、Rb 失活。

【护理诊断/问题】

1. 组织完整性受损：出血 与血小板过低引起的皮肤黏膜出血有关。

2. 活动无耐力 与白血病引起贫血、化疗药物副作用有关。

3. 有感染的危险 与成熟粒细胞减少、免疫功能低下有关。

4. 有受伤的危险 与血小板减少、白血病细胞浸润有关。

5. 预感性悲哀 与疾病的性质、治疗反应、预后不良、病死率高等有关。

【护理目标】

（1）患者能积极配合，采取正确、有效的预防措施，减少或避免出血。

（2）患者的活动耐力提高。

（3）患者能说出预防感染的重要性，积极主动配合，减少或避免感染的发生。

（4）患者的出血范围缩小或停止。

（5）患者能正确对待疾病，情绪稳定，对诊疗方案和医护人员充满信心。

【护理措施】

（一）一般护理

1. 休息 为患者提供一个安静、舒适、通风良好的休息环境，急性期患者应卧床休息，缓解期患者可适当活动，以不感疲劳为宜。注意观察患者活动后的心率、呼吸等生命体征变化，如出现心慌、气短应立即停止活动并卧床休息。不宜下床活动的患者，可在护士指导和协助下进行床上活动。

2. 饮食　白血病系严重消耗性疾病，特别是化疗、放疗的不良反应可引起患者的消化功能紊乱，出现厌食、恶心、呕吐等消化道症状，其营养消耗难以得到足够补充。因此，按照营养计划摄入高蛋白、高热量、高维生素、易消化的食物，少量多餐、细嚼慢咽，避免摄取坚硬、辛辣、刺激性强的食物。此外，为患者提供良好的进餐环境，避免不良刺激，向患者及家属解释合理饮食对增强体质和促进健康的重要性，选取患者喜欢的烹饪方式及食材，鼓励患者进食。

（二）病情观察

监测体温变化，每4小时记录一次。严密观察血象变化以及皮肤出血点、口腔黏膜和牙龈出血情况、大小便颜色和性状、女性患者月经量等。一旦出现呕血、便血等消化道出血症状，甚至头痛、恶心、烦躁等颅内出血表现，应立即报告医生并配合采取抢救措施。

（三）协助治疗

1. 化疗　是目前治疗白血病最主要的方法，也是造血干细胞移植的基础。整个化疗过程分为诱导缓解和巩固强化两个阶段。

（1）化疗方案　诱导缓解是指从化疗开始到完全缓解阶段，目的是迅速杀灭白血病细胞，使患者的症状和体征消失，恢复机体正常造血，血常规和骨髓象基本恢复正常，即达到完全缓解。ALL诱导缓解儿童首选VP方案（长春新碱加泼尼松），成人首选DVLP方案（长春新碱加柔红霉素，泼尼松和门冬酰胺酶）；AML常用IA方案（I为去甲氧柔红霉素）、DA方案（柔红霉素加阿糖胞苷）。常用的化疗药物及其主要的不良反应见表6-4。

表6-4　常用化疗药物及其主要不良反应

药名	缩写	主要不良反应
甲氨蝶呤	MTX	口腔及胃肠黏膜溃疡、肝损害、骨髓抑制
6-巯基嘌呤	6-MP	骨髓抑制、胃肠道反应、肝损害
阿糖胞苷	Ara-C	口腔溃疡、胃肠道反应、脱发、骨髓抑制
磷酸酰胺	CTX	骨髓抑制、恶心、呕吐、脱发、骨髓抑制
羟基脲	HU	骨髓抑制、胃肠道反应
长春新碱	VCR	末梢神经炎、腹痛、脱发
三尖杉酯	H	骨髓抑制、心脏损害、胃肠道反应
依托泊苷（足叶乙苷）	VP-16	胃肠道反应、脱发、白细胞减少
柔红霉素	DNR	骨髓抑制、心脏损害、胃肠道反应
阿霉素	AMD	骨髓抑制、心脏损害、胃肠道反应
左旋门冬酰胺酶	L-Asp	肝损害、过敏反应、高尿酸血症、高血糖、胰腺炎、氮质血症
泼尼松	P	类库欣综合征、易感染、高血压、糖尿病
全反式维A酸	ATR-A	皮肤黏膜干燥、胃肠道反应、头晕、关节痛、肝损害
顺铂	DDP	骨髓抑制、胃肠道反应、肾毒性、神经毒性、低血压
卡铂	CBP	骨髓抑制

诱导缓解后体内尚有1×10^9以下的白血病细胞，髓外某些部位仍有白血病细胞浸润，易引起复发。因此，达到完全缓解后需要继续巩固和强化治疗，继续消灭体内残存的白血

病细胞，延长缓解期和无病存活期，争取治愈。ALL可早期用原诱导缓解方案2~4疗程，也可采用其他强力化疗方案，以后每月强化治疗一次，维持3~4年，除巩固强化外，间歇期应维持治疗，常用巯嘌呤和甲氨蝶呤交替长期口服。AML可用原诱导缓解方案巩固4~6疗程或用中剂量阿糖胞苷为主的强化治疗，每1~2个月一次，共计1~2年，以后定期随访观察。

（2）用药护理

1）静脉炎及组织坏死的护理　多数化疗药物对组织刺激性大，多次注射常会引起静脉及其周围组织炎症，若注射时药液渗漏，还会引起局部组织坏死（图6-1）。所以静注化疗药物时应注意合理选择静脉，反复多次给化疗药者，应注意合理选用静脉，最好采用中心静脉或深静脉留置导管供注射使用。如使用浅表静脉，应选择有弹性、粗且直的大血管，避免在循环功能不良的肢体进行注射。

2）预防静脉炎和组织坏死　当有数种药物给予时，要先用刺激性强的药物，输注完毕后，用生理盐水冲洗后拔针，以减轻药物对局部血管的刺激。发生静脉炎时局部血管禁止注射，患处勿受压。

3）药物外渗的处理　静注化疗药前，先用生理盐水冲管，确定注射针头在静脉内方可注入药物。静注时要边抽回血边注药，以避免药液外渗。拔针后局部按压数分钟，以达到止血和预防药液外渗的目的。发生药物外渗时，立即停止注入，边回抽边退针，不宜立即拔针，局部使用生理盐水加地塞米松做多处皮下注射，范围需大于渗漏区域，或遵医嘱选用相应的拮抗剂，常用的药物如硫代硫酸钠可用于拮抗氮芥、丝裂霉素、放线菌素D等，8.4%碳酸氢钠可用于拮抗阿霉素、长春新碱等。此外，局部冷敷也具有一定的效果。

4）静脉炎的处理　发生静脉炎的局部血管禁止静注，患处勿受压。使用喜疗妥等药物外敷，鼓励患者多做肢体活动，以促进血液循环。

（3）骨髓抑制的护理　骨髓抑制是多种化疗药物共有的不良反应，对于急性白血病的治疗具有双重效应，首先是有助于彻底杀灭白血病细胞，但严重的骨髓抑制又可明显加重患者的贫血、感染和出血的风险而危及生命。多数化疗药物骨髓抑制作用最强的时间约为化疗后7~14天，恢复时间多为之后的5~10天，但存在个体差异性。化疗期间要遵医嘱定期检查血象，初期为每周2次，出现骨髓抑制者根据病

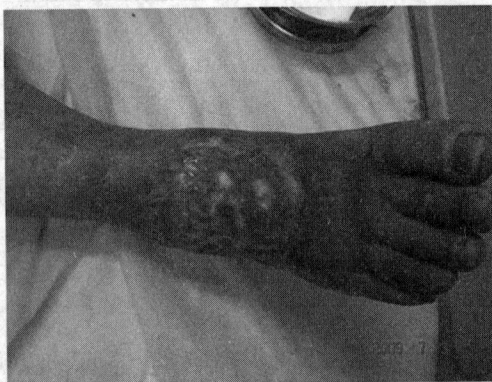

图6-1　化疗药物渗漏致组织坏死

情需要随时进行；每次治疗结束后要复查骨髓象，了解化疗效果和骨髓抑制程度。应避免使用其他抑制骨髓的药物。一旦出现骨髓抑制，需加强贫血、感染和出血的预防、观察和护理，协助医生进行相应处理。

（4）鞘内注射的护理　协助患者采取头低抱膝侧卧位，协助医生做好穿刺点的定位和局部的消毒与麻醉；鞘内注射化疗药物时速度宜慢；拔针后局部给予消毒纱布覆盖、固定，注射完毕后应安置患者去枕平卧4~6小时，注意观察有无头痛、呕吐、发热等化学性脑膜炎症状。

（5）口腔溃疡的护理　尽量减少溃疡面感染的概率，促进溃疡的愈合。对已发生口腔溃疡者，应加强口腔护理，每日 2 次，并指导患者漱口液的含漱和局部溃疡用药的方法。

1）漱口液的选择与含漱方法　一般情况下可选用生理盐水、朵贝液等交替漱口；若疑似口腔厌氧菌感染可选用 1% ~3% 过氧化氢溶液；真菌感染者可选用 1% ~4% 碳酸氢钠溶液、2.5% 制霉菌素溶液、1:2000 氯己定溶液或口泰溶液。每次含漱时间为 15 ~20 分钟，每日至少 3 次，溃疡疼痛严重者，可在漱口药物内添加 2% 利多卡因止痛。

2）促进溃疡面愈合　常用药物是 1% ~2% 碘甘油；碘甘油 10ml 加思密达 1 包与地塞米松 5mg，调配成糊状；此外还可选用溃疡贴膜、金因肽、锡类散、新霉素、金霉素甘油等；真菌感染者可选用制霉菌素甘油。用药方法：三餐后及睡前用漱口液含漱后，将药物涂于溃疡处。为保证药物疗效的发挥，涂药后保持 2 ~3 小时才可进食或饮水。此外，四氢叶酸钙对大剂量甲氨蝶呤化疗引起的口腔溃疡效果显著。

（6）消化道反应的护理　恶心、呕吐、食欲不佳等消化道反应出现的时间及反应程度除与化疗药物的种类有关，常有较大的个体差异性，患者一般首次用药时反应较强烈，以后逐渐减轻；症状多在用药后 1 ~3 小时出现，持续数小时，体弱者症状出现较早且较重。建议患者选择胃肠道症状比较轻的时间进食，避免在治疗前后 2 小时内用餐。如进食期间出现呕吐，则停止进食，及时清除呕吐物，保持口腔清洁。必要时可遵医嘱在治疗前 1 ~2 小时给予止吐药物，并根据药物作用的长短重复给药，以达到减轻恶心、呕吐反应的最好效果。

（7）预防肾损害　化疗时白血病细胞破坏更加严重，血清和尿中尿酸浓度显著增高，积聚在肾小管，容易引起阻塞而发生高尿酸血症肾病。因此，应鼓励患者多饮水，化疗期间每日饮水量 3000ml 以上，或 24 小时持续静脉补液，使每小时尿量大于 150ml，并遵医嘱服用碳酸氢钠以碱化尿液，预防尿酸性肾病的发生。在化疗同时，给予别嘌呤，每次 100mg，每日 3 次，以抑制尿酸合成。少数患者对别嘌呤醇会出现严重皮肤过敏，应注意观察。当患者出现少尿、无尿、肾功能不全时，应按急性肾衰竭处理。

（8）心脏毒性的预防及护理　柔红霉素、阿霉素、高三尖杉酯碱类药物可引起心肌及心脏传导损害，用药前后应监测患者的心率、节律与血压；药物要缓慢静滴，每分钟 <40 滴；注意观察患者的面色及心率，以患者无心悸为宜。一旦出现毒性反应，应立即报告医生，并做好相应的处理准备与配合工作。

2. 预防和控制感染　白血病患者常伴有粒细胞缺乏或减少，特别是在化疗、放疗后粒细胞缺乏将持续很长时间，此时患者宜住层流病房或消毒隔离病房。护士在进行护理操作时，要严格执行无菌原则。指导患者建立良好的个人卫生习惯，饭前、便后洗手，晨起、饭后、睡前交替使用含抗生素和抗真菌的漱口液漱口，经常洗澡，防止口腔、皮肤、肛周、胃肠道等处感染。女性患者更应注意保持会阴部的清洁。当成熟粒细胞的绝对值 $\leq 0.5 \times 10^9/L$ 时，发生感染的可能性大，应施行保护性隔离。置患者于单人病房，保证室内空气新鲜，定时进行空气和地面消毒，谢绝探视以避免交叉感染。当白血病患者体温 >38.5℃ 时，可采取冷敷头部、温水擦浴等方法予以物理降温，降温出汗后应及时擦干皮肤，更换内衣，以防感冒，同时应做细菌培养和药敏实验，并根据具体情况采取抗生素治疗。

3. 输血护理

（1）**输注红细胞** 分离的红细胞应保存在 4～6℃ 冰箱内，输注前在室温内放置片刻，使之与室温接近。不可加温，并检查有无溶血现象。红细胞应用生理盐水稀释，输注开始宜慢，每分钟 20 滴，如无反应，30 分钟后适当加快滴速，维持血红蛋白 > 80g/L。

（2）**输注白细胞** 采集的白细胞悬液应于 6 小时内输完，以免进一步增加血黏度，输速不宜过快。多次输注易产生抗白细胞抗体而引起发热反应和输注无效，可遵医嘱使用糖皮质激素并对症处理。

（3）**输注血小板** 采集的血小板应在 20℃ 的室温下，于 6 小时内用输血器或分离机的塑料管输注，忌用胶管和玻璃输血器，以免血小板黏附于管道中而减少输入量。输注过程中应经常轻摇采集袋，以免发生凝集。

4. 造血干细胞移植 详细内容见本章第五节。

（四）心理护理

护士应关心、同情患者，主动与患者多接触，鼓励其表达对治疗效果和预后的担忧等内心感受，耐心倾听患者的诉说，及时了解其心理状态和行为变化并给予耐心细致的解释，以消除顾虑和不良信息的干扰。向患者及家属介绍有关白血病的基本知识，让患者充分了解所患疾病及争取康复的途径，介绍已缓解的典型病例，或请长期生存的患者现身说法，组织病友间进行经验交流。介绍本病的一般治疗方法，如联合化疗、放疗、造血干细胞移植等，说明坚持治疗的重要性，争取患者及家属的积极配合。向患者及家属解释可能发生的并发症，说明预防并发症时应注意的问题。指导患者进行自我心理调节，保持稳定的情绪状态，使患者认识到不良的心理状态对身体康复不利。鼓励患者家属参与护理过程，使患者处于被关爱、尊重、舒适和安全的环境中，从而消除不良情绪，增强战胜疾病的信心。

（五）健康指导

1. 疾病预防 指导患者避免接触对骨髓造血系统有损害的理化因素：如电离辐射，亚硝胺类物质，染发剂、油漆等含苯物质，保泰松及其衍生物、氯霉素等药物。对应用某些抗肿瘤的细胞毒药物如氮芥、环磷酰胺、依托泊苷等，应定期检查血象及骨髓象。长期接触放射性物质或苯及其衍生物等化学物质的人群，必须严格遵守劳动保护制度，定期检查血象。家庭装修应注意选择合格的环保型材料。

2. 生活指导 饮食宜富含高蛋白、高热量、易消化、少渣软食，避免辛辣刺激性食物。多饮水，多食蔬菜、水果。保证充足的休息和睡眠，适当加强体育锻炼以提高机体的抵抗力。沐浴时水温不宜过高，以防血管扩张加重出血。

3. 用药指导 向患者及家属解释坚持每月巩固强化治疗是争取长期缓解或治愈的重要手段。指导患者按医嘱用药，定期门诊复查血象，发生出血、发热及骨痛要及时就医。

4. 预防感染和出血 保持个人卫生，尽量少去人群拥挤的地方。注意保暖，避免受凉，经常检查口鼻、咽部有无感染，学会自我监测。勿用牙签剔牙，刷牙用软毛牙刷。避免剧烈活动，防止创伤。定期复查血象及骨髓象，如发现出血、发热及骨、关节疼痛，要及时就医。

5. 心理指导 鼓励患者保持乐观情绪，坦然正视疾病，并解释说明白血病是可以治疗的疾病，尽可能帮助患者获得家庭、社会等多方面的支持，增强其战胜疾病的信心。

慢性粒细胞性白血病

慢性粒细胞白血病（chronic myeloid leukemia，CML，简称慢粒）是一种发生在多能造血干细胞的恶性骨髓增生性肿瘤（获得性造血干细胞恶性克隆性疾病）。其主要特点为病程发展缓慢，外周血粒细胞显著增多并且不够成熟，在受累的细胞系中常可找到 Ph 染色体和（或）BCR-ABL 融合基因，脾明显变大。本病在我国年发病率为（0.39~0.99）/10 万，各年龄组均可发病，男性多于女性，以中年最多见。

【护理评估】

（一）健康史评估

基本同急性白血病，详情见本节相关内容。

（二）身体评估

1. 慢性期 起病缓慢，早期常无自觉症状。随病情进展，可出现乏力、消瘦、低热、多汗或盗汗等表现。脾大常为突出体征，并可引起左上、中腹明显的坠胀感，90% 以上的患者就诊时脾脏已达脐部或脐以下，质地坚实、表面平滑、无压痛。若发生脾梗死则脾区压痛明显，并有摩擦音。部分患者可有胸骨中下段压痛。肝脏明显肿大较少见，浅表淋巴结多无肿大。当白细胞显著增高时，可有眼底充血及出血。白细胞极度增高时，可发生"白细胞淤滞症"。慢性期可维持 1~4 年。

2. 加速期 起病后 1~4 年内，约 70% 的慢粒患者进入加速期甚至急变期。加速期主要表现为原因不明的发热、虚弱、体重进行性下降、骨关节痛，逐渐出现贫血和出血。脾脏持续或进行性变大。白血病细胞对原来有效的药物发生耐药。加速器可持续几个月到数年。

3. 急变期 加速期在维持数月至 1~2 年后即进入急变期，表现与急性白血病相似，常有严重贫血、出血、发热等症状。多数为急粒变，少数为急淋变或急单变，偶有巨核细胞及红细胞类型的急性变。急性变预后极差，往往在数月内死亡。

（三）心理-社会评估

患者发病后经历过多次医院就医和反复治疗，病情易反复，且难以治愈。加之再次病情恶化的痛苦折磨、化疗的副作用、昂贵的医疗费用等因素，极易产生消极、抑郁、悲观、绝望的心理。家属情绪也十分低落，以悲观的情绪面对患者的现状，且在患者面前毫不掩饰，更加重患者的心理压力和负面情绪，不利于患者更好地配合医护人员的诊疗工作及疾病的康复。

（四）实验室及其他检查

1. 血常规 慢性期的白细胞计数明显增高，常高于 $20 \times 10^9/L$，多者可达 $100 \times 10^9/L$ 以上。分类中各阶段中性粒细胞均增多，以中幼、晚幼、杆状核粒细胞为主，原粒及早幼粒 <10%，嗜酸、嗜碱性粒细胞居多，血红蛋白早期可正常，血小板计数正常或增多。晚期血红蛋白及血小板均明显下降，并出现贫血。加速期外周血或骨髓原粒细胞≥10%；外周血嗜碱性粒细胞 >20%，不明原因的血小板进行性减少或增加。急变期骨髓中原粒细胞和早幼粒细胞占半数以上。

2. 骨髓象 慢粒骨髓呈现粒细胞系列增生极度活跃，以中幼粒、晚幼粒细胞增多为主，慢性期原始粒细胞 <10%，急变期可明显增高达 30%~50% 或以上。嗜酸、嗜碱性粒细胞

增多。红细胞相对减少。巨核细胞正常或增多,晚期减少。加速期骨髓活检显示胶原纤维显著增生。急变期出现髓外原始细胞浸润。

3. 染色体检查 95%以上的慢粒白血病患者血细胞中出现 Ph 染色体(小的22号染色体),可见于粒、红、单核、巨核及淋巴细胞中。5%的慢粒白血病患者有 BCR – ABL 融合基因阳性而 Ph 染色体阴性。加速期除 Ph 染色体以外又出现其他染色体异常。

4. 中性粒细胞碱性磷酸酶(NAP) 慢性期活性减低,或呈阴性反应。治疗有效时中性粒细胞碱性磷酸酶活性可以恢复,疾病复发时又下降,并发细菌感染时可略增高。

5. 血生化检查 慢性期血清及尿中尿酸浓度增高,与化疗后大量白细胞破坏有关。此外,血清维生素 B_{12} 浓度及维生素 B_{12} 结合力显著增加。

【护理诊断/问题】

1. 活动无耐力 与虚弱或贫血有关。

2. 有感染的危险 与成熟粒细胞缺乏有关。

3. 营养失调:低于机体需要量 与机体代谢亢进有关。

【护理目标】

(1)患者体力逐渐恢复,活动耐力增强。

(2)患者无口腔、皮肤等处感染的发生或感染发生后很快得到相应处理。

(3)患者进食规律,营养均衡,无离子紊乱、体液失衡等情况发生。

【护理措施】

(一)一般护理

1. 休息与活动 慢性期病情稳定后,患者可根据具体情况工作和学习,适当锻炼,以不感疲劳为宜。活动后注意观察心率、呼吸等生命体征的变化,如出现心悸、气促应立即停止活动并卧床休息。生活要有规律,早睡早起,保证充足的睡眠和休息。

2. 饮食 由于患者体内白血病细胞数量多,基础代谢率增加,每日所需的热量也相应增加。因此,依据治疗方案的需要,合理设计营养方案,多摄入高蛋白、高热量、高维生素、易消化的食物,少量多餐、避免进食刺激性强的食物。

(二)病情观察

观察血象变化以及皮肤黏膜和牙龈出血情况、大小便颜色和性状、女性患者月经量等。化疗期间观察患者尿量的变化,记录24小时液体出入量,定期进行白细胞计数、血尿酸水平、尿常规和肾功能等检查。出现脾大时,要每日测量其大小,质地并做好记录。注意脾区有无压痛,观察有无脾栓塞或脾破裂的表现(脾区疼痛、发热、多汗、甚至休克)。出现贫血、出血加重、发热、腹部剧烈疼痛,尤其是腹部受撞击可疑脾破裂时,要及时去医院检查并采取相应措施。

(三)协助治疗

目前,对于慢粒的治疗包括:①化疗,首选药物为羟基脲;②α – 干扰素治疗,以抑制 Ph 染色体的克隆性增殖;③加速期和急变期的治疗同急性白血病。

1. 化学治疗

(1)羟基脲 是目前治疗慢粒的首选化疗药物。起效快,但持续时间短,用药后2~3天白细胞下降,需长期维持,停药后很快回升。常用剂量为3g/d,分三次口服,当白细胞

降至 20×10^9/L 时剂量减半，降至 10×10^9/L 时改用小剂量（0.5～1）g/d 维持治疗。其主要不良反应包括骨髓抑制、胃肠道反应和口腔溃疡。

（2）白消安（马利兰）　起效较慢，但持续时间长，用药 2～3 周后外周血白细胞才开始减少，停药后白细胞减少可维持 2～4 周。初始计量为 4～6mg/d 口服，当白细胞降至 20×10^9/L 时应停药，待稳定后改小剂量 2mg，每 1～3 天一次，使白细胞保持在（7～10）$\times 10^9$/L 水平。

（3）其他药物　高三尖杉酯碱、阿糖胞苷、美法仑、鸟嘌呤、环磷酰胺及其他联合化疗亦有效。

2. 干扰素治疗　干扰素是分子靶向药物出现之前的首选药物，常用剂量 300 万～500 万 U/（$m^2 \cdot$ d）皮下或者肌内注射，每周 3～7 次，坚持使用，推荐和小剂量阿糖胞苷合用，提高疗效。约 1/3 的患者血细胞 Ph 染色体减少或消失。用干扰素时应注意观察有无发热、疲倦、食欲不振、恶心、肌内和骨骼疼痛、血小板减低及肝功能损害的表现，并做好相应护理。

3. 分子靶向治疗　近年来临床应用较多，总体生存率可达 85%，且随治疗时间延长疗效提高。常用药物有伊马替尼（格列卫），能特异性阻断 ATP 在 ABL 激酶上的结合位置，使络氨酸残基不能磷酸化，从而抑制 BCR/ABL 阳性细胞的增殖。本药物需终身服用，治疗剂量为 400mg/d。

4. 异基因造血干细胞移植（allo – HSCT）　是目前被普遍认可的唯一可治愈 CML 的方法。宜在慢性期待血象和体征控制后尽早进行。HLA 相合同胞间移植后，患者 3～5 年无病存活率为 60%～80%。

5. 其他　脾放射用于脾大明显、有胀痛而化疗效果不佳时。白细胞淤滞症可使用血细胞分离机，同时给予羟基脲化疗和水化、碱化尿液，并口服别嘌醇，以预防尿酸性肾病。

（四）心理护理

耐心与患者交谈，确认患者对疾病知识的了解程度和对未来生活的顾虑，并给予适当的解释和说明，鼓励患者建立信心、积极接受治疗。另外，护士要针对慢性白血病病程长，患者担心自己会成为家庭负担这一心理特点，向患者说明在疾病的缓解期是可以适当活动、参与学习和工作的。应始终保持乐观情绪，并争取家属及社会对患者的支持。家属要充分理解患者的痛苦和心情，为患者的治疗和康复营造轻松的环境以解除患者的紧张和不安，使患者更好地与医护人员配合。

（五）健康指导

1. 疾病知识指导　向患者介绍预防急性变的相关知识，做好长期与疾病抗争的心理准备，保持情绪稳定，积极乐观面对病情。

2. 休息与活动指导　帮助患者建立良好的生活方式，合理安排休息和锻炼，保证睡眠，提高机体抵抗力。

3. 用药指导　嘱患者遵医嘱坚持治疗和用药，并告知其必要性和重要性，长期应用干扰素者注意观察药物的不良反应。

4. 病情监测指导　学会自我监测与自我管理，定期复查血象，一旦出现出血加重、发热或其他感染迹象、脾大等情况时，应及时就医。

目标检测

一、选择题

A1/A2 型题

1. 急性白血病患者最常见的症状是
   A. 发热 　　　　　　　　　　B. 疲乏
   C. 骨痛 　　　　　　　　　　D. 贫血
   E. 全身衰竭

2. 白血病细胞浸润所致骨痛，以下列哪项最为显著
   A. 颅骨疼痛 　　　　　　　　B. 胸骨疼痛
   C. 锁骨疼痛 　　　　　　　　D. 肋骨疼痛
   E. 四肢关节疼痛

3. 慢性粒细胞白血病患者最有特征的体征是
   A. 脾大 　　　　　　　　　　B. 肝大
   C. 淋巴结肿大 　　　　　　　D. 胸骨压痛
   E. 贫血及出血

4. 中枢神经系统白血病的药物治疗方法是
   A. 泼尼松口服 　　　　　　　B. 阿糖胞苷肌内注射
   C. 甲氨蝶呤鞘内注射 　　　　D. 环磷酰胺静脉注射
   E. 长春新碱静脉注射

二、思考题

简述白血病患者的护理评估要点和护理措施。

（蒋 师）

第五节 血液系统常用诊疗技术的护理

扫码"练一练"

扫码"学一学"

学习目标

知识要点

1. 掌握造血干细胞移植的护理要点。

2. 熟悉骨髓穿刺术的护理要点。

技能要点

1. 能够配合医生进行骨髓穿术。

2. 能够正确指导患者配合造血干细胞移植手术。

骨髓穿刺术

骨髓穿刺术（bone marrow puncture）是一种协助诊断血液病及造血系统疾病、传染病和寄生虫病等的常用诊疗技术，也可评价疗效、判断预后，了解骨髓造血情况，作为化疗和应用免疫抑制剂的参考。经骨髓穿刺做骨髓腔输液、输血、给药或骨髓移植时采集骨髓液。骨髓液检查内容包括细胞学、寄生虫和细菌学等。

（一）适应证

主要适用于不明原因的贫血、各种类型的白血病、多发性骨髓瘤、骨转移瘤、原发性血小板减少性紫癜、疟疾、黑热病等。

（二）禁忌证

血友病等出血性疾病、晚期妊娠及局部皮肤感染者禁用。

（三）方法

1. 选择穿刺部位　常用部位有髂前上棘穿刺点（图6-2）、髂后上棘穿刺点（图6-3）、胸骨穿刺点（图6-4）、腰椎棘突穿刺点（图6-5）等。

2. 消毒麻醉　常规消毒皮肤，戴无菌手套，铺无菌孔巾，用2%利多卡因做局部皮肤、皮下及骨膜浸润麻醉。

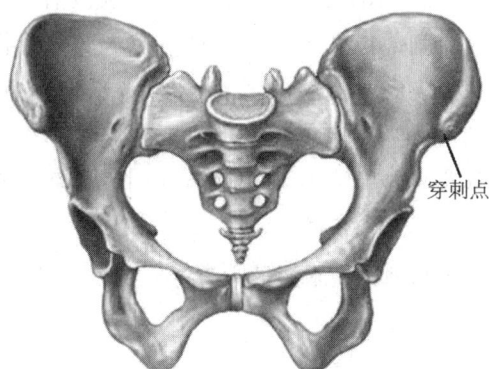

图6-2　髂前上棘穿刺点

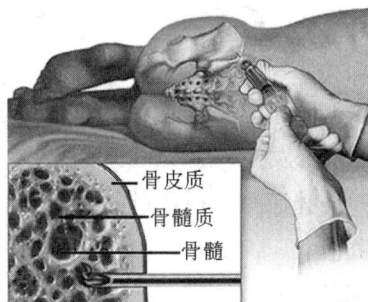

图6-3　髂后上棘穿刺点

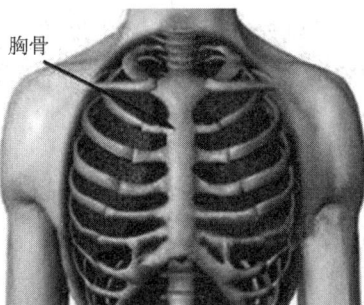

图6-4　胸骨穿刺点

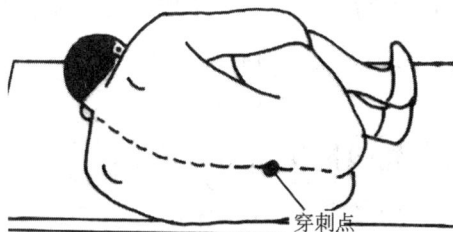

图6-5　腰椎棘突穿刺点

3. 穿刺抽吸　根据患者胖瘦及穿刺部位调节固定器，固定在距针尖1～5cm处，左手固定皮肤，右手持针向骨面垂直刺入，当针尖接触骨质后，则将穿刺针以旋转方式用力缓慢刺入，阻力消失、穿刺针能固定在骨内时，表明已进入骨髓腔。拔出针芯，接上干燥的10ml或20ml注射器，用适当力量抽吸骨髓液0.1～0.2ml滴于载玻片上，迅速送检，做有核细胞计数、形态学及细胞化学染色检查，如需做骨髓液细菌检查，再抽取 1～2ml。

4. 拔针　抽吸完毕，重新插入针芯，用无菌纱布置于针孔处，拔出穿刺针，按压 1～2 分钟后，用胶布固定纱布。

5. 注意事项　操作过程中护士配合观察患者的面色、呼吸、脉搏、血压、意识的变化；嘱患者勿乱动、咳嗽、打喷嚏等，以防穿刺针折断；严格执行无菌操作，以防感染的发生。

（四）护理

1. 术前护理

（1）患者的准备　向患者说明穿刺目的、过程和意义，以消除顾虑，取得合作。协助医生给患者做出血及凝血时间测定。若用普鲁卡因做局部麻醉，需做皮试。

（2）用物的准备　常规消毒治疗盘，骨髓穿刺包（含骨髓穿刺针、2ml 和 20ml 注射器、7 号针头、孔巾、纱布等），棉签，2% 利多卡因，无菌手套，玻片，培养基，酒精灯，火柴，胶布等。

（3）穿刺部位及体位的选择　根据穿刺部位协助患者选取适宜的体位。髂前上棘取仰卧位；髂后上棘取仰卧位或俯卧位；胸骨取仰卧位，肩下置一垫枕使胸骨部稍突出；棘突穿刺患者反坐靠背椅双臂伏于椅背上，头俯屈于胸前，尽量弯腰使棘突暴露。

2. 术中护理

（1）术中配合　骨髓液采集在无菌条件下进行，行局部浸润麻醉，常用部位包括髂前上棘、髂后上棘、胸骨柄、脊椎棘及胫骨等，根据穿刺部位选择不同体位。护士应熟悉操作步骤，与医生默契配合，协助完成操作，同时术中应经常询问患者的感受，减轻其心理压力。

（2）观察　术中注意观察患者的意识和生命体征的变化，如出现面色苍白、大汗、心率加快等情况发生，应及时通知医生做相应处理。

（3）防止感染　操作过程中要严格遵守无菌操作原则，碘附溶液消毒穿刺处皮肤 2 次，避免发生感染。

3. 术后护理

（1）观察　拔针后局部加压，血小板减少者至少按压 3～5 分钟，并注意观察穿刺处有无出血，如果有渗血，应立即更换无菌纱布，压迫伤口直至无渗血为止。

（2）注意事项　嘱患者术后 48～72 小时内不要弄湿穿刺处，保持局部干燥清洁，避免感染；多卧床休息，避免剧烈活动；3 天后若无出血和感染者可取下敷料；若局部出现触痛和发红可能是感染的征象，应给予及时的处理。

知识链接

骨髓穿刺术对身体的影响

骨髓穿刺术检查经常被患者或其家属拒绝，从而影响了疾病的诊断和治疗。因为他们担心抽骨髓会消耗人体精华，致元气大伤，对人体健康产生不良影响，甚至是严重伤害。其实，这些都是没有科学依据的错误说法。骨髓穿刺是血液病诊断常用的检查方法，骨穿涂片检查只需要 0.2ml 左右的髓液，骨髓活检仅取 1cm 大小骨髓组织，对全身的髓液来说是微不足道的，对身体没有任何影响。

造血干细胞移植

造血干细胞（hemopoietic stem cell，HSC）是血液成分之一，是生成各种血细胞的最起始细胞，具有不断自我更新、多向分化及增殖的能力，又称造血多能干细胞，存在于骨髓、胚胎肝、外周血及脐带血中。造血干细胞好比人体造血器官的"种子"，人体内的血细胞都是由它分化、成熟而来的。

造血干细胞移植（hemopoietic stem cell transplantation，HSCT）是指对患者进行全身照射、化疗和免疫抑制预处理后，将正常供体或自体的造血细胞（hematopoietic cell，HC）注入患者体内，使之重建正常的造血和免疫功能的一种治疗方法。HSCT 是目前临床上治疗白血病最为有效的方法。此外，许多恶性肿瘤和遗传性疾病以及再生障碍性贫血等也可通过此方法获得治愈，移植患者无病生存时间最长的已超过 30 年。

（一）分类

1. 根据造血干细胞的来源 分为自体造血干细胞移植和异体造血干细胞移植。异体造血干细胞移植又分为同基因造血干细胞移植和异基因造血干细胞移植。

2. 根据造血干细胞采集的部位 分为骨髓移植、外周血造血干细胞移植和脐血移植。

3. 其他 按供受者有无血缘关系可分为有血缘移植和无血缘移植。按人白细胞抗原配型相合的程度，分为人类白细胞抗原（HLA）相合与部分相合造血干细胞移植。

（二）适应证

1. 恶性疾病 如急性白血病、慢性粒细胞白血病、恶性淋巴瘤、多发性骨髓瘤、骨髓增生异常综合征、乳腺癌、肺癌等。

2. 非恶性疾病 如先天性免疫缺陷病、先天性造血异常症、先天性骨髓异常症、地中海贫血、重型再生障碍性贫血、阵发性睡眠性血红蛋白尿、SLE 等。

（三）禁忌证

供体存在严重感染并且感染未得以较好控制，或是处于炎症进展期。性疾病或风湿性疾病。动脉粥样硬化以及脑血管病。

（四）方法

1. 供者的选择及准备 供者的选择原则是以健康供者与受者的人白细胞抗原配型相合为前提，首选具有血缘关系的同胞或兄弟姐妹。选择合适的供者后，根据造血干细胞的采集方法及需要量不同，安排供者短期留观或住院。若需采集外周血造血干细胞，一般常于采集前 5~7 天给予供体皮下注射造血生长因子，如粒 - 噬细胞集落刺激因子，以增加外周血中造血干细胞的数量。

2. 患者预处理 造血干细胞移植前，受者需要常规接受一个疗程超剂量的化疗和全身放射线照射，或同时使用免疫抑制剂，称为"预处理"。其目的在于杀灭受者外周血液和（或）骨髓中的免疫活性细胞、肿瘤或白血病细胞，使移植的造血干细胞得以成活。此外，患者移植前 1 日行颈外静脉或锁骨下静脉置管术备用，以保证造血干细胞移植期间各项输注性治疗得以顺利进行。

3. 造血干细胞的采集和保存

（1）骨髓的采集和保存 在无菌条件下，先给予供者硬膜外麻醉或全身麻醉，再依所取骨髓量不同，自供者髂前和髂后上棘等 1 个或多个部位抽取骨髓。采集量以受者的体重为依据，单个核细胞数达到（2~4）×10^8/kg，一般可采取500~800ml。为了保证骨髓移植时有足够的新鲜血液提供给供者，移植前2~3周应对供者进行循环采血（第1次采血400ml，4~5天后回输，同时再采血600ml，4~5天后回输，同时再采血800ml），循环采血还可刺激骨髓造血干细胞生长。将采集到的骨髓分离、过滤后装入血袋并加肝素抗凝。异体骨髓移植时，最好采集新鲜骨髓并尽可能在6小时内输入受者体内，以免造血干细胞的活力下降与丧失。自体骨髓的保存一般采用4℃冰箱内低温液态保存，于72小时内待预处理结束后，复温输注。

（2）外周血造血干细胞的采集和保存　外周血造血干细胞是通过血细胞分离机经多次采集而获得。采集的量为单个核细胞数达到5×10^8/kg。异体外周血造血干细胞采集后应尽快在6小时之内全部回输。自体移植者采集获取的外周血干细胞需低温或冷冻保存，待患者预处理结束后48小时复温输注。

（3）脐带血造血干细胞的采集和保存　健康产妇分娩时待胎儿娩出后，迅速结扎脐带，以采血针穿刺静脉收集残留于脐带和胎盘内的血液。一般情况下，采集到的脐血需经冷冻处理后保存在-196℃液氮中。

4. 造血干细胞输注　在无菌层流室进行，经静脉将造血干细胞输注入患者体内。

（五）护理

1. 移植前护理

（1）供者的心理护理　无论是自体供者还是异体供者，移植前都可能出现怀疑、紧张、恐惧和矛盾等心理，护士需及时给予必要的解释和心理疏导。向异体供者说明捐献造血干细胞的安全性及其意义，鼓励和崇尚捐献造血干细胞以拯救他人生命的人道主义行为。介绍造血干细胞的采集过程，每个步骤的操作方法、目的、意义、注意事项与配合要求、可能出现的并发症及其预防和处理的方法，以进一步消除供者的顾虑。此外，还可通过介绍医院现有的医疗设备和安全措施、医务人员的专业水平，进一步提高异体供者的安全感和信任感。

（2）患者入无菌层流室前的护理

1）心理护理　解释造血干细胞移植的必要性、要求、程序、可能出现的并发症以及预防并发症的措施，帮助患者提前熟悉环境，鼓励患者树立信心，减少其紧张及孤独感。

2）身体准备　①全面体检和辅助检查：心、肺、肝、肾等功能检查。人类巨细胞病毒检查。骨髓象、血象、免疫功能等检查。彻底清除慢性和潜在的感染病灶，如龋齿、疖肿等。胸片排除肺内感染、结核等，发现感染或者带菌情况应该积极治疗。异体移植患者还需做组织配型、ABO血型配型等。②肠道及皮肤准备：入层流室前3天，每天口服肠道不易吸收的抗生素；入室前1天，修剪指（趾）甲、剃毛发、清洁脐部；入室当日，沐浴后经1:2000洗氯己定药浴30~40分钟，再消毒眼、鼻、耳、口腔、脐部、会阴、肛周等部位，更换无菌衣裤、拖鞋后进入层流室。

（3）无菌层流室的准备　无菌层流室内及其一切用物均需严格消毒、灭菌处理。室内不同空间采样行空气细菌学监测，合格后患者方可进入。常将造血干细胞移植患者安置于100级空气层流洁净室内进行严密的保护性隔离。

（4）患者入无菌层流室后的护理

1）心理护理　患者入无菌层流室后，基本与外界隔绝且可能出现各种严重的治疗反应，因而常有较强的恐惧感和孤独感，易失眠、多虑等。护士要注意根据患者的特点给予适当地解释及指导，利用对讲机让家属与患者适当对话，提高对治疗的依从性。

2）消毒隔离和预防感染　病室内桌面、墙壁、所有物品表面及地面每日用消毒液擦拭两遍；室内所有物品，包括衣被、药、食具、便器、书报等均需消毒处理；患者的食物需经消毒后食用，水果需用消毒液浸泡后削皮方可食用。口腔护理每日 3～4 次，进食后以漱口水漱口。用消毒液擦拭鼻前庭和外耳道，眼药水滴双眼每日 2～3 次。便后用 1% 氯己定擦洗肛周或坐浴。每晚用 0.05% 氯己定全身擦浴 1 次。

3）病情观察　严密观察患者的自觉症状和生命体征，注意口腔黏膜有无变化，皮肤黏膜及脏器有无出血倾向，有无并发症表现，准确记录 24 小时出入量。

4）锁骨下静脉导管的应用及护理　每次应用前均应常规检查局部伤口情况，严格执行无菌操作和导管的使用原则，防止导管滑脱和堵塞。自插管当日起局部换药，每周 2～3 次。目前临床上多采用正压接头，生理盐水封管。

5）用药护理　患者继续口服肠道不吸收抗生素，药物需用紫外线消毒后服用（每片每面各照射 15～30 分钟）。用药同时注意观察不良反应，如发热、皮疹、关节疼痛、头痛等表现，如有异常及时报告医生，给予对症处理。

2. 移植中护理

（1）骨髓输注　输注时用无滤网的输液器经中心静脉插管静脉缓慢滴注，观察 15 分钟无反应后，再调整滴速为每分钟 100 滴左右，一般要求在 30 分钟内将骨髓输完，同时另外一条静脉输入适量鱼精蛋白以中和肝素。但骨髓输注时因骨髓中的脂肪颗粒可引起肺栓塞，所以输注前应将装有骨髓血的采集瓶倒置 30 分钟，使骨髓中脂肪浮于上层。输注即将结束时，弃去浮在上层的脂肪滴（5～10ml）。

（2）外周造血干细胞输注　为减少因冷冻剂或细胞破坏所引起的过敏反应，自体外周血造血干细胞回输前应用抗过敏药，并将冷冻保存的造血干细胞置 38.5℃～40℃ 水浴中迅速解冻，方可回输；异体外周血造血干细胞采集后可立即输给受者。输注过程中，要密切观察患者的生命体征及各种反应，如有不适应立即停止输入。

3. 移植后护理

（1）心理护理　移植后患者可能仍怀疑治疗方法和移植效果，也有对并发症和焦虑的恐惧。护士要注意关心、安慰患者，尽量满足患者对治疗、护理的需求，及时有效地处理不良反应，消除患者的疑虑。

（2）一般护理　做好患者的生活护理，给予高蛋白、高维生素、无渣、清淡、易消化饮食。遵医嘱合理用药，保证各种营养成分及热量的供给，维持水、电解质平衡。严格执行各项消毒隔离措施。

（3）病情观察　预处理到移植后 20 日左右是治疗的关键。此阶段患者免疫力极度低下，易发生严重感染、出血等并发症。因此，应密切注意生命体征、体重及液体出入量的变化；观察患者皮肤黏膜有无出血，有无恶心、呕吐及大小便色、质、量的改变；观察血象和骨髓象，移植后每日或隔日做血常规检查，通常第 2 周开始血象上升，第 4～6 周血象迅速恢复、骨髓象转为正常。

（4）并发症的预防及护理　造血干细胞移植后常见的并发症包括感染、出血和移植物抗宿主病等。

1）感染　是造血干细胞移植后最常见的并发症之一，也是移植成败的关键。感染可发生于任何部位，病原体包括细菌、真菌与病毒（疱疹类）等。感染预防的关键是严格执行各项消毒隔离制度，严格保持环境及患者无菌，加强基础护理。遵医嘱应用粒细胞集落刺激因子，缩短粒细胞恢复时间，减少因粒细胞低下而发生的严重感染和败血症。必要时静脉输注大剂量免疫球蛋白，促进免疫功能恢复，预防感染。

2）出血　患者接受预处理后，骨髓受抑制，血小板极度减少，极易发生出血，包括口腔、鼻腔、皮肤黏膜、消化道和脑出血等。因此，必须每日监测血小板计数，观察有无出血倾向，必要时遵医嘱输注经 25Gy 照射后或白细胞过滤器过滤后的浓缩血小板。

3）移植物抗宿主病（GVHD）　GVHD 是异基因造血干细胞移植成功后最严重的并发症，多发生于移植后中晚期。系植入的供者 T 淋巴细胞与患者的白细胞或组织细胞发生免疫反应，引起受者组织损伤、破坏。如果在移植后 100 天内发生，称为急性 GVHD；在 100 天以后发生，则称为慢性 GVHD。急性 GVHD 主要表现为突发广泛性斑丘疹、持续性厌食、腹泻、黄疸及肝功能异常等，发生越早，预后越差。慢性 GVHD 的临床表现类似自身免疫性表现，如局限性或全身性硬皮病、皮肌炎、面部皮疹、干燥综合征等。发生 GVHD 后，治疗常较困难，死亡率很高。单独或联合应用免疫抑制剂和清除 T 淋巴细胞是预防 GVHD 最常用的方法。护理过程中需注意：①严密观察病情变化，及早发现 GVHD；②遵医嘱用药如环孢素、甲氨蝶呤等，并注意不良反应的观察；③输注的血制品必须在常规照射等处理后执行；④严格无菌操作。

目标检测

一、选择题

A1/A2 型题

1. 护士协助骨髓穿刺术时，下列哪项准备欠妥

　　A. 术前做普鲁卡因皮试　　　　　　　B. 髂前上棘为穿刺点，嘱患者侧卧位

　　C. 术后平卧休息 4 小时　　　　　　　D. 穿刺当日嘱勿沐浴

　　E. 观察穿刺部位有无出血

2. 对于造血干细胞移植患者的护理，下列说法错误的是

　　A. 严格执行各项消毒隔离制度

　　B. 加强基础护理

　　C. 及时清除口腔、鼻腔结痂

　　D. 移植前拔除龋齿

　　E. 移植后每日监测血小板计数

二、思考题

简述造血干细胞移植的护理要点。

扫码"练一练"

（蒋　师）

第七章

泌尿系统疾病患者的护理

第一节　泌尿系统概述、常见疾病症状体征的护理

扫码"学一学"

学习目标

知识要点

1. 掌握肾源性水肿的定义、常见病因、特点及护理措施。
2. 熟悉肾性高血压、尿量异常的概念、病因、护理措施。

技能要点

能对尿量异常患者提供正确的饮食指导。

一、概述

泌尿系统由肾脏、输尿管、膀胱、尿道及有关的血管、神经、淋巴等组成，主要生理功能是生成和排出尿液，排泄体内的代谢产物，调节水、电解质和酸碱平衡，从而维持机体内环境的稳定。此外，肾脏还具有重要的内分泌功能，可分泌肾素、促红细胞生成素等激素。泌尿系统疾病的病因包括感染、变态反应、肾血管病变、药物、毒素、创伤、结石、肿瘤等。某些肾脏疾病的病因和发病机制不清，疾病多对症治疗且呈久治不愈的慢性病程，如持续发展，可导致严重的肾功能不全，严重威胁患者的生命。因此，泌尿系统疾病的治疗和护理十分重要。对肾脏疾病患者护理时，应按照不同病情和不同阶段进行护理，加强饮食护理，指导患者合理、正确用药；关心患者心理情况，改善不良精神状况，使其积极配合治疗。

二、常见症状体征的护理

泌尿系统疾病常见的症状和体征包括：肾源性水肿、肾源性高血压、尿量异常等。

肾源性水肿

肾源性水肿是指肾脏疾病引起组织间隙液体积聚过多而导致的组织肿胀。见于各种肾炎和肾病患者，是肾小球疾病最常见的症状。

【病因及发病机制】

（一）病因

1. 肾炎性水肿 见于各种急、慢性肾小球肾炎。

2. 肾病性水肿 原发性肾病综合征、继发性肾病综合征、糖尿病肾病、高血压肾病等。以长期大量蛋白尿造成血浆蛋白丢失，血浆胶体渗透压下降为特征。

（二）发病机制

1. 肾炎性水肿 各种因素导致的肾小球炎症，肾小球滤过率下降，肾小管重吸收功能正常，从而造成"球－管失衡"及肾小球滤过分数（肾小球滤过率/肾血浆流量）下降，导致水、钠潴留，同时毛细血管通透性增高，产生水肿。

2. 肾病性水肿 由于肾脏大量蛋白质丢失，血浆胶体渗透压下降，液体从血管腔内进入组织间隙而产生水肿。此外，因继发性有效循环血容量减少，激活了肾素－血管紧张素－醛固酮系统，抗利尿激素分泌增多，液体进一步潴留于体内从而加重了水肿。

【护理评估】

（一）健康史评估

询问患者有无急、慢性肾小球肾炎，肾病综合征，肾衰竭等疾病；既往有无心脏、肝脏及内分泌等系统疾病。观察有无感染及摄入钠过多等诱因。详细询问水肿发生时间、起始部位、诱因；水肿的特点、程度及其他伴随症状；询问既往的用药情况等。

（二）身体评估

1. 肾炎性水肿 多从颜面部开始，以眼睑为甚，晨起时明显，重者可波及全身，指压凹陷性不明显。由于其发生系水钠潴留所致，故血容量增加，血压常可升高。

2. 肾病性水肿 多从下肢部位开始，水肿明显，常为全身性，伴有胸腔、腹腔和心包腔积液，指压后凹陷性明显。由于液体主要潴留于组织间隙，血容量常减少，可无高血压及循环瘀血的表现。

（三）心理－社会评估

水肿带来生活不便，部分患者可能出现肾功能异常，患者可产生烦躁和焦虑等心理反应。另外，水肿还能影响患者面容，尤其是女性患者可能产生自卑及人际交往障碍的表现。同时注意了解患者的家庭经济状况、家属对患者的关心和支持程度等。

（四）实验室及其他检查

1. 尿液检查 可明确有无蛋白质丢失及丢失情况，有无管型尿等。

2. 血液检查 可发现有无低蛋白血症、电解质紊乱等。

3. 肾功能检查 可发现血肌酐、血尿素氮、肌酐清除率等是否正常。

【护理诊断/问题】

1. 体液过多 与肾小球滤过率下降导致水钠潴留及长期大量蛋白尿致低蛋白血症有关。

2. 有皮肤完整性受损的危险 与水肿和营养不良有关。

【护理目标】

（1）患者水肿消失或减轻。

（2）患者皮肤保持完整，无破损、压疮发生。

【护理措施】

（一）一般护理

1. 休息与体位　避免劳累，重度水肿者应卧床休息，轻度水肿者也应多卧床。卧床期间抬高下肢以促进静脉回流，增加肾血流量，减轻水肿。并经常更换体位，用软垫支撑受压部位，防止压疮发生。对颜面部水肿的患者枕头应稍垫高；伴胸腔积液及大量腹腔积液者宜取半卧位，以减轻呼吸困难；阴囊水肿者用吊带托起阴囊。

2. 饮食护理　①限制水钠摄入：根据尿量及水肿的程度进行水钠的限制。②调节蛋白质的摄入：根据肾小球滤过率（GFR）及肾功能状况调节蛋白质摄入量，有利于肾功能保护。③保证足够热量及维生素。详见本章相关内容。

（二）病情观察

监测患者生命体征尤其是血压的变化。密切监测尿量变化，准确记录 24 小时出入量。定期测量体重，观察水肿的消长情况，有无胸腔、腹腔、心包腔积液。观察有无心力衰竭、高血压脑病、肾衰竭等表现。观察皮肤有无红肿、破损和化脓等。

（三）协助治疗

1. 利尿剂　有液体潴留的患者，遵医嘱使用利尿剂，如呋塞米、氢氯噻嗪等，减轻液体潴留，有利水肿消退。

2. 糖皮质激素及其他免疫抑制剂　可改善肾小球滤过膜的通透性，减少尿蛋白，常用于肾病综合征患者，除糖皮质激素外，其他药物有环磷酰胺等。

用药护理　①遵医嘱用药，不得擅自调整用药剂量或停药。②长期使用利尿剂应注意监测血清电解质情况，观察有无低钾血症、低钠血症等。③长期使用糖皮质激素及环磷酰胺等免疫抑制剂的副作用及注意事项，详见本章第三节"原发性肾病综合征患者的护理"相关内容。

（四）心理护理

解释有关病情，告知患者出现水肿的原因、预后等方面的知识，解释饮食控制对水肿消退的重要性。对患者开展心理疏导，消除患者不良心理，增强战胜疾病的信心。

（五）健康指导

1. 疾病知识指导　告知患者水肿的原因，教会患者正确记录每日出入液量、体重等指标，以评估水肿的变化。

2. 饮食指导　指导患者合理安排每日摄盐量和饮水量。指导患者使用醋、果汁等食物增进食欲，避免食用腌制食品、罐头食品等含钠丰富的食物。

3. 用药指导　向患者详细介绍药物的名称、用法、剂量及不良反应等。告知患者需遵医嘱按时、定量服用药物，不可随意增减药量或停药，尤其是糖皮质激素等免疫抑制剂。

肾性高血压

肾脏疾病常伴高血压，称为肾性高血压。肾性高血压是继发性高血压的常见原因之一。

【病因及发病机制】

（一）病因

可分为肾血管性高血压和肾实质性高血压两大类。

1. 肾血管性 如单侧或双侧肾动脉狭窄、血管畸形等。其血压升高明显，易发展为急进性高血压。

2. 肾实质性 多见。常由急性或慢性肾小球肾炎、慢性肾盂肾炎、慢性肾功能衰竭等肾实质性疾病引起，是肾性高血压的常见原因。

（二）发病机制

1. 容量依赖型 由肾小球滤过率下降，水钠潴留致血容量增加引起。多见于急、慢性肾炎和肾功能不全。此型肾小球滤过功能受损，而肾小管功能尚可。

2. 肾素依赖型 肾脏入球小动脉血流灌注下降，导致肾素－血管紧张素－醛固酮系统（RAAS）激活。

肾实质性损害导致的高血压患者中，80%以上为容量依赖型，10%左右为肾素依赖型，部分病例两者同时存在。

【护理评估】

（一）健康史评估

询问患者有无急性和慢性肾小球肾炎、肾动脉狭窄、慢性肾盂肾炎、慢性肾衰竭等肾病病史，有无原发性高血压病史及诊疗经过等。

（二）身体评估

肾性高血压的程度与原发病有关。急性肾小球肾炎血压多呈一过性升高；慢性肾小球肾炎血压升高程度与肾功能损害程度有关，疾病初期，多为1级高血压，疾病晚期，部分患者血压（特别是舒张压）在2级及以上；部分慢性肾衰竭患者可表现为恶性高血压；肾血管性高血压患者，高血压程度较重，易发展为急进型高血压。

高血压可加重肾脏损害，并出现心、脑、眼等靶器官的损害，严重者可发生高血压脑病。

（三）心理－社会评估

患者常因疾病久治不愈和高额的治疗费用而出现焦虑、悲观、抑郁及绝望等心理。同时注意了解患者的家庭经济状况、家属对患者的关心和支持程度等。

（四）实验室及其他检查

1. 尿液检查 可有血尿、蛋白尿、管型尿等。

2. 肾功能检查 血肌酐、血尿素氮升高，肌酐清除率可下降。

3. 其他检查 腹部超声检查可发现肾脏形态改变及肾脏血管病变。静脉肾盂造影可显示肾脏形态及排泄功能。

【护理诊断/问题】

1. 疼痛：头痛 与血压增高有关。

2. 潜在并发症：高血压脑病。

【护理目标】

（1）患者血压平稳，头痛消失或减轻。

（2）患者无高血压脑病发生。

【护理措施】

详见第三章第二节"高血压患者的护理"。

尿量异常

正常人每日尿量 1000～2000ml，平均尿量约 1500ml。尿量异常包括少尿、无尿、多尿。24 小时尿量 <400ml 为少尿，小于 100ml 为无尿，大于 2500ml 为多尿。

【病因及发病机制】

（一）病因

1. 少尿　根据病变发生部位，少尿病因如下。

（1）肾前性　循环血容量不足，肾血管狭窄、痉挛等。

（2）肾性　各种急慢性肾小球肾炎、肾盂肾炎、多囊肾、肾毒性药物等引起的急、慢性肾功能衰竭等。

（3）肾后性　见于尿路梗阻，如尿路结石、肿瘤，前列腺增生、肿瘤等。

2. 多尿　多尿病因分为肾性和非肾性两类。

（1）肾性多尿　见于各种原因所致的肾小管浓缩功能下降。如慢性肾炎、慢性肾盂肾炎、肾小球硬化症、肾小球管性酸中毒、药物对肾小球的损害等。

（2）非肾性多尿　见于尿崩症、糖尿病、原发性醛固酮增多症、原发性甲状旁腺功能亢进症、精神性多尿症等。

（二）发病机制

1. 少尿　肾前性及肾性原因引起肾小球灌注减少、滤过率下降，肾单位破坏，原尿生成减少。而肾后性因素由于尿流受阻，输尿管、肾盂肾盏以及肾小球囊压力增高，肾小球囊内压增高，肾小球滤过率下降。

2. 多尿　肾性因素导致肾小管损害，浓缩功能下降。非肾性因素与肾小管重吸收调节功能受损或产生渗透性利尿有关。

【护理评估】

（一）健康史评估

询问患者引起尿量异常的原因，如有无肾小球肾炎、泌尿系结石、泌尿系感染、肾衰竭、休克、严重心衰、肾血管病变、内分泌疾病等疾病。每日排尿的次数及尿量。病程的长短，有无其他伴随症状以及起病后的诊疗情况等。

（二）身体评估

除尿量减少或尿量增加外，常有原发病的表现和伴随症状。少尿和无尿患者常伴有水肿和高血压，可引起高钾血症、代谢性酸中毒等，高钾血症常表现为乏力、心率减慢、心律失常甚至是心搏骤停等。多尿可引起低钾血症、脱水等。

（三）心理－社会评估

尿量异常可使患者产生焦虑、恐惧及悲观等心理。

（四）实验室及其他检查

1. 尿液检查　可明确有无血尿、脓尿、蛋白尿、管型尿等。

2. 血液检查　血清电解质紊乱、血气分析、血糖等有无异常。

3. 肾功能检查 血肌酐、血尿素氮、肌酐清除率等有无异常。

【护理诊断/问题】

1. 体液过多 与肾小球滤过率下降和尿量减少有关。

2. 有体液不足的危险 与肾功能不全、尿量过多有关。

3. 焦虑 与尿量异常导致的多系统症状、酸碱平衡紊乱有关。

【护理目标】

（1）患者水肿消失或减轻。

（2）患者无水电解质紊乱发生。

（3）患者焦虑消失或减轻。

【护理措施】

（一）一般护理

1. 休息 为患者提供舒适、安静的环境以保证患者充分休息。少尿或无尿病情危重者，协助做好日常生活护理；多尿患者床旁备好屏风、便器等。

2. 饮食护理 根据患者尿量情况指导饮食。

（1）少尿、无尿患者 控制饮水量，伴水肿者应限制钠盐摄入。尽量避免食用含钾丰富的食物，如柑橘、甘蔗、香蕉、马铃薯、蘑菇等。氮质血症时在保证足够热量供给的情况下，限制蛋白质摄入。

（2）多尿患者 多饮水以补充水分，无须限制钠盐。根据血钾水平，判断是否需要限制钾摄入或补充含钾丰富食物。氮质血症时给予优质低蛋白饮食。

（二）病情观察

监测患者生命体征、意识状态的变化。密切监测尿量变化，准确记录24小时出入量。及时采集血标本，监测电解质及血液酸碱度的变化。观察有无脱水或水肿等表现，及时报告医生。

（三）协助治疗

1. 利尿剂 少尿、无尿的患者，遵医嘱使用利尿剂，如呋塞米、氢氯噻嗪等，增加尿量，减轻水肿。

2. 补液 多尿患者，严格遵医嘱用药及输液，补充血容量，避免脱水、休克等发生。

用药护理 使用利尿剂应注意监测血清电解质、酸碱平衡情况。观察有无低钾、低钠及低镁血症等。并观察治疗效果，记录排尿次数、尿量。

（四）心理护理

向患者解释病情的原因、特点、治疗及护理内容，关心、安慰患者，减轻和消除患者的焦虑和不安，帮助患者保持良好心态，积极配合治疗。

（五）健康指导

1. 疾病知识指导 向患者及家属介绍尿量异常的原因，教会患者监测病情变化，正确记录每日出入液量。

2. 生活指导 指导患者合理休息，严格遵守饮食计划。

目标检测

一、选择题

A1/A2 型题

1. 护理肾性水肿肾功能正常的患者，下列措施错误的是
   A. 高蛋白饮食
   B. 限制钠盐摄入
   C. 保持皮肤清洁
   D. 静脉输液需控制滴速和总量
   E. 病室定期清洁消毒

2. 无尿是指成人 24 小时尿量少于
   A. 400ml
   B. 200ml
   C. 100ml
   D. 50ml
   E. 10ml

3. 导致容量依赖型高血压的主要因素是
   A. 肾血管痉挛
   B. 水钠潴留
   C. 肾血流量下降
   D. 醛固酮增多
   E. 低蛋白血症

4. 护理肾脏疾病引起的少尿或无尿患者，护理措施不妥的一项是
   A. 准确记录 24 小时出入量
   B. 选择高糖、优质低蛋白饮食
   C. 鼓励多饮水
   D. 注意口腔及皮肤护理
   E. 严密监测血压、心率和心律

5. 下列肾性水肿护理措施不正确的是
   A. 保持皮肤清洁
   B. 一律低盐、低蛋白饮食
   C. 保暖，定期对病室进行消毒
   D. 各种穿刺前必须严密消毒皮肤
   E. 静脉输液必须控制滴速和总量

二、思考题

简述肾性水肿的护理要点。

扫码"练一练"

（林海端）

第二节 肾小球肾炎患者的护理

扫码"学一学"

学习目标

知识要点

掌握肾小球肾炎不同临床类型的定义、常见病因、临床表现、评估要点及护理措施。

技能要点

1. 能对肾小球肾炎患者的饮食提出科学的指导。

2. 教会肾小球肾炎患者如何避免肾损害因素。

肾小球疾病是一组以血尿、蛋白尿、水肿和高血压等为主要临床表现的疾病。病变主要累及双肾肾小球，是我国慢性肾功能衰竭的主要病因。根据病因可分为原发性、继发性、遗传性三大类。原发性肾小球疾病常病因不明确；继发性肾小球疾病是指继发于全身性疾病的肾小球损害，如系统性红斑狼疮、糖尿病、多发性骨髓瘤等；遗传性肾小球疾病是指基因突变所致的肾小球疾病，如 Alport 综合征等。三者中以原发性肾小球疾病最常见，也是本章主要讨论的内容。

知识链接

原发性肾小球疾病的分类

目前常用的分类方法包括根据临床表现和肾脏活检的病理结果进行分类。两者之间有一定的联系，但是没有必然的对应关系。同一临床表现可来源于不同病理类型，而同一病理类型可有多种不同的临床表现。①临床分型：急性肾小球肾炎、急进性肾小球肾炎、慢性肾小球肾炎、无症状性血尿和（或）蛋白尿、肾病综合征。②病理分型（依据 1995 年 WHO 分类标准）：轻微性肾小球病变、局灶性节段性病变、弥漫性肾小球肾炎（膜性肾病、增生性肾炎、硬化性肾小球肾炎）、未分类的肾小球肾炎。

【病因及发病机制】

（一）病因

1. 原发性肾小球疾病 病因不明，一般认为与免疫反应有关。免疫反应介导的炎症损伤在本病发病机制中起重要作用；同时，非免疫非炎症因素参与了疾病的慢性化进程。

2. 继发性肾小球疾病 主要继发于全身疾病。如系统性红斑狼疮、糖尿病、高血压、多发性骨髓瘤等。

（二）发病机制

1. 免疫反应 包括体液免疫和细胞免疫。体液免疫在肾小球肾炎发病机制中的作用已

得到公认，细胞免疫作用的重要性也在某些类型的肾炎中得到肯定。

（1）体液免疫　可通过下列两种方式形成免疫复合物，激活一系列炎症反应导致肾脏损伤。

1）循环免疫复合物　内、外源性抗原刺激机体产生相应抗体，在血液循环中形成循环免疫复合物，沉积于肾小球内皮下和（或）系膜区，激活炎症介质。

2）原位免疫复合物　血液循环中的抗体（或抗原）与肾小球固有抗原或种植于肾小球的外源性抗原（或抗体）相结合，在肾脏局部形成免疫复合物，导致肾炎。原位免疫复合物主要沉积于肾小球基底膜上皮细胞侧。

（2）细胞免疫　T淋巴细胞释放血管通透性因子，导致肾小球上皮细胞功能异常；急性肾炎早期出现单核－巨噬细胞聚集；肾炎动物模型提供了细胞免疫证据。但细胞免疫是否直接诱发肾小球肾炎还缺乏足够证据。

2. 炎症反应　免疫反应必有炎症反应的参与。在炎症反应中起主要作用的主要为炎症细胞和炎症介质。炎症细胞（主要包括单核－巨噬细胞、中性粒细胞、嗜酸性粒细胞、致敏T淋巴细胞及血小板等）可产生炎症介质（如肿瘤坏死因子、前列腺素、一氧化氮、白细胞介素等），炎症介质又可趋化、激活炎症细胞，各种炎症介质间又相互促进形成一个复杂网络。

3. 非免疫、非炎症损伤　在肾小球疾病的慢性进行性发展过程中，非免疫、非炎症损伤因素起了非常重要的作用。如高血压，尤其是肾内毛细血管高血压，可促进肾小球硬化。同时，大量蛋白尿可作为一个独立的致病因素参与肾脏的损害过程。此外，高脂血症也是加重肾小球损伤的重要因素之一。

急进型肾小球肾炎

急进型肾小球肾炎（rapidly progressive glomerulonephritis，RPGN）也称快速进展性肾小球肾炎。是一组以肾功能急剧恶化，伴有血尿、蛋白尿等急性肾炎综合征为特征的综合征。肾脏活检病理表现为肾小球广泛新月体形成，故又称为新月体性肾小球肾炎，是肾小球肾炎中最严重的类型。

【病因及发病机制】

（一）病因

1. 感染　约半数以上RPGN患者起病前有上呼吸道感染的前驱病史，少数为典型的链球菌感染，其余多为病毒感染。但感染与RPGN发病的关系尚未明确。

2. 药物与毒物　某些有机化学溶剂如汽油，与Ⅰ型RPGN发病有较密切的关系。药物如丙硫氧嘧啶、肼苯达嗪等则与Ⅲ型RPGN发病有关。

3. 其他　吸烟、吸毒、接触碳氢化合物等被认为是RPGN的诱因。此外，遗传易感性在RPGN发病中也起到一定的作用。

（二）病理及发病机制

RPGN根据免疫病理结果可分为3种类型，病理及发病机制各不相同。

1. Ⅰ型RPGN　抗肾小球基底膜型肾小球肾炎。沿肾小球基底膜呈线样沉积的抗体与肾小球基底膜抗原相结合，激活补体引起基底膜破坏、断裂而致病。

2. Ⅱ型RPGN　免疫复合物型肾小球肾炎。循环免疫复合物的沉积或肾小球内原位免疫复合物的形成，沉积于系膜区及毛细血管壁，激活补体而致病。

3. Ⅲ型 RPGN 寡免疫复合物型肾小球肾炎。肾小球内无或仅有微量免疫球蛋白沉积。已证实该型是系统血管炎的肾脏表现，患者血清抗中性粒细胞胞浆抗体（ANCA）常呈阳性。

【护理评估】

（一）健康史评估

主要询问起病前有无前驱感染病史，有无不明原因的发热、关节痛、腹痛、肌痛等表现。起病时的表现及起病后诊疗经过及用药情况等。

（二）身体评估

本病好发于中青年及老年，我国以Ⅱ型多见。男女比例约为2:1。起病急，病情进展迅速。部分患者发病前可有上呼吸道感染的病史。主要表现为进行性少尿、无尿，肾功能在短时期内迅速恶化，可有血尿、蛋白尿、水肿和高血压。多在数周至半年内发展为尿毒症。常伴中度贫血。少数患者起病隐匿，以不明原因的发热、腹痛、关节痛和肌痛等为前驱症状，直到出现尿毒症症状时才就诊，见于Ⅲ型急进型肾炎患者。Ⅱ型患者常伴肾病综合征表现。

（三）心理-社会评估

由于本病起病急、病情进展迅速，短时间内可出现急性肾衰竭，需要透析治疗，患者及家属常出现焦虑、抑郁、恐惧甚至绝望等心理。

（四）实验室及其他检查

1. 尿液检查 几乎全部患者均有血尿，肉眼血尿多见，镜下可见大量红细胞、白细胞和管型。尿蛋白常阳性，程度（＋）～（＋＋＋＋）不等。

2. 肾功能检查 血肌酐、血尿素氮进行性增高，内生肌酐清除率进行性下降。

3. 免疫学检查 Ⅰ型血清肾小球基底膜抗体阳性，Ⅱ型血循环免疫复合物阳性，上述两型血清补体C3均可降低；Ⅲ型常有抗中性粒细胞胞浆抗体（ANCA）阳性。

4. B超检查 早期双肾增大，晚期双肾缩小。

5. 肾脏活组织检查 有利于确诊，可判断病变程度、病程阶段、病理类型、治疗效果，有助于指导治疗方案和估计预后。光镜下可见50％以上肾小球有新月体形成。

【护理诊断/问题】

1. 体液过多 与肾小球滤过率下降导致水钠潴留有关。

2. 恐惧 与疾病急性发作、病情进展迅速、预后不良有关。

3. 潜在并发症：急性肾衰竭。

【护理目标】

（1）患者肾功能恢复，尿量逐渐正常，水肿消退或减轻。

（2）消除患者恐惧等不良心理，使其能积极主动配合治疗。

（3）患者无急性肾衰竭发生。

【护理措施】

（一）一般护理

1. 饮食 给予低盐、优质低蛋白饮食，保证热量供给，限制水分摄入。合并急性肾衰竭需透析治疗的患者应适当增加蛋白质摄入量。

2. 休息与活动 急性期绝对卧床休息，以增加肾血流量和尿量，利于减轻水肿。卧床患者应定时翻身，防止压疮。长期卧床需协助患者在床上做关节活动，防止关节僵硬和挛缩，也可防止肢体深静脉血栓形成。

3. 预防感染 做好病室的清洁消毒，保持室内空气新鲜，限制亲属探视，避免患者与上呼吸道感染者接触。注意个人卫生，保持皮肤干燥、清洁，加强口腔护理及留置尿管患者的护理。

（二）病情观察

密切监测患者生命征，尤其是血压的变化，监测意识状态、尿量、体重变化，记录24小时出入液体量。观察患者有无恶心、呕吐、肢体麻木、肌无力、烦躁、胸闷、心率减慢、心律不齐等高钾血症表现；有无呼吸困难、肺部湿啰音等心衰表现；有无头痛、呕吐、意识障碍等高血压脑病的表现。注意有无呼吸道、尿路、皮肤等感染的出现。监测患者肾功能、血气分析、血电解质的变化，发现异常，及时报告医生。

（三）协助治疗

本病治疗的关键在于早期诊断和及时强化治疗，治疗方案取决于疾病的病理类型和病变程度。

1. 糖皮质激素联合细胞毒药物 可抑制免疫炎症反应，适用于Ⅱ型和Ⅲ型急进型肾小球肾炎，对Ⅰ型急性肾小球肾炎患者疗效差。首选甲基泼尼松龙静脉滴注，疗程结束后改为口服泼尼松和细胞毒药物如环磷酰胺（CTX）。泼尼松减至维持量后，继续维持治疗6～12个月。

用药护理 严格遵医嘱用药，密切观察药物不良反应。糖皮质激素及细胞毒药物的用药护理详见本章第三节"原发性肾病综合的护理"。

2. 强化血浆置换 主要用于Ⅰ型急进型肾小球肾炎，需早期进行，治疗时应严格无菌操作。需同时联合泼尼松及细胞毒药物口服治疗。

3. 替代疗法 急性肾衰竭达到透析指征时给予透析治疗，强化治疗无效的晚期患者应长期维持透析治疗，或在病情稳定1年后进行肾移植。

4. 对症治疗 包括利尿、降压、控制感染和纠正电解质及酸碱平衡紊乱等。

（四）心理护理

加强与患者的沟通，给予患者安慰、同情和支持，消除患者恐惧心理，增加患者康复的信心。向患者及家属介绍治疗的进展，解释各项检查的意义和必要性，使患者能积极配合治疗和护理。

（五）健康指导

1. 疾病预防指导 告知患者及家属本病的发生可能与感染、接触某些化学物质等有关系。平素应当注意保暖、加强体育锻炼预防上呼吸道感染的发生，减少接触碳氢化合物、有机化学溶剂等物质。

2. 疾病知识指导 本病易转为慢性病并发展为慢性肾衰竭，应详细讲解保护残余肾单位功能的必要性。告知患者应避免感染、摄入大量蛋白质、使用肾毒性药物等损伤肾功能的行为。增加卧床休息的时间，监测病情的变化，定期随访。

3. 用药指导 告知患者应严格遵循治疗计划，不可擅自减量或停用激素。介绍各种药物的使用方法、注意事项以及可能出现的不良反应。

急性肾小球肾炎

急性肾小球肾炎（acute glomerulonephritis，AGN）简称急性肾炎，是一组急性起病，以急性肾炎综合征（血尿、蛋白尿、水肿和高血压）为主要特征的肾脏疾病，可伴有一过性肾功能损害。多种病原微生物如细菌、病毒和寄生虫等感染后均可致病，但最常见于链球菌感染后。本节主要介绍链球菌感染后肾小球肾炎。

【病因及发病机制】

（一）病因

急性肾小球肾炎最常见的致病菌为 β 溶血性链球菌"致肾炎菌株"（常见为 A 组 12 型和 49 型）；常因上呼吸道感染（多为急性扁桃体炎、咽炎），皮肤感染（如脓疱疮），猩红热等链球菌感染后发病。感染的严重程度与急性肾炎病情轻重并不完全一致。酗酒、药物成瘾、先天性心脏病等为易感因素。

（二）发病机制

因链球菌的细胞质成分（内链素）或分泌蛋白（外毒素 B 及其酶原前体）引发免疫反应致肾脏损伤。致病机制包括循环免疫复合物沉积于肾脏、抗原原位种植于肾脏、肾脏正常抗原改变等诱发自身免疫反应损伤。

【护理评估】

（一）健康史评估

主要询问起病前有无前驱感染病史。有无酗酒等易感因素。起病后诊疗经过及用药情况等。

（二）身体评估

本病多见于 2～6 岁的儿童，男性多见。起病前常有前驱感染表现，潜伏期为 1～3 周，平均 10 天左右。皮肤感染引起者的潜伏期稍长。急性起病，病情轻重不一，轻者可无明显临床症状，仅表现为镜下血尿及血清补体 C3 异常，重者表现为少尿型急性肾功能衰竭。本病愈后良好，尤其是儿童。典型患者呈急性肾炎综合征的临床表现。

1. 尿液改变

（1）血尿　常为首发症状，几乎见于所有的患者，其中约 40% 呈肉眼血尿，但无血凝块。肉眼血尿持续 1～2 周，镜下血尿持续 1～6 个月，少数病例可持续更久，但绝大多数均可痊愈。

（2）蛋白尿　绝大多数患者有轻、中度的蛋白尿，尿蛋白不超过 3.5g/d，少数表现为肾病综合征水平的蛋白尿。

（3）尿量减少　多数患者起病时尿量减少，且伴一过性氮质血症，1～2 周后尿量渐增。但无尿者少见，若尿少持续存在，则提示可能出现了急性肾衰竭。

2. 水肿　90% 患者可发生水肿，常为患者就诊的首发症状。水肿的原因是肾小球滤过率下降导致水钠潴留，利尿后可减轻。典型表现为晨起颜面水肿，以眼睑尤甚，可伴有双下肢水肿，严重者伴胸腔、腹腔等浆膜腔积液和全身水肿。

3. 高血压　见于 75% 以上的患者，多为一过性的轻、中度高血压。主要与水钠潴留有关，利尿后血压可很快恢复正常。仅少数患者合并严重高血压及高血压脑病。

4. 肾功能异常 部分患者在起病早期可因尿量减少而出现一过性氮质血症，随尿量增加而恢复至正常，仅极少数患者发展至急性肾功能衰竭。

5. 并发症

（1）心力衰竭 以老年患者多见，与水钠潴留、循环血容量过多有关。

（2）高血压脑病 一般儿童较成年人多见，多发生于疾病早期。

（3）急性肾功能衰竭 极少见，为急性肾小球肾炎死亡的主要原因，治疗后可逆。

（三）心理 - 社会评估

患者尤其是儿童长期卧床会产生忧郁、烦躁等心理反应，担心血尿、蛋白尿长期存在、肾功能进一步恶化等可使患者出现焦虑甚至恐惧心理。此外，还应了解患者家庭经济状况和社会支持情况等。

（四）实验室及其他检查

1. 尿液检查 几乎所有患者均有血尿，可为镜下血尿或肉眼血尿，尿中红细胞为畸形红细胞。尿沉渣出现红细胞管型、颗粒管型，并可见白细胞、上皮细胞。尿蛋白多为（＋）~（＋＋），不超过 3.5g/d（常低于 3.0g/d）。

2. 有关链球菌感染的检查

（1）抗链球菌溶血素"O"抗体（ASO）测定 ASO 常在链球菌感染 3~5 周滴度达高峰，ASO 滴度上升 2 倍以上表明近期有链球菌感染。早期应用青霉素后，滴度可不升高。

（2）咽拭子和细菌培养 咽部或皮肤感染灶取标本培养细菌，结果可提示链球菌感染，但阳性率较低。

3. 血清补体测定 疾病早期，总补体及 C3 均下降，8 周内逐渐恢复至正常水平，对本病诊断意义很大。

4. 肾功能检查 急性期肾小球滤过率下降，血尿素氮和血肌酐升高。

【护理诊断/问题】

1. 体液过多 与肾小球滤过率下降导致水钠潴留有关。

2. 活动无耐力 与疾病导致高血压、水肿等有关。

3. 有皮肤完整性受损的危险 与水肿、营养不良有关。

4. 潜在并发症：心力衰竭、高血压脑病、急性肾衰竭。

【护理目标】

（1）患者水肿消退或减轻。

（2）患者活动耐力逐渐增加。

（3）患者皮肤完整，无破损、压疮出现。

（4）患者未发生并发症，或发生并发症时得到及时治疗及护理。

【护理措施】

（一）一般护理

1. 饮食护理 应当严格控制钠盐及液体摄入，有利于减轻液体潴留及心脏负担。盐摄入量每日控制在 3g 以内，每日液体入量约为前一日尿量加 500ml。当水肿消退，血压下降后可逐渐增加盐的摄入量。尿量明显减少，肾功能损害严重者，应注意控制钾的摄入。

2. 休息与活动 急性期患者应绝对卧床休息 2~3 周,以利于增加肾脏血流及减轻肾脏负担,促进疾病痊愈。待肉眼血尿消失、水肿消退及血压恢复正常后方可适当增加活动量。病情稳定后 1~2 年内避免劳累和重体力活动。

(二)病情观察

记录 24 小时液体出入量,监测尿量变化。注意观察水肿的范围,有无胸水、腹水。有无呼吸困难、肺部湿啰音等心衰征象。监测患者生命体征,尤其是血压变化,注意有无头痛、呕吐、意识障碍等高血压脑病的表现。密切监测血肌酐、血尿素氮等肾功能的变化,及早发现有无肾功能衰竭的可能。

(三)协助治疗

本病为自限性疾病,治疗以卧床休息、对症处理为主,同时积极预防并发症,保护肾功能,急性肾功能衰竭者应予透析治疗。

1. 对症治疗 水肿明显者除限制水钠摄入外,可适当使用利尿剂治疗。若利尿后血压控制仍不满意,可加用其他降压药,防止心脑血管并发症的发生。

2. 控制感染灶 上呼吸道、皮肤感染者,应使用无肾毒性抗生素治疗 10~14 天,如青霉素、头孢菌素等,青霉素过敏者改用大环内酯类抗生素。一般不主张预防性使用抗生素。反复发作的慢性扁桃体炎,待肾炎病情稳定后行扁桃体摘除术,术前、术后均应使用青霉素治疗 2 周。

3. 透析治疗 急性肾功能衰竭有透析指征者,应及时给予透析治疗,帮助患者度过危险期。本病有自愈倾向,一般无须长期透析治疗。

(四)心理护理

解释有关病情,主动与患者沟通,告知患者该病可治,效果及预后均佳。对患者提出的问题给予耐心解答,开展心理疏导,帮助患者调整好心态,配合治疗。

(五)健康指导

1. 疾病预防指导 告知患者及家属本病的发生与呼吸道感染或皮肤感染有关,平素应当注意保暖、加强体育锻炼、注意个人卫生,预防呼吸道及皮肤感染。一旦发生感冒、咽炎、扁桃体炎和皮肤感染,应及时就医。

2. 疾病知识指导 告知患者及家属急性肾小球肾炎的预后,使其了解本病为自限性疾病,预后良好,消除患者后顾之忧。患者患病期间应加强休息,痊愈后可适当增加体育活动,但在 1~2 年内不宜从事重体力活动,应注意避免劳累。水肿、高血压、肉眼血尿消失后,蛋白尿、镜下血尿可能仍然存在,故应定期随访,监测病情,同时注意避免使用肾毒性药物。

慢性肾小球肾炎

慢性肾小球肾炎(chronic glomerulonephritis,CGN)简称慢性肾炎,是多种病因引起的以蛋白尿、血尿、高血压和水肿为基本临床表现,起病方式各不相同的一组肾小球疾病。临床表现起病隐匿,病情迁延,进展缓慢,最终将发展为慢性肾功能衰竭。

【病因及发病机制】

(一)病因

慢性肾炎大多数由各种原发性肾小球疾病迁延不愈发展而来,病因尚不清楚。少数由急性肾小球肾炎演变而来。

（二）发病机制

一般认为免疫介导的炎症反应是本病发病的起始因素，而非免疫、非炎症因素在疾病进展中起重要作用，导致疾病慢性化，病情迁延不愈。肾单位进行性破坏的主要机制包括：①原发病免疫介导的炎症导致肾实质受到持续性进行性损害；②高血压引起肾小动脉硬化性损伤；③健存肾单位长期代偿处于高灌注、高滤过和高压力的"三高"状态，促使肾小球硬化；④长期大量蛋白尿导致肾单位慢性损伤；⑤脂质代谢异常引起肾脏小血管和肾小球硬化。

【护理评估】

（一）健康史评估

询问患者发病前有无呼吸道感染、皮肤感染、急性肾炎病史。有无感染、劳累、妊娠、应用肾毒性药物、脱水、高蛋白、高脂、高磷饮食等诱因或使病情加重因素。询问既往有无肾炎病史、诊疗经过及用药情况等。

（二）身体评估

慢性肾炎可见于任何年龄，以青中年男性多见。临床表现差异较大，症状轻重不一，以蛋白尿、血尿、高血压和水肿为基本表现，伴有不同程度的肾功能减退，最终将发展为慢性肾衰竭。

1. 蛋白尿 是本病必有的表现，多为轻度蛋白尿，尿蛋白定量常在 1～3g/d，部分患者可 >3.5g/d。持续大量蛋白尿加重肾功能损害。

2. 血尿 镜下血尿或肉眼血尿，以镜下血尿多见。

3. 高血压 多数患者有不同程度的高血压，与水钠潴留、RAAS 激活有关，部分患者以高血压为突出表现。随着病情的进展，血压水平可进一步升高，血压持续升高进一步加速肾功能恶化。

4. 水肿 早期水肿时有时无，晚期持续存在，与水钠潴留及低蛋白血症有关。多为眼睑、颜面和下肢水肿。

5. 肾功能异常 肾功能呈慢性进行性损害。早期可出现夜尿增多，最终发展为慢性肾功能衰竭而出现恶心、呕吐、贫血、血压增高等表现。肾功能损害的进展速度主要与病理类型有关，而感染、劳累、妊娠、应用肾毒性药物、脱水、高蛋白、高脂、高磷饮食等则是促进肾功能急剧恶化的诱因。

（三）心理 - 社会评估

患者常因病程迁延、反复发作、长期用药而治疗效果不佳产生紧张、焦虑、甚至恐惧心理等。后期病情进一步恶化，出现肾功能衰竭时，患者常产生悲观、绝望的情绪。此外，还应了解患者家庭经济状况和社会支持情况等。

（四）实验室及其他检查

1. 尿液检查 多数尿蛋白（＋）～（＋＋＋），尿蛋白定量常为 1～3g/d。镜下可见多形性红细胞，以及红细胞管型、颗粒管型等。尿比重降低，晚期常固定在 1.010。

2. 血液检查 早期血常规检查多正常或轻度正色素性贫血，晚期红细胞计数和血红蛋白明显下降。肾功能不全者血肌酐和血尿素氮增高，内生肌酐清除率下降。部分患者出现血脂升高，血浆白蛋白降低。血清补体 C3 正常或持续降低 8 周以上而不恢复正常。

3. B超检查 晚期双肾缩小，皮质变薄。

4. 肾脏活组织检查 有助确定慢性肾小球肾炎的病理类型。

【护理诊断/问题】

1. 体液过多 与肾小球滤过率下降导致水钠潴留等因素有关。

2. 营养失调：低于机体需要量 与限制蛋白质饮食，长期蛋白尿致蛋白丢失过多有关。

3. 焦虑 与疾病的反复发作、预后不良有关。

4. 潜在并发症：慢性肾功能衰竭。

【护理目标】

（1）患者水肿消退或明显减轻。

（2）患者食欲增强，膳食合理，能摄取足够的营养，营养状况逐步好转。

（3）患者能正确面对疾病现状，保持乐观情绪，积极配合治疗。

（4）患者未发生并发症，或发生并发症时得到及时治疗及护理。

【护理措施】

（一）一般护理

1. 休息与活动 增加卧床休息时间，在保证充足休息和睡眠的基础上，适当活动。肥胖者应该通过活动控制体重，以减轻肾脏和心脏负担。对于全身重度水肿、血压明显升高、心力衰竭或并发感染等患者，应该限制活动。

2. 饮食护理

（1）优质低蛋白饮食 是延缓肾功能损害的重要措施。蛋白质摄入量为 $0.6 \sim 0.8 g/(kg \cdot d)$，其中 50% 上为优质蛋白。已发生慢性肾衰竭的患者，应适当下调蛋白质摄入量，必要时可补充必需氨基酸或 α – 酮酸，避免引起负氮平衡。

（2）热量供给 低蛋白饮食时，应适当增加碳水化合物的摄入，保证热量供给。

（3）限制水及钠盐 慢性肾炎患者有足够尿量时，应充分饮水以增加体内废物排泄。如患者水肿明显、尿量减少、血压明显升高，则应限制水、钠摄入，食盐摄入量控制在 $3 \sim 4 g/d$。

（4）其他 低磷饮食、补充多种维生素及锌元素（锌有助刺激食欲）。

知识链接

优质蛋白与非优质蛋白

优质蛋白是指富含必需氨基酸，各种氨基酸的比率符合人体蛋白质氨基酸的比率的蛋白质。多见于动物蛋白如瘦肉、奶、蛋，鱼等。非优质蛋白是指含非必需氨基酸多的蛋白质，多见于植物蛋白，如豆类、花生等。

（二）病情观察

严格记录 24 小时液体出入量，密切观察血压变化。观察水肿的部位及严重程度，观察有无胸腔、腹腔和心包积液。监测患者的尿量以及肾功能变化，如血肌酐、血尿素氮迅速升高,尿量急剧减少,警惕肾功能衰竭的发生。

（三）协助治疗

本病治疗原则为防止和延缓肾功能恶化、改善临床症状、防止并发症,不以消除蛋白尿和血尿为目的。

1. 降压治疗 为控制病情恶化的重要措施。根据尿蛋白水平确定血压控制目标,24 小时尿蛋白≥1g 者,目标血压 <125/75mmHg;24 小时尿蛋白 <1g 者,目标血压 <130/80mmHg。措施包括低盐饮食（见饮食护理）和降压药物。ACEI 和 ARB 为首选降压药物,不仅具有降压作用,还具有减少尿蛋白、延缓肾功能恶化作用。其他降压药有 CCB、βRB、利尿剂等,但噻嗪类利尿剂对肾功能较差者效果不佳。

用药护理 ①利尿剂:注意监测血清电解质情况,观察有无低钾血症、低钠血症等。②ACEI:注意患者有无刺激性干咳的不良反应,肾功能不全者应用时,应监测电解质及肾功能,以防高钾血症及肾功能进一步损害。

2. 抗血小板药物 大剂量双嘧达莫和小剂量阿司匹林对部分慢性肾炎患者有降低尿蛋白作用。应用抗血小板聚集药物时注意观察有无出血倾向,监测患者凝血功能等。

3. 避免加重肾功能损害因素 防治感染,尤其是上呼吸道感染。禁用肾毒性药物如氨基糖苷类抗生素、磺胺类抗生素、两性霉素等。避免高蛋白、高磷、高脂饮食等。

（四）心理护理

注意观察患者心理活动,主动与患者沟通,及时发现患者不良情绪,对患者提出问题给予耐心解答。与家属一起做好患者的疏导工作,使患者以良好心态接受治疗和护理。

（五）健康指导

1. 疾病知识指导 向患者及家属讲解慢性肾炎的特点,使其能及时发现病情变化。告知避免使病情恶化的因素如感染、劳累、妊娠、肾毒性药物等。嘱患者定期复查,发现异常及时就诊。

2. 生活指导 告诉患者低蛋白饮食的重要性,指导患者严格按照饮食计划进餐。加强休息,适当活动,劳逸结合。血压和血尿素氮正常的情况下,可安全怀孕。妊娠期间要定期监测肾功能变化,若肾功能恶化,应及时就医,终止妊娠。

3. 用药指导及病情监测 指导患者遵医嘱服药,帮助患者掌握各类降压药物的不良反应及注意事项。告知患者慢性肾炎病程长,需定期随访,同时指导患者学会自我监测血压、水肿等变化。

目 标 检 测

一、选择题

A1/A2 型题

1. 急进性肾小球肾炎的突出表现为

    A. 进行性多尿   B. 进行性少尿或无尿

    C. 进行性贫血   D. 进行性血尿

    E. 持续性高热

2. 急性肾小球肾炎注射青霉素的目的是

    A. 控制肾脏炎症　　　　　　　　　B. 清除先驱感染病灶

    C. 预防并发症　　　　　　　　　　D. 预防复发

    E. 缩短病程

3. 慢性肾炎必有的临床表现是

    A. 中度以上的高血压　　　　　　　B. 蛋白尿

    C. 明显水肿　　　　　　　　　　　D. 低蛋白血症

    E. 大量肉眼血尿

4. 护理慢性肾小球肾炎患者，错误的是

    A. 少量蛋白尿时从事轻微劳动

    B. 急性发作期应卧床休息

    C. 有氮质血症者应给大量高生物效价的蛋白质饮食

    D. 高热量饮食

    E. 使用糖皮质激素时应注意观察血压

5. 下列关于慢性肾炎的保健指导，错误的是

    A. 长期低钠饮食　　　　　　　　　B. 不宜妊娠

    C. 防止受凉　　　　　　　　　　　D. 避免过度疲劳

    E. 避免应用对肾脏有害的药物

6. 治疗慢性肾小球肾炎的主要目的是

    A. 防止肾功能进行性恶化　　　　　B. 消除尿蛋白

    C. 消除血尿　　　　　　　　　　　D. 消除水肿

    E. 控制血压在正常范围

7. 男性，6 岁。因"晨起眼睑水肿 2 天，伴少尿、洗肉水样尿"就诊。发病前 1 周患上呼吸道感染。查体：Bp 120/90mmHg；颜面、眼睑水肿；咽部充血，扁桃体 Ⅱ 度肿大，无脓性分泌物；心肺检查无异常发现。最可能的诊断是

    A. 肾病综合征　　　　　　　　　　B. 急性肾炎

    C. 肾结石　　　　　　　　　　　　D. 泌尿系感染

    E. 以上都不是

8. 周先生，35 岁。慢性肾炎史 8 年，反复发作蛋白尿、血尿、眼睑浮肿，近 3 日病情加重，伴发热、咽痛、咳嗽、明显乏力。查体：Bp 164/112mmHg。全身皮肤明显水肿。实验室及其他辅助检查：尿蛋白（＋＋＋），镜下红细胞（＋＋），颗粒管型（＋＋）。内生肌酐清除率降低，血尿素氮增高。护理措施不正确的是

    A. 指导患者卧床休息

    B. 防治呼吸道感染

    C. 按时测量血压、体温，记录 24 小时尿量

    D. 遵医嘱使用利尿剂

    E. 给予高热量、高蛋白、高维生素饮食

9. 马女士，45 岁。患慢性肾小球肾炎，经噻嗪类利尿药物治疗后尿量明显增多，水肿明显减轻。病情观察中应特别注意

　　A. 低钾血症　　　　　　　　　　B. 低钠血症

　　C. 低镁血症　　　　　　　　　　D. 高钙血症

　　E. 高钠血症

A3/A4 型题

（10~12 题共用题干）

男性患者，8 岁。上呼吸道感染 2 周后，出现食欲减退、乏力、尿少、水肿。T 37.5℃、血压增高。心肺检查无特殊。实验室及其他辅助检查：尿蛋白（+）、尿红细胞各（+），补体 C3 降低。诊断为"急性肾小球肾炎"。

　　10. 该患者要的护理问题是

　　　　A. 体温升高　　　　　　　　　B. 体液过多

　　　　C. 营养不足　　　　　　　　　D. 排尿异常

　　　　E. 活动无耐力

　　11. 该患者的护理措施正确的是

　　　　A. 严格卧床休息 1~2 周　　　　B. 给予易消化的普食

　　　　C. 血尿消失后可加强锻炼　　　　D. 每日留尿送细菌培养

　　　　E. 严格控制蛋白质摄入量

　　12. 该患者入院 3 天后，症状加重，呼吸困难，不能平卧。肺部有湿啰音。心音低钝，呈奔马律。肝右肋下 3cm。该患者可能发生了

　　　　A. 肺部感染　　　　　　　　　B. 电解质紊乱

　　　　C. 急性心力衰竭　　　　　　　D. 高血压脑病

　　　　E. 急性肾功能不全

二、思考题

1. 简述急性肾小球肾炎患者的休息原则。

2. 简述慢性肾炎患者的饮食护理要点。

扫码"练一练"

（林海端）

第三节　原发性肾病综合征患者的护理

学习目标

扫码"学一学"

知识要点

1. 掌握肾病综合征的概念、评估要点、护理措施。

2. 熟悉肾病综合征糖皮质激素治疗用药护理。

技能要点

1. 正确指导糖皮质激素的用药注意事项。

2. 能对肾病综合征患者进行科学的饮食指导。

肾病综合征（nephrotic syndrome，NS）是指由各种肾脏疾病引起的，以大量蛋白尿（尿蛋白 >3.5g/d）、低蛋白血症（血浆白蛋白 <30g/L）、水肿和高脂血症为特征的一组临床综合征。其中尿蛋白 >3.5g/d、血浆白蛋白 <30g/L 为诊断的必备条件。本节仅讨论原发性肾病综合征。

知识链接

肾病综合征分类

肾病综合征根据病因可分为原发性和继发性两大类。原发性肾病综合征指原发于肾脏自身的肾小球疾病，其发病年龄、起病缓急与病理类型有直接关系。继发性肾病综合征是指继发于全身性或其他系统疾病的肾损害，如糖尿病、系统性红斑狼疮等。

【病因及发病机制】

（一）病因

1. 原发性肾病综合征 儿童主要见于微小病变型肾病。青少年可见于系膜增生性肾小球肾炎、微小病变型肾病、局灶节段性肾小球硬化炎、系膜毛细血管性肾小球肾炎、系膜增生性肾小球肾等。而中老年人主要见于膜性肾病。

2. 继发性肾病综合征 儿童常见于过敏性紫癜性肾炎、乙肝病毒相关性肾炎、SLE 肾炎。青少年常见于 SLE 肾炎、过敏紫癜性肾炎、乙肝病毒相关性肾炎。中老人则主要见于糖尿病肾病、肾淀粉样变性、骨髓瘤性肾病、淋巴瘤或实体肿瘤性肾病。

（二）发病机制

原发性肾病综合征主要与免疫介导的炎症反应所致的肾损害有关。继发性肾病综合征由于病因不同、发病机制不一，无论乙肝病毒性相关性、还是 SLE 肾炎都与免疫反应有关，而糖尿病肾病则与遗传、炎症、氧化应激、血管活性物质等有关。

【病理生理】

1. 大量蛋白尿 肾小球滤过膜电荷屏障和分子屏障受损，对血浆蛋白通透性增高，原尿中蛋白含量增多，超出了肾小管的重吸收能力，形成大量蛋白尿。主要为白蛋白和与其分子量相近的蛋白。

2. 低蛋白血症 主要与大量白蛋白自尿中丢失有关。同时蛋白质分解代谢增加，肠道黏膜水肿致蛋白质吸收减少等进一步加重了低蛋白血症。除血浆白蛋白降低外，某些免疫球蛋白和补体、抗凝及纤溶因子、金属结合蛋白、激素结合蛋白等也可减少。

3. 水肿 低蛋白血症导致血浆胶体渗透压下降，是肾病综合征患者水肿的最重要原因。此外，部分患者有效循环血容量不足，导致 RAAS 激活和 ADH 分泌增加，进一步加重水钠潴留。

4. 高脂血症 与低白蛋白血症刺激肝脏代偿性地增加脂蛋白合成以及外周组织利用及分解减少有关。

【护理评估】

（一）健康史评估

询问起病时间、起病急缓和主要症状。有无劳累、发热、咳嗽、咳痰、皮肤感染、尿路感染等诱因。详细询问既往的用药情况，尤其是激素、细胞毒药物等药物的类型、剂量、疗程、效果及不良反应等。

（二）身体评估

1. 大量蛋白尿 可有大量选择性蛋白尿，尿蛋白定量 >3.5g/d。

2. 低蛋白血症 血浆白蛋白 <30g/L，同时免疫球蛋白和补体也降低，使患者抵抗力下降，易患感染。

3. 水肿 肾病综合征最突出的表现。为肾病性水肿，多由双下肢开始，随体位而改变、凹陷性。严重水肿者可出现胸腔、腹腔及心包腔积液。

4. 高脂血症 高胆固醇血症和（或）高甘油三酯血症，以高胆固醇血症最常见。可伴低密度脂蛋白（LDL）、极低密度脂蛋白（VLDL）增高。高脂血症可加速肾小球硬化，是肾病综合征患者肾功能损害加重的危险因素之一。

知识链接

原发性肾病综合征病理类型及临床特征

1. 微小病变型肾病：好发于儿童，主要表现为大量蛋白尿和低蛋白血症。大部分患者对激素治疗敏感，但容易复发。

2. 系膜增生性肾小球肾炎：是我国原发性 NS 中常见的病理类型，青少年男性多见，主要表现为蛋白尿、血尿。50% 以上的患者经激素治疗后可获完全缓解。

3. 局灶性节段性肾小球硬化：青少年男性多见，主要表现为大量蛋白尿或 NS，多数患者伴有血尿。对激素及细胞毒药物治疗的反应性较差。

4. 膜性肾病：好发于中老年人，男性多见，多见于欧美成人 NS。血栓的发生率高，以肾静脉血栓最常见。部分患者有自然缓解倾向，激素和细胞毒药物对部分患者有效。

5. 系膜毛细血管性肾小球肾炎：好发于青少年，高血压、贫血及肾功能损害常见。对激素和细胞毒药物治疗反应差，预后差。

5. 并发症

（1）**感染** 肾病综合征最常见的并发症，也是导致疾病复发和疗效不佳的主要原因之一。与大量蛋白尿和低蛋白血症导致患者营养不良、免疫功能下降及长期应用激素治疗有关。以呼吸道、泌尿道、皮肤感染最多见。

（2）**血栓和栓塞** 由于血浆胶体渗透压下降，水分进入组织间隙，有效循环血容量减少，血液浓缩，同时高脂血症使血液黏稠度增加；尿中丢失大量的抗凝物质，大剂量利尿剂、激素的应用进一步加重高凝状态，易发生静脉或动脉血栓形成或栓塞，以肾静脉血栓形成最常见。血栓形成和栓塞是影响肾病综合征治疗效果和预后的重要因素。

（3）**急性肾衰竭** 有效循环血容量减少致肾血流量下降，可引发氮质血症，给予强力利尿剂时更容易发生，经扩容后多可恢复。少数患者出现肾实质性急性肾衰竭，表现为少尿、无尿，扩容、利尿等治疗无效，多见于微小病变型，可能与肾间质高度水肿压迫肾小管、肾小管管腔内大量蛋白管型堵塞，导致肾小管压力增高，肾小球滤过率骤减有关。

（4）**其他** 高脂血症可引起动脉硬化、冠心病、脑血管病等并发症。长期低蛋白血症可致患者生长发育迟缓、抵抗力下降等；低蛋白血症还致药物与蛋白结合减少，增加药物的毒性及不良反应；金属结合蛋白及维生素 D 结合蛋白丢失可致体内铁、锌等缺乏，钙、磷代谢障碍。

（三）心理－社会评估

本病病程长，易复发，部分类型预后差，患者可出现焦虑、悲观等不良情绪，另外，患者还因全身水肿、长期使用激素担心自己外形改变。应向患者说明经过治疗后可进行正常工作、生活和学习。评估时还应注意了解患者的家庭成员的关心程度、医疗费用来源是否充足等社会状况。

（四）实验室及其他检查

1. 尿液检查 尿蛋白定性一般为（＋＋＋）～（＋＋＋＋），尿蛋白定量 $> 3.5g/d$。尿中可见红细胞、颗粒管型等。

2. 血液检查 血浆白蛋白 $< 30g/L$，血浆总胆固醇（TC）、甘油三酯（TG）、低密度脂蛋白（LDL）、极低密度脂蛋白（VLDL）均可增高。

3. 肾功能检查 肾功能受损时，血肌酐、尿素氮升高，内生肌酐清除率下降。

4. B超检查 双侧肾脏可正常或缩小。

5. 肾活检 可明确肾小球病变的病理类型，指导治疗及判断预后。

【护理诊断/问题】

1. 体液过多 与低蛋白血症致血浆胶体渗透压下降等有关。

2. 营养失调：低于机体需要量 与蛋白质大量丢失、摄入减少及吸收障碍等有关。

3. 有皮肤完整性受损的危险 与水肿、长期卧床、营养不良有关。

4. 焦虑 与病情复杂、易反复发作等有关。

5. 潜在并发症：感染、血栓、栓塞、急性肾衰竭等。

【护理目标】

（1）患者水肿消失或减轻。

（2）患者食欲改善，进食增加，营养状况逐步好转。

（3）患者未发生皮肤损伤。

（4）患者能正确应对疾病带来的各种问题，焦虑程度减轻，积极配合治疗。

（5）患者无感染、血栓、栓塞、急性肾衰竭等并发症发生。

【护理措施】

（一）一般护理

1. 休息与活动 有全身水肿、浆膜腔积液的患者应绝对卧床休息，以增加肾血流量和尿量，利于减轻水肿。有胸腔、腹腔积液者可取半坐卧位以减轻呼吸困难。下肢明显水肿者可抬高下肢，减轻水肿。阴囊水肿者可用吊带托高阴囊。长期卧床需协助患者在床上做关节活动，防止关节僵硬和挛缩，也可防止肢体深静脉血栓形成。水肿减轻后，可行简单室内活动。尿蛋白下降到 $2g/d$ 时可进行适量户外活动，但应避免劳累和剧烈运动。

2. 饮食护理 饮食上要求既能改善患者的营养状况，又不增加肾脏负担。

（1）蛋白质 高蛋白饮食因增加肾脏负担而不提倡。可按 $0.8 \sim 1.0g/（kg \cdot d）$ 供给，选择优质蛋白如牛奶、鸡蛋、鱼肉等。肾功能不全者可根据内生肌酐清除率调整蛋白质摄入量。

（2）供给足够的热量　不少于 30 ~35kcal／（kg·d），以碳水化合物为主。

（3）脂肪　为控制高脂血症，应少进食富含饱和脂肪酸的动物油脂，多食富含多聚不饱和脂肪酸的植物油如芝麻油等或鱼油。增加富含可溶性纤维的食物如燕麦、豆类等有助控制血脂。

（4）限制水钠摄入　食盐摄入量控制在 3g/d 以内，勿食腌制食品。仅有下肢水肿，尿量每日在 1000ml 以上者，无须限制水摄入；高度水肿且尿量减少时需严格控制进水量。

（5）其他　补充维生素（维生素 B、C、D）及微量元素（铁、钙、锌）等。

3. 感染的预防及护理

（1）保持病房环境清洁，定期做好病室消毒工作。尽量减少病区的探访人次，限制上呼吸道感染者探访。保持水肿部位皮肤清洁、干燥，避免皮肤受压和摩擦；协助患者加强全身皮肤、口腔和会阴部护理。

（2）出现感染时，遵医嘱正确采集血、尿等标本送检，观察用药治疗后感染的控制情况。

（二）病情观察

监测患者生命体征、体重、腹围、出入量的变化。观察有无咳嗽，咳痰，肺部干、湿啰音、尿频，尿急，尿痛，皮肤红肿化脓等感染征象；有无腰痛、下肢疼痛、胸骨后疼痛、头痛、意识障碍等。观察患者是否合并肾静脉、下肢静脉、冠状动脉、脑血管血栓形成。监测血尿素氮、肌酐等判断有无肾衰竭。记录进食情况，评估饮食结构是否合理，定期监测血浆清白蛋白、血红蛋白等指标，注意观察患者有无营养不良。

（三）协助治疗

治疗原则以抑制免疫炎症反应为主，积极防止并发症。

1. 对症治疗

（1）利尿、消肿　通过利尿及提高血浆白蛋白有利消肿。

1）利尿　不宜过快、过猛，以每日体重下降 0.5 ~1.0kg 为宜。常用药物包括①噻嗪类利尿药：如氢氯噻嗪；②保钾利尿药：如氨苯蝶啶、螺内酯；③袢利尿药：常用呋塞米（速尿）；④渗透性利尿药：常用不含钠的低分子右旋糖酐，少尿者应慎用，易与蛋白结合形成管型而堵塞肾小管。

2）提高血浆胶体渗透压　静脉输注血浆或白蛋白，提高胶体渗透压，减轻水肿。同时加用袢利尿剂消肿效果更加，但需严格掌握适应证，病情严重者方可使用，且要避免过多、过频使用。心力衰竭者慎用。

（2）减少尿蛋白　ACEI 和 ARB 类药物能有效控制血压、降低肾小球内压和降低肾小球基底膜对大分子物质的通透性，从而不同程度的减少尿蛋白排泄。

（3）降脂治疗　他汀类药物如辛伐他汀、洛伐他汀等为首选降脂药。

用药护理　利尿剂用药护理参见本章第二节"肾小球肾炎患者的护理"。ACEI 类药物用药护理参见第三章第二节"高血压患者的护理"。他汀类药物使用时应注意监测患者肝功能。

2. 抑制免疫与炎症　为本病的主要治疗方法。

（1）肾上腺糖皮质激素　具有抑制免疫与炎症反应，减轻、修复肾小球滤过膜损害，改善肾小球基底膜通透性，抑制醛固酮和抗利尿激分泌等作用。应用原则为"起始足量、缓慢减药和长期维持"。常用药物泼尼松，起始口服剂量为 1mg/（kg·d）、共 8 ~ 12 周，其后每 1 ~ 2 周减少原用量的 10%，减至 0.4 ~ 0.5mg/（kg·d）时，维持 6 ~ 12 个月或更久。起始治疗时激素可全日量顿服，维持用药期间可两日量隔日一次顿服，以减轻激素的副作用。

患者对激素治疗的反应可分为三种类型　①激素敏感型：用药 12 周内肾病综合征缓解；②激素依赖型：激素减量到一定程度即复发；③激素抵抗型：激素治疗无效。

用药护理　糖皮质激素长期使用可出现：①满月脸、痤疮、多毛、向心性肥胖等类似 Cushing 综合征的表现；②感染、消化性溃疡、骨质疏松；③水钠潴留、高血压、高血脂、高血糖、动脉粥样硬化、电解质紊乱；④易激动、烦躁、失眠等不良反应。具体护理措施包括：①告知患者及家属合理用药的重要性，不可擅自增减药量或停药。②口服激素不宜空腹，应饭后服用，减少对胃黏膜刺激。③做好皮肤护理，痤疮不可手挤；尽量避免去人多等公共场所，注意个人卫生，避免发生感染。④服药期间给予低盐饮食，注意补充钙剂和维生素 D。⑤监测患者血压、血糖、血脂、精神状态的变化。

（2）细胞毒药物　一般不首选及单独使用，常用于"激素依赖型"或"激素抵抗型"肾病综合征，与激素合用有可能提高缓解率。最常用药物为环磷酰胺（CTX），每日 100 ~ 200mg，分次口服或隔日静脉注射，总量达到 6 ~ 8g 后停药。

用药护理　应用细胞毒药物如环磷酰胺（CTX）时应注意观察有无出血性膀胱炎、骨髓抑制、脱发、恶心、呕吐等不良反应。

（3）环孢素　用于激素和细胞毒药物均无效的难治性肾病综合征。选择性抑制辅助性 T 细胞及细胞毒效应 T 细胞而起作用。但此药价格昂贵，副作用大，停药后易复发。

用药护理　需监测患者的血药浓度，观察有无肝肾毒性、高血压、高尿酸血症、高血钾等不良反应出现。

3. 并发症防治

（1）感染　应用糖皮质激素治疗时，不主张常规预防性使用抗生素。但一旦发生感染，应及时选择敏感、强效及无肾毒性的抗生素。

（2）血栓及栓塞　血液出现高凝状态时给予抗凝剂如肝素，并辅以抗血小板聚集药如双嘧达莫治疗。一旦出现血栓、栓塞时，应及早予尿激酶或链激酶溶栓，并配合应用抗凝药。

（3）急性肾衰竭　利尿无效且达到透析指征时应进行血液透析治疗。

4. 中医中药治疗　可与激素及细胞毒类药物联合应用，改善肾小球滤过膜通透性，减少蛋白尿，拮抗激素及细胞毒药物的不良反应。常用雷公藤等。

（四）心理护理

本病病程长、表现复杂、反复发作给患者及家属带来焦虑、抑郁等不良情绪。对患者发泄自己情绪给予理解，引导患者说出自己的感受和需要，逐渐消除患者消极的情绪，使患者重新树立战胜疾病的信心，积极地配合治疗。及时告知患者疾病进展情形，为患者提供最大限度精神支持。

（五）健康指导

1. 预防指导　告知患者预防感染的重要性。指导其加强营养和休息，增强机体抵抗力。季节更换时，及时增减衣物，减少外出。保持皮肤清洁干燥，避免皮肤破损感染。

2. 生活指导　指导患者注意休息，根据病情适当活动，以免发生肢体血栓等并发症。指导患者根据病情选择合适的食物，做到优质蛋白、高热量、低脂、高纤维素、低盐饮食。

3. 用药指导　告知患者不可擅自减量或停用激素，介绍各种药物的使用方法、注意事项以及可能的出现的不良反应。

4. 出院指导　出院后坚持监测水肿、尿蛋白和肾功能的变化，定期随访。

目标检测

一、选择题

A1/A2 型题

1. 原发性肾病综合征的常见并发症是
　　A. 心力衰竭　　　　　　　　　　B. 高血压脑病
　　C. 肾功能不全　　　　　　　　　D. 高钾血症
　　E. 感染

2. 肾病综合征患者大量蛋白尿期间不宜采取的饮食方式是
　　A. 高蛋白饮食　　　　　　　　　B. 高热量饮食
　　C. 高维生素饮食　　　　　　　　D. 低脂饮食
　　E. 低盐饮食

3. 原发性肾病综合征的最主要病理生理改变是
　　A. 无尿　　　　　　　　　　　　B. 血尿
　　C. 补体下降　　　　　　　　　　D. 大量蛋白尿
　　E. 高脂血症

4. 治疗肾病综合征的首选药物是
　　A. 抗生素　　　　　　　　　　　B. 利尿剂
　　C. 冻干人血浆　　　　　　　　　D. 免疫调节剂
　　E. 肾上腺糖皮质激素

5. 下列哪项是治疗肾病综合征患者蛋白尿的主要药物
　　A. 糖皮质激素　　　　　　　　　B. 呋塞米
　　C. 清蛋白　　　　　　　　　　　D. 环磷酰胺
　　E. 卡托普利

6. 肾病综合征患者应用糖皮质激素治疗，下列指导中错误的是
　　A. 不能随意停用激素　　　　　　B. 避免到公共场所
　　C. 避免过度劳累　　　　　　　　D. 可进行预防接种
　　E. 给予营养丰富的饮食

7. 患者，男，5 岁，因"眼睑水肿 1 周，以肾病综合征"收住院。患者现阴囊皮肤薄而透明，水肿明显。最主要的护理措施是
　　A. 高蛋白饮食　　　　　　　　　B. 绝对卧床休息
　　C. 严格限制水入量　　　　　　　D. 保持床铺清洁、柔软

E. 用丁字带托起阴囊，并保持干燥

8. 患者，7岁，2周前曾患猩红热，近两天眼睑水肿。测血压 120/80mmHg，尿常规：蛋白（＋＋），红细胞 5～8 个/HP，目前水肿明显、尿量每日 200ml。护理时应特别警惕发生

    A. 钠水潴留　　　　　　　　　　　B. 高血压脑病

    C. 中毒性脑病　　　　　　　　　　D. 急性肾功能不全

    E. 严重循环充血性心衰

A3/A4 型题

（9～10 题共用题干）

患者，男，41岁。眼睑及双下肢水肿 20 天。尿常规蛋白（＋＋＋＋），24 小时尿蛋白定量为 3.8g，血浆白蛋白 22g/L，血肌酐 72μmol/L，高胆固醇血症。

9. 下列与病情最相符的诊断是

    A. 急性肾小球肾炎　　　　　　　　B. 急进性肾小球肾炎

    C. 肾病综合征　　　　　　　　　　D. 流行性出血热肾损害

    E. 肝硬化

10. 该患者是血栓形成和栓塞的高发人群，最易发生血栓和栓塞的部位是

    A. 肾静脉　　　　　　　　　　　　B. 下肢深静脉

    C. 肺静脉　　　　　　　　　　　　D. 脑血管

    E. 冠状动脉

二、思考题

1. 简述肾病综合征患者的临床表现。

2. 长期使用糖皮质激素有哪些不良反应，如何护理？

（林海端）

扫码"练一练"

第四节　急性肾衰竭患者的护理

学习目标

知识要点

掌握急性肾衰竭的定义、病因、评估要点及护理措施；高钾血症的协助治疗。

技能要点

1. 能正确识别高钾血症。

2. 正确对急性肾衰竭患者进行健康教育。

扫码"学一学"

急性肾衰竭（acute renal failure，ARF）是由各种原因引起的肾功能在短时间内（数小

时或数日）突然急剧下降、进行性减退而出现的临床综合征。急性肾衰竭时，机体无法排泄代谢废物，导致尿毒症毒素、水分在体内堆积，主要表现为血肌酐、尿素氮升高，水、电解质和酸碱平衡紊乱及全身各系统并发症。

急性肾衰竭有广义和狭义之分。广义急性肾衰根据病因分为肾前性、肾性和肾后性三类；狭义急性肾衰是指急性肾小管坏死（acute tubular necrosis，ATN），是最常见的急性肾衰竭类型，也是本节主要介绍的类型。

知识链接

急性肾损伤

近年来有学者提出急性肾损伤（acute kidney injury，AKI）的概念。AKI 是指病程在 3 个月以内，血液、尿液、影像学、组织学及肾损伤标志物检查所发现的肾脏结构或功能的异常。AKI 既可发生在原来无肾脏病的患者，也可发生在原有慢性肾脏病的基础上。急性肾损伤是对急性肾衰竭概念的扩展和延伸，能更好地反映急性肾脏损伤的全过程，尤其是在疾病的早期阶段，因而有助于疾病的早期诊断和早期治疗。

【病因及发病机制】

（一）病因

1. 肾前性　可见于大出血、休克、心功能衰竭、肾血管收缩等。有效循环血容量不足、肾内血流动力学改变，引起肾脏血流灌注量不足，肾实质组织结构完好。

2. 肾性　多由肾缺血或肾毒性物质引起，肾实质损伤所致。损伤可累及肾单位和肾间质，以急性肾小管坏死最常见。

3. 肾后性　见于急性尿路梗阻，可发生于肾盂至尿道的任一部位。常见于前列腺增生、输尿管结石、盆腔肿瘤压迫、神经源性膀胱、肾乳头坏死堵塞等。

（二）发病机制

急性肾小管坏死的发病机制尚未完全明了。不同病因、不同病理损害类型发病的机制不同。缺血所致急性肾小管坏死的主要发病机制如下。

1. 肾血流动力学改变　肾血流灌注量下降，肾内血流重新分布，导致肾皮质血流减少，髓质充血。与肾素－血管紧张素系统激活，内皮细胞损伤导致血管收缩因子（如 ET）生成增多、血管舒张因子（如 NO）生成减少有关。

2. 肾小管细胞损伤　肾小管上皮细胞因缺血缺氧导致细胞代谢障碍，肾小管重吸收钠功能下降，管－球反馈增强。上皮细胞脱落，形成管型阻塞肾小管管腔，使肾小管内压力增高，进一步降低了肾小球滤过率。此外，肾小管严重受损时，肾小球滤过液反渗至肾间质引起肾间质水肿，加重肾缺血。

3. 炎症反应　肾缺血及恢复血流灌注时可发生缺血再灌注损伤、内皮细胞损伤和炎症反应，引起白细胞浸润及肾小管上皮细胞释放白介素、干扰素等炎症介质，进一步引起肾实质的损伤。

【护理评估】

(一)健康史评估

详细询问患者近期有无大出血、严重心力衰竭、休克及严重脱水等病史;有无严重创伤、大面积烧伤、急性溶血、败血症、肾实质病变等疾病;有无尿路结石、前列腺增生、盆腔肿瘤等疾病史;有无应用肾毒性药物、接触有毒化学物质等病史。询问起病的情况和诊疗经过等。

(二)身体评估

典型临床病程分为三期:起始期、维持期、恢复期。

1. 起始期 肾实质未受到明显损伤,肾衰竭可以预防。常因大出血、肾毒素、败血症等病因引起,一般持续数小时至数日。随着肾小管损伤进一步加重,肾小球滤过率逐渐下降,临床表现开始明显,进入维持期。

2. 维持期 又称少尿期。典型者持续 1~2 周,也可短至数日或长至 4~6 周。肾小球滤过率维持在低水平,患者出现少尿或无尿,每日尿量在 100~400ml 以下。部分患者也可没有少尿(非少尿型急性肾衰竭),病情大多较轻,预后较好。无论尿量是否减少,随着肾功能持续减退,均可出现一系列尿毒症的临床表现。

(1)全身表现

1)消化系统 常为急性肾衰竭的首发症状,如食欲不振、恶心、呕吐、腹胀、腹泻、呃逆等。严重者可发生上消化道出血,表现为呕血、黑便等。

2)心血管系统 肾小球滤过率下降导致水钠潴留,可出现高血压、心力衰竭表现。代谢废物潴留、电解质紊乱、酸中毒等可引起心肌病变及心律失常。

3)呼吸系统 因容量负荷增大出现肺水肿和肺部感染,表现为呼吸困难、咳嗽、咳痰、胸闷等症状。

4)血液系统 可表现出血倾向、贫血、白细胞异常等。

5)神经系统 可出现尿毒症脑病,表现为烦躁不安、昏迷、抽搐、谵妄等。

6)其他 常并发感染,为急性肾衰竭的主要死亡原因之一,与机体免疫功能低下等有关。以肺部感染最常见,其次为尿路、皮肤感染。还可并发多脏器功能衰竭,病死率在70% 以上。

(2)水、电解质和酸碱平衡紊乱 以高钾血症、代谢性酸中毒最常见。①水潴留:由于少尿、无尿、未严格限水、大量输液等引起。②代谢性酸中毒:与酸性代谢产物排出减少、高分解状态时酸性产物增多有关,表现为食欲不振、恶心、呕吐、乏力、深大呼吸等。③高钾血症:急性肾衰竭最严重的并发症之一,也是少尿期的首位死因,与肾排钾减少、高分解状态、酸中毒等有关,表现为恶心、呕吐、肌无力、胸闷、烦躁及心动过缓、房室传导阻滞等心律失常,严重时出现心室颤动或心搏骤停。④低钠血症:水潴留者常有稀释性低钠血症,严重时出现为脑水肿。⑤其他:低钙、高磷血症。

3. 恢复期 随着肾小管细胞再生、修复,肾小管完整性恢复,肾小球滤过率亦逐渐恢复至正常或接近正常,尿量逐渐增多,每日尿量可达 3000~5000ml,持续 1~3 周后逐渐恢复正常。肾小管功能恢复较肾小球相对延迟,常需 3~6 月,部分患者需 1 年以上。若肾功能持久不恢复,提示肾脏遗留永久性损害。

（三）心理 - 社会评估

本病起病急，病情重，会使患者产生死亡的恐惧心理；同时昂贵的医疗费用又会进一步加重患者及家属的心理负担，产生抑郁、悲观和绝望的不良心理反应。评估时还应注意了解患者家庭成员对患者的关心程度和医疗费用来源是否充足等社会状况。

（四）实验室及其他检查

1. 血液检查 血红蛋白、红细胞计数下降，血肌酐（SCr）、血尿素氮（BUN）进行性上升，血清钾 $>5.5mmol/L$，血 pH 值 <7.35，碳酸氢根离子（HCO_3^-）浓度 $<20mmol/L$，血钠、血钙降低，血磷升高。

2. 尿液检查 外观多混浊、色深。尿蛋白多为（＋）～（＋＋），可见上皮细胞管型、颗粒管型、少许红细胞和白细胞等。尿比重降低且固定，多小于 1.015，尿钠增高。

3. 影像学检查 尿路超声检查对排除尿路梗阻和慢性肾病有很大帮助，为首选检查。此外有 CT、X 线、放射性核素、肾血管造影等检查。

4. 肾活检 进一步明确致病原因的重要手段。

【护理诊断/问题】

1. 营养失调：低于机体需要量 与患者食欲减退、低蛋白质饮食及透析等因素有关。

2. 有感染的危险 与机体免疫力下降、透析等有关。

3. 有皮肤完整性受损的危险 与水肿、抵抗力下降有关。

4. 恐惧 与肾功能急剧恶化、病情危重有关。

5. 潜在并发症：高血压脑病、心力衰竭、心律失常、多脏器功能衰竭等。

【护理目标】

（1）患者食欲改善，摄入足够的营养物质，营养状况好转。

（2）患者无感染发生。

（3）患者水肿消退或减轻，无皮肤受损。

（4）患者恐惧心理得到有效缓解。

（5）患者并发症发生减少，或及时发现并发症，使患者得到相应的护理。

【护理措施】

（一）一般护理

1. 休息与活动 维持期患者绝对卧床休息，增加肾脏血流，减轻肾脏的负担；下肢水肿者抬高下肢，意识障碍者加床护栏。注意适当活动下肢，防止静脉血栓形成。当尿量增加、病情好转时，逐渐增加活动量，但避免患者独自下床。若患者因活动后病情恶化，应继续卧床休息。

2. 饮食护理

（1）蛋白质 给予优质蛋白质，一般以 0.8g/（kg·d）为宜，并适量补充必需氨基酸。少尿期患者蛋白质限制在 0.5g/（kg·d）；多尿期患者，血尿素氮 $<8.0mmol/L$ 时，可给予正常量的蛋白质；透析治疗的患者应增加蛋白质摄入，在 1.2g/（kg·d）左右。

（2）热量 保证热量供给，30～45kcal/（kg·d），主要由碳水化合物和脂肪构成。恶心、呕吐不能进食者，应静脉补充营养。

（3）水分 少尿期患者严格记录 24 小时液体出入量，根据"量出为入"的原则补充每日液体量，每日入量为前一日的尿量加 500ml。

（4）其他　少尿期患者应减少钠、钾、磷的摄入。恢复期患者应多饮水，补充钾、钠，防止脱水、低钾血症和低钠血症的发生。

3. 预防感染　做好病室的清洁消毒，保持室内空气新鲜，限制亲属探视，避免患者与上呼吸道感染者接触。注意个人卫生，保持皮肤干燥、清洁，防止皮肤感染。卧床患者应定时翻身，防止压疮。加强口腔护理，保持口腔清洁、舒适。留置尿管者应加强消毒、定期更换导尿管以防止尿路感染的发生。

（二）病情观察

密切观察患者有无恶心、呕吐、肢体麻木、肌无力、烦躁、胸闷、心率减慢、心律不齐等高钾血症表现；有无深长呼吸、头晕、头痛、疲乏及嗜睡等；有无水肿、高血压、疲乏、意识障碍及抽搐等；有无呼吸困难、肺部湿啰音等。监测患者生命体征、尿量、肾功能、血气分析、血电解质，发现异常，及时报告医生。

（三）协助治疗

1. 起始期治疗　纠正可逆因素，防止额外损伤。积极治疗外伤、心力衰竭、急性失血、严重感染等病因，同时停用影响肾血流灌注或肾毒性的药物。

2. 维持期治疗　重点纠正水、电解质和酸碱平衡紊乱，控制氮质血症，提供足够营养，治疗原发病和并发症。

（1）高钾血症　最有效的方法是透析。当血钾 > 6.5mmol/L 时应紧急协助医师处理：①10% 葡萄糖酸钙 10 ~ 20ml 稀释后缓慢静脉推注；②5% 碳酸氢钠 100 ~ 200ml 静脉滴注，促使钾离子向细胞内转移；③50% 葡萄糖 50 ~ 100ml 加胰岛素 6 ~ 12IU 缓慢静脉推注，促进糖原合成，使钾离子向细胞内转移。另外可口服钠型离子交换树脂，但起效慢。经上述药物治疗无效者，透析治疗。

（2）透析治疗　具有明显尿毒症，包括严重脑病、心包炎、高钾血症、严重代谢酸中毒、容量负荷过重经利尿剂治疗无效者，都是透析疗法的指征。重症患者透析治疗宜早期进行。

3. 恢复期治疗　早期肾小球滤过功能尚未完全恢复，肾小管重吸收功能仍较差，此时仍应维持水、电解质和酸碱平衡，控制氮质血症，防止各种并发症。已行透析者，应维持透析至病情稳定后。后期肾功能恢复，尿量正常，无须特殊处理。定期复查肾功能，避免肾毒性药物的使用。

用药护理　①纠正高钾血症及酸中毒时，需随时监测电解质及血气分析。②透析治疗使用肝素时，注意观察有无皮下出血或内脏出血。③禁止输库存血。④使用血管扩张剂时，监测血压变化，防止低血压发生。⑤抗感染治疗时，避免使用肾毒性抗生素。

（四）心理护理

加强与患者的沟通，给予患者安慰、同情和支持，介绍治疗的进展，消除患者恐惧心理，增加患者康复的信心。以高度的责任心认真护理，使患者具有安全感、信赖感。通过与社会机构联系，为患者和家属争取社会的支持，减轻患者的经济负担。

（五）健康指导

1. 生活指导　指导患者合理休息与活动，劳逸结合，防止劳累。严格遵守饮食计划，加强营养，避免发生负氮平衡。注意个人卫生，尽量少去公共场所，避免感染的发生。

2. 病情监测 指导患者学会自测尿量、体重、血压。学会识别高血压脑病、左心衰竭、高钾血症等的表现。定期随访，监测肾功能、电解质等。

3. 预防指导 避免妊娠、手术和外伤。禁用或慎用肾毒性药物。避免接触重金属和工业化学毒物等。

4. 心理指导 指导患者日常生活中积极调节自身情绪，保持心情愉快。遇到病情变化时不恐慌，能采取应对措施，及时调整心态。

目标检测

一、选择题

A1/A2 型题

1. 急性肾衰竭最常见的类型是
    A. 急性肾间质病变   B. 急性肾小球坏死
    C. 急性肾小管坏死   D. 肾小血管坏死
    E. 急性尿路结石

2. 急性肾衰竭少尿期最常见的电解质紊乱是
    A. 低钾血症   B. 高钾血症
    C. 低钙血症   D. 高磷血症
    E. 高钠血症

3. 急性肾衰竭患者出现深长呼吸、恶心、呕吐、疲乏及嗜睡等表现。提示
    A. 酸中毒   B. 碱中毒
    C. 呼吸衰竭   D. 低钠血症
    E. 高钾血症

4. 李某，女，25岁。因产后大出血而致急性肾衰竭，前1日尿量为300ml，呕吐量为300ml。估计今日补液量应为
    A. 550ml   B. 800ml
    C. 1000ml   D. 1100ml
    E. 1500ml

5. 张某，男，30岁。因外伤后大出血致急性肾衰竭，24小时尿量为250ml。饮食护理中不正确的是
    A. 高维生素饮食   B. 高蛋白饮食
    C. 高热量饮食   D. 禁食含钾食物
    E. 限制水的摄入

二、思考题

1. 急性肾衰竭的病因有哪些?
2. 简述高钾血症的协助治疗。

扫码"练一练"

（林海端）

第五节 慢性肾衰竭患者的护理

扫码"学一学"

学习目标

知识要点

1. 掌握慢性肾衰竭的定义、病因、临床表现及护理措施。

2. 熟悉慢性肾衰竭的发病机制、临床分期、辅助检查及治疗要点。

技能要点

1. 能为慢性肾衰竭患者提供合理的饮食指导。

2. 能对慢性肾衰竭患者进行科学的健康教育。

慢性肾衰竭（chronic renal failure，CRF）是在各种原因引起的慢性肾脏病的基础上，出现肾功能缓慢、进行性减退，临床上以代谢产物潴留、水电解质和酸碱平衡紊乱及某些内分泌功能异常等为表现的一组综合征。慢性肾衰竭是各种原发和继发性肾脏疾病持续进展的共同转归，终末期称为尿毒症。

【分 期】

根据肾小球滤过功能下降的程度，将慢性肾衰竭分为四期。

肾功能代偿期：又称肾储备能力下降期，肾小球滤过率（GFR）为正常 80% ~ 50%，内生肌酐清除率（Ccr）50 ~ 80ml/min，血肌酐（Scr）正常，无临床症状。

肾功能失代偿期：又称氮质血症期，GFR 为正常 20% ~ 50%，Ccr 50 ~ 25ml/min，Scr 133 ~ 450μmol/L，临床症状不明显，可有轻度贫血、多尿和夜尿增多等。

肾衰竭期：GFR 为正常 10% ~ 20%，Ccr 25 ~ 10ml/min，Scr 451 ~ 707μmol/L，出现明显临床症状和代谢紊乱。

肾衰晚期：又称尿毒症期，GFR 为正常 10% 以下，Ccr < 10ml/min，Scr > 707μmol/L，临床上各系统出现显著的症状和血生化异常。

【病因及发病机制】

（一）病因

任何能破坏肾正常结构和功能的疾病，均可导致慢性肾衰竭。

1. 原发性肾脏疾病 慢性肾小球肾炎、慢性肾盂肾炎、多囊肾等。其中以慢性肾小球肾炎最常见，也是我国及其他发展中国家慢性肾衰竭最常见的病因。

2. 继发性肾脏疾病 糖尿病肾病、高血压肾病是发达国家慢性肾衰竭最常见的病因。此外，还可见于系统性红斑狼疮肾病、痛风、过敏性紫癜等。

3. 尿路梗阻性肾病 尿路结石、前列腺肥大等。

（二）发病机制

本病的发病机制尚未完全明了，主要有以下几种学说。

1. 慢性肾衰竭进展的发生机制

（1）健存肾单位学说 肾实质疾病导致部分肾单位被破坏，未被破坏的"健存"肾单位为了维持机体正常的需要，代偿性增生肥大，使肾小球滤过功能和肾小管功能增强。当健存肾单位数量足够时，肾功能仍可代偿。随着被破坏肾单位逐渐增多，健存肾单位数量逐渐减少，无法代偿时，便会出现肾衰竭的症状。

（2）矫枉失衡学说 肾小球滤过率下降，引起某些物质代谢失衡，为了矫正这些不平衡，健存肾单位进行了代偿性调节。但在调节过程中又导致了新的不平衡，对机体造成新的损伤。

（3）肾小球高滤过、高灌注和高压力学说 随着肾单位的破坏增加，健存肾单位代偿肥大，单个健存肾单位代谢废物的排泄负荷增加，使肾小球滤过率增高（高滤过）、肾血流量增加（高灌注）和毛细血管内外跨膜压增高（高压力）。这种"三高"状态导致肾小球毛细血管壁损伤，系膜区大分子物质沉积，加速肾小球硬化。

（4）肾小管高代谢学说 残余肾单位的肾小管，尤其是近端肾小管的高代谢状态，使氧自由基产生增多，引起肾小管萎缩、小管间质炎症、纤维化和肾单位功能丧失。

（5）其他 慢性肾衰竭的发生与脂类代谢紊乱、高蛋白质饮食、尿蛋白、细胞因子和生长因子介导肾损伤等亦有密切关系。

2. 尿毒症症状的发生机制 尿毒症各种症状的发生与水电解质、酸碱平衡紊乱、尿毒症毒素（如尿素、各种胺类、酚类等）及肾的内分泌功能障碍等有关。

【护理评估】

（一）健康史评估

询问患者有无各种肾脏疾病，如慢性肾小球肾炎、肾盂肾炎等。有无高血压、糖尿病、痛风、系统性红斑狼疮、多发性骨髓瘤等病史。有无感染、血容量不足、应用肾毒性药物、手术及创伤、高蛋白饮食等加重肾损害的诱因。询问病情有无逐渐加重或出现新的症状等。询问患者诊疗经过及用药情况，包括曾用药物的名称、用法、剂量、疗程、疗效及不良反应等。

（二）身体评估

慢性肾衰竭在不同阶段出现不同的临床表现，疾病早期表现为基础疾病症状，或仅有食欲减退、乏力、腰酸等不适。随着病情的发展，逐渐出现各系统受损的表现。

1. 系统损害表现

（1）胃肠道表现 最早期、最常见的表现。表现为食欲不振、恶心、呕吐等，病情加重可出现腹胀、腹泻、舌和口腔黏膜溃疡等。部分晚期患者可发生上消化道出血，与胃黏膜糜烂和消化性溃疡有关，以前者常见。

（2）心血管系统表现

1）高血压和左心室肥大 大多数患者存在不同程度的高血压，个别可为恶性高血压。主要由水钠潴留引起，也与肾素活性增高有关。长期高血压引起左心室肥大、心力衰竭、动脉硬化等。

2）尿毒症性心肌病 与代谢废物潴留和贫血等有关。可表现为心力衰竭、心律失常。

3）心力衰竭 慢性肾衰竭最常见的死亡原因。与水钠潴留、血压升高致心脏前、后负荷加重有关，部分与尿毒症性心肌病有关。

4）心包炎　分为尿毒症性心包炎或透析相关性心包炎，前者见于尿毒症终末期，后者见于透析不充分者。临床表现与一般心包炎相同，但多为血性积液，可能与毛细血管破裂有关。严重者可发生心包填塞。

5）动脉粥样硬化　甘油三酯及胆固醇升高，动脉粥样硬化发展迅速，也是主要的死亡原因之一。

（3）呼吸系统表现　出现尿毒症性支气管炎、肺炎、胸膜炎等。尿毒症肺炎在肺部 X 线检查出现"蝴蝶翼"征。若发生酸中毒，可出现深大呼吸。

（4）血液系统表现

1）贫血　为尿毒症患者必有的表现，多为正细胞、正色素性贫血。主要原因包括：①肾脏产生促红细胞生成素（EPO）减少；②铁摄入不足、叶酸和蛋白质缺乏；③肾衰时血液中存在抑制血细胞生成的物质，红细胞寿命缩短等；④各种急慢性失血。

2）出血倾向　常表现为皮下出血、鼻出血、月经过多等，病情严重者可出现消化道出血、颅内出血等。与外周血小板破坏增多、血小板聚集与黏附能力下降、凝血因子减少等有关。

3）白细胞异常　中性粒细胞趋化、吞噬和杀菌的能力下降，部分患者白细胞计数减少，易发感染。

（5）神经、肌肉系统表现　中枢神经系统异常称为尿毒症脑病，早期出现疲乏、注意力不集中、失眠等症状，后期可出现记忆力下降、性格改变、抑郁、幻觉、昏迷等。晚期患者常有周围神经病变，表现为肢体麻木、肌无力、腱反射迟钝或消失等，最常见的是肢端呈袜套样分布的感觉障碍。

（6）皮肤表现　常见皮肤瘙痒，患者面色萎黄，伴浮肿，呈"尿毒症"面容，与贫血、尿素霜的沉积等有关。

（7）肾性骨营养不良症　简称肾性骨病，是尿毒症时骨骼改变的总称。包括纤维性骨炎、骨软化症、骨质疏松症和骨硬化症等。可引起骨痛、行走不便和自发性骨折。早期诊断主要依赖骨活组织检查。肾性骨病的发生与继发性甲状腺旁腺功能亢进、代谢性酸中毒、营养不良、骨化三醇缺乏等有关。

（8）内分泌失调　肾衰时肾脏对胰岛素、胰高血糖素、甲状旁腺激素等激素的降解作用减弱，出现多种内分泌功能紊乱。导致糖耐量减低（胰高糖素水平增高）、低血糖（胰岛素水平增高），以前者多见。女性闭经、不孕，男性阳痿，儿童性成熟延迟等。

（9）感染　为主要死亡原因之一，其发生与机体免疫功能低下、白细胞功能异常等有关。以肺部感染和尿路感染最常见，血液透析患者易发生动静脉瘘感染以及肝炎病毒感染等。

（10）其他　因基础代谢率降低故体温偏低，还有碳水化合物代谢及脂代谢异常等。

2. 水、电解质和酸碱平衡紊乱　以代谢性酸中毒和水、钠代谢紊乱最常见。

（1）代谢性酸中毒　可出现食欲不振、恶心、呕吐、乏力、深大呼吸等。

（2）脱水或水肿　因多尿、呕吐、腹泻等引起脱水。晚期因少尿、无尿引起水肿，严重可出现肺水肿等。

（3）钠平衡失调　低钠或高钠血症。肾衰伴水肿者，常有稀释性低钠血症；饮食中钠盐摄入过多，可引起高钠，加重水肿、高血压，甚至引起心力衰竭。

（4）**钾平衡失调** 低钾或高钾血症。呕吐、腹泻、过量使用排钾利尿剂等可引起低钾血症，较少见。少尿、无尿、使用保钾利尿剂、输库存血等可引起高钾血症，导致心率变慢，心律失常甚至心搏骤停。

（5）**钙、磷平衡失调** 低钙、高磷血症为尿毒症特征性的电解质紊乱。可引起继发性甲状旁腺功能亢进致肾性骨病。严重低钙可出现抽搐、痉挛。

（三）心理－社会评估

患者因预后不佳，治疗费用昂贵，尤其是需要进行长期透析治疗或做肾移植手术时，患者及家属心理压力大，可出现抑郁、恐惧和绝望等心理。评估时还应注意了解家庭成员对患者的关心程度、医疗费用来源是否充足等社会状况。

（四）实验室及其他检查

1. 血常规检查 红细胞计数、血红蛋白浓度降低，白细胞计数可升高或降低。

2. 尿液检查 尿比重降低，在1.010左右。尿沉渣中可见红细胞、白细胞、颗粒管型、蜡样管型等。

3. 肾功能检查 Ccr、Scr、BUN增高。

4. 血生化检查 血浆白蛋白降低，血钙降低，血磷增高，血钾、血钠可增高或降低。血气分析可有代谢性酸中毒等。

5. B超或X线平片 显示双肾缩小。

【护理诊断/问题】

1. 营养失调：低于机体需要量 与限制蛋白摄入、消化道功能紊乱、贫血等有关。

2. 体液过多 与肾小球滤过功能降低导致水钠潴留有关。

3. 活动无耐力 与营养不良、贫血和心功能减退有关。

4. 有感染的危险 与机体免疫功能降低、白细胞异常、透析有关。

5. 潜在并发症：高钾血症、心力衰竭等。

【护理目标】

（1）患者能保证足够的营养摄入。

（2）患者水肿程度减轻。

（3）患者活动耐力增加。

（4）患者无感染发生。

（5）患者未发生高钾血症、心力衰竭等并发症。

【护理措施】

（一）一般护理

1. 休息与活动 休息与活动的量视病情而定。

（1）提供安静、清洁、舒适的休息环境，协助患者做好各项生活护理。病情较稳定，症状不明显者可在护理人员或亲属的陪伴下活动，以不出现疲劳、呼吸困难、头晕等为度，如室内散步、自理生活等，一旦有不适症状，应暂停活动，卧床休息。病情较重、症状明显者，应绝对卧床休息，对意识障碍者应加护栏，防止患者跌落。

（2）贫血严重者应卧床休息，并告知患者改变体位时不宜过快，动作不宜过猛，以免发生头晕。有出血倾向者活动时应注意安全，因尿素霜沉积而皮肤瘙痒者，用温水擦浴，禁用肥皂及酒精，并告知患者瘙痒时勿挠抓，勤剪指甲，避免皮肤黏膜受损而引起感染。

（3）长期卧床者应定时为其翻身、进行被动的肢体活动，避免压疮、静脉血栓、肌肉萎缩的发生。

2. 饮食护理 合理的饮食不但能减少体内氮代谢产物的积聚及体内蛋白质的分解，避免负氮平衡，增强机体抵抗力，而且能延缓病情发展，缓解尿毒症症状，延长生命等。原则上应给予适量蛋白、高热量、高维生素、低磷及易消化饮食，尽量减少植物蛋白摄入。

（1）蛋白质 高热量的前提下，根据患者的 GFR 来调整蛋白质的摄入量。①GFR <50ml/min 时，应开始限制蛋白质的摄入，优质蛋白占 50%，摄入量为 0.6 ~ 0.8g/（kg·d）。② GFR >20ml/min 时，摄入量约为 40g/d 或 0.7g/（kg·d）。③GFR 在 10 ~ 20ml/min 时，摄入量约为 35g/d 或 0.6g/（kg·d）。④GFR 在 5 ~ 10ml/min 时，摄入量控制在 25g/d 或 0.4g/（kg·d）左右。⑤GFR <5ml/min 时，摄入量应限制在 20g/d 或 0.3g/（kg·d）以下，同时经静脉补充必需氨基酸。尽量少食含非必需氨基酸多的植物蛋白。

（2）热量 每日供应热量应在 30kcal/kg 以上，主要由碳水化合物和脂肪构成。同时应补充 B 族维生素、维生素 C、叶酸。

（3）水分与盐分 肾衰竭早期，肾小管对钠的重吸收能力下降使其从尿中流失，并且患者无法排出浓缩的尿液，需比正常人摄入或排泄更多的水分和盐分，才能处理尿中的溶质。到肾衰竭晚期，GFR 下降，尿量减少，钠由尿丢失不明显，应限制水和盐分的摄入。同时控制钾、磷摄入，磷摄入应 <600mg/d。

（4）改善患者食欲 肾衰竭患者常有食欲不振、恶心、呕吐等胃肠道症状，应采取措施改善患者的食欲，如结合病情适当增加活动量，提供色、香、味俱全的食物，提供整洁、舒适的进食环境，少量多餐。部分患者口中常有尿味，应加强口腔护理，并给予糖果、口香糖等来减轻口腔异味，刺激食欲。

（二）病情观察

严密监测患者的意识状态、生命体征，准确记录出入量，尤其是尿量的变化。观察有无液体过多的症状和体征：如水肿出现或加重、短期内体重迅速增加、血压升高、肺部湿啰音、颈静脉怒张等。注意患者有无发热、咳嗽、咳痰，尿频、尿急、尿痛、皮肤化脓，白细胞计数增高等感染征象。观察患者有无高血压脑病、心力衰竭、电解质代谢紊乱、代谢性酸中毒等表现。监测肾功能、电解质、血气分析等情况。

（三）协助治疗

1. 治疗原发疾病和消除加重肾衰竭的因素 如积极治疗狼疮性肾炎等原发疾病可使肾功能有所改善。纠正水和电解质紊乱、控制感染、解除尿路梗阻、控制心力衰竭、停止使用肾毒性药物等，可防止肾功能进一步恶化。

2. 延缓慢性肾衰竭的发展 应在肾衰的早期进行。

（1）饮食治疗 非常关键，不仅可以延缓肾单位破坏速度，还可缓解尿毒症症状。严格按照饮食治疗方案，根据个体化原则，保证蛋白质、热量、钾、钠、钙、磷等合理摄入。给予优质低蛋白饮食时应密切监测营养指标，避免发生营养不良。

（2）必需氨基酸（EAA）的应用 因各种原因不能透析治疗、蛋白质摄入明显不足的尿毒症患者，加用必需氨基酸或必需氨基酸与 α - 酮酸混合制剂，可使患者达到正氮平衡，并改善症状。

（3）控制全身性和（或）肾小球内高压力　全身性和肾小球内高压力会促进肾小球硬化，此外全身性高血压还增加心、脑血管等并发症，故必须控制。首选 ACEI 和 ARB，ACEI 使用愈早，时间愈长，疗效愈明显。

（4）其他　积极治疗高脂血症、痛风（高尿酸血症）。

3. 并发症治疗

（1）水、电解质和酸碱平衡失调

1）钠、水平衡失调　轻度水肿者，限制盐和水的摄入。若水肿较重，给予呋塞米利尿，已透析者，应加强超滤。对水肿伴稀释性低钠血症者，应严格限制摄水量，每日入量以前一日的尿量加 500ml 为宜。若病情严重，常规方法治疗无效，可选用透析治疗。

2）高钾血症　尿毒症患者易发生高钾血症，如血钾升高不明显，主要治疗引起高钾的原因，限制钾的摄入。若血钾超过 6.5mmol/L，心电图有高钾表现，则应紧急处理，具体措施详见本章第四节。

3）钙、磷代谢失调　肾衰早期应积极限磷，口服碳酸钙，既可补充钙质，又可减少肠道内磷的吸收。继发性甲状旁腺功能亢进明显者，给予活性维生素 D_3（骨化三醇）口服，有助于纠正低钙血症。

4）代谢性酸中毒　一般通过口服碳酸氢钠纠正，严重者静脉补碱。若经过药物治疗仍不能纠正，应及时透析治疗。

（2）心血管系统和呼吸系统并发症

1）高血压　通过减少血容量、减轻水钠潴留，多数血压可恢复正常。如患者尿量仍较多，可选用利尿剂呋塞米治疗，同时限制水和钠盐的摄入。若利尿效果不理想，可采用透析治疗。其他治疗方法与一般高血压相同，首选 ACEI 类药物。血压控制目标透析前低于 130/80mmHg，维持透析者不超过 140/90mmHg。

2）心力衰竭　与一般心力衰竭治疗相同，但疗效较差。肾衰竭并发心力衰竭主要是由于水钠潴留所致，可用透析超滤脱水。

3）心包炎　积极透析可改善症状，当出现心包填塞时，应紧急心包穿刺或心包切开引流。

4）尿毒症肺炎　可用透析疗法，能迅速获得疗效。

（3）贫血　应用重组人红细胞生成素（EPO）皮下注射，疗效显著，同时注意补充造血原料如铁、叶酸等，也可少量多次输血，但禁用库存血。

（4）感染　根据药物敏感试验结果合理选择药物，在疗效相近是，尽量选择无肾毒性或毒性低的药物治疗，并根据肾小球滤过率来调整药物剂量。常选用青霉素类、头孢类抗生素等。

（5）其他　透析、肾移植、使用骨化三醇和 EPO 可改善患者神经 - 精神和肌肉系统症状。皮肤瘙痒者可外用乳化油剂涂抹、口服抗组胺药和强化透析治疗。

用药护理　①遵照医嘱合理使用对肾无毒性或毒性低的药物。②应用 EPO 时，观察用药后反应有无头痛、高血压、癫痫发作等，定期复查红细胞计数、血红蛋白、血细胞比容等。③应用骨化三醇时，注意监测血钙、磷的浓度，防止内脏、皮下、血管等异位钙化的发生和肾功能恶化。④应用强心、降压、降脂药等观察其副反应。⑤静脉输入必需氨基酸时应速度不宜过快，切勿在氨基酸内加入其他药物，以免引起不良反应。

4. 替代治疗

（1）透析疗法　包括血液透析、腹膜透析，是替代肾功能的治疗方法。尿毒症患者经药物治疗无效时，应及早行透析治疗。血液透析和腹膜透析的疗效相近，各有优缺点，应结合患者具体情况来选用。

（2）肾移植　是目前治疗终末期肾衰竭最有效的方法。成功的肾移植可使肾功能得以恢复，但在移植后需长期使用免疫抑制剂，防止排斥反应的发生。

（四）心理护理

护理人员应以热情、关切的态度去关心患者，使其感到真诚和温暖。与家属建立有效的沟通，鼓励家属理解患者并接受患者的改变。鼓励患者参加有意义的社会活动，体现自身的价值，提高生活质量。向患者及家属介绍本病的治疗进展，耐心解答患者的疑问，积极为患者排忧解难，帮助其树立战胜疾病的信心，积极的接受疾病的挑战。

（五）健康指导

1. 疾病知识指导　向患者及家属讲解慢性肾衰竭的基本知识，告知其要坚持积极治疗，避免或消除加重病情的各种诱因素，可以减缓病情进展，提高生存质量。

2. 预防指导　注意个人卫生，保持皮肤、口腔、会阴部的清洁。保持室内空气清洁，经常开窗通风。避免与呼吸道感染者接触，尽量少去公共场所，发现感染征象应及时就诊。根据病情合理安排活动，增强机体抵抗力，注意避免劳累，做好防寒保暖。尽量避免妊娠。

3. 饮食指导　合理饮食，维持营养平衡。指导患者严格遵从慢性肾衰竭的饮食原则，限制蛋白质和水钠摄入，选择优质蛋白，强调摄入足够热量的重要性，教会其选择适合病情的食物。有高钾血症时，应限制含钾量高的食物。

4. 病情监测　指导患者准确记录每日的尿量和体重，自我监测血压。指导血液透析患者注意保护好动静脉瘘管，腹膜透析应保护好腹膜透析管道。遵照医嘱用药，不要滥用药物，避免使用肾毒性药物。定期复查电解质、肾功能等。

目标检测

一、选择题

A1/A2 型题

1. 我国慢性肾衰竭最常见的病因是

    A. 慢性肾盂肾炎　　　　　　　　　B. 慢性肾小球肾炎

    C. 肾结核　　　　　　　　　　　　D. 肾小球硬化症

    E. 慢性尿路梗阻

2. 尿毒症期患者最早出现的症状是

    A. 失眠、烦躁、定向力障碍

    B. 头痛、昏迷、血压升高

    C. 咳嗽、胸痛、呼吸困难

    D. 乏力、嗜睡、呼吸深大

    E. 厌食、恶心、呕吐

3. 慢性肾衰竭酸碱平衡失调最常出现

    A. 呼吸性酸中毒　　　　　　　　　B. 呼吸性碱中毒

    C. 代谢性酸中毒　　　　　　　　　D. 代谢性碱中毒

    E. 呼吸性酸中毒并代谢性碱中毒

4. 关于慢性肾衰竭患者的饮食护理，不正确的是

    A. 低热量饮食　　　　　　　　　　B. 高生物效价的适量蛋白质饮食

    C. 主食以麦淀粉为宜　　　　　　　D. 给予足够维生素

    E. 限制含磷高的食物

5. 慢性肾衰竭护理措施错误的一项是

    A. 多卧床休息　　　　　　　　　　B. 定时测量体重，准确记录出入量

    C. 尽量多摄入植物蛋白　　　　　　D. 少量多餐

    E. 高热量、高维生素、高钙、低磷和优质低蛋白饮食

6. 刘先生，30岁。患慢性肾炎尿毒症，血压中度以上持续升高。夜间护士巡视病房时发现患者突然惊醒，端坐呼吸，烦躁不安，咳嗽频繁，咳白色泡沫痰。应首先考虑发生的情况是

    A. 肺炎　　　　　　　　　　　　　B. 心包炎

    C. 胸膜炎　　　　　　　　　　　　D. 左心衰竭

    E. 右心衰竭

7. 张先生，46岁。尿毒症病情加重，出现厌食、恶心、呕吐、少尿4天，血清钾10mmol/L。若不紧急处理则可能导致

    A. 休克　　　　　　　　　　　　　B. 昏迷

    C. 心搏骤停　　　　　　　　　　　D. 呼吸衰竭

    E. 心力衰竭

8. 马先生，40岁。诊断尿毒症3月余，现有浮肿，皮肤瘙痒。护理措施下列哪项不妥

    A. 保持皮肤清洁，用温水擦洗

    B. 勤换衣裤、床褥

    C. 床单保持平整干燥

    D. 勿挠抓，以防皮肤破损

    E. 必要时可用肥皂和酒精擦身，减轻瘙痒

A3/A4型题

(9~10题共用题干)

洪女士，35岁。慢性肾盂肾炎反复发作3年余，近3天恶心、呕吐，伴乏力、头晕。入院检查血肌酐340μmol/L。

9. 该患者肾功能状况为

    A. 肾功能正常　　　　　　　　　　B. 肾功能代偿期

    C. 氮质血症期　　　　　　　　　　D. 尿毒症晚期

E. 尿毒症终末期

10. 最适宜的饮食是

    A. 低盐高糖高蛋白   B. 低盐高蛋白

    C. 低盐、低糖、适量蛋白   D. 低盐低蛋白

    E. 低盐禁蛋白

(11~13 题共用题干)

患者，女，46 岁，慢性肾小球肾炎 9 年，伴高血压 4 年，近 1 个月来食欲下降，精神萎靡，疲乏，且常出现鼻衄，1 天前发现大便颜色黑亮似柏油样，门诊检查，肾功能检查示血肌酐 790μmol/L，血尿素氮 28.8mmol/L。

11. 该患者最可能的诊断是

    A. 肾功能不全代偿期   B. 肾功能不全失代偿期

    C. 肾衰竭期   D. 肾功能不全尿毒症期

    E. 氮质血症期

12. 针对该患者大便颜色改变的原因，正确的解释是

    A. 进食了某些食物如动物血所致

    B. 胃肠黏膜糜烂导致的上消化道出血

    C. 红细胞寿命缩短

    D. 铁、叶酸缺乏

    E. 某些代谢产物抑制骨髓造血功能

13. 下列治疗中可以代替失去功能的肾排泄各种代谢毒物的疗法是

    A. 治疗原发病   B. 饮食治疗

    C. 必需氨基酸应用   D. 对症治疗

    E. 透析治疗

二、思考题

刘先生，35 岁。因反复水肿 6 年，乏力、头晕、食欲减退、体力下降 1 年，加重 1 周入院。患者 6 年前于劳累后出现颜面及下肢水肿，在当地医院诊断为慢性肾小球肾炎，因家庭经济困难未正规治疗。近 1 年乏力、头晕、食欲减退、体力逐渐下降，常感腰腿酸软，时有双下肢抽搐和疼痛。1 周前因"感冒"上述症状加重，并出现心慌、气短、不能平卧。护理体检 T 37.8℃，P 92 次/分，R 20 次/分，Bp 150/110mmHg。神志清，颜面部水肿、苍白。心肺无异常，腹平软，肝脾未触及，移动性浊音阴性。双下肢凹陷性水肿。辅助检查：血常规 Hb 60g/L，WBC 3.8×10⁹/L，PLT 58×10⁹/L；尿常规蛋白（++）、红细胞 4~6 个/HP、蜡样管型 2~3 个/HP；血肌酐 865μmol/L，血尿素氮 48.4mmol/L，血钾 5.65mmol/L，血钙 1.87mmol/L。

请问：

1. 该患者可能的临床诊断是什么？

2. 该患者主要的护理诊断/合作性问题是什么？

3. 该患者健康教育要点是什么？

扫码"练一练"

（林海端）

第六节　尿路感染患者的护理

扫码"学一学"

学习目标

知识要点

掌握尿路感染的概念、感染途径、易感因素、临床表现及护理措施。

技能要点

1. 能正确指导患者留取尿细菌培养标本。
2. 能对患者进行科学的健康教育。

尿路感染（urinary tract infection，UTI）简称尿感，是由于各种病原微生物在尿路中生长繁殖所致的尿路感染性疾病。根据感染部位，可分为上尿路感染和下尿路感染，前者主要指肾盂肾炎，后者包括膀胱炎和尿道炎。

本病多见于育龄期女性、老年人、免疫力低下及尿路畸形者。女性尿路感染的发病率明显高于男性，比例为（10~8）:1。其中，已婚女性发病率高于未婚女性，与性生活、妊娠等因素有关。男性包皮过长、包茎是尿路感染的诱发因素，前列腺增生是中老年男性感染的主要原因。

【病因及发病机制】

（一）病因

本病多为细菌直接引起尿路炎症，致病菌以肠道革兰阴性杆菌为主，其中以大肠埃希菌（大肠杆菌）最常见，占70%以上（尤其多见于无症状性菌尿、非复杂性尿路感染或首次发生的尿路感染），其次为副大肠杆菌、变形杆菌、克雷伯杆菌等。5%~15%尿路感染由革兰阳性菌引起，主要是粪链球菌、葡萄球菌。尿路器械检查后或长期留置导尿的患者以铜绿假单胞菌感染为主；性生活频繁女性以柠檬色或白色葡萄球菌感染多见；尿路结石者以变形杆菌、克雷伯杆菌感染多见。糖尿病及免疫力低下者可发生真菌感染。厌氧菌、真菌、病毒及原虫感染致病者少见。本节重点介绍细菌性尿路感染。

（二）发病机制

1. 感染途径　①上行感染：为最常见的感染途径，也称逆行感染。正常情况下尿道口周围有少量细菌寄居，一般不引起感染，当细菌的致病力超过机体抵抗力时，细菌可沿尿道逆行至膀胱、输尿管或肾脏而发生尿路感染。②血行感染：细菌经血循环到达肾脏为血行感染，临床少见。③淋巴道感染：细菌可由邻近器官的病灶经淋巴管感染肾脏。④直接感染：外伤、肾脏邻近器官发生感染时发生直接感染。

2. 机体防御功能　正常情况下，细菌进入膀胱后并不一定引起尿感的发生。是否发病与机体的抗病能力和细菌自身的致病力有关。

机体防御能力主要包括：①尿液的冲刷作用，可清除绝大部分入侵的细菌；②尿路黏膜所分泌 IgA 和 IgG 等可抵御细菌入侵，膀胱表面的黏多糖可阻止细菌的黏附；③尿液中高浓度尿素和酸性环境不利于细菌生长；④感染后白细胞很快进入膀胱上皮组织和尿液中，起清除作用；⑤男性前列腺分泌物可抑制细菌生长。

3. 易感因素

（1）尿路梗阻和尿流不畅　是最重要的易感因素。尿路梗阻不畅时，进入尿路的细菌不能被及时地冲刷出尿道，易停留在局部、进而生长和繁殖，从而发生感染。尿路结石、前列腺增生、膀胱癌等是致尿路梗阻最常见的原因。此外，泌尿系统畸形和结构异常也可引起尿流不畅。膀胱-输尿管反流可使含菌尿液从膀胱反流进入肾盂而引起感染。

（2）女性　女性尿道较男性尿道短而宽直，且尿道口离肛门近而易被细菌污染，所以女性更容易感染。尤其在月经期、妊娠期、绝经期和性生活中。

（3）泌尿系检查　使用尿道侵入性器械如留置导尿管、膀胱镜检查、尿道扩张术等可损伤尿道黏膜，将细菌带入膀胱或上尿路而致感染。

（4）机体抵抗力低下　糖尿病、慢性肾脏疾病、慢性肝病、肿瘤、长期使用免疫抑制剂等可使机体抵抗力下降而易发生尿路感染。

（5）其他　如妇科炎症、细菌性前列腺炎均易引起尿路感染。

【护理评估】

（一）健康史评估

询问患者有无尿路结石、前列腺增生、膀胱肿瘤、输尿管畸形、外伤、妇科炎症、细菌性前列腺炎等病史；有无留置导尿管、膀胱镜检查、尿道扩张等泌尿系检查；有无长期使用免疫抑制剂、糖尿病、慢性肝病、慢性肾病、肿瘤等病史。女性患者还应询问月经史、性生活情况、既往有无类似情况发生及诊疗情况等。

（二）身体评估

1. 症状

（1）急性膀胱炎　是尿路感染最常见的类型，约占60%。患者主要表现为尿频、尿急、尿痛等尿路刺激征，伴有耻骨弓上不适，一般无感染的全身表现。尿液常混浊，约30%有血尿，偶见肉眼血尿。

（2）肾盂肾炎

1）急性肾盂肾炎　以育龄期女性最多见。起病急，常有寒战、高热、乏力、肌肉酸痛、食欲减退、恶心、呕吐等全身症状，体温多在38℃以上，多为弛张热或间歇热，可伴有败血症症状。部分患者尿路刺激征可不明显。多伴有腰痛、肾区不适。

2）慢性肾盂肾炎　临床表现复杂，症状多不典型。可有不同程度低热，间歇性尿频、排尿不适，腰部酸痛。当肾小管功能受损时可出现夜尿增多、尿比重降低等。病情持续可发展为慢性肾衰。急性发作时症状同急性肾盂肾炎。

（3）无症状性菌尿　又称隐匿型尿感，即患者有真性菌尿而无尿感的症状。常在尿细菌学检查时发现，发生率随年龄增长而增加，多见于老年人和孕妇，超过60岁的妇女发生率可达10%。

2. 体征

（1）急性膀胱炎　多无特殊体征，可有下腹部（耻骨上）压痛。

（2）急性肾盂肾炎　常有痛苦面容，一侧或双侧肋脊角压痛或（和）叩击痛、输尿管点压痛、肾区叩痛。

（3）**慢性肾盂肾炎** 常无特殊体征，或可有肾区叩击痛。急性发作时体征同急性肾盂肾炎。

（4）**无症状性菌尿** 无特殊体征。

3. 并发症 主要有肾乳头坏死和肾周围脓肿。

（1）**肾乳头坏死** 常发生于伴有糖尿病或尿路梗阻的肾盂肾炎，临床表现为高热、剧烈腰痛和血尿，可伴败血症、急性肾衰。部分患者可有坏死组织脱落随尿排出，阻塞输尿管发生肾绞痛。

（2）**肾周围脓肿** 常由严重的肾盂肾炎直接扩散而来，除原有肾盂肾炎临床表现加重外，常出现明显单侧腰痛，且向健侧弯腰时疼痛加剧。

（三）心理–社会评估

本病以青年女性多见，起病急，出现发热、疼痛、排尿异常等，常引起患者烦躁、紧张、焦虑。涉及外阴检查及性生活等方面的询问时，患者有害羞感和精神负担。反复发作者，患者常担心预后，易产生焦虑和消极情绪。

（四）实验室及其他检查

1. 血常规检查 白细胞（WBC）计数和中性粒细胞比例升高，感染严重者可出现核左移。

2. 尿常规检查 尿液外观浑浊，尿中白细胞显著增加，不低于 8×10^6/L 或尿沉渣镜检 WBC >5 个/Hp 称为白细胞尿（或脓尿）。如出现白细胞管型有助于肾盂肾炎诊断。红细胞也增加，尿蛋白常为阴性或微量。

3. 细菌学检查 是诊断尿路感染最重要的方法。

（1）**涂片细菌检查** 清洁中段尿沉渣涂片，计算 10 个视野细菌数，取平均值，若每个视野可见 1 个或更多细菌，提示尿路感染。此法设备简单、操作方便，检出率达 80% ~ 90%，可初步诊断是杆菌还是球菌感染、是革兰阳性还是阴性菌感染。

（2）**细菌培养** 取新鲜清洁中段尿，若细菌定量培养菌落计数 $\geq 10^5$/ml，则为真性菌尿（若无症状，则需两次中段尿培养，结果为同一菌种），可确诊尿路感染。如菌落计数 < 10^4/ml 为污染，$10^4 \sim 10^5$/ml 为可疑阳性，需复查。此外，膀胱穿刺尿定性培养有细菌生长即为真性菌尿。

4. 影像学检查 B 超、静脉肾盂造影检查（IVP）、X 线腹部平片等，以确定有无结石、梗阻、泌尿系统先天性畸形等。但尿路感染急性期不宜做 IVP。

5. 肾功能检查 肾功能受损时可出现血尿素氮、血肌酐升高，肌酐清除率下降。

【护理诊断/问题】

1. 排尿形态异常：尿频、尿急、尿痛 与炎症刺激膀胱有关。

2. 体温过高 与急性肾盂肾炎发作有关。

3. 潜在并发症：肾乳头坏死、肾周围脓肿。

【护理目标】

（1）患者尿路刺激症状消失或减轻。

（2）患者体温恢复正常。

（3）患者无并发症发生。

【护理措施】

（一）一般护理

1. 合理休息 增加休息与睡眠时间，肾区疼痛明显者应卧床休息，嘱患者少站立或弯腰，必要时遵医嘱给予止痛药。尿频者提供床边小便用具。发热患者应卧床休息，可采用冰敷、酒精擦浴等进行物理降温。高热时可适当应用退烧药，出汗时注意更换衣物。

2. 饮食护理 给予高蛋白、高维生素、清淡、易消化食物。鼓励患者多饮水，每日饮水量不少于 2000ml，勤排尿以冲洗尿路，促进疾病治愈。

3. 指导正确留取尿细菌培养标本 ①在应用抗生素之前或停用抗生素 5 天后留取尿标本；②取清晨第 1 次（保证尿液在膀胱内停留 6～8 小时以上）的清洁、新鲜、中段尿；③留取尿标本时严格无菌操作，充分清洁会阴部，消毒尿道口；④尿标本勿混入消毒液，女性患者应避开月经期，勿混入白带；⑤尿液应在 1 小时内送检做细菌培养或冷藏保存，否则容易造成污染。

（二）病情观察

密切观察患者的生命体征（尤其体温）、尿量、尿液性状等的变化。观察尿路刺激征、腰痛等情况。观察有无高热不退或体温持续升高，伴腰痛加剧等，一旦出现常提示肾乳头坏死、肾周围脓肿等并发症，应及时报告医生。

（三）协助治疗

1. 抗生素 可根据药敏试验选择药物。无药敏试验结果时，经验性选择针对革兰阴性杆菌有效的抗菌药物，如 3 天症状无改善，应根据药敏结果调整用药。常用药物有喹诺酮类、磺胺类。

（1）急性膀胱炎 ①单剂量疗法：磺胺甲恶唑 2.0g、甲氧苄啶 0.4g、碳酸氢钠 1.0g，一次顿服；氧氟沙星 0.4g，一次顿服；阿莫西林 3.0g，一次顿服。②短程疗法：具有疗程短、效果优、耐药少、复发率低、治愈率高等优点，可用磺胺类、喹诺酮类、半合成青霉素类、头孢菌素类，任选一种，疗程 3 天，疗程完毕 7 天后尿菌定量培养，阴性代表治愈，阳性则继续予以 2 周抗生素治疗。

（2）急性肾盂肾炎

1）轻症者 口服抗菌药物，常用药物有喹诺酮类、半合成青霉素类、头孢菌素类，疗程 10～14 天。14 天后尿菌仍阳性，根据药敏试验选择抗生素继续 4～6 周治疗。

2）重症者 需住院治疗、静脉给药。如氨苄西林每 4 小时一次；头孢噻肟钠每 8 小时一次；左氧氟沙星每 12 小时一次。必要时联合用药，但慎用氨基糖苷类。治疗有效在热退后继续静脉用药 3 天，后改为口服，完成 2 周疗程。

慢性肾盂肾炎重点在于去除易感因素。急性发作时治疗同急性肾盂肾炎。

（3）无症状性菌尿 是否应用抗生素尚存争议，但对以下情况应予治疗：①妊娠期；②学龄前儿童；③曾经发生有症状感染者；④肾脏移植、尿路梗阻、有其他尿路复杂情况者。

用药护理 ①遵医嘱给予抗菌药物，注意药物用法、剂量、疗程和注意事项。②磺胺类药物可引起恶心、呕吐等胃肠道反应，经肾脏排泄时易析出结晶，服药时应多饮水，减少磺胺结晶的形成。③注意用药疗效评价标准：见效指治疗后复查菌尿转阴；治愈指完成抗菌药物疗程后，菌尿转阴，于停用抗菌药物后的 1 周、1 个月分别复查 1 次，如无菌尿，则为治愈；治疗失败是指治疗后持续菌尿或复发。

2. 碱化尿液　口服碳酸氢钠片，可增强上述抗生素的疗效，并减少磺胺结晶形成，同时减轻尿路刺激症状。

知识链接

再发性尿路感染

再发性尿路感染是指尿感经治疗，菌尿转阴后，再次发生真性细菌尿。可分为复发和重新感染两类，其中以重新感染多见。复发是指原致病菌再次引起感染，通常在停药 1 个月内发生；重新感染是指现正感染的致病菌不同于原致病菌，为另一种新的致病菌，一般多在停药 1 个月后发生。对于复发性尿路感染，应积极寻找并去除易感因素如尿路梗阻、尿液反流等，并选用强有效的抗生素，在安全的范围内用最大剂量，口服 6 周后，如不成功，可再延长疗程或改为注射用药。重新感染者，常提示患者的尿路防御功能低下，可采用长期低剂量抑菌疗法，如每晚临睡前排尿后口服复方磺胺甲噁唑，疗程半年，效果不佳者则再用此疗法 1～2 年或更长。

（四）心理护理

向患者解释紧张情绪不利于尿路刺激征的缓解，指导患者从事一些感兴趣的活动，如听轻音乐、欣赏小说、看电视或聊天等，转移注意力，消除紧张情绪及恐惧心理，积极配合治疗。对病情反复，病程迁延的患者，应认真分析其原因，告知患者造成疾病久治不愈的根源所在，帮助患者克服急躁情绪，保持良好心态，树立战胜疾病的信心。

（五）健康指导

1. 疾病知识指导　向患者及家属讲解引起和加重尿路感染的相关因素。告知患者多饮水、勤排尿是预防尿路感染最简便的方法，每天应保证足够水分的摄入。

2. 生活指导　指导患者保持良好的生活习惯，学会正确清洁外阴，注意经期卫生，与性生活有关的反复发作者，应注意性生活后立即排尿。积极锻炼身体，做到劳逸结合，饮食营养均衡，增强机体抵抗力。

3. 用药指导　指导患者按时、按量、按疗程服药，不随意停药或减量，避免复发；定期做尿常规检查和细菌培养。

目标检测

一、选择题

A1/A2 型题

1. 尿路感染最常见的类型是
   A. 外阴炎　　　　　　　　　B. 尿道炎
   C. 膀胱炎　　　　　　　　　D. 输尿管炎
   E. 肾盂肾炎

2. 引起肾盂肾炎最常见的病原体是

A. 葡萄球菌
B. 大肠埃希菌

C. 变形杆菌
D. 真菌

E. 病毒

3. 急性肾盂肾炎最常见的感染途径是

A. 上行感染
B. 血源性感染

C. 淋巴道感染
D. 肾脏周围器官感染蔓延

E. 外伤

4. 秦女士，35 岁。突然寒战、高热，伴尿频、尿急、尿痛，右肾区叩击痛 2 天。尿常规白细胞（＋＋＋），红细胞（＋＋）。最可能的临床诊断是

A. 急性肾炎
B. 急性肾盂肾炎

C. 慢性肾炎
D. 肾肿瘤

E. 肾结核

5. 赵女士，31 岁。反复发作尿频、右侧腰痛，并伴低热乏力 2 年。尿常规检查：白细胞（＋），红细胞（＋＋）。尿沉渣涂片可见革兰阴性杆菌。为针对病因治疗，应建议患者检查

A. 尿比重
B. 内生肌酐清除率

C. 酚红排泄试验
D. 静脉肾盂造影

E. 尿细菌培养加药物敏感试验

A3/A4 型题

（6~9 题共用共题干）

杨女士，27 岁。寒战、高热 2 日，右肾区有叩击痛。尿检白细胞（＋＋＋），粒细胞管型 2 个/HP。

6. 该患者最可能的临床诊断是

A. 急性肾炎
B. 慢性肾炎急性发作

C. 单纯下尿路感染
D. 急性肾盂肾炎

E. 慢性肾盂肾炎

7. 最有效的处理措施是

A. 多饮水
B. 使用抗菌药物

C. 卧床休息
D. 物理降温

E. 心理护理

8. 首选的治疗药物是

A. 抗革兰阴性球菌药物
B. 抗革兰阳性球菌药物

C. 抗真菌药物
D. 抗革兰阴性杆菌药物

E. 抗革兰阳性杆菌药物

9. 通常需要的抗菌药物疗程为

A. 1~4 天
B. 5~9 天

C. 10~14 天
D. 15~19 天

E. 20~24 天

二、思考题

1. 尿路感染的易感因素有哪些？

2. 如何指导患者正确留取尿细菌培养标本？

（林海端）

扫码"练一练"

第七节　血液净化患者的护理

扫码"学一学"

学习目标

知识要点

掌握血液透析、腹膜透析的适应证、禁忌证及并发症的护理措施。

技能要点

1. 能熟练的对血液透析、腹膜透析患者进行术中护理。

2. 能对维持性血液透析患者提供科学的饮食指导。

　　血液净化是指应用物理、化学、免疫等方法将体内过多的水分、血中代谢废物、药物、毒物、免疫复合物等清除，同时纠正电解质、酸碱失衡，维持内环境稳定。血液净化疗法又称透析治疗，包括血液透析、腹膜透析、血液滤过、血浆分离等。本节主要介绍血液透析和腹膜透析两种血液净化技术。

一、血液透析患者的护理

扫码"看一看"

　　血液透析（hemodialysis，HD），是目前临床中最常用的血液净化方法。当肾脏不能发挥其正常生理功能时，用以去除血液中代谢废物等毒性物质的装置，简称血透或人工肾。其工作原理主要利用半透明膜的物理特性，将患者血液与透析液同时引入装有半透膜的透析器，借助膜两侧溶质梯度及水压梯度差，通过弥散、对流及吸附清除血液中的有害物质；通过超滤和渗透清除体内潴留的水分；同时补充溶质，纠正电解质及酸碱平衡紊乱。血液透析能替代部分肾功能，是肾脏替代治疗的三大支柱之一，在急性肾衰竭、急性中毒等多种疾病治疗中起到重要作用。

（一）适应证与禁忌证

1. 适应证

（1）急性肾衰竭

1）一般透析指征　①高分解代谢状态。②非高分解代谢者，无尿2天或少尿4天以上。③血钾≥6.5mmol/L。④血 HCO_3^- ＜12mmol/L。⑤BUN 21.4～28.6mmol/L 以上或 Scr≥442μmol/L。⑥少尿2天以上且有下列情况之一：有液体潴留或充血性心力衰竭表现；烦躁或嗜睡；持续呕吐；血钾≥6mmol/L；心电图高钾血症表现。

2）紧急透析指征　出现下列任何一项应紧急血透：①严重高血钾，血 K^+≥7.2mmol/L，或有严重心律失常；②严重代谢性酸中毒，血气分析 pH < 7.2；③急性肺水肿，对利尿剂治疗无效。

（2）慢性肾衰竭（CRF） 关于 CRF 血透指征尚无统一标准，依照我国经济条件，目前多主张内生肌酐清除率下降接近 5 ~ 10ml/min 时开始维持性血透。其他参考指标有：①血肌酐 > 707μmol/L 或血尿素氮 > 28.6mmol/L；②有水钠潴留表现或伴有心力衰竭；③高钾血症；④有代谢性酸中毒，二氧化碳结合力（CO_2CP） < 13mmol/L；⑤出现心包炎、骨病、中枢及周围神经病变等并发症，经药物治疗不能缓解。

（3）急性药物或毒物中毒 凡分子量小、水溶性高、不与组织蛋白结合的毒物，在体内均匀分布，并能被透析膜析出者，可采取透析治疗。并争取在 8 ~ 16 小时内进行。

2. 禁忌证 血液透析无绝对禁忌证，相对禁忌证有：严重低血压或休克、心肌梗死、心力衰竭、心律失常、严重活动性出血或感染、恶性肿瘤晚期、极度衰竭患者、精神病不合作者及拒绝接受治疗的患者等。

（二）术前准备

1. 透析设备准备 透析装置主要包括透析器、透析液、透析机与供水系统等。

（1）透析器 又称为"人工肾"，是血透的心脏部件、血透时溶质交换的场所，其性能决定透析效果。由半透膜及支撑材料组成，血液与透析液在半透膜两侧反向流动，借由膜孔完成溶质和水的交换。透析器按构形分为管型、平板型和空心纤维型。目前最常用的为空心纤维型，透析液和血液由空心纤维的管壁隔开，血液由空心纤维内经过，透析液以相反方向在纤维外流动。空心纤维的管壁为人工合成的半透膜，即透析膜。透析膜是透析器的关键部分，膜的面积、孔径大小、厚度、表面电荷均会影响透析效果。此外，血流量和透析液流量等也会影响透析的疗效。

透析膜两侧溶液中的小分子溶质和水分子可自由通过一定大小的孔径，而大分子（蛋白质和多肽）、血细胞、细菌等则不能通过。血液透析时，血液中小分子物质，如尿素氮、肌酐、H^+、K^+、磷酸盐等弥散到透析液中，患者所需的物质，如 HCO_3^- 等从透析液弥散到血液中。因此，通过血透能快速纠正肾衰竭时产生的代谢紊乱。同时，通过透析膜两侧的跨膜压力达到超滤脱水的目的，纠正肾衰竭时的水分潴留，从而达到"人工肾"的效果。

（2）透析液 透析液基本成分主要包括钠、钾、钙、镁 4 种阳离子，氯和碱基 2 种阴离子及葡萄糖等，其渗透压与细胞外液相似。

（3）透析机与透析用水 即透析液配制供应装置及透析监测系统，主要包括三大部分：透析液供给系统、血循环控制系统、超滤系统。目前最好的透析用水是无离子、无有机物、无菌的反渗水，用于稀释浓缩透析液。透析机按一定比例配好所需的透析液，按照设定的温度和流量供应适量的透析液，通过调节透析液一侧的跨膜压来实现预定脱水量，即超滤；通过血泵维持血流量，肝素泵调节肝素用量。同时，透析机对以上各参数具有相应的监护功能，例如监测透析液的浓度、温度、流量和压力，监测血流量、透析膜有无破损等。

2. 患者准备 包括血液通路准备、术前常规检查及心理准备。

（1）血液通路准备 血液通路又称血管通路，指血液从人体内引出至透析器，进行透析后再返回到体内的通道。建立合适的血管通路是进行血透的前提条件。理想的血管通路应具备以下条件：①血流量达到 100 ~ 300ml/min；②可反复使用，操作简便且对患者日常生活影响小；③安全，不易发生出血、感染等，心血管稳定性好。可分为临时性和永久性两大类。临时性血管通路可通过动－静脉外瘘、直接穿刺动静脉、留置静脉导管完成，用于紧急透析和慢性维持性透析而动－静脉内瘘未形成时；永久性血管通路主要指动－静脉内瘘、血管移植，用于长期地维持性透析治疗。

1）动－静脉外瘘 动－静脉外瘘是将两条硅胶管分别插入已切开的浅表毗邻的动、静脉（通常选用桡动脉和头静脉），在皮肤外将硅胶管用接管连接成"U"字形，形成动静脉体外分流。动－静脉外瘘的优点是手术简单，术后能立即使用，血流量大而稳定。其缺点主要是外接导管易滑脱、出血，且长期留置易发生感染和血栓形成，所以主要用于急诊患者的短期血透治疗。

2）动－静脉内瘘 是最安全，应用时间最长、范围最广的血管通路。通过外科手术将浅表毗邻的动静脉作直接吻合，使吻合的静脉动脉化而慢慢膨大鼓起，形成皮下动静脉内瘘。常用的血管有桡动脉与头静脉、肱动脉与肘静脉等。一般吻合术后2～6周，在静脉管壁动脉化后方能使用。内瘘的优点在于无外瘘导管脱落的危险、患者活动不受限制、感染和血栓形成的发生率大幅度减少，如保护得当，可长期使用。缺点是术后不能立即使用，而且每次透析前需穿刺血管，长期反复穿刺血管可发生皮下血肿、感染、假性动脉瘤、血栓形成等并发症，并可加重肢体远端缺血及心脏负担，晚期可发生瘘管功能不全和闭塞。

（2）术前常规检查 需测量体重、生命体征，抽血检查肾功能、电解质、凝血功能等。

（3）心理准备 透析前向患者及家属解释透析的目的、过程及可能出现的情况等，消除和缓解患者恐惧和紧张心理。

3. 透析药品准备

（1）透析用药 包括0.9%氯化钠溶液（生理盐水）、肝素、5%碳酸氢钠等。其中肝素是透析过程中必不可少的。

（2）急救用药 高渗葡萄糖注射液、10%葡萄糖酸钙、地塞米松、降压药等。

（三）术中配合

1. 操作过程 消毒瘘管处，进行穿刺时严格无菌操作，动作轻柔娴熟，并适当固定。穿刺部位需经常更换，以免出现血栓形成、假性动脉瘤等并发症。将动静脉瘘打开连接透析器，将血液和透析液分别引入由半透膜隔开的血区和透析液区，让两者紧贴半透膜，通过超滤、弥散、渗透等原理起到去除多余水分和血液净化目的。血流速度应由慢到快，约需15分钟才能使血流量达到200ml/min以上。血流量稳定后设定好各种报警阈值。

2. 肝素的应用 肝素是血透治疗中常用的抗凝剂，血透时肝素的使用方法有以下几种。

（1）常规肝素化 即全身肝素化。该方法易于达到透析时的抗凝要求。于透析前10分钟将15～20mg肝素从瘘管的静脉端注入，并在透析过程中以10mg/h持续泵入，透析结束前30分钟停用肝素。适用于无出血倾向和无心包炎的患者。

（2）边缘肝素化 首次肝素剂量6～8mg，在透析过程中透析过程中以5mg/h持续泵入，直至透析结束。适用于有轻、中度出血或有心包炎的患者。

（3）局部肝素化 不给首次量肝素，在透析器动脉端持续泵入肝素，在静脉端持续泵入鱼精蛋白以中和肝素，使体内凝血机制基本无变化。肝素与鱼精蛋白的用量之比为1：1。适用于有活动性出血、新近外科手术的患者。

（4）无肝素透析 在透析前用无肝素的0.9%氯化钠溶液把含肝素的预充液冲净排去。适用于有明显出血的患者。

（5）低分子量肝素　应用标准肝素经分解、提取后的低分子量肝素，既能增强抗凝作用，又能减少出血的不良反应。

3. 透析中患者的护理

（1）体位　因为透析一次时间较长，需要 7 小时左右，应定时帮助患者翻身，或调节床头的高度，以增加舒适度及防止压疮。

（2）饮食　坚持少食多餐，禁食含钠、钾高的食物，根据透析前后患者体重差决定补液量。

（3）病情观察　严密观察患者的意识状态及生命体征，并注意患者有无烦躁不安、呼吸困难、面部潮红、痛苦等反应。

4. 设备观察和记录

（1）透析液温度　维持在 38 ~ 40℃。

（2）静脉压及透析液压　不超过 300mmHg。

（3）流速　血液流速 100 ~ 300ml/min；透析液流速 500 ~ 600ml/min。

（4）观察及记录　密切观察血流量、静脉压及透析液颜色等，如透析液变红提示发生破膜，应立即停止透析并更换装置；如发生分层、凝血，提示肝素用量不足，适当加大肝素剂量。观察设备有无报警，电源是否中断。准确记录透析时间、脱水量、肝素用量等。

（四）术后护理

1. 一般护理　透析结束后，拔出导管，压迫止血。止血后消毒皮肤并包裹，同时清洁透析器。测量生命体征、体重，并与透析前比较。复查血肌酐、血尿素氮、血钾、血钠、血氯、血钙、血磷及 CO_2 结合力等，了解透析效果。透析后 2 ~ 4 小时避免注射，防止注射部位出血。

2. 并发症观察与处理

（1）低血压　是最常见的并发症。表现为恶心、呕吐、胸闷、面色苍白、出汗、意识丧失等。低血压发生原因可能与超滤水分过多过快、血容量不足、心源性休克、过敏反应等有关。处理措施包括：①立即减慢血流速度，协助患者平卧，抬高床尾，并给予吸氧。②输注高渗葡萄糖注射液或 10% 氯化钠注射液，或通过透析管道补充 0.9% 氯化钠溶液、林格液、血浆或鲜血等，症状重者加大补液量，直至血压上升、症状缓解。③监测血压变化，必要时可用升压药，用药后血压仍不能上升者，应停止透析。④对醋酸盐透析液不能耐受者改为碳酸氢盐透析液。

（2）失衡综合征　易发生于严重高尿素氮血症患者开始透析时，主要是由于透析后血液中的毒素被迅速清除，因血脑屏障存在，脑脊液中的毒素下降较慢，造成透析后以尿素为主的毒素在血液和脑组织之间分布不均匀，加上 pH 不均衡引起脑水肿及脑缺氧所致。轻者主要表现为头痛、乏力、恶心呕吐、血压升高、睡眠障碍，重者可抽搐、昏迷、精神异常等。预防措施包括：①首次血透时间不宜过长，控制在 4 小时内，血流量 <200ml/min，并控制脱水量；②控制尿素氮下降速度；③提高透析液中钠离子浓度等。发生失衡综合征时处理措施有：①静脉推注高渗葡萄糖或高渗盐水；②20% 甘露醇脱水降低颅内压，减轻脑水肿；③抽搐时予地西泮（安定）静脉注射；④其他对症处理。

（3）致热原反应　常于透析后 1 小时左右发生，系内毒素进入体内所致。表现为寒战、发热、头痛、恶心、呕吐等。预防与处理措施包括：①严格无菌操作，做好透析前后器械、透析管道和透析器的消毒等；②一旦出现致热源反应，立即停止透析，并遵医嘱应用异丙嗪、地塞米松等，注意保暖。

（4）出血 与应用肝素、血小板功能不良及高血压等有关。可表现为皮肤瘀斑、牙龈出血、鼻出血、消化道出血甚至颅内出血等。透析过程中细心观察患者有无出血倾向，一旦发生，应立即协助医生处理，可减少肝素用量、静脉注射鱼精蛋白或改用无抗凝剂透析等，必要时停止透析。

（5）其他 如过敏反应、栓塞（如空气栓塞或血栓栓塞）、心绞痛、心律失常、失血、溶血等，应按相应情况给予对症护理。

（五）健康指导

主要是针对维持性透析患者的指导。

1. 一般知识指导 帮助患者逐步适应长期血液透析治疗所带来的生理功能变化，增强治疗依从性，以维持较好而稳定的身体状况。根据健康状况，适当参与社会活动，从事力所能及的工作，提高生活质量，并学会病情监测。

2. 血管通路护理指导

（1）观察内瘘是否通畅，可用手触摸吻合口的静脉端，若扪及震颤，则提示通畅。

（2）保持内瘘部位皮肤清洁、干燥，以防伤口感染。

（3）注意保护内瘘，勿持重物，避免碰撞等外伤，以延长其使用寿命。

（4）避免术肢受压，不要穿紧袖衣服，不可在术肢戴手表、测血压；睡觉时避免压迫术肢；避免将术肢暴露于过冷、过热的环境；不能用内瘘血管进行抽血、注射或输液。

3. 饮食指导 营养状况直接影响血液透析患者长期存活率及生存质量的改善，因此要加强饮食指导，使患者合理调配饮食。

（1）热量 透析患者能量供给为 35~40kcal/（kg·d），以碳水化合物为主，占60%~65%，脂肪占 3%~40%。

（2）蛋白质 摄入量以 1.2~1.4g/（kg·d）为宜，其中50%以上为优质蛋白。

（3）控制液体摄入 两次透析之间，体重增加以不超过 4%~5% 为宜，或每日体重增加不超过 1kg。每天饮水量一般为前一日尿量加 500ml 水。

（4）限制钠、钾、磷的摄入 给予低盐饮食，食盐摄入量控制在 2~3g/d，严重高血压、水肿、无尿时应控制在 1~2g/d。慎食含钾高的食物，如马铃薯、蘑菇、甘蔗、香蕉、橘子等。磷的摄入量应控制在 800~1000mg/d，避免含磷高的食物，如全麦面包、干豆类、坚果类、蛋黄、动物内脏、奶粉、乳酪、巧克力等。

（5）维生素和矿物质 透析时水溶性维生素大量丢失，需补充维生素 C、B 族维生素、叶酸等。此外，除膳食中的补钙以外，需口服补充钙制剂（碳酸钙或醋酸钙）和活性维生素 D，使每日钙摄入量达到 l000~1200mg。蛋白质摄入不足可导致锌的缺乏，故有必要补充一定量的锌。

二、腹膜透析患者的护理

腹膜透析（peritoneal dialysis，PD），简称腹透，是利用腹膜作为自然半透膜，向腹腔内注入透析液，利用毛细血管内血浆及腹膜腔内透析液中的溶质浓度梯度和渗透梯度，通过弥散、渗透作用使二者之间进行水和溶质的交换，以达到清除体内代谢废物及毒性物质，纠正水、电解质紊乱和酸碱平衡失调的目的。常见的腹膜透析方法包括：持续不卧床腹膜透析（CAPD）、持续循环腹膜透析（CCPD）、间歇性腹膜透析（IPD）、夜间间歇性腹膜透析（NIPD）等。下面重点介绍CAPD。

（一）适应证与禁忌证

1. 适应证　同血液透析，如有下列情况更适合腹膜透析：①年龄 > 65 岁；②儿童；③合并心血管疾病或心血管系统功能不稳定；④合并糖尿病；⑤反复血管造瘘手术失败；⑥有明显出血倾向不适于肝素化者。

2. 禁忌证　无绝对禁忌证，相对禁忌证有：腹膜广泛粘连或纤维化、腹腔感染、腹部手术不足 3 天、腹部疝未修补、全身性血管疾病、腹腔巨大肿瘤、妊娠晚期、肠梗阻、肠麻痹、横膈有裂孔、过度肥胖及不合作者等。

（二）术前准备

1. 腹腔插管

（1）腹膜透析管　临床采用小孔硅胶管，具有质地柔软、可弯曲、组织相容性好的特点。分为临时性和永久性腹膜透析管两种类型。前者用于急性短时间的腹膜透析，后者以 Tenkhoff 管为代表，可长期使用。

（2）插管　在成人脐下中上 1/3 交界处，通过手术将透析管的一端插入腹腔最低的膀胱直肠窝内，另一端通过皮下隧道引出，以备透析使用。术后 1 ~ 2 周需进行消毒隔离，防止发生感染，并保持管腔通畅。

2. 患者准备

（1）向患者解释说明腹膜透析的方法、目的、术中配合、术后注意事项等，消除顾虑，取得患者信任与合作。

（2）备皮，做普鲁卡因皮试。

（3）术前禁食，排空膀胱。

3. 透析液准备　检查透析液的有效期、有无浑浊、杂质等，根据病情需要可适当加入药物，如抗生素、肝素等。透析液输入腹腔前要用干燥恒温箱干加热至37℃。

（三）术中配合

1. 操作过程　打开透析管的包扎纱布，酒精消毒后，打开橡皮塞，连接透析管与透析袋，抬高透析袋，以利于透析液在 10 分钟内流入腹腔。待透析液输入完毕后夹紧管口，1 小时后再将透析袋放置低于腹腔的位置，使腹腔内透析液引流入透析袋，更换透析袋。反复多次进行以上操作，每日可灌入透析液 10000 ~ 12000ml。

2. 术中护理

（1）连接各种管道前要严格消毒和无菌操作。

（2）监测并准确记录患者的生命体征、体重及透析液每次进出腹腔的时间、液量等。

（3）观察透析液的颜色、性质，有无浑浊、蛋白团等。定期送腹透透出液做各种检查。

（4）定期进行水、电解质、血糖的检查，若出现脱水或水潴留、高钠血症、高糖血症、低钾血症、高钾血症等并发症，及时报告医师处理。

（四）术后护理

1. 饮食护理　腹膜透析可致机体丢失大量蛋白质及其他营养成分，应通过饮食补充。给予高热量、高维生素、易消化饮食。患者蛋白质的摄入量控制在 1.2 ~ 1.5g/（kg·d）。

其中 50% 以上为优质蛋白；水的摄入量由每日的出量而定，如出量超过 1500ml，患者无明显高血压、水肿等，可不限饮水。

2. 腹透装置护理

（1）观察透析管出口处皮肤有无渗血、渗液、红肿、化脓等。

（2）患者淋浴前可将透析管用防水布包扎好，淋浴后将其周围皮肤轻轻拭干，消毒后重新包扎。

（3）保护透析管不发生牵拉、扭曲、挤压、碰撞。

3. 并发症的观察及护理

（1）引流不畅或腹膜透析管堵塞　为常见并发症，一旦发生将影响腹透的正常进行。主要为单向阻滞，即液体可灌入，但流出不畅，双向阻滞者较少。常见原因有透析管移位、受压、扭曲、血块、纤维蛋白堵塞、大网膜粘连等。处理方法：①鼓励患者走动，改变患者体位；②排空膀胱，按摩腹部，服用导泻剂或灌肠，增加肠蠕动；③指导患者深呼吸或用双手在下腹部加压；④透析管内注入肝素、尿激酶、0.9% 氯化钠溶液、透析液等，溶解堵塞的纤维块；⑤调整透析管的位置或重新手术置管。

（2）腹膜炎　是主要并发症，大部分感染来自插管的皮肤出口处，主要由革兰阳性球菌引起。临床表现为寒战、发热、腹痛、腹肌紧张、腹部压痛、反跳痛、透出液混浊等。处理方法：①用 1000ml 透析液连续腹腔冲洗 3～5 次；②暂时改为间歇性腹膜透析（IPD）；③透析液内加入抗生素、肝素等；④全身应用抗生素；⑤若经过上述处理 2～4 周后感染仍无法控制，应考虑拔管。

（3）腹痛　与透析液流入或排出过快、透析管位置不当、透析液的温度过低、酸碱度不当、渗透压过高、腹膜炎等有关。应注意控制透析液进出的速度、调节好透析液的温度、酸碱度、渗透压，积极治疗腹膜炎。

（4）其他　如脱水、低血压、腹腔出血、低蛋白血症、肠粘连、腹膜后硬化等，遵医嘱给予相应处理。

目标检测

一、选择题

A1/A2 型题

1. 下列哪项不属于血液透析疗法的适应证
　　A. 急性肾衰竭　　　　　　　　　　B. 慢性肾衰竭
　　C. 急性药物中毒　　　　　　　　　D. 急性毒物中毒
　　E. 中毒性休克

2. 腹膜透析的常见并发症不包括
　　A. 透析液引流不畅　　　　　　　　B. 透析管堵塞
　　C. 腹膜炎　　　　　　　　　　　　D. 腹痛
　　E. 低血压

3. 对晚期尿毒症患者降低血尿素氮最有效的方法是

A. 肾必需氨基酸疗法　　　　B. 蛋白质合成激素疗法

C. 中医治疗　　　　　　　　D. 胃肠吸附疗法

E. 透析疗法

4. 血液透析时不会发生的并发症是

A. 致热源反应　　　　　　　B. 消化道出血

C. 心力衰竭　　　　　　　　D. 腹膜炎

E. 失衡综合征

5. 腹膜透析的主要并发症是

A. 脱水　　　　　　　　　　B. 腹痛

C. 腹膜炎　　　　　　　　　D. 腹腔出血

E. 透析管堵塞

6. 血液透析中的护理，下列哪项是错误的

A. 透析液温度维持在 $40 \sim 42$℃

B. 定时帮助患者翻身

C. 观察患者生命体征

D. 观察患者意识状态

E. 准确记录透析时间、脱水量、肝素用量

二、思考题

1. 简述血液透析、腹膜透析的并发症及护理措施。

2. 如何对维持性血液透析的患者提供饮食指导？

（林海端）

扫码"练一练"

第八章

神经系统疾病患者的护理

第一节　神经系统概述、常见疾病症状体征的护理

扫码"学一学"

学习目标

知识要点

1. 掌握头痛、运动功能障碍、吞咽功能障碍的定义，常见病因及护理措施。

技能要点

1. 指导患者掌握有效避免和缓解头痛的方法。

2. 正确评估运动功能障碍患者的瘫痪严重程度。

3. 能对运动功能障碍患者提供正确的生活护理、安全护理及康复训练。

4. 能对吞咽功能障碍患者提供正确的饮食护理。

神经系统疾病是指神经系统和骨骼肌由于感染、血管病变、变性、肿瘤、外伤、中毒、免疫障碍、遗传、先天发育异常、营养缺陷、代谢障碍等引起的疾病。

一、概述

神经系统按解剖结构可分为周围神经系统和中枢神经系统两个部分。中枢神经系统包括脑和脊髓，周围神经系统包括脑神经和脊神经。

（一）中枢神经系统

由脑和脊髓所组成。脑又分为大脑、间脑、脑干和小脑（图8-1），脊髓由含有神经细胞的灰质和含有上、下行传导束的白质组成。

1. 大脑　大脑又称端脑，由大脑半球、基底节和侧脑室所组成。大脑半球被大脑纵裂分隔左右对称分布，两侧大脑半球由胼胝体相连接。大脑的表面是大脑皮质，表面有脑沟与脑回，其中外侧裂、中央沟、顶枕沟和枕前切迹的连线为大脑的定位标志，其将大脑半球分为5个叶：额叶、顶叶、颞叶、枕叶和岛叶（图8-2）。大脑半球的功能是非对称的，左侧大脑半球主要在语言、逻辑思维、分析力和计算力等方面起决定作用；右侧大脑半球主要在音乐、美术、空间和形状识别等方面起决定作用。大脑半球各叶的主要功能分布见图8-3。

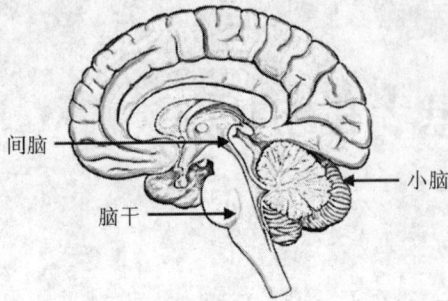

图 8-1 大脑的结构

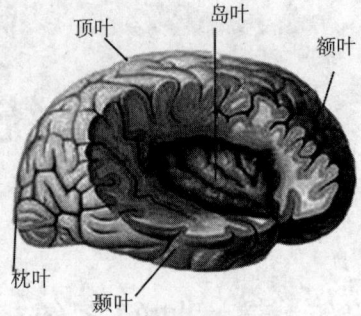

图 8-2 大脑的结构及分叶

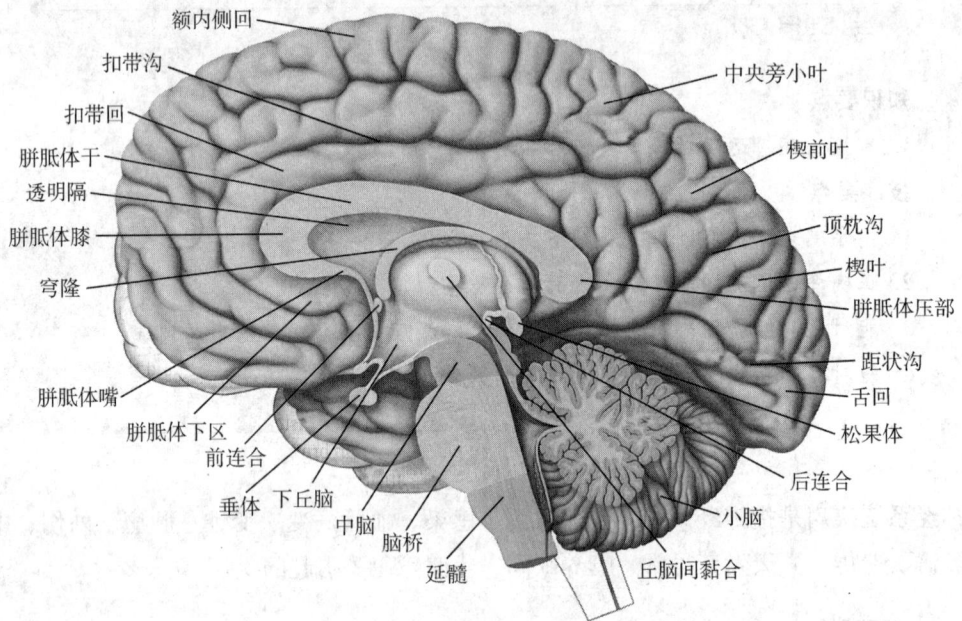

图 8-3 大脑半球外侧面

（1）额叶 位于外侧裂上方和中央沟前方，是大脑半球主要功能区之一。额叶主要与随意运动、语言及精神活动有关。额极病变与精神活动有关，损伤后表现为记忆力和注意力减退、反应迟钝和情感淡漠，思维和综合能力下降。额中央前回病变，刺激性病变可导致对侧上、下肢或面部抽搐，破坏性病变可引起单瘫。额上回后部病变可产生对侧上肢强握和摸索反射。额中回后部病变，刺激性病变可引起两眼向病灶对侧凝视，破坏性病变可引起双眼向病灶侧凝视。优势半球的额下回后部病变，可引起运动性失语。

知识链接

失语症

失语症是由于大脑皮质与言语功能有关的区域损害所致，是优势大脑半球损害的重要症状之一。根据自发语言、对话、理解力、复述能力的观察和检查将失语分为：①运动性失语（又称表达性失语），优势半球额下回后端的皮质受损，表现为患者不能说话，或只能讲一两个简单的字且不流利，常用错词，自己也知道，对别人的言语能理解，对书写的东西也能理解，但读出来有困难，也不能流畅地诵诗、唱歌，常伴有右上肢为主的轻瘫痪。②感觉性失语（又称听觉性失语），优势半球颞上回后部病变引起，临床表现为发音虽然流利，但内容不正常，不能理解别人言语，也不能理解自己语言，在发音用词方面有错误，严重时别人完全听不懂。③失读，优势半球顶叶角回病变引起，表现为丧失视觉性符号的认识力。④失写，优势半球额中回后部病变引起，表现为书写不能，抄写能力保存。⑤命名性失语，优势半球颞中回和颞下回后部病变引起，表现为知道某物如何使用，但称呼物件和人名的能力丧失。⑥传导性失语：优势半球上回皮质或深部白质内的弓状纤维病变引起，复述不成比例受损为传导性失语的最大特点，表现为不能复述出自发谈话时较易说出的词、句子或以错语复述（多为语音错误），如将"铅笔"说成"先北"等。

（2）顶叶 位于中央沟之后。主要感受感觉神经冲动：如疼痛、温度、触觉等；维持自体感受；理解物体的大小，构造及外形。临床受损时以感觉障碍为主。

（3）颞叶 位于外侧裂下方，顶枕线前方。主要功能是理解能听到的声音的意义，理解语言并协助语言形成，控制行为和情绪。其损伤可造成患者行为和精神异常、失语、视听障碍。

（4）枕叶 位于顶枕沟和枕前切迹连线的后方。其病变可产生视觉障碍，主要为皮质性失明或偏盲、视觉性发作及精神运动性视觉障碍，如视觉失认。

2. 间脑 位于大脑半球与中脑（脑干的一部分）之间，结构上可分为丘脑、上丘脑、下丘脑与底丘脑四部分。丘脑是间脑中最大的卵圆形灰质团块，对称分布于第三脑室两侧，丘脑发生病变时，破坏性病灶可引起对侧偏身各种感觉障碍，刺激性病灶可出现偏身疼痛（称为丘脑性疼痛）。下丘脑位于丘脑下沟的下方，主要调节体重、体温、代谢、饮食、内分泌生殖及睡眠－觉醒等生理活动，同时也与人的行为和情绪有关，下丘脑损伤时，可出现中枢性尿崩症、体温调节障碍、摄食异常、睡眠－觉醒障碍、生殖与性功能障碍、自主神经功能障碍等。

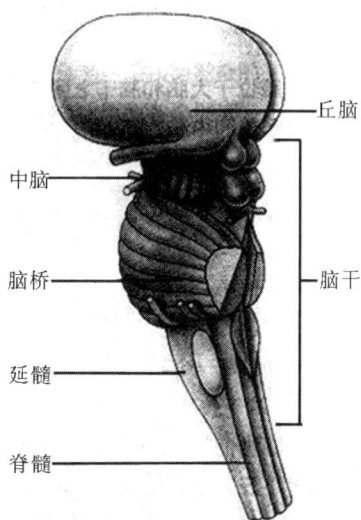

图 8-4 脑干的组成

3. 脑干 脑干自上而下依次为中脑、脑桥和延髓（图 8-4）。内部结构主要有神经核、上下行传导束和网状结构。第Ⅲ至第Ⅻ对脑神经均由脑干发出。延髓是生命中枢，参与调节内脏运动与唾液腺的分泌，支配咽、喉、舌肌的运动，并维持机体正常呼吸、循环等生理功能。脑干网状结构维持正常睡眠与觉醒。脑桥接受头面部感觉、听觉和前庭觉的传入，支配口、面部肌肉和眼外肌的运动。中脑支配眼球运动，参与瞳孔反射与锥体外系运动控制。

4. 脊髓 脊髓位于椎管内，是脑干向下的延伸部分。脊髓是中枢神经的低级部分，是四肢和躯干的初级反射中枢。其主要功能为①传导功能：脊髓内的上行传导束将躯体（头面部除外）的深、浅感觉和大部分内脏感觉的信息传至脑，在脑内分析和整合后，再发出各种神经冲动，经过下行传导束传至脊髓，从而调节骨骼肌和内脏的活动。②反射功能：当脊髓失去大脑控制后，仍能自主完成一定反射功能，如牵张反射、屈曲反射、竖毛反射等。

5. 小脑 位于后颅窝，由两侧隆起的小脑半球和中间比较狭窄的小脑蚓部组成。主要维持躯体平衡，控制姿势和步态，调节肌张力和协调随意运动的准确性。病变时可引起共济失调。

（二）周围神经系统

1. 颅神经 共 12 对，以出入脑部位的前后次序用罗马数字而命名，其中第 Ⅰ、Ⅱ 对脑神经为大脑与间脑的组成部分，其他 10 对脑神经与脑干相连。按其功能将脑神经分为三类：①感觉神经：第 Ⅰ、Ⅱ、Ⅷ 对脑神经；②运动神经：第 Ⅲ、Ⅳ、Ⅵ、Ⅺ、Ⅻ 对脑神经；③混合神经：兼具感觉与运动支配功能，第 Ⅴ、Ⅶ、Ⅸ、Ⅹ 对脑神经。脑神经与脑干的联系见图 8-5，其功能如表 8-1 所示。

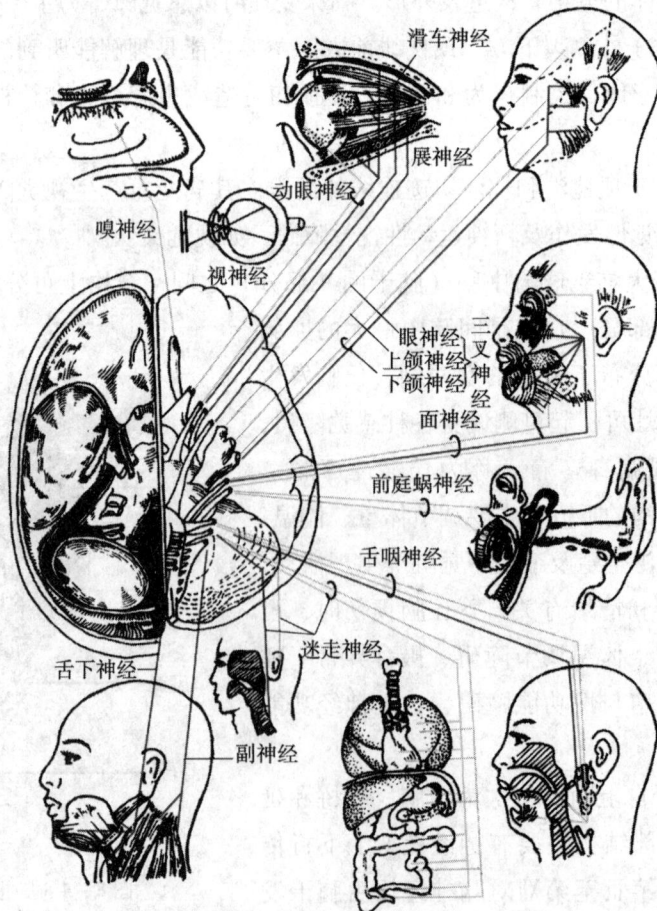

图 8-5 脑神经与脑干的联系及其所支配的部位

表8-1　脑神经的概况

脑神经	出入脑的部位	功能
嗅神经（Ⅰ）	筛孔	嗅觉
视神经（Ⅱ）	视神经孔	视觉
动眼神经（Ⅲ）	眶上裂	提上眼睑，使眼球向上、下、内运动 收缩瞳孔括约肌
滑车神经（Ⅳ）	眶上裂	使眼球向上外方转动
三叉神经（Ⅴ）	第1支：眶上裂 第2支：圆孔 第3支：卵圆孔	主管面部、口腔、头顶部的感觉 支配咀嚼运动
外展神经（Ⅵ）	眶上裂	使眼球向外侧转动
面神经（Ⅶ）	内耳门-茎乳孔	面部表情运动、味觉与腺体（泪腺和唾液腺）分泌
前庭蜗神经（Ⅷ）	内耳门	传导听觉，保持机体平衡 调节机体对各种加速度的反应
舌咽神经（Ⅸ）	颈静脉孔	主管味觉、唾液的分泌、吞咽及呕吐反射
迷走神经（Ⅹ）	颈静脉孔	咽部的感觉和运动、调节内脏活动
副神经（Ⅺ）	颈静脉孔	支配头部转动和举肩运动
舌下神经（Ⅻ）	舌下神经管	支配舌肌运动

2. 脊神经　连接于脊髓，共31对，其中颈神经8对，胸神经12对，腰神经5对，骶神经5对，尾神经1对。脊髓有2个膨大，称颈膨大和腰膨大，颈膨大为$C_5 \sim T_2$，发出神经根支配上肢；腰膨大为$L_1 \sim S_2$，发出神经根支配下肢。每对脊神经由前支、后支、脊膜支和交通支所组成，前支分别交织成丛，即颈丛、臂丛、腰丛和骶丛，由各丛再发出分支分布于躯干前外侧和四肢的肌肉和皮肤，司肌肉运动和皮肤感觉；后支分为肌支和皮支，肌支分布于项、背和腰骶部深层肌，司肌肉运动，皮支分布于枕、项、背、腰、骶及臀部皮肤，司皮肤感觉；脊膜支分布于脊髓被膜、血管壁、骨膜、韧带和椎间盘等处，司一般感觉和内脏运动；交通支为连于脊神经与交感干之间的细支。

二、常见症状体征的护理

头　痛

头痛是常见的临床症状，一般指头颅上半部（外眦、外耳道与枕外隆突连线）以上部位的疼痛。

【病因及发病机制】

颅内的血管、神经和脑膜以及颅外的骨膜、血管、头皮、颈肌、韧带等敏感结构受挤压、牵拉、移位，或发生炎症，或相应组织的血管扩张与痉挛等均可引起头痛。常见头痛有偏头痛、高颅压性头痛、眼源性头痛、耳源性头痛以及鼻源性头痛等。

【护理评估】

（一）健康史评估

评估患者的年龄与性别、情绪、睡眠、职业情况以及服药史、头部外伤史、中毒史和家族史。

（二）身体评估

1. 头痛的起病方式 按病程长短头痛可分为急性头痛（病程＜2周，多见于蛛网膜下腔出血、脑出血、高血压脑病），亚急性头痛（病程≤3个月，多见于颅内占位性病变、良性颅内压升高）与慢性头痛（病程＞3个月，多见于偏头痛、紧张性头痛、鼻窦炎）。识别头痛的起病方式，协助医生及时处理各种急性、危重的头痛。

2. 头痛的部位、性质和程度 评估患者的头痛是全头痛、局部头痛还是部位变换不定的头疼（颅内感染、颅内出血和脑肿瘤多为全头痛，部位变换不定的头痛常提示良性病变）；是搏动性头痛还是胀痛、钻痛、钝痛、触痛、撕裂痛或紧箍痛（搏动性疼痛多见于偏头痛、高血压性头痛、发热等血管源性头痛，头重感、戴帽感和紧箍痛多见于紧张性头痛）；是轻微痛、剧烈痛还是无法忍受的疼痛。

3. 头痛的规律 评估患者头痛发病的急缓、是持续性还是发作性；起始与持续时间；发作频率；激发、加重或缓解的因素，与季节、气候、体位、饮食、情绪、睡眠、疲劳以及与脑脊液压力暂时性升高（咳嗽、喷嚏、屏气、用力、排便）等关系。

4. 有无伴随症状 评估患者有无恶心、呕吐、眩晕、体位改变、视力障碍、失眠、焦虑、心悸、多汗、面色苍白与潮红等症状。头痛伴有恶心、呕吐多见于颅内感染、颅内肿瘤；伴眩晕多见于小脑炎症、肿瘤；伴有强迫体位多见于脑室系统病变与后颅窝病变；伴有视力障碍见于颅内压增高性头痛、椎－基底动脉供血不足；伴失眠、焦虑、紧张常见于精神源性头痛。

（三）心理－社会评估

患者是否由于疼痛情绪低落、活动程度减少、工作能力降低、生理状态欠佳；心理上是否潜在的依赖止痛剂；家属及周围的人是否认为是小题大做。

（四）实验室及其他检查

适时恰当的颅脑CT、MRI、脑脊液检查可为颅内器质性病变提供客观依据。

【护理诊断/问题】

1. 头痛 与颅内外血管舒缩功能障碍或脑部器质性病变等因素有关。

2. 焦虑 与疼痛影响生活、工作、社交有关。

【护理目标】

（1）患者正确运用缓解头痛的方法，头痛发作的次数减少或程度减轻。

（2）患者焦虑消失或减轻。

【护理措施】

（一）一般护理

1. 避免诱因 过度劳累、进食刺激性食物（如辛辣食物、巧克力、生冷食物）、情绪激动、精神紧张、月经来潮、饮酒过度、用力排便等均可引起或加重头痛，应予以避免。此外，应保持环境安静、舒适、光线柔和。

2. 指导减轻头痛的方法 指导患者运用缓慢深呼吸、听轻音乐、练习气功、做瑜伽、生物反馈治疗，引导式想象，冷或热敷、理疗、按摩、压迫等方法减轻头痛。

（二）病情观察

监测患者头痛的时间、性质、程度、规律、伴随症状以及有无意识、瞳孔的改变，有无恶心、喷射性呕吐等颅内压增高的症状。头痛病情改变或伴有颅高压症状时，应及时通知医生。

（三）治疗配合

1. 病因治疗 ①纠正颅内压：颅内压高者给予脱水药与利尿剂，颅内压低者给予低渗液；②收缩扩张血管：偏头痛发作患者给予麦角碱类药物，非偏头痛的血管性头痛患者给予含有咖啡因的复方解热止痛药；③松弛收缩肌肉：可服用地西泮等镇静药。

2. 对症治疗 可使用除吗啡类以外的止痛药，如非甾体类抗炎药，严重时可少量服用可待因、罗通定。

用药护理：让患者了解止痛药的不良反应与滥用止痛药的危害，指导其遵医嘱正确服药。

（四）心理护理

根据患者产生负性情绪的原因，耐心地进行针对性心理疏导，为其树立治疗信心。

（五）健康指导

告知患者避免诱发头痛的因素与减轻头痛的方法，指导其遵医嘱正确服药。

运动障碍

运动障碍指运动系统的任何部位受损所致的骨骼肌活动异常，主要由感染、脑血管病变、肿瘤、外伤、中毒、脑先天畸形引起。常见的运动障碍包括瘫痪、僵硬、不随意运动和共济失调等。

【护理评估】

（一）健康史评估

评估患者有无感染、脑血管病变、肿瘤、外伤、中毒、脑先天畸形等。

（二）身体评估

1. 运动障碍的发病情况 评估患者起病的急缓，运动障碍的性质、分布、程度及伴发症状；有无发热、抽搐或疼痛；是否继发于损伤。

2. 瘫痪的类型

（1）单瘫 单个肢体的运动不能或运动无力，多为一个上肢或一个下肢。由大脑半球、脊髓前角细胞、周围神经或肌肉等病变引起。

（2）偏瘫 一侧肢体与面部瘫痪，常伴有瘫痪侧肌张力增高、腱反射亢进及病理征阳性等体征。多由一侧大脑半球病变，如内囊出血、大脑半球肿瘤、脑梗死等引起。

（3）交叉性瘫痪 指病变侧脑神经麻痹和对侧肢体瘫痪。多由脑干肿瘤、炎症和血管病变引起。

（4）截瘫 双下肢的瘫痪，多见于脊髓炎症、外伤、肿瘤等引起的脊髓横贯性损害。

（5）四肢瘫痪 四肢肌力减退或不能运动。多由高颈段脊髓病变（如外伤、肿瘤、炎症等）与周围神经病变（如吉兰-巴雷综合征）引起。

3. 瘫痪的程度 通过肌力来评估瘫痪的程度。具体评估见表8-2。

表 8-2　肌力的分级

分级	临床表现
0 级	完全瘫痪
1 级	肌肉可轻微收缩，但不能产生动作
2 级	肢体可移动，但不能抵抗地心引力，不能抬起
3 级	肢体能抬起离开床面，但不能抵抗阻力
4 级	肢体能抵抗阻力，但尚未达到正常
5 级	肌力正常

4. 肌张力　是指肌肉在静止松弛状态下的紧张度，其改变可分为肌张力增高、肌张力低下与肌张力障碍三类。①肌张力增高：多由锥体束与锥体外系病变引起，包括痉挛（肌肉紧张、硬度增加，被动活动时有阻力）与僵硬（关节僵硬）两种。②肌张力低下：多由小脑病变、上运动神经元损害、脊髓休克、末梢神经损伤等病变引起，临床表现为关节不能有序固定，将肢体放在抗重力位，患者迅速落下，未能保持一定姿势，患者不能完成功能性动作。③肌张力障碍：多由脑炎、肝豆状核变性等病变引起，是一种以张力损害、持续的、扭曲的不自主运动为特征的运动亢进性障碍，临床表现为肌肉收缩重复、模式化，被动活动时阻力不一致。

5. 不自主运动　有无不能随意控制的痉挛发作、抽动、震颤、肌束颤动、舞蹈样动作、手足徐动、扭转痉挛等，同时观察与询问不自主运动的形式、部位、程度、规律和过程，以及与休息、活动、情绪、睡眠和气温等的关系。

6. 姿势与步态　观察卧、坐、立和行走的姿势，注意其起步、抬足、落足、步幅、步基、方向、节律、停步和协调动作的情况。临床常见步态有偏瘫步态、剪刀式步态、蹒跚步态、慌张步态、肌病步态、跨阈步态等。

7. 日常生活能力　日常生活是指人们为了独立生活而每天必须反复进行的、最基本的、具有共性的一系列活动。通过评估患者的日常生活活动能力，可确定患者日常生活是否独立及独立的程度，以此制定适合患者的护理计划。目前，广泛应用 Barthel 指数测定（表 8-3）。

表 8-3　Barthel 指数评定内容及计分法

项目	分数	内容
进食	10	自己在合理的时间内（约 10 秒钟吃一口）可用筷子取食眼前的食物；若需辅具时，应会自行穿脱
	5	需部分帮助（切面包、抹黄油、夹菜、盛饭等）
	0	依赖
转移	15	自理
	10	需要少量帮助（1 人）或语言指导
	5	需两人或 1 个强壮、动作娴熟的人帮助
	0	完全依赖别人
修饰	5	可独立完成洗脸、洗手、刷牙及梳头
	0	需要别人帮忙

续表

项目	分数	内容
如厕	10	可自行进出厕所，并能穿好衣服。使用便盆者，可自行清理便盆
	5	需帮忙保持姿势的平衡，整理衣物或使用卫生纸。使用便盆者，可自行取放便盆，但须依赖他人清理
	0	需他人帮忙
洗澡	5	可独立完成（不论是盆浴或淋浴）
	0	需别人帮忙
行走（平地45m）	15	使用或不使用辅具皆可独立行走50m以上
	10	需要稍微地扶持或口头指导方可行走50m以上
	5	虽无法行走，但可独立操纵轮椅（包括转弯、进门，及接近桌子、床沿）并可推行轮椅50m以上
	0	需别人帮忙
上下楼梯	10	可自行上下楼梯（允许抓扶手、用拐杖）
	5	需要稍微帮忙或口头指导
	0	无法上下楼梯
穿脱衣服	10	可自行穿脱衣服、鞋子及辅具
	5	在别人帮忙下，可自行完成一半以上的动作
	0	需别人帮忙
大便控制	10	能控制
	5	偶尔失禁（每周<1次）
	0	失禁或昏迷
小便控制	10	能控制
	5	偶尔失禁（每周<1次）或尿急（无法等待便盆或无法即时赶到厕所）或需别人帮忙处理
	0	失禁、昏迷或需要他人导尿

评分标准：最高分100分。评分>60分：良，生活基本自理，41~60分：中度残疾，日常生活需要帮助；21~40分：重度残疾，日常生活明显依赖；评分≤20分：完全残疾，日常生活完全依赖。

（三）心理-社会评估

评估患者是否因肢体运动障碍、大小便失禁、生活不能自理而产生焦虑、悲观等负性情绪；是否对他人有依赖心理；康复训练过程中是否出现注意力不集中、缺乏主动性、情感活动难以自制等现象；有无克服困难、增强自我照顾的能力与自信心；家属在患者的康复中是否能给予支持与帮助。

（四）实验室及其他检查

CT、MRI可了解中枢神经系统有无病灶；肌电图检查神经传导速度及肌肉有无异常；神经肌肉活检有助鉴别各种肌病和周围神经病。

【护理诊断/问题】

1. 躯体移动障碍 与脑、脊髓病变及神经肌肉受损、肢体瘫痪或协调能力异常有关。

2. 有失用综合征的危险 与肢体瘫痪、长期卧床有关。

【护理目标】

(1) 患者能配合运动训练，日常生活活动能力逐渐增强。

(2) 患者未发生受伤、压疮、深静脉血栓形成、肢体挛缩畸形等并发症。

【护理措施】

(一) 一般护理

1. 生活护理 保持床单位整洁、干燥、无渣屑，减少对皮肤的机械性刺激。每天全身温水擦拭 1~2 次；指导患者学会和配合使用便器，便盆置入与取出要动作轻柔；帮助卧床患者建立舒适卧位，向患者及家属讲明翻身、拍背的重要性，协助定时翻身、拍背，翻身动作要轻柔，避免拖、拉、推等动作，注意肢体关节应放置于功能位；做好口腔护理，保持口腔清洁；鼓励患者摄取充足的水分和富含纤维素的食物，养成定时排便的习惯；协助患者完成洗漱、进食、如厕、沐浴和脱衣服等基本生活项目。

2. 安全护理

(1) 环境要求 活动场所宽敞、明亮，地面平整、干燥、防滑、洁净、去除门槛、无障碍物；走廊、厕所、房间墙壁要装扶手，以方便患者的起座、扶行；床铺高度适中，并设有保护性床栏；呼叫器与经常使用的物品应放在患者触手可及的位置。

(2) 患者要求 应穿防滑软橡胶底鞋，穿棉布衣服，衣着应宽松；上肢肌力下降的患者不要独自打开水或用热水瓶倒水，防止烫伤；行走不稳或步态不稳者，选用三角手杖等合适的辅助工具。

(3) 其他要求 患者行走时，除搀扶患者的随同者外，其他人均应与患者保持适当距离，避免在其身旁擦过或在其面前穿过，以免其跌倒。

3. 康复训练 一般来说，患者的生命体征和病情稳定 48~72 小时后，即使意识障碍尚未恢复，康复训练也应予以实施。

(1) 意识障碍期的护理 保持肢体的功能位置，以防止畸形挛缩；适时的体位转换，防止长时间的固定姿势导致组织挛缩；适当地进行肢体被动运动，保持肌肉的生理长度和张力，保持关节活动度。

(2) 疾病恢复期护理 运动动作训练可按照患者的病情和动作恢复进展的顺序及不同姿势的反射水平进行循序渐进、切实可行的、适当地训练，如床上动作训练→坐起→坐位平衡→从坐位到站位→站立平衡→移动→步行→日常生活训练等。一般根据患者的病情决定开始训练的阶段。床上动作训练包括①Bobath 握手：此种方法可有效活动肩部与肩关节。具体步骤为：双手相握，十指交叉患手拇指在上，将手上举过头顶，双肘关节伸展，每日重复数次练习。②桥式运动：该种方法能帮助患者增加躯干的运动，为患者以后的坐起、站立与行走打下基础。具体步骤为：指导患者抬高臀部，使骨盆呈水平位，护理人员一手下压患侧膝关节，另一只手轻拍患侧臀部，刺激其活动，帮助伸展患侧髋部。③关节被动运动：在关节允许活动的范围内，进行节律性地来回推动关节，预防关节僵硬与肢体挛缩畸形。

(二) 病情观察

观察患者瘫痪的程度、肌张力、姿势与步态、不自主运动的情况、日常生活活动能力，发现异常及时通知医生治疗。

（三）协助治疗

感染、脑血管病变、肿瘤、外伤、中毒、脑先天畸形等均可引起运动障碍，因此，及时治疗引起运动障碍的病因，可有效治疗该病症。同时，护士应帮助患者合理选用针灸、理疗、按摩等辅助治疗，以促进功能恢复。

（四）心理护理

给患者提供有关疾病、治疗及预后的可靠信息，帮助患者进行心理恢复；正确对待康复训练过程中患者所出现的，如注意力不集中、缺乏主动性、畏难情绪、悲观情绪、急于求成心理等现象；帮助患者克服困难，摆脱对照顾者的依赖心理，增强自我照顾能力与自信心，让家属也积极鼓励患者以增强其康复信心。

（五）健康指导

指导患者注意安全、坚持锻炼、尽量自理生活、增加营养、促进排便。

吞咽功能障碍

吞咽功能障碍指由于肿瘤、脑卒中、脑外伤、中枢神经感染或脱髓鞘病等引起的人吞咽功能异常或丧失，主要为饮水呛咳、进食呛咳、进食缓慢和口中含食等，严重者可发生营养不良、吸入性肺炎，甚至窒息死亡。

【护理评估】

（一）健康史评估

评估患者既往吞咽检查，颈部有无异常；有无放射治疗，心肺疾病、精神及心理病史，头、颈、胃肠道手术史；有无神经肌病史。

（二）身体评估

1. 发病情况 评估患者吞咽障碍病因（中风、肿瘤、中枢神经系统感染、服食药丸梗阻均可导致吞咽障碍，判断其是由哪种事件引起）；发生时间；发病频度（是经常性发病还是间歇性发病）、程度；症状加重或减轻的因素；能否经口进食及进食类型（固体、流质、半流质）、进食量和进食速度。饮水有无呛咳。

2. 吞咽障碍发生的部位 吞咽障碍若发生在口腔内，表现为咀嚼、吞咽起始等方面困难；若发生在咽部，症状出现在吞咽时，噎呛发生于吞咽完成后；若发生在食管，症状由吞咽引起，多伴胸骨后痛。

3. 身体的一般情况 了解患者的意识状态、智能、肺部感染和营养状况。观察下颌、口唇、舌、软腭及颊肌运动、流涎及咽反射的情况。

4. 吞咽障碍的并发症 评估患者有无语言或声音的改变，是否存在反呕、吞咽痛、咽喉部饱满感、睡眠障碍等。

（三）心理 - 社会评估

评估患者是否因吞咽障碍产生焦虑、抑郁等负性情绪。

（四）实验室及其他检查

洼田饮水试验、反复唾液吞咽试验可快速筛查吞咽障碍患者；影像学检查、吞咽 X 射线透视检查可全面评价吞咽功能，以此有助疾病可确诊。

【护理诊断／问题】

1. 吞咽障碍　与肿瘤、脑卒中、脑外伤、中枢神经感染或脱髓鞘病等引起的吞咽功能异常或丧失有关。

2. 潜在并发症：营养不良、吸入性肺炎、窒息。

【护理目标】

（1）患者掌握正确的进食或鼻饲方法，吞咽功能逐渐恢复。

（2）患者未发生营养不良、吸入性肺炎、窒息等并发症。

【护理措施】

（一）一般护理

1. 饮食护理　①进食体位：取半卧位或坐位，不能坐起者取床头抬高30°半卧位，头部前屈，偏瘫侧肩部垫枕。②食物的选择：根据病情轻重和病程选择患者喜爱的营养丰富易消化的食物，避免选择干、易松散、难咀嚼、黏性高的食物。对于吞咽障碍严重者，可先选择易在口腔内移动、密度均匀又不易出现误吸的食物，如香蕉、蛋羹等，再逐步从糊状食物依次过渡到软食、普食。③食具：开始选择小而浅的勺，饮水用汤勺不用吸管。从健侧喂食，尽量把食物放在舌根以利于吞咽。④其他：进食后，保持进食姿势至少半小时，尽量少搬动患者，不拍背、不翻身、做好口腔护理。

2. 防止窒息　进餐时应减少进餐环境中分散注意力的干扰因素，如进餐不要讲话、收看电视和收听收音机等。若患者出现面色苍白、口唇发绀、大汗淋漓、软弱无力时，应立即将患者置于头低足高侧卧位，叩击胸背部，同时协助患者将咽喉部积食排出体外。

3. 康复护理

（1）口腔周围肌肉训练　每日进行鼓腮、双侧面部按摩；对于舌肌不能够自主运动者，用纱布包住患者舌头，将舌头用力拉向各个方向运动；对于舌肌能够自主运动者，嘱患者自行运动舌肌。

（2）感官刺激　①触觉刺激：用手指、棉签、压舌板等刺激面颊部内外、唇周、整个舌部；②咽部冷刺激：用棉签蘸少许冰水，轻柔刺激患者软腭、舌根及咽后壁，然后让患者做吞咽动作，以此强化吞咽反射。③味觉刺激：用棉签蘸不同味道的菜汁或果汁，刺激舌面部，以增强味觉敏感性与食欲。

（二）病情观察

观察患者意识状态、神智、肺部感染、营养状况及窒息征象，发现异常及时通知医生治疗。

（三）协助治疗

在药物治疗方面，口服硝苯地平缓释片可缩短患者吞咽时间、激发患者吞咽速度；在外科治疗方面，可通过插入旁路管、食管上括约肌切开术等改善患者吞咽功能；在中医治疗方面，可应用针灸疗法进行辅助干预。

（四）心理护理

加强与患者的交流，增强患者战胜疾病的信心，积极配合治疗。

（五）健康指导

告知患者进食的各种注意事项与防止窒息的方法，指导患者坚持康复训练。

目标检测

一、选择题

A1/A2 型题

1. 下列描述哪项不正确

　　A. 神经系统分为周围神经系统和中枢神经系统

　　B. 脑神经共有 12 对

　　C. 脑分为大脑、间脑、脑干、小脑、脊髓

　　D. 脑干由中脑、脑桥和延髓组成

　　E. 脊神经有 31 对

2. 对头痛患者症状的评估不包括

　　A. 检查腹膜炎刺激征　　　　　　　B. 头痛的程度

　　C. 头痛发生时的伴随症状　　　　　D. 头痛部位

　　E. 头痛发生的时间和持续时间

3. 针对头痛患者，下列护理措施哪项不妥

　　A. 鼓励患者服用止痛药　　　　　　B. 保持环境的安静

　　C. 鼓励患者进行放松训练　　　　　D. 鼓励患者卧床休息

　　E. 告知患者避免过度劳累、进食刺激性食物等诱发头痛的因素

4. 运动障碍的分类不包括

　　A. 瘫痪　　　　　　　　　　　　　B. 共济失调

　　C. 运动性失语　　　　　　　　　　D. 僵硬

　　E. 不随意运动

5. 对肢体瘫痪的患者，下列措施哪项不妥

　　A. 保持肢体功能位　　　　　　　　B. 翻身、拍背

　　C. 调整饮食以防便秘发生　　　　　D. 鼓励患者多饮水

　　E. 由于瘫痪肢体不能移动应将静脉输液置于瘫痪肢体侧

二、思考题

1. 简述神经系统的基本结构与功能。

2. 简述促使头痛发作的诱发因素。

3. 简述瘫痪患者肌力程度分级。

4. 简述运动功能障碍患者的安全护理。

扫码"练一练"

（向　月）

第二节　脑血管疾病患者的护理

扫码"学一学"

学习目标

知识要点

掌握短暂性脑缺血发作、脑血栓形成、脑栓塞、脑出血、蛛网膜下腔出血的定义、常见病因、评估要点及协助治疗。

技能要点

正确指导短暂性脑缺血发作、脑血栓形成、脑栓塞、脑出血、蛛网膜下腔出血患者的健康教育。

脑血管疾病（cerebro vascular disease，CVD）是指各种原因导致的脑血管病变而引起的脑功能障碍。脑卒中（stroke）为脑血管疾病的主要类型，以发病突然、病情发展迅速、症状持久的局限性或弥散性脑功能缺失为共同临床特征的器质性脑血管疾病引起的脑损伤性疾病。发病率为 100～300/10 万，患病率为 719～745.6/10 万，死亡率为 116～141.8/10万。为目前人类疾病的三大死亡原因之一，生存者中 50%～70% 留有残疾，给社会和家庭带来极大负担。

（一）脑血管疾病的分类

脑血管疾病的分类方法对临床进行疾病诊断、治疗和预防有很大的指导意义。分类方法见图 8-6。

（二）脑的血液供应

脑是体内新陈代谢最旺盛的器官，正常人脑重约为体重 2% 左右（平均 1400g 左右），耗氧量却占全身总耗氧量 20%～50%，血流量约占心脏搏出量 1/6。脑的动脉来源于颈内

图 8-6　脑血管疾病的分类

动脉和椎-基底动脉，以顶枕沟为界，大脑半球的前 2/3 和部分间脑由颈内动脉分支供应，大脑半球后 1/3 及间脑、脑干和小脑由椎动脉供应。脑部的血液由两条颈内动脉和两条椎动脉供给（图 8-7、图 8-8），颈内动脉有五个重要分支，包括眼动脉、后交通动脉、脉络膜前动脉、大脑前动脉和大脑中动脉；椎基底动脉在颅内依次分出小脑后下动脉、小脑前下动脉、脑桥动脉、内听动脉、小脑上动脉等。两侧大脑前动脉起始段、两侧颈内动脉末端、两侧后交通动脉、两侧大脑后动脉起始段及前交通动脉连接起来，构成脑底动脉环（Willis 环）。正常情况下，大脑动脉环两侧的血液不相混合，而是作为一种潜在的代偿装置，一旦此环的某一部位发育不良或被阻断时，通过大脑动脉环，在一定程度上可使血液重新分配和进行代偿，以维持脑的血液供应。

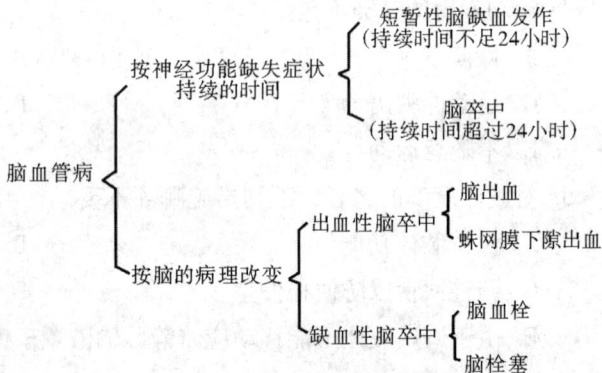

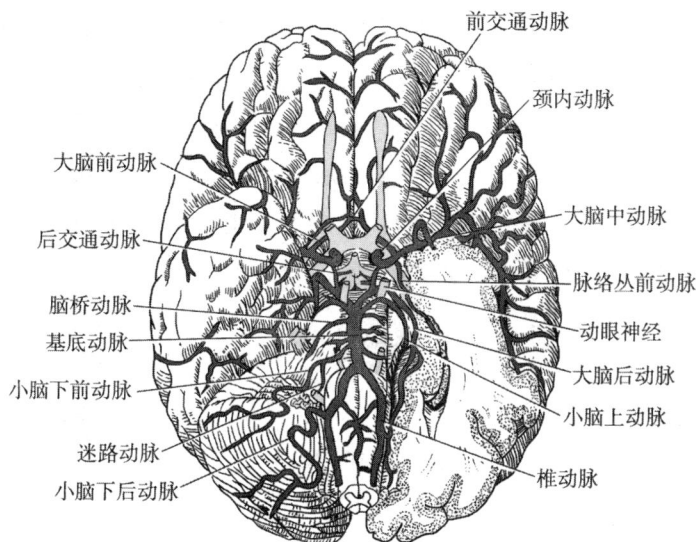

图 8 - 7　脑的血液供应

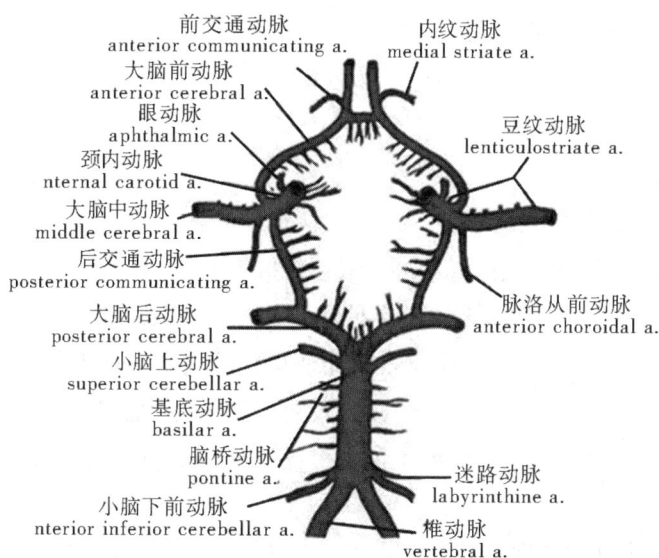

图 8 - 8　脑底各动脉分支及其来源示意图

（三）脑血管疾病的危险因素

脑血管病危险因素与脑血管病的发生和发展有直接联系。一个或多个危险因素存在，将增加脑血管病的发病率。脑血管病的危险因素分为可干预和不可干预两种。可干预因素是指可以控制或治疗的危险因素，主要包括高血压（最重要和独立的危险因素）、心脏病、糖尿病、高血脂、吸烟、酗酒、肥胖、口服避孕药、饮食因素（盐摄入量、肉类和含饱和脂肪酸的动物油食用量）等；不可干预因素是指不能控制和治疗的因素，主要包括年龄、性别、遗传、种族等。

（四）脑血管疾病的防治

脑血管病具有高发病率、高死亡率和高致残率等特点，迄今缺乏有效治疗方法。因此，预防脑血管病的发生非常重要。脑卒中的预防分一级预防和二级预防。

1. 一级预防 发病前预防，最关键的预防环节。主要指有脑卒中倾向，但尚无CVD病史的个体发生脑卒中的预防。通过早期改变不健康的生活方式、积极主动地控制各种危险因素等，从而达到控制脑血管病不发生或推迟发生的目的。如防治高血压、糖尿病、心脏病、戒烟、戒酒、控制体重等。

2. 二级预防 针对发生过卒中或短暂性脑缺血发作病史个体的预防，通过寻找卒中事件发生的原因，针对所有可干预的危险因素进行治疗，降低卒中复发。如病因预防，服用阿司匹林、噻氯匹定和华法林等抗血小板聚集药物，对卒中后认知障碍和抑郁进行干预等。

短暂性脑缺血发作

短暂性脑缺血发作（transient ischemic attacks，TIA）是由于局部脑或视网膜缺血引起的短暂性神经功能缺损，临床症状一般持续10~15分钟，多在1小时内恢复，最长不超过2~4小时，且不遗留神经功能损伤症状和体征，影像学（CT、MRI）检查无责任病灶。具有突然性、反复性、刻板性及非进展性等特点。频繁的TIA发作是脑梗死的特级警报。

【病因及发病机制】

（一）病因

病因尚不明确，多数学者认为主要病因是动脉粥样硬化附壁血栓脱落所致，此外，还与高血压、高脂血症、脑血流动力障碍、颈椎病、血液凝固障碍、动脉狭窄、心脏病等因素有关。

（二）发病机制

有关TIA的发病机制学说有很多，主要有以下方面。

1. 血流动力学改变 已经存在脑动脉粥样硬化或狭窄，平时靠侧支循环勉强维持局部脑组织血供。血压降低，病变血管血流量下降，出现一过性脑缺血发作；血压高时，脑血流量增加，该处脑组织因侧支循环供血增多而使得症状缓解。此型特点为临床症状轻、发作频度高、发作持续时间短（多不超过10分钟）。此外，严重失水、血液系统疾病，如红细胞增多症、贫血、白血病、血小板增多症和各种原因引起的血液高凝状态等，均可导致TIA。

2. 微栓塞 分为动脉源性和心源性栓塞。大动脉源性粥样硬化斑块破裂而形成的栓子或心脏来源的栓子随血流进入视网膜或脑的小动脉，造成微栓塞，引起TIA。微栓子在血管内被血流冲散，或由酶的作用而分解，以及因栓塞远端血管扩张，使栓子移向更远，血流恢复，症状消失。

3. 其他 ①脑血管狭窄或痉挛：颅内外动脉粥样硬化、脑的动脉血管受压，引起一过性脑缺血。②颅内动脉炎、无名动脉和锁骨下动脉闭塞时，上肢活动可能引起锁骨下动脉盗血。

【护理评估】

（一）健康史评估

1. 发作特点评估 询问患者患病的时间、起病情况、病程长短、诊治经过、诱发和缓解因素，发作时是否为突然发作，持续时间短，症状和体征在24小时内可完全恢复，并有反复发作的特点。

2. 病因及诱因评估　有无动脉粥样硬化史、高血压、心脏病、糖尿病、高脂血症、颈椎病及严重贫血等基础性疾病。发病前有无血压明显升高、急性血压过低、急剧的头部转动和颈部伸屈、严重失水等血流动力学改变的诱发因素。

（二）身体评估

1. 颈动脉系统 TIA　①常见症状：病变对侧发作性的肢体单瘫、偏瘫和面瘫，病变对侧单肢或偏身麻木。②特征性症状：病变侧单眼一过性黑矇或失明，对侧偏瘫及感觉障碍，优势半球受累可有失语，非优势半球受累可有体象障碍。③可能出现的症状：病变对侧同向性偏盲。

2. 椎－基底动脉系统 TIA　①常见症状：最常见的症状为眩晕、恶心和呕吐，大多数不伴耳鸣，少数伴有耳鸣。②特征性症状：脑干网状结构缺血可导致跌倒发作，表现为突然出现双下肢无力而倒地，但可随即自行站起，整个过程意识清楚；短暂性全面遗忘症表现为发作时出现短时间记忆丧失，对时间、地点定向障碍，但对话、书写和计算能力正常，无意识障碍，持续数分钟或数小时。③可能出现的症状：复视、眼震、构音障碍、吞咽困难、共济失调及交叉瘫和交叉性感觉障碍。

（三）心理－社会评估

了解有无因反复发作害怕卒中而出现紧张、恐惧心理，或因对本病的危害性认识不足而置之不理、疏忽治疗。

（四）实验室及其他检查

CT、MRI 检查大多正常。数字减影血管造影（DSA）、磁共振血管造影（MRA）和彩色经颅多普勒超声（TCD）可见血管狭窄、动脉粥样硬化。

【护理诊断/问题】

1. 有受伤的危险　与突发晕厥、平衡失调及一过性失明等有关。

2. 知识缺乏　缺乏疾病的防治知识。

3. 潜在并发症：脑卒中。

【护理目标】

（1）患者未发生受伤。

（2）患者能说出本病相关知识和药物治疗知识。

（3）患者未发生脑卒中等并发症。

【护理措施】

（一）一般护理

1. 休息与活动　发作时卧床休息，枕高 15~20° 为宜（不宜太高），以免影响头部的血液供应；转动头部时动作宜轻柔、缓慢，防止颈部活动过度诱发发作；平时应进行适当运动或体育锻炼，注意劳逸结合，保证充足睡眠。

2. 饮食护理　指导患者进食低盐、低脂、清淡、易消化、富含蛋白质和维生素的饮食，多吃蔬菜、水果，戒烟酒，忌辛辣、油炸食物，忌暴饮暴食，避免过分饥饿。

（二）病情观察

观察患者肢体无力或偏瘫程度是否减轻，肌力是否增加，吞咽障碍、构音不清、失语等症状是否恢复正常，若上述症状呈加重趋势，应警惕缺血性脑卒中的发生。若为频繁发作患者，应观察每次发作的持续时间、间隔时间及伴随症状，并做好记录。

（三）协助治疗

1. 病因治疗 积极寻找 TIA 的病因，针对病因进行治疗是防止 TIA 复发的关键。控制血压，治疗心律失常、心肌病变，稳定心脏功能，治疗脑动脉炎，纠正血液成分的异常等。

2. 药物治疗

（1）抗凝 对短期内频繁发作、症状逐渐加重者应尽早抗凝治疗。常用药为肝素、低分子量肝素。

（2）抗血小板聚集 对预防复发有效。常用药为阿司匹林、塞氯匹啶、氯吡格雷等。

（3）钙离子拮抗剂 能防止血管痉挛，增加血流量，改善循环。常用药为尼莫地平和盐酸氟桂利嗪。

用药护理 ①指导患者遵医嘱正确服药，不可自行调整、更换或停用药物。②详细告知药物的作用机制、不良反应、禁忌证及用药注意事项，观察药物疗效。③肝素抗凝治疗过程中应注意观察有无出血倾向，有无皮疹、皮下瘀斑、牙龈出血等；阿司匹林或噻氯匹定治疗可有腹泻、食欲不振、皮疹、白细胞减少或消化道出血等不良反应，发现异常情况及时报告医生。

3. 介入治疗 通过血管介入治疗，使病变动脉管腔再通或扩张，以达到防治短暂性脑缺血的目的。若严重的动脉狭窄或闭塞，可通过手术治疗方式。

（四）心理护理

帮助患者了解本病治疗与预后的关系，既要消除紧张、恐惧心理，保持乐观心态，又要强调本病的危害性，使其积极配合治疗。帮助患者寻找和去除自身的危险因素，积极治疗相关疾病，并自觉改变不良生活方式，建立良好生活方式。

（五）健康教育

保持心情愉快、情绪稳定，避免精神紧张和过度疲劳。合理饮食，戒烟酒。生活起居有规律，养成良好的生活习惯，坚持适度运动和锻炼，注意劳逸结合，对经常发作的患者应避免重体力劳动，尽量不要单独外出。按医嘱正确服药，积极治疗高血压、动脉硬化、心脏病、糖尿病、高脂血症和肥胖。

脑梗死

脑梗死（cerebral infarction）又称缺血性脑卒中，是指各种原因所致脑部血液供应障碍，导致脑组织缺血、缺氧所引起的局限性脑组织软化或缺血性坏死。脑梗死是卒中最常见类型，占 70%～80%，主要包括脑血栓形成和脑栓塞。

脑血栓形成（cerebral thrombosis）是脑梗死常见的类型，约占 60%。各种原因导致的脑血管管腔狭窄、闭塞或血栓形成，造成局部脑组织血流中断而发生缺血、缺氧性坏死，引起缺血、血氧性坏死，出现相应的神经系统症状和体征。

脑栓塞（cerebral embolism）是指各种栓子随血液进入颅内动脉使血管腔急性闭塞或严重狭窄，引起相应供血区脑组织发生缺血坏死及功能障碍的一组综合征，约占全部脑梗死的 1/3。脑部任何血管都可以发生脑栓塞，以颈动脉系统特别是大脑中动脉最常见，基底动脉和椎动脉栓塞少见。青壮年发病率较高。

扫码"看一看"

【病因及发病机制】

（一）病因

1. 脑血栓的病因 脑血栓形成的病因较多。包括脑动脉粥样硬化、脑动脉炎、脑动脉夹层、红细胞增多症、镰状细胞贫血、血小板增多症、肿瘤等，其中脑动脉粥样硬化是脑血栓形成最常见的病因。

2. 脑栓塞的病因 根据栓子来源分为心源性、非心源性和来源不明性三种。

（1）心源性 为脑栓塞最常见病因，占脑栓塞的 60% ~ 75%，主要来自心内膜和瓣膜，常见于心房颤动（心源性栓塞最常见的原因）、心脏瓣膜病、心肌梗死、二尖瓣脱垂、心内膜纤维变性等。

（2）非心源性 常见病因有动脉粥样硬化斑块脱落性血栓栓塞、脂肪栓塞、肿瘤栓塞、空气栓塞等。

（3）来源不明性 少数病例查不到栓子来源。

（二）发病机制

1. 脑血栓发病机制 见图 8 - 9。

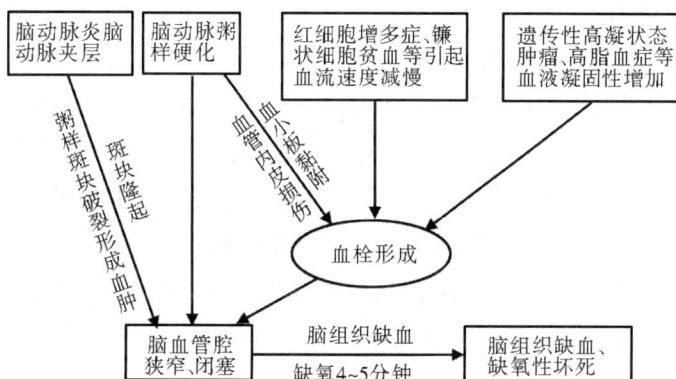

图 8 - 9 脑血栓发病机制

2. 脑栓塞的发病机制 见图 8 - 10。

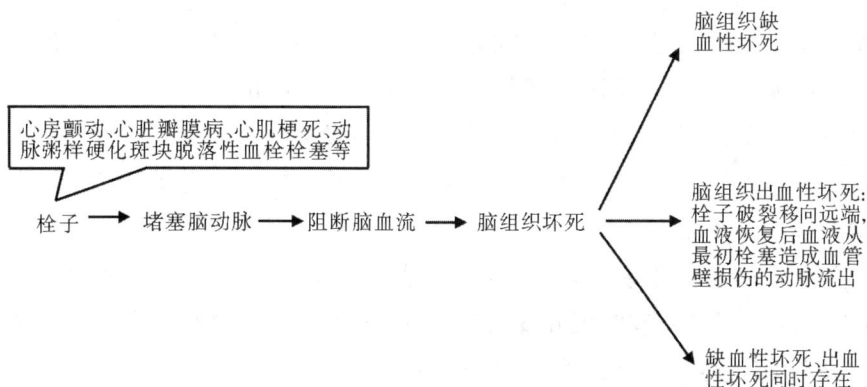

图 8 - 10 脑栓塞发病机制

【护理评估】

（一）健康史评估

1. 脑血栓形成 评估患者发病的时间、急缓及发病所处状态；有无脑动脉粥样硬化、高血压、心脏病、糖尿病、高脂血症、TIA 病史，有无脑血管疾病的家族史；有无吸烟、酗酒、口服避孕药、高脂饮食、高盐饮食。

2. 脑栓塞评估 患者的有无心房颤动、风湿性心脏病、心肌梗死、动脉粥样硬化、二尖瓣脱垂、肿瘤等病史。

（二）身体评估

1. 脑血栓形成

（1）一般表现

1）前驱症状 可有肢体麻木、无力等表现。

2）全身与局部表现 在安静或休息状态发病，多数患者意识清楚、生命体征平稳，具体临床表现取决于梗死灶大小与部位。

（2）不同脑血管闭塞的临床表现

1）颈内动脉系统闭塞 ①颈内动脉血栓形成，可表现同侧 Horner 征，对侧偏瘫、偏身感觉障碍、双眼对侧同向性偏盲，优势半球受累可出现失语，非优势半球受累可有体象障碍。此外，还可有单眼一过性黑矇，颈动脉搏动减弱或闻及血管杂音。②大脑中动脉血栓形成，可表现对侧偏瘫、偏身感觉障碍及同向性偏盲，可伴有双眼向病灶侧凝视，优势半球受累可出现失语，非优势半球病变可有体象障碍。由于主干闭塞引起大面积的脑梗死，患者多有不同程度的意识障碍，脑水肿严重时可导致脑疝形成，甚至死亡。

2）椎 - 基底动脉闭塞 可出现眩晕、恶心、呕吐及眼球震颤、复视、构音障碍、吞咽困难及共济失调等，病情进展迅速可出现延髓性麻痹、四肢瘫、昏迷、中枢性高热、应激性溃疡，常导致死亡。

2. 脑栓塞 脑栓塞的临床表现有以下特点。

（1）多在活动中急骤发病，无前驱症状，局灶性神经体征在数秒至数分钟达到高峰（是所有急性脑血管病中发病速度最快者），多表现为完全性卒中。

（2）以偏瘫、失语等局灶性神经功能缺损为主要表现，患者意识障碍有无取决于栓塞血管的大小和梗死面积，不同部位血管栓塞造成相应的血管闭塞综合征与脑血栓形成相似。

（3）由于导致脑栓塞的病因不同，除上述脑部症状外，常伴有原发病的症状。如心房颤动的第一心音强弱不等、心律不规则、脉搏短绌；心肌梗死的剧烈而较持久的胸骨后疼痛；心脏瓣膜病的心脏杂音等。

与脑血栓相比，脑栓塞易复发与出血。病情波动较大，病初严重，但因血管的再通，部分临床症状可迅速缓解；有时因并发出血，临床症状可急剧恶化；有时因栓塞再发，稳定或一度好转的临床症状可再次加重。

（三）心理 - 社会评估

因偏瘫、失语、疾病恢复速度慢、生活不能自理，患者往往易出现自卑、抑郁、悲观等负性情绪。

（四）实验室及其他检查

1. 血液检查 血液检查包括血常规，血流变，血生化（包括血脂、血糖、肾功能、电解质）。这些检查可提示目前存在的危险因素并对病因进行鉴别诊断。

2. 心电及超声检查 栓塞者常规检查心电图，可发现心律失常、心肌梗死等证据。超声心动图检查可发现心腔内附壁血栓，证实心源性栓子的存在。

3. 脑脊液检查 大多数患者脑脊液压力、常规及生化检查均正常，该检查仅在无条件进行 CT 检查，临床又难以区别脑梗死与脑出血时进行。

4. 影像学检查 ①头颅 CT：是最常用的检查。发病 24 小时内 CT 显示正常，24 小时后显示低密度病灶（图 8 - 11）。脑干与小脑梗死、较小梗死灶，CT 难以检出。② MRI：可清晰显示早期脑干、小脑梗死及小灶梗死。③彩色多普勒超声检查（TCD）：对判断颅内外血管狭窄、闭塞、痉挛等有帮助，还可用于溶栓监测。

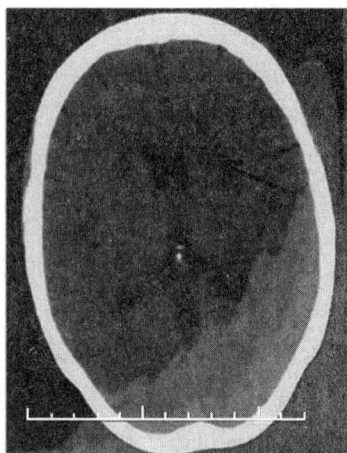

图 8 - 11 CT 缺血性脑卒中

【护理诊断/问题】

1. 躯体活动障碍 与运动中枢损害致肢体瘫痪有关。

2. 吞咽障碍 与意识障碍或延髓麻痹有关。

3. 语言沟通障碍 与语言中枢损害有关。

4. 有失用综合征的危险 与意识障碍、偏瘫所致长期卧床有关。

【护理目标】

（1）患者日常生活需要得到满足，能配合肢体功能的康复训练，躯体活动能力逐步增强。

（2）患者掌握进食的恰当方法，维持正常营养供给，不发生误吸，吞咽功能逐步恢复正常。

（3）患者能采取有效的沟通方式表达自己需要，并能配合语言训练，语言表达能力逐步增强。

（4）患者未发生肢体挛缩畸形。

【护理措施】

（一）一般护理

1. 生活、安全及康复护理 详见本章第一节"运动障碍"的护理。

2. 吞咽障碍护理 详见本章第一节"吞咽障碍"的护理。

3. 语言功能康复 由患者、家属及参与语言康复训练的医护人员共同制定语言康复计划，根据病情选择恰当的训练方法。

（1）运动性失语 在与患者交流时，应尽量提出一些简单的问题，让患者回答"是""否"或点头、摇头示意；与患者沟通时说话速度要慢，应给予足够时间做出反应；重点训练患者的口语表达。

（2）感觉性失语 对于感受性失语者，在与患者交流时，应减少外来干扰，除去患者视野中不必要的物品（如关掉收音机或电视），避免患者精神分散，和患者一对一谈话；重点训练患者的听、理解、会话、复述。

（3）传导性失语 重点训练听写、复述。

（4）命名性失语　重点训练口语命名、文字称呼等。

（5）失写、失读　可将日常用语、短语、短句或词、文字写在卡片上，让其反复朗读、背诵和（或）抄写、默写。

（6）构音障碍　训练越早、效果越好，训练重点为构音器官运动功能训练和构音训练。

根据患者情况，选择一些实用性的非语言交流，如手势运用，利用符号、图画、交流画板等，也可利用电脑、电话等训练患者实用交流能力。

（二）病情观察

观察患者意识、瞳孔、体温、脉搏、呼吸、血压的变化，监测有无电解质、酸碱平衡紊乱或肠道出血等，发现异常及时通知医生。

（三）协助治疗

1. 脑血栓形成

（1）药物治疗

1）溶栓治疗　目前最重要的恢复血流措施。发病后6小时以内进行溶栓使血管再通，及时恢复组织局部血液供应，既能挽救缺血区，又能避免脑损伤。超过6小时再恢复脑组织局部血液供应，脑损伤反而加剧，称之为再灌注损伤。

2）防止脑水肿　多见于大面积脑梗死，梗死后3~5天达高峰。严重脑水肿和颅内压增高是急性重症脑梗死的常见并发症和主要死亡原因。首选甘露醇控制脑水肿，降低颅内压。

用药护理　①常用20%甘露醇，只适合静脉给药、快速滴注。②避免外渗：药液外渗可造成局部组织肿胀、疼痛，严重者可以造成组织坏死。因此，应保证输液针头完全在血管内，固定好输液管，避免针头滑出血管外。③心肾功能不全时不宜使用。

3）保护脑组织　降低脑代谢、干预缺血引发细胞毒性机制减轻缺血性损伤。常用药物有自由基清除剂依达拉奉、胞磷胆碱、钙通道阻滞剂（如尼莫地平）、脑活素等。

4）控制血压　脑梗死急性期收缩压185~210mmHg和（或）舒张压115~120mmHg不必急于降压，当收缩压>220mmHg或舒张压>120mmHg时，才需缓慢降压治疗，但不宜太低。在溶栓治疗前后，如果收缩压>180mmHg或舒张压>105mmHg则应及时降压。控制血压的药物首选容易静脉滴注与对脑血管影响小的药物（如拉贝洛儿），避免舌下含服短效钙离子拮抗剂（如硝苯地平）。

5）控制血糖　急性期患者血糖升高较常见，可能为原有糖尿病的表现或应激反应。当血糖>11.1mmol/L时应给予胰岛素治疗，将血糖控制在8.3mmol/L以下。

（2）外科或介入治疗　对大脑半球的大面积梗死，可行开颅降压术和（或）部分脑组织切除术。较大的小脑梗死，尤其是影响到脑干功能或引起脑脊液循环阻塞的，可行后颅窝开颅减压或（和）直接切除部分梗死小脑，以解除脑干压迫。伴有脑积水或具有脑积水危险的患者应行脑室引流。颈动脉狭窄超过70%的患者可考虑颈动脉内膜切除术或血管成形术治疗。

（3）高压氧舱治疗　对呼吸正常，呼吸道无明显分泌物，无抽搐以及血压正常的脑血栓形成患者，宜尽早配合高压氧舱治疗。

2. 栓塞治疗　脑栓塞的协助治疗与脑血栓形成治疗原则基本相同，主要包括药物治疗（溶栓治疗、抗凝治疗、防止脑水肿、脑保护治疗、控制血压、控制血糖）与外科或介入治疗。但由于引起脑栓塞的栓子种类繁多，因此，可根据栓子性质的不同分别进行处理。

（1）心源性栓塞 于发病后 2～3 小时内用较强的血管扩张剂，使栓子向远端移动，使缺血范围缩小，症状减轻；同时告知患者卧床休息数周，避免活动量过大，减少再发的危险。

（2）感染性栓塞 应用有效足量抗生素进行治疗，禁行溶栓或抗凝治疗，以防感染在颅内扩散。

（3）脂肪栓塞 可用扩容剂、血管扩张剂、5%碳酸氢钠溶液。

（4）空气栓塞 指导患者取头低、左侧卧位，并进行高压氧治疗。

（四）心理护理

疾病早期，患者常因突然出现瘫痪、失语等，容易产生焦虑、情感脆弱等情感障碍；疾病后期，则因遗留症状或生活能力降低而形成悲观抑郁、痛苦绝望等不良心理。①主动与患者交流、沟通，在语言和行动上树立良好形象，耐心照顾患者，运用安慰性语言稳定患者的情绪，取得患者的信赖。②讲解疾病治疗知识，使患者了解治疗和护理的目的及疾病的康复过程，理解护理上的要求，积极配合护理治疗。③对于有悲观情绪的患者，应热情对待患者，耐心地给患者解释治疗和护理上的注意事项，使患者认识到此病的康复需要一段时间，不能急于求成，更不能悲观，引导他们对恢复健康充满信心和希望，尽快走出心理困境。④对于有沟通障碍的患者，应鼓励其克服羞怯心理，大声说话，当患者进行尝试和获得成功时给予肯定和表扬；鼓励家属、朋友与患者交谈，并耐心、缓慢、清楚地解释每个问题，直至患者理解、满意。

（五）健康指导

1. 疾病知识指导 向患者及家属介绍本病的基本病因、主要危险因素与危害、早期症状、就诊时机以及治疗与预后的关系等基本知识，让患者遵医嘱长期服用抗血小板聚集药，防止血栓形成。

2. 生活指导 ①日常生活指导：日常生活不依赖家人，尽量做力所能及的家务；患者起床、起坐或低头系鞋带等体位变换时动作宜缓慢，转头不宜过猛过急；洗澡时间不宜过长；平日外出时有人陪伴，防止跌倒。②饮食指导：指导进食高蛋白、低盐、低脂、低热量的清淡饮食，改变不良饮食习惯，多吃蔬菜、水果、谷类和豆类，戒烟、限酒。③日常活动指导：适当运动（如慢跑、散步等，每天 30 分钟以上），合理休息与娱乐，多参与朋友聚会和一些有益的社会活动。

3. 病情监测 指导患者定期门诊检查，动态了解血压、血糖、血脂变化和心脏功能情况，告知患者出现头晕、头痛、一侧肢体麻木无力、讲话吐词不清或进食呛咳、发热、外伤时，家属应及时协助就诊。

4. 康复指导 教会患者康复基本技能，帮助其分析和消除不利于疾病康复的因素，让其坚持训练、循序渐进、持之以恒地落实康复计划。

脑出血

脑出血（intracerebral hemorrhage，ICH）是指原发性非外伤性脑实质出血，占全部脑卒中的 20%～30%，是病死率最高的脑卒中类型。高发年龄 50～70 岁，男性略多见，冬春季好发。80%的脑出血为大脑半球出血，脑干和小脑出血约占 20%。

【病因及发病机制】

(一) 病因

高血压合并细小动脉硬化是脑出血最常见的原因。其他原因包括脑动脉硬化，血液病（白血病、再生障碍性贫血、血小板减少性紫癜），颅内动脉瘤，脑内动静脉畸形，脑动脉炎，脑瘤以及应用抗凝治疗，溶栓治疗等。

(二) 发病机制

脑出血的病因较多，不同因素引起的脑出血发病机制亦不同。高血压合并细小动脉硬化引发脑出血的发病机制见图 8 – 12。

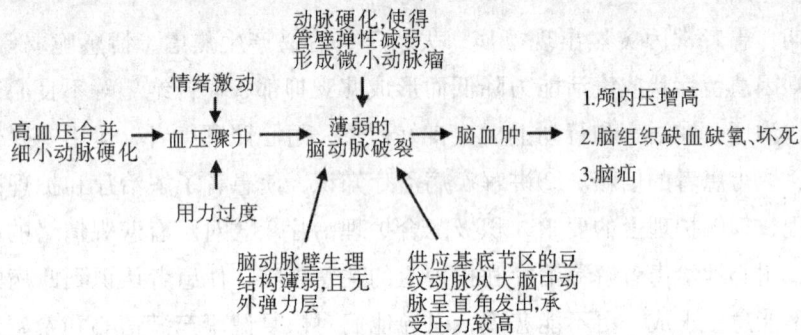

图 8 – 12　高血压合并细小动脉硬化脑出血发病机制

【护理评估】

(一) 健康史评估

评估患者的发病时间、速度及有无明显诱因，如起病前有无头晕、头痛、肢体麻木和口齿不利；是否在情绪激动、兴奋、活动过程、疲劳、用力排便等情况下发病；既往有无高血压、动脉粥样硬化、血液病等病史和家族脑卒中病史；患者的性格特点、生活习惯与饮食结构。

(二) 身体评估

1. 一般临床表现

（1）前驱症状　发病前多无预兆，少数可有头痛、头晕、肢体麻木等前驱症状。可有肢体麻木、无力等表现。

（2）全身与局部表现　患者在情绪激动或活动时发病，发病时血压明显升高，多数患者有肢体瘫痪、失语等局灶定位症状和剧烈头痛、喷射性呕吐、意识障碍等全脑症状，具体临床表现取决于梗死灶大小与部位。

2. 不同出血部位临床表现

（1）壳核出血　最常见，占 ICH 病例 50% ~ 60%，为豆纹动脉尤其是其外侧支破裂所致，可分为局限型（血肿局限于壳核内）和扩延型。常波及内囊。表现为：对侧肢体偏瘫，优势半球出血常出现失语；对侧肢体感觉障碍，主要是痛、温觉减退；对侧偏盲；凝视麻痹，呈双眼持续性向出血侧凝视；尚可出现失用、体像障碍、记忆力和计算力障碍、意识障碍等。

（2）丘脑出血　占 ICH 的 10% ~ 15%，为局限型（血肿局限于丘脑）和扩延型。表现为①丘脑性感觉障碍：对侧半身深浅感觉减退，感觉过敏或自发性疼痛；②运动障碍：出血侵及内囊可出现对侧肢体瘫痪，多为下肢重于上肢；③丘脑性失语：言语缓慢而不清、重复言语、发音困难、复述差、朗读正常；④丘脑性痴呆：记忆力减退、计算力下降、情感障碍、人格改变；⑤眼球运动障碍：眼球向上注视麻痹，常向内下方凝视。

（3）脑干出血　约占 ICH 的 10%，多数为脑桥出血，由基底动脉的脑桥支破裂导致。①小量出血：可无意识障碍，仅表现为交叉性瘫痪、共济失调性偏瘫、双目凝视瘫痪肢体或核间性眼肌麻痹。②大量出血（血肿 >5ml）：迅速出现昏迷、四肢瘫痪、双侧病理征阳性，可表现为双侧瞳孔针尖样缩小、中枢性高热、中枢性呼吸障碍、去大脑强直、应激性溃疡等，多在 48 小时内死亡。

（4）小脑出血　约占 ICH 病例 10%。多由小脑上动脉分支破裂所致。①少量出血：表现为眩晕、呕吐、共济失调、眼球震颤、枕部疼痛等。②大量出血：血液进入第四脑室，病情进展迅速，颅内压迅速升高、昏迷、枕骨大孔疝（双侧瞳孔缩小至针尖样、呼吸不规则等）。

（5）脑叶出血　占 5%～10%。

1）额叶出血　①前额痛、呕吐、痫性发作较多见；②对侧偏瘫、共同偏视、精神障碍；③优势半球出血时可出现运动性失语。

2）顶叶出血　①偏瘫较轻，而偏侧感觉障碍显著；②对侧下象限盲；③优势半球出血时可出现混合性失语。

3）颞叶出血　①表现为对侧中枢性面舌瘫及上肢为主的瘫痪；②对侧上象限盲；③优势半球出血时可出现感觉性失语或混合性失语；④可有颞叶癫痫、幻嗅、幻视。

4）枕叶出血　①对侧同向性偏盲，并有黄斑回避现象，可有一过性黑矇和视物变形；②多无肢体瘫痪。

（6）脑室出血　极少见。由脑室内脉络丛动脉或室管膜下动脉破裂所致，血液直接进入脑室，称原发性脑室出血。①少量出血：仅表现为头痛、呕吐、脑膜刺激征，预后良好。②大量出血：起病急骤，迅速出现昏迷、针尖样瞳孔，眼球分离性斜视或眼球浮动、四肢弛缓性瘫痪、阵发性强直性痉挛或去大脑强直发作、中枢性高热等，预后差。继发性出血为脑实质出血突破入脑室所致，除上述表现外，尚有脑出血自身临床表现。

（三）心理－社会评估

脑出血患者常因肢体残疾或瘫痪卧床、生活不能自理而产生焦虑、恐惧、绝望等负性心理。

（四）实验室及其他检查

1. 一般检查　可有血白细胞、血糖、尿素氮等暂时升高及蛋白尿。

2. 脑脊液检查　脑脊液压力增高，血液破入脑室者脑脊液呈血性。该项检查除需排除颅内感染和蛛网膜下腔出血可谨慎进行外，一般无须进行腰椎穿刺，以免诱发脑疝。

3. 头颅影像检查

（1）头颅 CT　是确诊脑出血的首选检查。发病后 CT 可显示血肿部位、大小、形态等，呈高密度改变（图 8-13）。

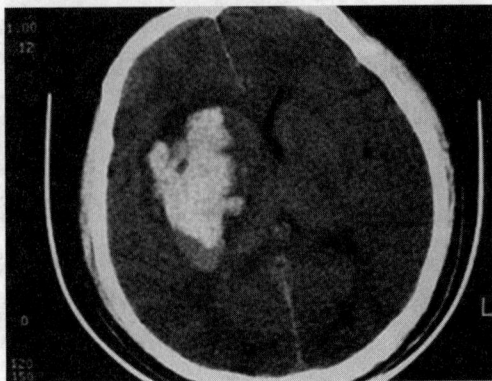

图 8 – 13　脑出血 CT 显示高密度影

（2）头颅 MRI　对检出脑干和小脑的出血灶和监测脑出血的演进过程优于 CT，对急性脑出血诊断不及 CT，但较 CT 更易发现脑血管畸形、血管瘤等。

（3）数字减影脑血管造影（DSA）　可显示脑血管的位置、形态及分布等，并易于发现脑动脉瘤、脑血管畸形等脑出血病因。

【护理诊断/问题】

1. 急性意识障碍　与脑出血、脑水肿有关。

2. 有受伤的危险　与脑出血导致脑功能损害、意识障碍有关。

3. 生活自理能力缺陷　与意识障碍、偏瘫有关。

4. 潜在并发症：脑疝、上消化道出血。

【护理目标】

（1）患者意识障碍程度逐渐减轻或意识清楚。

（2）患者未发生因意识障碍而导致的误吸、窒息、感染和压疮等。

（3）患者能适应自理缺陷的状态，生活需要得到满足，能配合运动训练，日常生活活动能力逐渐增强。

（4）患者未发生脑疝、上消化道出血，或虽发生却得到及时的治疗与护理。

【护理措施】

（一）一般护理

1. 休息与安全　绝对卧床休息 2～4 周，发病 24～48 小时内避免搬动患者。抬高床头 15～30°，减轻脑水肿。病室环境安静，限制探视，避免各种刺激，各项治疗护理操作应集中进行。谵妄、躁动者加保护性床栏，必要时给予约束带适当约束。过度烦躁不安患者可遵医嘱适量应用镇静剂。

2. 给氧　有意识障碍、血氧饱和度下降或有缺氧现象（PO_2 < 60mmHg 或 PCO_2 > 50mmHg）的患者应给予吸氧。

3. 生活护理

（1）饮食护理　脑出血患者给予高蛋白、高维生素、清淡、易消化饮食；昏迷或有吞咽障碍者，发病第 2～3 天遵医嘱给予鼻饲饮食。

（2）其他生活护理　详见第一节"运动功能障碍"。

4. 康复训练　详见第一节"运动功能障碍"。

（二）病情观察

密切观察生命体征、意识及瞳孔的变化，观察脑出血患者是否有脑疝（剧烈头痛、喷射性呕吐、躁动不安、血压升高、脉搏减慢、呼吸不规则、一侧瞳孔散大、意识加重等）或上消化道出血（呃逆、上腹部饱胀不适、胃痛、呕血、便血、尿量减少）的征象，发现异常及时通知医生做出处理。

（三）协助治疗

1. 药物治疗

（1）降低颅内压　控制脑水肿，降低颅内压是脑出血急性期治疗的关键。①甘露醇：详见本节"脑血栓形成"的治疗配合。②甘油果糖：作用较甘露醇缓和，用于轻症患者、重症患者病情好转和肾功能不全者。③呋塞米：与甘露醇合用增强脱水效果。

（2）调控血压　当收缩压≥200mmHg或舒张压110mmHg时，脱水基础上慎重降压，使血压略高于发病前水平或180/105mmHg左右。收缩压在170～200mmHg或舒张压100～110mmHg者不急于降压。

（3）止血药和凝血　一般不用止血药，但如合并消化道出血或有凝血障碍时可以使用，时间不超过1周。常用的有6－氨基己酸（EACA）；氨甲苯酸（抗血纤溶芳酸，PAMBA）；氨甲环酸（止血环酸）；酚磺乙胺（止血敏）等。近年来用奥美拉唑、巴曲酶等治疗消化道出血效果较好。

2. 手术治疗　壳核出血≥30ml、丘脑出血≥15ml、小脑出血量≥10ml（或直径≥3cm）、脑叶出血＞30ml且距皮层表面＜1cm可考虑手术治疗。常用手术方法有开颅清除血肿、钻孔扩大骨窗血肿清除术、锥孔血肿吸除术、立体定位血肿引流术、脑室引流术等。

（四）心理护理

1. 使患者的情绪保持健康状态　医护人员应尊重患者的人格，态度和蔼，满足患者的合理需要，使其情绪稳定；可举实例鼓励患者树立战胜疾病的信心；耐心解答患者提出的问题，赢得其信任。

2. 传递疾病相关知识　加强疾病相关知识的宣传教育，满足患者求知欲望，帮助患者了解疾病、认识疾病的性质，使其相信疾病的科学诊断与治疗，能够正确对待疾病，树立战胜疾病的信心。

3. 帮助患者恢复生活自理能力　向患者介绍康复知识和护理计划，说明早期功能锻炼的重要性，告知只要经过顽强锻炼，所有症状都可在1～3年内逐渐改善。

4. 发挥家属支持作用　家属在治疗心理疾病方面起着巨大的精神支持作用。在工作中，指导家属加强与患者的情感交流，使患者感受到亲情的温暖。

（五）健康指导

疾病知识宣教、生活活动指导及康复活动指导同本节"脑血栓形成"中的健康指导。此外，还应告知患者稳定的情绪、保证足够的休息时间、避免疲劳、保持大便通畅、不做剧烈运动、不屏气用力等可有效避免脑出血的发生。

蛛网膜下腔出血

蛛网膜下腔出血（subarachnoid hemorrhage，SAH）是多种原因所致脑底部或脑及脊髓的表面血管破裂后，血液直接流入蛛网膜下腔而引起的一种脑卒中，又称原发性蛛网膜下腔出血。由于脑实质出血，血液穿破脑组织而流入脑室及蛛网膜下腔者，称为继发性蛛网膜下腔出血。SAH 占所有脑卒中的 10%，年发病率为（6~20）/10 万。以青壮年多见，女性多于男性。

【病因及发病机制】

（一）病因

1. 颅内动脉瘤　最常见（先天性动脉瘤占大多数）。颅内动脉瘤破裂出血的主要危险因素包括高血压、吸烟、饮酒过量、既往有动脉瘤破裂史、动脉瘤体积较大、多发性动脉瘤等。

2. 其他　脑血管畸形、血液病、脑底异常血管网病（烟雾病）、夹层动脉瘤、血管炎、肿瘤、结缔组织疾病、抗凝治疗等。

（二）发病机制

由于蛛网膜下腔出血的病因不同，其发病机制也不一样。颅内动脉瘤引发蛛网膜下腔出血的发病机制见图 8-14。

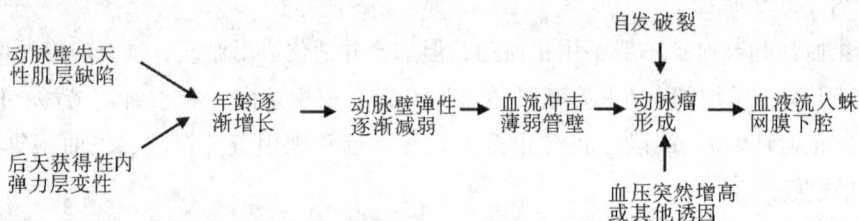

图 8-14　颅内动脉瘤引发蛛网膜下腔出血发病机制

【护理评估】

（一）健康史评估

评估家族中有无此类患者，有无高血压、吸烟、饮酒过量、既往有无动脉瘤破裂史、动脉瘤体积较大、多发性动脉瘤等导致颅内动脉瘤破裂出血的主要危险因素，有无情绪激动、剧烈运动（如用力、咳嗽、排便、性生活）等常见诱因。

（二）身体评估

1. 临床表现　主要取决于出血量、积血部位、脑脊液循环受损程度等。

（1）起病形式　多在情绪激动或用力等情况下急骤发病。

（2）症状　突发剧烈头痛，持续不能缓解或进行性加重，呈胀痛或爆裂样疼痛，难以忍受。多伴有恶心、呕吐。可有短暂的意识障碍及烦躁、谵妄等精神症状，少数出现癫痫发作。

（3）体征　脑膜刺激征明显。可有局灶性神经功能缺损的征象，如轻偏瘫、失语、动眼神经麻痹等。少数患者出现部分性或全面性癫痫、局灶性神经功能缺损体征，如动眼神经麻痹、轻偏瘫、失语或感觉障碍等。部分患者眼底镜检查可发现玻璃体膜下出血、视盘水肿或视网膜出血。

2. 主要并发症　本病主要并发症为再出血、脑血管痉挛和脑积水。

（1）再出血　以 5~11 天为高峰，81% 发生在 1 月内，颅内动脉瘤初次出血后 24 小时内最高。表现为在经治疗病情稳定好转的情况下，突然发生剧烈头痛、恶心、呕吐、意识障碍加重、原有局灶症状和体征重新出现等。

（2）血管痉挛　通常发生在出血后第 1~2 周。表现为病情稳定后再出现神经系统定位体征和意识障碍，因脑血管痉挛所致缺血性脑梗死所引起，腰穿或头颅 CT 检查无再出血表现。

（3）急性非交通性脑积水　SAH 后 1 周内发生的急性或亚急性脑室扩大所致的脑积水，机制主要为脑室内积血。主要表现为剧烈的头痛、呕吐、脑膜刺激征、意识障碍等，复查头颅 CT 可以诊断。

（4）正常颅压脑积水　出现于 SAH 的晚期，表现为精神障碍、步态异常和尿失禁。

（三）心理 - 社会评估

蛛网膜下腔出血患者常因剧烈头痛、担心再出血和疾病预后而产生焦虑、恐惧等负性心理。

（四）实验室及其他检查

1. 头颅影像检查

（1）头颅 CT　是确诊的首选诊断方法，其显示 SAH 患者蛛网膜下隙内呈高密度影（图 8 - 15）。但需注意，CT 显示正常不能排除 SAH；如果出血量少，CT 往往发现不了出血。

（2）头颅 MRI　MRI 在显示急性期蛛网膜下腔出血时没有 CT 敏感，但是当 SAH 发病后数天 CT 检查的敏感性下降时，MRI 可发挥较大作用。

（3）数字减影脑血管造影　是确诊 SAH 病因特别是颅内动脉瘤最有价值的方法。通过 DSA 可清晰显示动脉瘤位置、大小、与载瘤动脉的关系、有无血管痉挛等。

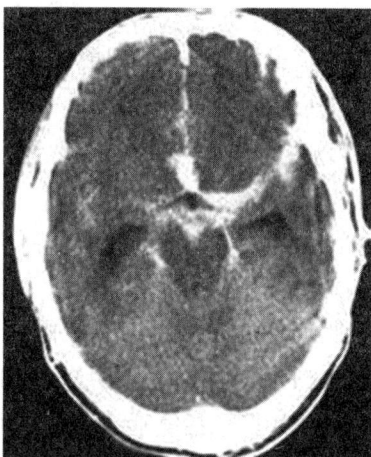

图 8 - 15　蛛网膜下腔出血 CT 显示高密度影

2. 脑脊液（CSF）检查　CT 检查已确诊者不作为常规检查。如果出血量少或者距起病时间较长，CT 检查可无阳性发现，而临床可疑出血需要行腰穿检查 CSF。均匀血性脑脊液是蛛网膜下腔出血的特征性表现，且示新鲜出血，如 CSF 黄变或者发现吞噬了红细胞、含铁血黄素或胆红素结晶的吞噬细胞等，则提示已存在不同时间的 SAH。

【护理诊断/问题】

1. 疼痛：头痛　与脑水肿、颅内高压、血液刺激脑膜或继发性脑血管痉挛有关。

2. 恐惧　与剧烈头痛、担心再出血和疾病预后有关。

3. 自理缺陷　与长期卧床有关。

4. 潜在并发症：再出血。

【护理目标】

（1）患者运用正确缓解头痛的方法，头痛程度减轻。

（2）患者恐惧消失或减轻。

（3）患者能适应自理缺陷的状态，生活需要得到满足。

（4）患者未发生再出血，或虽发生却得到及时控制。

【护理措施】

（一）一般护理

1. 活动与休息　绝对卧床 4 ~ 6 周，并抬高床头 15 ~ 20°，避免搬动和过早下床活动。减少探视，避免声光刺激。采取勤翻身、肢体被动活动、气垫床等措施预防压疮、肺不张和深静脉血栓形成等并发症。经病后 1 个月左右，患者症状好转、头部 CT 检查证实出血基本吸收或 DSA 检查没有发现颅内血管病变者，可遵医嘱逐渐抬高床头、床上坐位、下床站立和适当运动。

2. 饮食护理 给予高纤维、高能量饮食，保持尿便通畅。意识障碍者可予鼻胃管，小心鼻饲慎防窒息和吸入性肺炎。

3. 生活护理 见本章第一节"运动功能障碍"护理措施。

4. 缓解头痛的方法 见本章第一节"头痛"护理措施。

（二）病情监测

严密观察神志、血压、脉搏、呼吸、神志、瞳孔的变化，并做好详细记录。观察患者有无再出血征象，如为病情稳定后再次发生剧烈头痛、呕吐、痫性发作、昏迷甚至去脑强直发作，颈强直、Kernig 征加重等，一旦出现，应及时通知医生，配合抢救。

（三）协助治疗

1. 药物治疗

（1）镇静止痛剂 有剧烈头痛、烦躁等症状，适当选用镇静止痛药，如地西泮、对乙酰氨基酚、布桂嗪等药物，慎用阿司匹林等可能影响凝血功能的非甾体类消炎镇痛药或吗啡、哌替啶等可能影响呼吸功能的药物。

（2）降颅压药 主要使用脱水剂，如甘露醇、甘油果糖、呋塞米等。

（3）抗纤溶剂 为防止动脉瘤周围的血块溶解引起再出血，可适当选用抗纤维蛋白溶解剂。临床常用药包括氨基己酸与氨甲苯酸。应注意的是，该类药物有引起脑缺血性病变的可能性，一般与尼莫地平联合使用。

（4）调控血压 去除疼痛等诱因后，如平均动脉压 > 125mmHg 或收缩压 > 180 mmHg，可在血压监测下使用短效降压药物使血压下降，保持血压稳定在正常或者起病前水平。药物可选用钙离子通道阻滞剂、β 受体阻断剂或 ACEI 类。

（5）防止血管痉挛 主要选用钙拮抗剂，以降低细胞内 Ca^{2+} 水平，扩张血管。常用药为尼莫地平。由于尼莫地平可致皮肤发红、多汗、心动过缓或过速、胃肠不适、血压下降等，因此应适当控制输液速度，密切观察有无不良反应。

2. 手术和介入治疗 动脉瘤的消除是防止动脉瘤性 SAH 再出血最好的方法，临床可采用手术切除或血管内介入治疗。对于颅内动静脉畸形，可采用手术切除、血管内介入治疗。

（四）心理护理

耐心向患者解释随着出血停止和血肿吸收，头痛会逐渐减轻。让患者意识到紧张、焦虑等负性情绪可加重病情，减慢康复速度。

（五）健康指导

1. 疾病知识指导 向患者与家属介绍疾病的病因、诱因、临床表现、应进行的相关检查、病程、防治原则和自我护理方法。

2. 生活指导 指导患者避免激动、用力动作，保持稳定情绪，避免激烈运动和重体力活动。多吃蔬菜水果，养成良好的排便习惯。女性患者 1~2 年内避免妊娠和分娩。

目标检测

一、选择题

A1/A2 型题

1. 患者女性，40 岁，既往风心病 10 年，夜间睡眠中突起口角歪斜，口齿不清，左上

肢无力 2 天入院。考虑医疗诊断为

    A. 脑出血　　　　　　　　　　　B. 脑血栓形成

    C. 蛛网膜下腔出血　　　　　　　D. 脑栓塞

    E. 短暂性脑缺血发作

  2. 患者男性，50 岁，高血压 18 年，上班中出现头晕、头痛，血压 180/100mmHg，同事将其送往医院治疗，不久症状好转，诊断短暂性脑缺血发作，这种发作最常见的病因是

    A. 情绪激动　　　　　　　　　　B. 高血压

    C. 吸烟　　　　　　　　　　　　D. 饮酒

    E. 动脉粥样硬化

  3. 脑出血患者 CT 图像为

    A. 起病后即可见低密度异常影

    B. 起病后即可见高密度异常影

    C. 可见脑室扩大

    D. 起病 24 小时后可见高密度异常影

    E. 起病 48 小时后可见高密度异常影

  4. 脑出血患者典型的"三偏"症状为

    A. 偏身感觉障碍、偏瘫、偏侧面瘫

    B. 伸舌偏、抬眼偏、嘴角偏

    C. 偏身麻木、偏瘫、偏身疼痛

    D. 偏身感觉障碍、偏瘫、偏盲

    E. 偏身麻木、偏盲、偏身疼痛

  5. 患者男性，65 岁，有心房颤动病史。清晨起床自行上厕所时摔倒，家人发现其口角歪斜，自述左侧上下肢麻木。送医院检查，神志清楚，左侧偏瘫，CT 见低密度影。最可能的诊断是

    A. 脑出血　　　　　　　　　　　B. 脑挫伤

    C. 脑梗死　　　　　　　　　　　D. 脑震荡

    E. 蛛网膜下腔出血

  6. 患者男性，48 岁。脑出血，入院第 2 天发生颅内压增高，遵医嘱静脉滴注 20% 甘露醇 250ml 时应注意

  A. 慢　　　　　　　　　　　　　B. 极慢

  C. 一般速度　　　　　　　　　　D. 快速滴注

  E. 按血压高低调节滴注速度

  A3/A4 型题

  (7 ~ 10 题共用题干)

  老年男性患者，情绪激动时出现剧烈头痛、呕吐，继之昏迷，体温 36.5℃，血压 220/120mmHg，既往有高血压病史 10 年。检查：右侧上、下肢软瘫，头部 CT 示出血性病灶

  7. 该患者诊断应首先考虑

    A. SAH　　　　　　　　　　　　B. 脑出血

    C. 脑梗死　　　　　　　　　　　D. TIA 发作

E. 脑血栓形成

8. 临床哪项检查对明确诊断意义最大

A. 颅脑 MRI

B. DSA

C. 颅脑 CT

D. TCD

E. 腰椎穿刺

9. 该病急性期最威胁患者生命的是

A. 消化性出血

B. 肺部感染

C. 电解质紊乱

D. 脑水肿病发脑疝

E. 下肢深静脉血栓形成

10. 急性期护理措施错误的是

A. 严密观察神志、瞳孔、生命体征的变化

B. 保持呼吸道通畅

C. 鼓励家属及朋友多探视，陪伴安慰患者

D. 绝对卧床休息

E. 做好生活护理

二、思考题

1. 简述脑血管疾病的危险因素。

2. 简述脑疝的先兆表现。

3. 脑血栓的主要临床表现是什么？

4. 脑出血的护理要点是什么？

（向　月）

扫码"练一练"

扫码"学一学"

第三节　癫痫患者的护理

学习目标

知识要点

掌握癫痫的定义、常见病因、诱发因素、评估要点及护理措施。

技能要点

1. 正确指导癫痫用药注意事项。

2. 正确对癫痫患者进行健康教育。

癫痫（epilepsy）是一种脑部疾病，特点是持续存在的能产生癫痫发作的脑部持久性改变，并产生相应的神经生物学、认知、心理学以及社会学等方面的后果。癫痫发作（epilepsic seizure）是多种原因引起的脑部神经元异常和高度超同步化异常放电所致的临床综合征，具有突然性和一过性特征，由于异常神经元放电所涉及的部位、范围不同，癫痫

的临床表现也不同，可以是运动、感觉、自主神经或精神的，伴或不伴意识或警觉程度的变化。我国癫痫患病率为7‰，5年活动性的患病率为4.6‰，年发病率为28.8/1万。青少年和老年是发病的两个高峰期。

【病因及发病机制】

（一）病因

癫痫不是独立疾病，而是一组疾病或综合征。根据病因学不同，癫痫可分为以下几类。

1. 特发性癫痫　又称原发性癫痫。病因不明，除存在或可疑的遗传因素外，缺乏其他病因。相关检查未发现脑部存在足以引起癫痫发作的结构性损伤或功能异常，但具有特征性临床及脑电图表现，多为中枢神经系统离子通道异常。多在青春期前发病，预后良好。

2. 症状性癫痫　又称继发性癫痫。由各种明确的中枢神经系统结构或功能异常所致，如脑外伤、脑血管病、药物和毒物中毒等，癫痫发作是其中的一个症状或主要症状。各年龄段均可发病。

3. 隐源性癫痫　病因不明。即可能为症状性，但目前手段难以查到病因。

（二）发病机制

癫痫的发病机制尚未完全阐明。但无论何种病因引起的癫痫，其病理生理学改变是一致的：各种病因引发神经元钙、钠离子内流，神经细胞膜电位稳定性破坏，大脑神经元出现异常、过度同步放电。

【护理评估】

（一）健康史评估

评估家族中有无此类患者；有无睡眠不足、疲劳、饥饿、便秘、饮酒、情绪激动、内分泌失调、电解质紊乱、闪光等诱发因素。

（二）身体评估

癫痫发作表现多样，但均具有以下特征。①发作性：发作突然，持续一段时间后迅速恢复，间歇期正常；②短暂性：每次发作时间非常短暂，常为数秒或数分钟，一般不超过30分钟；③重复性：有反复发作特征，发作次数均在2次或2次以上；④刻板性：每次发作的临床表现几乎一样。

1. 全面性发作

（1）全面强直-阵挛发作　最常见的发作类型。既往称大发作，以意识丧失和全身抽搐为特征。发作分三期。

1）强直期　意识突然丧失，全身骨骼肌持续性收缩。①眼肌收缩：眼睑上牵、眼球上翻或凝视；②咬肌收缩：口强张后突然闭合，可咬破舌尖；③喉肌和呼吸肌收缩：出现尖叫；④颈部和躯干肌肉收缩：颈部和躯干先屈曲，后反张；⑤四肢肌肉收缩：上肢由上举后转为内收前，下肢先屈曲而后猛烈伸直，持续10~20秒后转为阵挛。

2）阵挛期　肌肉交替性收缩与松弛，呈一张一弛交替性抽动，频率逐渐变慢，松弛时间逐渐延长。持续30~60秒。

3）惊厥后期　尚有短暂阵挛，可引起牙关紧闭、大小便失禁。呼吸首先恢复，瞳孔、血压和心率逐渐正常。肌张力松弛，意识逐渐清醒。从发作到意识恢复5~15分钟。

（2）失神发作　也称小发作，主要见于儿童或青年。分为典型和不典型失神发作。

1）典型失神发作　多见于儿童和青少年。动作中止、凝视、呼之不应，伴或不伴轻微运动症状，开始和终止均突然。通常持续 5～20 秒。发作时 EEG 呈规律双侧同步 3Hz 棘慢波暴发。

2）非典型失神发作　意识障碍的发生与终止均较缓慢，可伴轻度运动症状。发作时 EEG 表现为慢的棘慢波综合节律。

（3）强直发作　多见于弥漫性脑损害儿童，睡眠中发作较多。表现为发作性躯体以及肢体双侧性肌肉的强直性持续收缩，肌肉僵直、躯体伸展背屈或前屈。持续数秒至数十秒，很少超过 1 分钟。

（4）阵挛样发作　主动肌间歇性收缩（阵挛），导致肢体有节律的抽动。

（5）肌阵挛性发作　几乎都发生在婴幼儿。表现为快速、短暂、触电样肌肉收缩，可遍及全身、亦可限于某个肌群。发作时 EEG 表现为暴发性出现的全面性多棘慢波。

（6）失张力性发作　双侧部分或全身肌张力突然丧失，导致跌倒、肢体下坠等。持续时间短，多在数秒至十余秒。多不伴明显意识障碍。EEG 为全面暴发出现的多棘慢波、低波幅电活动或电抑制。

（7）痉挛　突然、短暂躯干肌和双侧肢体强直性屈性或伸展性收缩。多表现为发作性点头，少见发作性后仰。肌肉收缩持续 1～3 秒，簇状发作。常见于婴儿痉挛。

2. 部分性发作　临床 EEG 改变提示异常电活动起源于一侧大脑半球的局部区域。

（1）单纯部分性发作　发作时，以局部症状为特征，无意识障碍，发作持续时间不超过 1 分钟，主要分为四类。①部分运动性发作：表现为身体某一局部发生不自主抽动，多见于一侧眼睑、口角、手或足趾，也可波及一侧面部或肢体。②部分感觉性发作：躯体感觉性发作常表现为一侧肢体麻木感和针刺感，多发生在口角、舌、手指或足趾；特殊感觉性发作可表现为视觉性（闪光和黑矇）、听觉性、嗅觉性和味觉性发作；眩晕性发作表现为堕落感或飘动感。③自主神经性发作：表现为面色苍白、全身潮红、多汗、立毛、瞳孔散大、呕吐、腹痛、肠鸣等。④精神性发作：表现为各种类型的记忆障碍、情感障碍、错觉、复杂幻觉等。

（2）复杂部分性发作　占成人癫痫发作的 50% 以上，主要分为以下三类。①仅表现为意识障碍：主要为意识模糊，意识丧失较少见；②表现为意识障碍与自动症：自动症是指在癫痫发作过程中或发作后意识模糊状态下出现的具有一定协调性和适应性的无意识活动，均在意识障碍的基础上发生，表现为反复撅嘴、咀嚼、舔舌、磨牙、吞咽、反复搓手、抹面，不断地穿衣、脱衣、解衣扣等。③表现为意识障碍和自动症：发作开始即出现意识障碍和各种运动症状，特别是在睡眠中发生，运动障碍可为局灶性或不对称强直、阵挛、各种特殊姿势如击剑样动作等。

3. 癫痫持续状态　癫痫连续发作之间意识尚未完全恢复又频繁再发，或癫痫发作持续 30 分钟以上未自行停止，称为癫痫持续状态。不恰当地停用抗癫痫药或治疗不规范、精神刺激、疲劳、饮酒等均可诱发。癫痫持续状态是内科常见急症，如不及时终止发作，可因呼吸、循环、脑功能衰竭而死亡。

（三）心理－社会评估

疾病的反复发作加之长期用药而引起的不同程度不良反应，为患者带来沉重的精神负担，患者易产生紧张、焦虑、抑郁、易怒等负性情绪。

(四) 实验室及其他检查

1. 脑电图检查 诊断癫痫最重要的辅助方法，可分为发作间歇期诊断与发作期诊断。由于癫痫发作具有不确定性，很难在常规脑电图检查时收集临床发作的脑电图变化，因此癫痫诊断主要依靠发作间歇期癫痫样放电进行。发作间歇期癫痫样放电的阳性率在40%左右，脑电图正常并不能排除癫痫。

2. 头颅影像学检查 如 CT 和 MRI，可发现脑部器质性病变和占位性病变，有助于病因诊断。

【护理诊断/问题】

1. 有窒息的危险 与癫痫发作时喉头痉挛、气道分泌物增多、意识障碍有关。

2. 有受伤的危险 与癫痫发作时肌肉抽搐、意识障碍有关。

3. 知识缺乏 缺乏长期正确服药的知识。

【护理目标】

(1) 患者未发生窒息。

(2) 患者未发生意外损伤。

(3) 患者能说出本病相关知识和药物治疗知识。

【护理措施】

(一) 一般护理

1. 环境准备 给患者创造安全、安静的休养环境，保持室内光线柔和，避免声、光刺激。

2. 防止窒息 发作时将患者置于头低侧卧位或平卧位头偏向一侧，取下义齿，让唾液与呼吸道分泌物流出口外，床旁备吸引器，及时吸出痰液。

3. 防止受伤 发作先兆时，将患者就地放平；松开领带和衣扣，解开腰带；用牙垫或厚纱布垫在上下臼齿之间，以防咬伤舌头或颊部；抽搐发作时，切不可用力按压肢体。发作间歇期时，床铺设床档；床桌上不可放置热水瓶、玻璃杯与锐利物品等危险物品；对于有癫痫发作史并外伤史的患者，在病房内显著处放置"谨防跌倒、小心舌咬伤"的警示牌，以此提醒患者、家属与医护人员做好预防发生意外的准备。

(二) 病情观察

严密观察生命体征及神智、瞳孔变化，注意发作过程有无心率增快、血压升高、呼吸减慢或暂停、瞳孔散大、牙关紧闭、大小便失禁等；观察并记录发作类型、发作持续时间与频率；观察发作停止后患者意识是否完全恢复，有无头痛、疲乏及行为异常。

(三) 协助治疗

1. 病因治疗 明确原因，治疗原发病。如肿瘤的手术治疗、中枢神经系统感染的抗感染治疗等。

2. 药物治疗

(1) 发作时的药物治疗 选用地西泮、苯妥英钠或苯巴比妥等药物预防再次发作。

(2) 发作间歇期的药物治疗 常用抗癫痫药物包括卡马西平、苯妥英钠、丙戊酸、氯硝西泮、苯巴比妥、拉莫三嗪、奥卡西平等。全面强直-阵挛发作与典型失神、肌阵挛性发作首选丙戊酸。部分性发作、强直性发作首选卡马西平。

（3）癫痫持续状态的药物治疗　①地西泮：首选，10～20mg 静脉注射（不超过2～5mg/min）；儿童首次剂 0.25～0.5mg/kg（不超过 10mg），半小时后可重复 1 次；或 100～200mg 溶于 5% 葡萄糖盐水 500ml，12 小时内静脉滴注。②异戊巴比妥：0.5g 溶于注射用水 10ml 静注（不超过 0.1g/min）。③苯妥英钠：10～20mg/kg，溶于生理盐水 20～40ml 静注（不超过 50mg/min）。④10% 水合氯醛：25～30ml 保留灌肠。

用药护理　让患者与家属认识到遵医嘱长期乃至终身服药的重要性，告知患者和家属少服、漏服药物的危害。向患者与家属介绍药物治疗的原则：从单一剂量开始、尽量避免联合用药；坚持长期服药，疗程一般为 4～5 年，部分患者终生服药；停用遵循缓慢和逐渐减量的原则，一般需 6 个月以上的时间。向患者和家属介绍药物的不良反应，服药期间定期抽血做血象和生化检查，必要时做血药浓度的测定，预防药物毒副作用。常用抗癫痫药物见表 8-4。

表 8-4　常用抗癫痫药物

药物	不良反应
苯妥英钠	胃肠道反应、毛发增多、牙龈增生、肝损害、粒细胞缺乏症
卡马西平	特异体质性皮疹、镇静、头痛、共济失调、眼球震颤、复视、低钠血症、心律失常、阳痿
扑痫酮	皮疹、血小板减少、狼疮样综合征
苯巴比妥	嗜睡、小脑征、复视、认知与行为异常
丙戊酸钠	恶心、呕吐、消化不良、肥胖、毛发减少、女性激素分泌紊乱
乙琥胺	特异体质性皮疹、胃肠道紊乱、厌食、体重减轻、困倦、视幻觉、头痛
加巴喷丁	嗜睡、头晕、复视、健忘、感觉异常

3. 其他　如外科手术治疗。必须进行严格评估，严格手术适应证和禁忌证。

（四）心理护理

仔细观察患者的心理反应，关心、理解、尊重患者，鼓励患者表达自己的心理感受，指导患者面对现实，采取积极的应对方式，督促其与社会接触、交往，积极主动地参与各种社交活动。

（五）健康指导

1. 疾病知识指导　癫痫发作时和发作后均应卧床休息，平时建立良好的生活习惯，劳逸结合，保证睡眠充足。平时随身携带病情卡片（写有姓名、病史、住址和联系电话），以备发作时及时联系与抢救。合理饮食，宜进食清淡、无刺激、富于营养的食物，少量多餐，避免辛、辣、咸，不宜进食过饱或饥饿，多吃蔬菜、水果，戒除烟酒。

2. 避免诱发因素　避免过劳、饥饿、缺睡、便秘、饮酒、高热、情绪激动、淋雨、过量饮水、过度换气、强声、强光和突发精神刺激等，预防感冒。反射性癫痫应避免惊吓、书写、心算、下棋、刷牙等特定因素。

3. 用药指导　告知患者应按时服药，向患者及家属强调遵医嘱按时用药的重要性，不可自行停药、间断或不规则用药，注意有无药物的不良反应，一旦发现立即就医以调整用药。

4. 工作与婚育指导　禁止从事带有危险的活动，如攀高、游泳、驾驶、带电作业等，以免发作时危及生命。特发性癫痫又有家族史的女性患者，婚后不宜生育；双方均有癫痫或一方患有癫痫、另一方有家族史者，不宜婚配。

目标检测

一、选择题

A1/A2 型题

1. 全面强直－阵挛发作治疗间突然停药，可引起

    A. 失眠   B. 精神萎靡

    C. 失神发作   D. 癫痫用药量增加

    E. 癫痫持续状态

2. 诱发癫痫的因素不包括

    A. 高热   B. 睡眠不足

    C. 大量饮酒   D. 体育活动

    E. 精神刺激

3. 肌阵挛性发作多见于

    A. 老年人   B. 中青年

    C. 学龄儿童   D. 婴幼儿

    E. 任何年龄

4. 患者，男性，33 岁。癫痫史 12 年。在工作时突然跌倒在地，口吐白沫，四肢强直－抽搐发作。旁观者给予下列哪项处理措施是错误的

    A. 用力按住其手足，阻止抽搐发作

    B. 使患者头偏向一侧

    C. 在患者背后垫衣被等软物

    D. 松解患者的衣领及裤带，以利呼吸

    E. 用毛巾或衣物垫在患者上下臼齿之间

5. 患儿，男，9 岁，做作业时，突然中断，发呆，手中铅笔落地，约 10 秒后又能继续做作业，近来连续发作，一周内发作 4 次，但每次发作均无记忆，最可能的诊断为

    A. 癫痫失神发作   B. 肌阵挛发作

    C. 无张力发作   D. 癫痫单纯部分性发作

    E. 癫痫精神运动性发作

A3/A4 型题

(6～8 题共用题干)

男性，患者，24 岁，某天突然出现意识丧失、全身抽搐、眼球上翻、瞳孔散大、牙关紧闭、大小便失禁，持续约 2 分钟，清醒后对抽搐全无记忆。

6. 根据临床征象，该患者可能为

    A. 癔症   B. 精神分裂症

    C. 癫痫   D. 低钙性手足抽搐

    E. 肌阵挛发作

7. 护士确定护理诊断/问题时不包括

A. 有窒息的危险 B. 有受伤的危险

C. 体温过高 D. 知识缺乏

E. 应对无效

8. 对该患者的急救处置首先是

A. 遵医嘱从速给药、控制发作 B. 注意保暖，避免受凉

C. 急诊做 CT，查找病因 D. 安全护理，防止患者受伤

E. 保持呼吸道通畅，防止窒息

二、思考题

1. 简述预防癫痫患者受伤、窒息的护理措施。

2. 简述癫痫患者的用药护理。

（向　月）

扫码"练一练"

扫码"学一学"

第四节　帕金森患者的护理

学习目标

知识要点

掌握帕金森病的定义、常见病因、好发人群、评估要点及护理措施。

技能要点

正确对帕金森病患者进行健康教育。

帕金森病（Parkinson's disease，PD）又名震颤麻痹（paralysis agitans），是一种常见的中老年人神经系统变性疾病，临床上以静止性震颤、运动迟缓、肌强直和姿势步态异常为主要特征，同时可伴有抑郁、便秘和睡眠障碍等非运动症状。主要病理改变是黑质多巴胺（DA）能神经元变性和路易小体形成。我国 65 岁以上人群患病率为 1.7%，患病率随年龄增加而升高，男性稍高于女性。

【病因及发病机制】

（一）病因

本病的病因尚未阐明，其发生可能与下列因素有关。

1. 年龄老化　PD 主要发生于中老年人，40 岁以前发病十分少见，65 岁以上发病明显增多。30 岁以后正常成人，DA 能神经元与纹状体内多巴胺递质含量随年龄增长而渐进性减少，正常人 60 岁时 DA 能神经元丢失总量 <30%，纹状体内多巴胺递质含量减少 <50%。DA 能神经元减少 >50% 以上，纹状体内多巴胺递质含量减少 >80% 时，临床才会出现 PD 症状。年龄老化只是 PD 的促发因素。

2. 环境因素　长期接触与 MPTP 分子结构相类似的工业或农业毒素（如某些除草剂、杀虫剂、异喹啉类化合物等）者，PD 发病率高于不接触者。

3. 遗传因素 10%的PD有家族史，遗传因素可能决定本病的易感性。

4. 氧化应激 自由基可以使不饱和脂肪酸脂质过氧化（LPO），后者对蛋白质和DNA产生氧化损伤，导致细胞变性坏死。PD患者脑中铁离子和LPO浓度明显增高、氧化过剩和抗氧化不足，使脑细胞处于应激状态而造成DA神经元受损坏死。

（二）发病机制

PD发病机制复杂，有多种关于发病机制的学说。目前较多的学者认为，个体的易感性（遗传因素）是发病的基础；环境毒物是其诱因；氧化应激是其过程；DA能神经元变性、死亡是其结果。PD可能的发病机制见图8-16。

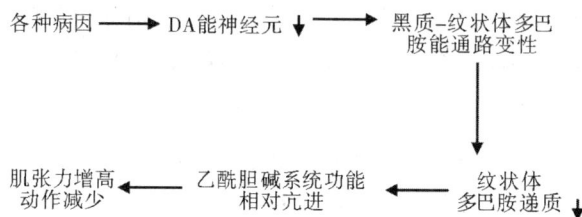

图8-16 PD可能的发病机制

知识链接

乙酰胆碱与多巴胺

黑质和纹状体是运动系统的一个组成部分，与椎体系共同完成调节肌张力、协调随意运动和维持身体姿势的功能。DA能神经元通过黑质－纹状体通路将多巴胺输送到纹状体，参与基底核的运动调节。当PD患者的DA能神经元显著变性丢失，黑质－纹状体多巴胺能通路变性，纹状体多巴胺递质水平显著降低。多巴胺是抑制性神经递质，乙酰胆碱是兴奋性神经递质，两者都是纹状体内的重要神经递质，功能相互拮抗。PD患者由于DA能神经元变性、丢失，纹状体多巴胺含量显著降低，乙酰胆碱系统功能相对亢进，产生震颤、肌张力增高、运动减少等临床症状。

【护理评估】

（一）健康史评估

评估此类患者的年龄；有无接触除草剂、杀虫剂、异喹啉类化合物等工业或农业毒素；有无家族遗传史等。

（二）身体评估

1. 运动症状

（1）静止性震颤 常为首发症状，多从一侧上肢开始，静止时出现或明显，随意运动时减轻或停止，精神紧张或情绪激动时加剧，入睡后消失。典型的表现为4～6Hz的拇指与手指"搓丸样"震颤。但应注意，部分70岁以上的老年人可不出现明显震颤。

（2）肌强直 本病患者的肌强直表现为伸肌和屈肌的张力同时增高。由于被动运动关节时阻力增高，且呈一致性，类似弯曲软铅管的感觉，故称"铅管样强直"。若患者合并震颤，则在伸屈肢体时感到断续的停顿，如同齿轮转动一样，称为"齿轮样肌强直"。臂肌和手部肌肉强直时，上肢不能做精细运动，可表现为系裤带、鞋带等困难；书写困难，写字时越写越小，呈现"写字过小症"。

（3）运动迟缓　随意运动减少，动作缓慢、笨拙。多表现为开始动作困难和缓慢，如行走时启动和终止均有困难。由少动引起的构音不全、重复语言、口吃等被称为本病的慌张语言。患者做快速重复性动作，运动速度缓慢、幅度减小。体检可见患者面部表情呆板，双眼凝视和瞬目动作减少，笑容出现和消失减慢，酷似"面具脸"。

（4）姿势步态异常　轻症患者行走时患侧上肢自动摆臂动作减少，走路时患侧下肢拖曳。病情逐渐加重时双上肢伴随动作消失，双足擦地行走，步态变小、变慢，遇障碍物不敢跨越，走下坡路更恐慌。有时行走过程中双足突然不能抬起好像被粘在地上，需停顿数秒后方能继续前行，称为冻结现象。有时迈步后，以极小的步伐越走越快，不能及时止步，称为前冲步态或慌张步态。

2. 非运动症状　近年来，PD 除上述运动症状外，还有非运动症状，如抑郁、便秘、睡眠障碍、嗅觉障碍、流涎等。因为非运动症状对患者的生活质量影响较大，有时甚至超过运动症状，已受到越来越多的学者关注。

（三）心理 - 社会状况

由于震颤、流涎、面肌强直等身体形象改变、生活不能自理而产生自卑、脾气暴躁、抑郁、焦虑、恐惧等负性情绪。

（四）实验室及其他检查

1. 一般检查　常规检查无异常，脑脊液中的高香草酸含量可降低。

2. 影像学检查　CT、MRI 检查无特征性改变。采用 PET 或 SPECT 检查，可显示脑内多巴胺转运体功能下降，多巴胺递质合成减少，对临床诊断有一定辅助作用，但非临床诊断所必须和常用。

【护理诊断/问题】

1. 躯体活动障碍　与本病引起的震颤、肌强直、体位不稳等运动障碍有关。

2. 自尊低下　与因运动障碍而引起的自身形象改变、生活不能自理等有关。

3. 言语沟通障碍　与喉肌及面部肌肉强直、运动减少、减慢有关。

4. 潜在并发症：外伤、压疮、感染。

【护理目标】

（1）患者能适应自理缺陷的状态，生活需要得到满足，能配合运动训练，日常生活活动能力逐渐增强。

（2）患者能够意识到自己存在自尊低下，并开始积极表达自我价值。

（3）患者能建立有效的交流方式。

（4）患者未发生外伤、压疮、感染等潜在并发症，或虽发生却得到及时的治疗与护理。

【护理措施】

（一）一般护理

鼓励患者尽量做到自我照顾，增加独立性，避免过分依赖别人，如进食、穿衣、移动等。

1. 生活护理　对出汗多的患者，指导其穿柔软、宽松的棉质衣物，经常清洁皮肤，勤换被褥衣物，勤洗澡，若洗澡有困难则应指导其家人协助完成；患者长期卧床时，应保持床单位整洁、干燥，定时翻身、拍背，并注意做好骨突处保护，预防压疮；对如厕有困难者，应移除厕所通道上的障碍物，提供必备辅助器材，如高度适中的座厕或便桶，便桶支撑侧要有扶手。

2. 饮食护理　食物以高热量、高维生素、低脂、适量优质蛋白质饮食为主，并及时补充水分，蛋白不宜盲目给予过多，以免降低左旋多巴类药物的疗效；槟榔为拟胆碱能食物，可降低抗胆碱能药物疗效，也应避免食用。对端碗持筷有困难的患者用大把手的叉子、汤勺、不易碎的不锈钢饭碗、水杯等。若患者手指颤抖厉害，可协助其进食。

3. 建立有效的沟通方式　指导患者采用手势、纸笔、画板等沟通方式与他人交流，与患者交流时应和蔼、诚恳，耐心倾听患者主诉。

4. 运动护理　在实施运动护理时，首先，告诉患者或家属运动锻炼的目的，并与患者或家属商定具有可行性的运动锻炼计划。其次，鼓励患者尽量参加各种形式的活动，如散步、打太极拳、做床边体操等，每周 3 次，每次 30 分钟。对有功能障碍的患者，应协助或指导家属协助患者完成相应的运动计划。

（三）协助治疗

1. 药物治疗

（1）左旋多巴及其混合制剂　主要作用机理为补充多巴胺的前体——外周左旋多巴胺，减少左旋多巴在外周的脱羧，增加左旋多巴进入脑内的含量以及减少其对外周的副作用。其包括左旋多巴/苄丝肼和左旋多巴/卡比多巴。

（2）抗胆碱能药物　可协助维持纹状体的递质平衡。常用药物包括盐酸苯海索、丙环定与东莨菪碱等。

（3）金刚烷胺　可促进多巴胺在神经末梢的释放，阻止其重吸收。

（4）多巴胺受体激动剂　能直接激动纹状体，产生和多巴胺相同作用的药物，减少和推迟运动并发症的发生。临床常用药物有普拉克索和吡贝地尔。

用药护理　①让患者意识到药物治疗虽不能治愈此病，但可减轻症状、预防并发症，遵医嘱用药十分必要。②让患者了解药物的种类、用法、剂量、服药注意事项、疗效及不良反应等。③密切关注药物不良反应。左旋多巴及混合制剂："开关现象"指症状在突然加重与突然缓解之间波动；遵医嘱适当加用多巴胺受体激动剂，可防止或减少"开关现象"的发生。"剂末恶化"指每次服药后药物作用时间逐渐缩短，表现为症状随血药浓度发生规律性波动；适当增加服药次数或增加每次服药剂量，或改用缓释剂可以预防剂末恶化的发生。抗胆碱能药：主要有口干、眼花、少汗或无汗、面红、恶心、便秘、失眠等副作用。根据反应轻重，按医嘱处理。多巴胺受体激动剂：主要有恶心、呕吐、低血压、晕厥、乏力、皮肤瘙痒等副作用。指导患者从小剂量开始，逐步缓慢加量直至有效维持；服药期间嘱患者尽量避免使用维生素 B_6、利舍平、氯氮䓬、氯丙嗪等药物，以免降低药效或导致直立性低血压。

2. 手术治疗　采用立体定向手术可精确定位引起震颤和强直的神经元，达到细胞功能定位。但不是 PD 的首选治疗。目前常用的手术有苍白球、丘脑毁损术和深部脑刺激术。适应于药物治疗失效或出现运动障碍的患者。

（四）心理护理

由于本病是一种慢性进展性疾病，目前尚无根治的方法，因此患者在心理上存在着悲观的情绪，加上患者出现形象紊乱，易产生自卑、脾气暴躁、抑郁、焦虑、恐惧等负性情绪。护士应根据患者的心理反应，及时给予正确信息和引导，鼓励其说出自己的感受，使其接受并适应现实。指导家属多关心体贴患者，多给予患者正能量，为患者创造良好亲情氛围。此外，还可指导患者培养广泛兴趣爱好、多与他人交往，以此保持良好心态。

（五）健康指导

1. 生活指导 指导患者调整心态以保持心理平衡。坚持参加力所能及的活动与体育锻炼，让患者认识到较强的生活自理能力、充足的休息与睡眠、合理的营养饮食对改善病情的重要性。指导患者避免登高和操作高速运转的机器，不单独使用煤气、热水器及锐利器械，防止受伤等意外；避免让患者进食带骨刺的食物和使用易碎的器皿；外出需有人陪伴，尤其是精神智能障碍者其衣服口袋内要放置写有患者姓名、住址和联系电话的"安全卡片"，或佩戴识别牌，以防走失。

2. 运动指导 坚持适当的运动和体育锻炼，做力所能及的家务劳动。

3. 病情监测 告诉患者按医嘱正确用药和坚持用药，以及药物的主要副作用和处理方法。告知患者注意病情变化和并发症表现，发现异常及时就诊。

4. 照顾者指导 照顾者应关心体贴患者，协助进食、服药和日常生活的照顾，同时还应督促患者遵医嘱正确服药，防止错服、漏服。

目标检测

一、选择题

A1/A2 型题

1. 下列与帕金森病病理有关的神经递质是
   A. 多巴胺及乙酰胆碱
   B. 5 – 羟色胺
   C. 去甲肾上腺素
   D. 血清蛋白
   E. 血铜

2. 有关帕金森病下列叙述，不正确的是
   A. 多在中、老年期发病
   B. 静止性震颤、运动迟缓和肌强直
   C. 通常辅助检查无特殊发现
   D. 早期发现、早期治疗可治愈
   E. 常见的并发症为外伤、感染、压疮

3. 男性，76 岁，因患帕金森病服用左旋多巴混合制剂治疗 9 年，下列属于左旋多巴混合制剂长期治疗综合征的是
   A. 尿潴留
   B. 口干
   C. 开关现象
   D. 幻觉
   E. 胃肠道反应

4. 患者，男性，68 岁，双手抖动伴动作缓慢 9 年。慌张步态，双手静止性震颤，手指扣纽扣、系鞋带等困难，面具脸，讲话声音断续，进食可。下列项目中该患者目前不可能出现的护理诊断/问题有

　　A. 有受伤的危险　　　　　　　　B. 自尊低下

　　C. 语言沟通障碍　　　　　　　　D. 生活自理缺陷

　　E. 营养失调

A3/A4 型题

(5~7 题共用题干)

67 岁男性，双手颤抖和动作迟缓 6 年余。查体有面具脸，双手静止性震颤，右侧明显，右上肢肌张力轮齿样增高，手指扣纽扣、系鞋带等困难，慌张步态。

5. 根据临床征象，患者最可能患何种疾病

　　A. HLD　　　　　　　　　　　　B. PD

　　C. 特发性震颤　　　　　　　　　D. 帕金森病

　　E. AIDP

6. 本病最常见的首发症状是

　　A. 静止性震颤　　　　　　　　　B. 面部表情减少

　　C. 肌强直　　　　　　　　　　　D. 运动迟缓

　　E. 感觉缺失

7. 该病患者主要的护理诊断/问题不包括

　　A. 长期自尊低下　　　　　　　　B. 躯体活动障碍

　　C. 语言沟通障碍　　　　　　　　D. 疼痛：头痛

　　E. 潜在并发症：外伤

扫码"练一练"

二、思考题

1. 简述帕金森病的身体评估要点。

2. 简述帕金森病患者的饮食护理。

(向　月)

第五节　急性炎症性脱髓鞘性多发性神经病患者的护理

扫码"学一学"

> **学习目标**
>
> **知识要点**
>
> 掌握急性炎症性脱髓鞘性多发性神经病的定义、常见病因、评估要点及治疗配合。
>
> **技能要点**
>
> 正确对急性炎症性脱髓鞘多发性神经病患者进行健康教育。

急性炎症性脱髓鞘性多发性神经病（acute inflammatory demyelinating polyneuropathy，AIDP），为急性或亚急性起病的、大多可恢复的、多发性脊神经根（可伴脑神经）受累的自身免疫介导的周围神经病，为吉兰－巴雷综合征中的一个亚型。主要病理改变为周围神经组织中小血管周围淋巴细胞与巨噬细胞浸润以及神经纤维的节段性脱髓鞘，严重病例出现继发轴突变性。年发病率为（0.6万~1.9万）/10万。各年龄组均可发病，男性略高于女性，发病无季节差异。

【病因及发病机制】

（一）病因

病因尚不明确。临床与流行病学资料显示，超过2/3的患者发病前4周内有呼吸道或胃肠道感染症状。

1. 病毒感染 曾发现的前驱感染病原体包括空肠弯曲菌、巨细胞病毒、EB病毒、肺炎支原体、乙型肝炎病毒和人类免疫缺陷病毒等。其中，以腹泻为前驱症状的AIDP空肠弯曲菌感染率高达85%。流感疫苗接种后该病发病率明显增高。

2. 其他因素 白血病、淋巴瘤、器官移植后使用免疫抑制剂或患有系统性红斑狼疮、桥本甲状腺炎等自身免疫病常合并AIDP。

（二）发病机制

目前，认为本病是一种自身免疫性疾病。由于病原体（病毒、细菌）的某些多肽分子与周围神经髓鞘中的P2或P1蛋白具有同源性，机体免疫系统发生错误识别，产生抗周围神经髓鞘抗体或产生髓鞘毒性细胞因子，自身免疫细胞和自身抗体对正常的周围神经组分进行免疫攻击，导致周围神经髓鞘崩解。

【病理】

病变部位主要位于运动及感觉神经根、后根神经节、脊神经及脑神经。累及神经纤维早期肿胀和节段性脱髓鞘，随之血管周围及神经内膜淋巴细胞、单核细胞、巨噬细胞浸润；晚期神经膜细胞增殖、髓鞘再生、炎症消退。

【护理评估】

（一）健康史评估

了解发病前1~4周是否有上呼吸道或消化道感染症状，是否有疫苗接种史。

（二）身体评估

1. 肌无力 常为首发症状，急性或亚急性起病。对称性、进行性下运动神经元瘫痪，表现为四肢弛缓性肌无力，由远端逐渐向近端发展，常由下肢开始，并逐渐向上发展至躯干肌，病情多于数日至2周达高峰。严重者可累及肋间肌和膈肌导致呼吸肌麻痹，表现为呼吸困难、咳嗽无力、发绀等。呼吸肌麻痹是本病的主要死因。体格检查时可见肌张力下降，腱反射减弱或消失（约10%患者腱反射正常或活跃）、后期受累肢体远端肌肉萎缩。约30%的患者可有肌痛，尤其是腓肠肌的压痛。

2. 感觉障碍 可先于或与运动症状同时出现，症状较运动障碍轻。表现为肢体远端感觉异常如烧灼、麻木、刺痛和不适感等，以及手套袜子样感觉减退。部分患者也可无感觉障碍。

3. 脑神经受损 30%~40%患者有脑神经麻痹，以双侧周围性面瘫多见（约见于

50%的患者）。后组颅神经也常受累，造成延髓支配的肌肉无力，导致清除呼吸道分泌物及维持气道通畅困难，尤其多见于成年人。延髓麻痹以儿童多见。偶见视盘水肿。

4. 自主神经功能受损 常见皮肤潮红、发作性面部发红、出汗增多、心动过速、直立性低血压、手足肿胀及营养障碍等。交感神经受损出现 Horner 征、体温调节障碍、胃扩张和肠梗阻等。膀胱功能障碍通常仅发生于严重病例，且一般为一过性。

（三）心理－社会评估

本病起病急，进展快，而呼吸困难、四肢瘫痪、濒死感、害怕气管切开常会导致患者紧张、恐惧的心理。

（四）实验室及其他检查

1. 血液检查 白细胞总数多正常、淋巴及单核细胞分类可增高。ESR 加快、CRP 增高。

2. 脑脊液检查 大多数患者脑脊液改变在发病后第 2 周出现，在发病后第 3 周最明显。具体脑脊液改变表现为蛋白－细胞分离现象，即脑脊液内蛋白含量增高而细胞数正常或接近正常，发病后 3~6 周达高峰。此种现象为 AIDP 最重要的特征性检查结果。临床症状稳定后蛋白仍可继续升高，迁延不愈患者 CSF 蛋白可高达 20g/L，是神经根病变导致根袖吸收蛋白障碍。

3. 神经传导速度（NCV）及肌电图检查 NCV 减慢，近端潜伏期延长，波幅正常或轻度异常，提示脱髓鞘改变，见于疾病早期。发病早期可仅有 F 波或 H 反射延迟或消失，F 波改变常代表神经近端或神经根损害，对 GBS 诊断有重要意义。

【护理诊断／问题】

1. 低效型呼吸形态 与呼吸肌麻痹有关。

2. 躯体移动障碍 与四肢肌肉进行性瘫痪有关。

3. 恐惧 与呼吸困难、濒死感、害怕气管切开、四肢瘫痪有关。

4. 潜在并发症：深静脉血栓形成、营养失调。

【护理目标】

（1）患者自诉呼吸困难消失或程度减轻。

（2）患者能适应进食、穿衣、沐浴或卫生自理缺陷的状态。

（3）患者恐惧心理消失或减轻。

（4）患者未发生深静脉血栓形成、营养失调等并发症，或虽发生却得到及时的治疗与护理。

【护理措施】

（一）一般护理

1. 建立有效的呼吸形态 ①保持呼吸道通畅：教会患者有效深呼吸和咳嗽的方法，协助患者翻身、拍背、化痰，及时清除口、鼻腔和呼吸道分泌物，必要时吸痰。②给氧：对于缺氧患者应及时给氧。③做好急救准备：备好抢救车、吸引器、氧气、呼吸机、气管插管包、气管切开包等抢救设备。

2. 饮食护理 给予高蛋白、高维生素、高热量、易消化饮食，多吃蔬菜、水果，补充足够水分。对于有吞咽困难、气管插管、气管切开的患者，应及时予以鼻饲或肠外营养。

3. 呼吸机的管理 定时检查呼吸机各项通气参数是否与医嘱要求设定的参数值相一致、各项报警参数的设置是否恰当，报警器是否处于开启状态。报警时，及时分析报警的原因并进行及时有效地处理。如气道压力过高报警多见于输入气体管道扭曲或受压、咳嗽、痰液过多或黏稠阻塞气道；气道压力过低报警多见于气体管道衔接不紧、气囊漏气或充盈不足。

4. 瘫痪护理 对于肢体瘫痪的患者，应定时翻身、按摩，保持瘫痪肢体的功能位置，对于手下垂和足下垂的患者，可采用"T"型板固定，及时对肢体进行被动和主动运动，促进瘫痪肢体功能的恢复。对于咽肌瘫痪的患者，除应注意选择适合患者吞咽的食物外，还应注意对患者进行吞咽功能训练。瘫痪患者的专项护理详见本章第一节"运动功能障碍"患者的护理。

5. 预防并发症 重症 AIDP 患者不仅易发生压疮、肺部感染外，还易发生下肢静脉血栓形成、肢体挛缩和肌肉废用综合征、便秘、尿潴留等并发症。护士应指导和协助患者活动肢体、按摩腹部，必要时穿弹力长袜、灌肠、导尿等。

（二）病情监测

监测患者的呼吸、心率、血压、血氧饱和度及神智。当患者出现呼吸困难、烦躁不安、出汗、发绀等，应及时通知医生做相应的处理。

（三）协助治疗

1. 辅助呼吸 呼吸肌麻痹是本病的主要危险因素，呼吸肌麻痹的抢救成功与否是增加本病的治愈率、降低病死亡率的关键，而呼吸机的正确使用是成功抢救呼吸肌麻痹的关键。有明显呼吸困难，肺活量 $< 20 \sim 25 ml/kg$ 或肺活量迅速降低，血气分析 $PaO_2 < 70 mmHg$ 时，提示呼吸功能已不能满足机体需要，尽早进行气管插管或气管切开术，给予机械通气；如需气管插管和呼吸机辅助呼吸，应当提前决定转重症监护病房。

2. 病因治疗

（1）血浆交换疗法（plasma exchange，PE） 在发病2周内采用PE，直接去除血浆中与发病有关的抗体、补体及细胞因子等致病因子，减轻临床症状，缩短使用呼吸机时间，降低并发症发生率。每次交换量为 $40 ml/kg$ 或 $1 \sim 1.5$ 倍血浆容量，每周 $2 \sim 4$ 次。严重感染、心律失常、心功能不全、凝血系统疾病等禁忌。其不良反应有血流动力学改变、心律失常等。

（2）免疫球蛋白 无免疫球蛋白过敏或先天性 IgA 缺乏症等禁忌证患者，应用大剂量的免疫球蛋白静脉滴注治疗，可获得与血浆置换治疗相接近的效果，而且安全。但此种方法个别患者会有轻微副作用，如头痛、肌痛、发热，偶有并发血栓栓塞事件、肾功能异常、一过性肝损害等。

（3）糖皮质激素 近年来的临床研究发现激素的效果不佳，目前已不主张应用。

（4）神经营养 可用维生素 B_1、维生素 B_{12}、维生素 B_6 等。

用药护理 按医嘱正确给药，注意药物的作用、不良反应、使用时间、方法及注意事项。如使用糖皮质激素治疗时可能出现应激性溃疡所致消化道出血，应观察有无胃部疼痛不适和柏油样大便等，留置鼻胃管的患者应定时回抽胃液，注意胃液的颜色、性质。不轻易使用安眠、镇静药，以免掩盖或加重病情。

（四）心理护理

本病起病急，进展迅速，加之患者多有肢体瘫痪、害怕呼吸停止、害怕气管切开等，因此患者多有恐惧、焦虑心理。护士应根据患者负性心理产生的原因，有针对性地对患者进行开导，并且告知患者本病大多是完全可以恢复的，鼓励患者积极治疗，树立患者战胜疾病的信心。

（五）健康指导

1. 疾病知识指导　指导患者及其家属掌握本病相关知识及自我护理方法，帮助其分析和处理不利于疾病恢复的个人和家庭应对因素。加强患者营养，增强其体质和机体抵抗能力，避免淋雨、受凉、疲劳和创伤，防止复发。

2. 康复指导　指导患者及早进行肢体功能锻炼，促进瘫痪肢体功能的恢复。

3. 病情监测指导　告知患者消化道出血、营养失调、压疮及深静脉血栓形成的表现以及预防窒息的方法，当出现胃部不适、腹痛、柏油样大便、肢体肿胀以及咳嗽、咳痰、发热、外伤等情况立即就诊。

目标检测

一、选择题

A1/A2 型题

1. 急性炎症性脱髓鞘性多发性神经病首发症状多数为

　　A. 面瘫　　　　　　　　　　　　　B. 肢体感觉障碍

　　C. 四肢对称性无力　　　　　　　　D. 大小便失禁

　　E. 多汗

2. AIDP 患者脑脊液的蛋白 – 细胞分离现象何时最明显

　　A. 发病 24 小时内　　　　　　　　B. 发病后第 1 周

　　C. 发病后第 2 周　　　　　　　　　D. 发病后第 3 周

　　E. 发病后第 4 周

3. 某急性炎症性脱髓鞘性多发性神经病患者，因出现呼吸肌麻痹进行紧急抢救，下列哪项措施不妥

　　A. 改善通气，纠正缺氧　　　　　　B. 保持呼吸道通畅

　　C. 及时、正确使用呼吸机　　　　　D. 密切观察呼吸困难程度

　　E. 持续高浓度、高流量给氧

4. 某男，19 岁，以"急性炎症性脱髓鞘性多发性神经病"收治入院。入院评估时发现患者双下肢感觉减退呈袜套型分布，该种情况的护理诊断为

　　A. 营养失调　　　　　　　　　　　B. 皮肤完整性受损的危险

　　C. 感知觉紊乱　　　　　　　　　　D. 疼痛

　　E. 焦虑

二、思考题

1. 简述 AIDP 的身体评估要点。

2. 简述 AIDP 的治疗配合。

扫码"练一练"

（向　月）

第九章

风湿性疾病患者的护理

第一节 风湿性疾病概述、常见症状体征的护理

扫码"学一学"

学习目标

知识要点

掌握风湿性疾病的常见症状、体征；关节疼痛及功能障碍、皮肤损害的护理措施。

技能要点

1. 能给关节疼痛及功能障碍的患者提供有效的护理。

2. 能给皮肤损害的患者提供有效的护理。

一、概述

风湿性疾病（rheumatic disease）简称风湿病，是一类病因不同、但均累及骨骼、关节及其周围组织（如肌肉、韧带、软骨、滑膜、滑囊等部位）的一类疾病的总称。风湿病病因复杂，多有遗传倾向，与感染、免疫、内分泌、代谢、环境、肿瘤等因素有关。大部分风湿病患者血液中会出现大量自身抗体，所以多数风湿性疾病都归为自身免疫性疾病。

随着对风湿性疾病研究的不断深入，发现风湿病并不是当初所认为的少见病，除了与链球菌感染相关的风湿热有所控制外，其余的风湿性疾病患病率呈逐年上升趋势，这与人口老龄化和气候变化等因素有关。如骨关节炎的患病率已达10%，几乎与高血压病相当，其中60岁以上人群的患病率达50%以上，各个年龄段的人群，包括儿童都会患此类疾病。而系统性红斑狼疮、类风湿关节炎、强直性脊柱炎等在青壮年中更常见。

风湿病的临床特征 ①慢性病程：疾病演变过程缓慢，多有发作期与缓解期交替出现的特点；②关节受累：常有关节疼痛、肿胀甚至活动障碍等表现；③多脏器损害：由于病程长、反复发作，可造成多系统多脏器损害；④个体差异：同一种疾病的不同个体临床表现差异很大，如少数类风湿关节炎患者在患病后可自行缓解，不留后遗症，而部分患者可能在短期内关节严重受损以致功能障碍、关节畸形；⑤自身免疫：多有免疫学异常或生化改变，如类风湿因子、抗核抗体、抗双链DNA（ds-DNA）抗体等阳性，而痛风患者会有血尿酸增高；⑥疗效差异大：不同个体对治疗的反应差异性大，如风湿病常用慢作用抗风

湿病药、糖皮质激素、非甾体类抗炎药等，不同患者对上述药物的敏感性、可耐受量、不良反应等都有较大的差异。

风湿病种类繁多，据其发病机制、病理及临床特点，分为弥漫性结缔组织病、脊柱关节病、骨关节炎等。其中弥漫性结缔组织病是风湿病中的一大类，是自身免疫性疾病研究的热点，而慢性关节病对人类劳动能力有严重影响，已成为医学和社会所面对的亟待解决的问题。

知识链接

风湿性疾病分类

1993 年美国风湿病学会（American College of Rheumatology，ACR）将风湿性疾病分为十大类，包括 100 多个病种。

1. 弥漫性结缔组织病　包括系统性红斑狼疮、类风湿关节炎、多发性肌炎/皮肌炎、干燥综合征等，其他如风湿性多肌痛、多软骨炎等。

2. 与脊柱炎相关的关节炎（血清阴性脊柱关节病）　如强直性脊柱炎、Reiter 综合征等。

3. 退行性关节炎　包括原发性和继发性骨关节炎。

4. 与感染因素相关的关节炎　包括直接因病原体感染及反应性关节炎。

5. 伴风湿病表现的代谢和内分泌疾病　如痛风、淀粉样变性等，其他如进行性骨化性肌炎等。

6. 肿瘤　包括原发或继发性肿瘤，如滑膜瘤、转移性肿瘤等。

7. 神经性病变　如神经源性关节病（charcot 关节炎）、腕管综合征等。

8. 伴有关节表现的骨、骨膜及软骨疾病　如骨质疏松症，骨软化，骨坏死等。

9. 非关节性风湿病 如肌筋膜疼痛综合征、腱鞘炎、滑囊炎等。

10. 其他常伴关节炎的疾病　如结节病、结节红斑等。

风湿病的护理评估程序与其他疾病基本一致，应全面收集患者主客观资料。其中风湿性疾病的辅助检查手段具有其特征性。

1. 血清学检查　除血常规、尿常规、血清球蛋白、血沉（ESR）、C 反应蛋白（CRP）、补体、生化等非特异性检查外，风湿病常与自身免疫有关，某些自身抗体或抗原是风湿病的重要标志，对疾病的诊断有显著价值。常见风湿性疾病相关的自身抗体见表 9 - 1。

表 9 - 1　常见风湿病有诊断意义的检查

疾病	ANA	抗 dsDNA	抗 Sm	抗 SSA	抗 SSB	抗 CCP	RF	AKA	HLA - B27	抗 Jo - 1
SLE	+	+	+							
RA						+	+	+		
SS	+			+	+					
AS									+	
PM/DM	+									+

备注：系统性红斑狼疮（SLE）、类风湿关节炎（RA）、干燥综合征（SS）、多发性肌炎/皮肌炎（PM/DM）、强直性脊柱炎（AS）、抗核抗体（ANA）、抗双链 DNA（抗 ds - DNA）、抗环瓜氨酸抗体（抗 CCP）、类风湿因子（RF）、抗角蛋白抗体（AKA）

2. 关节滑液检查 可判断关节滑膜腔炎症性质及程度。滑液中尿酸盐结晶或病原体检测有助于痛风或感染性关节炎诊断。

3. 影像学检查 包括 X 线、CT、MRI、同位素检查等，是风湿病重要的检查手段，对于 RA、骨关节炎（OA）、AS、痛风等骨关节病变的诊断、鉴别诊断、病程分期有重要意义。

4. 其他 关节镜、关节造影、活组织检查、肌电图等对不同疾病各具独特的诊断价值，可选择进行。

二、常见症状体征的护理

关节疼痛及功能障碍

关节疼痛、肿胀、僵硬及活动受限是风湿病关节损害常见的症状。

【护理评估】

（一）健康史评估

详细询问患者既往的健康状况，有无 RA、SLE、AS、OA 等疾病史。起病缓急、发病时间。起病前有无感染、受凉、受湿等诱因。既往接受过哪些检查、诊断意见，治疗方法、疗效如何，目前用药情况及不良反应情况。

（二）身体评估

1. 症状

（1）关节疼痛 风湿病最早、最常见的症状，通常也是风湿性疾病患者就诊的主要原因。不同疾病关节疼痛特点见表 9-2。

表 9-2 常见风湿病的关节疼痛特点

疾病	易累及关节	分布特征	疼痛性质	畸形
SLE	指、腕、膝	多关节、对称性	间断性	少
RA	腕、掌指、近端指间	多个小关节对称性	性、持续性	尺侧偏斜天鹅颈样畸形等
AS	骶髂、膝、踝等	中轴关节或不对称	持续性	脊柱强直驼背等
SS	膝、踝、肘等	大关节多不对称	自限性，反复出现	少
OA	膝、髋等	负重关节单侧或双侧	休息后减轻	少
风湿热	膝、踝、肩肘、腕等	多个大关节对称性	与气候有关游走性	少
痛风	第一跖趾关节等	单侧多见	急性、疼痛剧烈	少

（2）关节僵硬 指关节正常功能发生不同程度的障碍，如屈伸、旋转等。关节活动范围减小、粘着感，多在一段时间的静止和休息后出现（如晨起时，又称晨僵），活动后缓解或消失。如关节损害未得到及时诊治，炎症反复发作，可能导致关节强直、功能完全丧失甚至关节畸形。

（3）其他 除关节症状外，患者还多见全身伴随症状，如发热、消瘦、乏力等，还可能出现脏器损害，如肾损害时有血尿、蛋白尿等。

2. 体征 关节疼痛、僵硬等症状出现时，常有关节周围软组织炎，表现为关节肿胀、发红、压痛，因此而致关节活动受限。

（三）心理–社会评估

患者有无焦虑、抑郁等不良情绪。患病后生活、工作、社交有无受到影响。患者及亲属对所患疾病的认识和态度，对患者的关心和支持程度，能为患者提供的医疗帮助程度。

（四）实验室及其他检查

了解自身抗体、影像学、关节滑液等检查结果，协助明确关节病变原因、严重程度及预后等。

【护理诊断/问题】

1. 疼痛：关节疼痛 与关节局部炎症反应有关。

2. 躯体活动障碍 与关节疼痛、关节活动受限有关。

3. 自理缺陷 与关节活动受限、关节畸形有关。

【护理目标】

（1）患者关节疼痛消失或缓解。

（2）患者关节活动自如，能正常地生活，可自行完成一些力所能及的工作。

（3）患者无关节畸形的出现。

【护理措施】

（一）一般护理

1. 饮食与环境 饮食要求营养丰富，满足机体需要；忌辛辣、刺激食物；针对不同疾病忌食诱发或加重疾病的食物、药物（详见本章及有关章节相关疾病饮食护理）。给患者提供安静、清洁、舒适、温湿度适宜的环境。

2. 活动与休息 病变活动期，应增加患者休息时间，减少活动量，限制关节活动，保持关节功能位，必要时使用石膏托、小夹板、护足板固定。注意按摩肌肉，预防肌肉萎缩。给患者提供适当的生活帮助。病情缓解后应尽量早期下床活动，鼓励自主完成生活自理活动，积极参与轻体力活动，避免关节废用、肌肉萎缩，选择有益的康复训练，以减少畸形发生。

（二）病情观察

观察受累关节数量多少、部位，肿胀、压痛程度。关节活动范围有无受限，有无关节畸形。观察治疗效果，了解病情转归。

（三）协助治疗

1. 一般治疗 合理应用非药物止痛法，酌情使用磁疗、水疗、红外线等物理方法缓解疼痛，其他如转移注意力、松弛术等心理疗法也有效。关节僵硬者应注意夜间睡眠时关节保暖、预防晨僵，起床后可通过按摩、热敷、热水浴等，促进局部血液循环、缩短晨僵时间。

2. 药物治疗 常用非甾体类解热镇痛药如阿司匹林、布洛芬等。除此之外，还有针对病因治疗的缓解病情抗风湿药（DMARDs）、糖皮质激素、免疫抑制剂、抗痛风药等，以及新近研制的多种生物靶向制剂（如肿瘤坏死因子 TNF-α 受体拮抗剂）等。

用药护理 ①遵照医嘱予以药物止痛。②用药过程中注意观察胃肠道反应等不良反应，餐后服药，必要时加服保护胃黏膜的药物如硫糖铝、H_2 受体拮抗剂等，以减轻胃肠道黏膜损伤。DMARDs、糖皮质激素、免疫抑制剂用药注意事项详见后述。

3. 手术治疗 风湿病以内科治疗为主，出现关节畸形必要时可行手术治疗，如人工关节置换术、关节成形术。注意术前、术中、术后的护理及协助治疗。

（四）心理护理

加强与患者及家属交流，了解其心理状态，及时给予心理疏导。多介绍痊愈的正面病例，使其保持乐观心态，积极配合治疗护理，鼓励其战胜疾病。

（五）健康指导

1. 疾病知识指导 介绍疾病基本知识，指导患者及时就诊、规范治疗。指导患者急性期关节制动，教会患者正确使用小夹板、矫形支架等器具保持关节功能位，避免关节畸形；缓解期指导患者合理的关节功能锻炼，防止肢体废用，恢复关节功能。

2. 生活指导 适当锻炼，增强体质，增加营养，增强机体抵抗力，预防感染。注意避免寒冷、潮湿等诱因，注意关节保暖，积极预防疾病发生。保持心情愉快。

3. 用药指导 指导患者遵医嘱按时按量服药，不可自行更改、撤减、停用。学会观察药物的疗效、识别药物毒副作用。定期复诊、检查肝肾功能、血常规等指标，及早发现药物不良反应。

皮肤损害

风湿病有皮疹、红斑、溃疡、皮下结节、雷诺氏现象等多种皮肤损害，多由血管炎性反应引起。不同的风湿病所引起的典型皮肤损害表现不同，往往在疾病活动期加重，是诊断的重要依据。

【护理评估】

（一）健康史评估

详细询问患者既往的健康状况。有无不良生活习惯。有无特殊药物服用史，如普鲁卡因胺、异烟肼等。有无长期使用损害皮肤的化妆品。起病与日光照射、气候寒冷的关系。既往接受过哪些检查、诊断意见，治疗方法、疗效如何，目前用药情况。

（二）身体评估

1. 皮肤、黏膜损害 ①SLE：特有的皮肤损害是面部蝶形红斑，日晒后加重，又称光过敏，还可见环形红斑、盘状红斑、网状青斑、"狼疮发"、黏膜溃疡等皮损。②RA：最具特征性的皮肤表现是类风湿结节，好发于骨隆突处、易受伤和受压的部位，如鹰嘴和尺骨近端的伸侧。③DM：可出现对称性眼睑、眶周紫红色斑及水肿。④贝赫切特综合征（白塞病）：有"口、眼、外生殖器"三联征——反复发生口腔溃疡、外生殖器溃疡及眼部病变（如一侧或两侧眼睛红肿、疼痛、畏光或视力下降）。⑤SS：口、眼黏膜干燥是患者典型表现；特征性皮损为紫癜样皮疹，多见于下肢。

2. 血管损害雷诺现象 属于血管功能障碍性疾病，可见于 SLE、RA、SS、混合性结缔组织病、皮肌炎等多种风湿病。多由寒冷或情绪波动诱发，发病机制为肢端细小动脉痉挛，表现为肢端皮肤依次出现苍白、青紫和潮红，伴有疼痛和感觉异常，可在温暖后逐渐恢复。

（三）心理－社会评估

患者由于皮肤损害致容貌改变，往往会自卑、敏感、多虑。因形象改变而羞于社交，加重了患者的不良心理程度，甚至会出现悲观、抑郁、自闭、轻生等情况。

（四）实验室及其他检查

血清免疫学检查、皮肤及肌肉活检、皮肤狼疮带检查等项目，协助明确诊断。

【护理诊断/问题】

1. 皮肤完整性受损 与血管炎性反应等有关。

2. 自我形象紊乱 与皮肤损害导致容貌改变有关。

3. 外周血管灌注无效 与肢端血管痉挛、血管舒缩功能调节障碍有关。

【护理目标】

（1）患者受损皮肤或黏膜病变完全消失或范围缩小。

（2）尽量避免患者容貌改变、形象紊乱。

（3）患者外周血管恢复正常灌注量，肢端皮肤颜色恢复正常。

【护理措施】

（一）一般护理

1. 休息与活动 患者出现皮肤损害往往提示病情活动，建议患者多休息，环境清洁舒适、温湿度适宜；尽量少外出，外出时注意遮阳，避免阳光直射。

2. 饮食护理 保证营养和水分的摄入，避免吸烟、饮咖啡，以免加重血管痉挛。忌食可能加重光过敏的食物，如芹菜、无花果、蘑菇、烟熏食物等。

3. 皮肤护理 每天用温水清洗皮肤，忌用碱性肥皂，保持皮肤清洁干燥。天气寒冷时注意保暖，特别是肢体末梢，勿用冷水洗手、洗脚。穿轻柔棉质衣裤，鞋袜要宽松。避免服用可能会引起 SLE 的药物，如普鲁卡因胺、异烟肼等。避免使用各种化妆品或护肤品，避免接触刺激性物品，如染发剂、农药等。

（二）病情观察

观察皮肤损害类型、部位及范围，注意判断病情变化。

（三）协助治疗

1. 一般治疗 皮疹或红斑处局部涂敷药物性软膏；有溃疡时注意预防感染，发生感染时遵医嘱使用抗生素，并同时做好局部处理。

2. 药物治疗 常用药物有非甾体类抗炎药、糖皮质激素、免疫抑制剂等，用药过程中注意事项见"关节疼痛及功能障碍护理"及本章相关章节。

（四）心理护理

患者因为外在形象的改变，往往自卑、抑郁，应加强患者的心理指导。鼓励其多参加社交活动，保持乐观心态，避免情绪波动。必要时请心理科医师协助治疗护理，建立治疗与康复的信心。

（五）健康指导

1. 疾病知识指导 介绍疾病基本知识，指导患者及时就诊、规范治疗疾病。教会患者正确的皮肤护理方法。避免可能加重或诱发皮肤损害的因素。

2. 生活指导 保持皮肤清洁，禁忌挠抓、挤压皮损处，预防皮肤感染；保持心情舒畅、心态乐观。

3. 用药指导　遵医嘱按时按量服药，注意监测药物不良反应。

目标检测

一、选择题

A1/A2 型题

1. 风湿性疾病是指
   A. 累及软组织的一类疾病
   B. 累及肌肉、肌腱、韧带的一类疾病
   C. 累及关节的一类疾病
   D. 累及关节及其周围组织的一类疾病
   E. 累及关节、肌肉、肾脏、皮肤的一类疾病

2. 下列哪项不属于风湿性疾病
   A. 弥漫性结缔组织病
   B. 退行性关节炎
   C. 感染因素相关关节炎
   D. 血清阴性脊柱关节病
   E. 过敏性疾病

3. SLE 最典型的皮肤损害是
   A. 环形红斑
   B. 瘀点、瘀斑
   C. 面部蝶形红斑
   D. 网状青斑
   E. 雷诺氏现象

4. 非甾体类解热镇痛药最常见的副作用是
   A. 胃肠道反应
   B. 凝血异常
   C. 肾损害
   D. 高血压
   E. 抑制结肠、直肠癌细胞生长

5. 类风湿关节炎的皮肤损害主要是
   A. 瘀斑、紫癜
   B. 下肢皮肤溃疡
   C. 巩膜炎
   D. 类风湿结节
   E. 面部蝶形红斑

扫码"练一练"

二、思考题

简述风湿病的临床特征。

（王　贞）

第二节　类风湿关节炎患者的护理

扫码"学一学"

学习目标

知识要点

掌握类风湿关节炎的定义、高发年龄、评估要点及关节护理。

技能要点

1. 能结合理论知识给患者提供合理的关节护理。

2. 能给患者提供合理用药护理及健康指导。

类风湿关节炎（rheumatoid arthritis，RA）是一种原因不明的慢性多系统性疾病，与自身免疫有关，约70%的患者会出现特征性抗体—类风湿因子（rheuma-toid factor，RF）。滑膜炎为本病的主要病理改变，特征性表现是周围对称性的多关节炎。病变具有侵袭性，可导致关节畸形及功能丧失。RA在全球均有发病，患病率约为0.8%，我国患病率略低，0.32%~0.36%，女性高发，约为男性的3倍，高发年龄在35~50岁。

【病因及发病机制】

（一）病因

RA病因尚不明确，是遗传易感因素、环境因素及免疫系统失调等各种因素综合作用的结果。

1. 感染　某些细菌、支原体、病毒等感染与RA关系密切，一般认为感染是RA的诱发或启动因素，目前尚未证实本病的直接感染因子。

2. 遗传因素　本病发病有明显家族聚集倾向，RA患者一级亲属RA发病率可达11%。遗传学研究表明RA与HLA-Ⅱ如HLA-DR$_4$、DR$_1$和DR$_{14}$相关。

3. 性激素　RA女性高发，研究表明雌激素可以缓解RA疾病的进展，妊娠可以显著抑制疾病的活动性，一般绝经期妇女的发病率明显高于同龄男性。

（二）发病机制

RA是一种自身免疫性疾病，发病可能是遗传易感宿主对感染原反应的一种表现，主要与体液、细胞免疫有关。以活化的CD4$^+$T淋巴细胞和MHC-Ⅱ型阳性的抗原递呈细胞浸润关节滑膜为特点。CD4$^+$T淋巴细胞在RA发病中起着重要作用：在RA滑膜组织产生大量的IFN-γ、IL-2等细胞因子。滑膜巨噬细胞被激活后所产生的细胞因子如TNF-α、IL-1、IL-6、IL-8等促使滑膜处于慢性炎症状态。TNF-α可进一步介导关节软骨和骨组织的破坏，造成关节的畸形，而IL-1可引起RA全身症状如发热、乏力、CRP和ESR升高等。各种免疫细胞会促使B淋巴细胞激活，分化为浆细胞，产生大量免疫球蛋白，免疫球蛋白和 RF 形成免疫复合物，经补体激活后可导致关节及全身各个部位的炎症反应。

【病理】

1. 滑膜炎 是 RA 的基本病理改变。滑膜水肿和纤维蛋白原沉积是 RA 的最早期变化，表现为受累关节的肿胀。随着病变进展，进入慢性期后，滑膜以增生为主，表现为滑膜衬里细胞增生、间质大量炎性细胞浸润，滑膜增生肥厚，新生微血管形成，形成许多绒毛样突起，又名血管翳，有很强的破坏性，造成关节破坏、畸形、功能障碍。

2. 类风湿血管炎 为 RA 关节外病变的重要病理改变，可发生在患者关节外的任何组织。累及全身中、小动脉和（或）静脉，急性病理期表现为血管壁纤维素样坏死、淋巴细胞浸润、内膜增生，随后出现血管壁纤维化，导致血管腔的狭窄或堵塞。类风湿结节是一种特征性表现，结节的病理特点为中心纤维素样坏死组织、周围上皮样细胞浸润，呈环状排列，最外层为肉芽组织，肉芽组织间有大量的淋巴细胞和浆细胞浸润。

【护理评估】

（一）健康史评估

评估患者年龄、性别，有无 RA 家族史。详细询问起病前有无感染史。有无寒冷、潮湿、过度疲劳、营养不良、创伤、精神刺激等诱发因素。已明确诊断 RA 者需询问既往诊疗经过、疗效、病情现状。

（二）身体评估

1. 症状 多数患者起病隐匿而缓慢，有明显关节症状前多出现乏力、发热、全身不适、体重下降等症状。

（1）关节表现 最典型的表现为对称性多关节炎，最易累及四肢小关节，以腕、掌指、近端指间关节最常见，其次也可累及足趾、膝、踝、肘等关节，特殊关节可见颈椎、颞颌、肩、髋关节受累。

1）疼痛 是 RA 患者最早症状。典型者呈对称性、持续性，时轻时重，受累关节皮肤还会出现褐色色素沉着。但在病程初期可以为单一关节或游走性多关节肿痛。

2）晨僵 是 RA 的突出临床表现，也是病变活动的表现，95% 以上的患者在病程中可出现。表现为关节粘着感、活动度减小，多在关节长时间静止后产生、活动后减轻。持续时间与关节炎症严重程度成正比，持续 1 小时以上对诊断有重要意义，但易受患者主观感觉影响。

3）肿胀 多呈对称性，受累关节均会出现，特征性表现是近端指间关节呈梭形肿胀，亦称梭形指。因关节腔积液及关节周围软组织炎症所致，病程长者可因滑膜慢性炎症增生肥厚引起。

4）畸形 多见于晚期患者。因软骨及骨质结构的破坏而造成关节纤维性或骨性强直，关节周围肌肉、肌腱、韧带等受损痉挛萎缩加重畸形。最常见的有腕肘关节强直、掌指关节半脱位、手指尺侧偏斜、纽扣花样畸形和天鹅颈样畸形。足部可出现外翻畸形、仰趾畸形、跖趾关节半脱位、锤状趾等。

5）活动障碍 关节肿痛和结构破坏都会引起关节活动障碍。美国风湿病学会（ACR）将本病对生活影响程度分为四级。

Ⅰ级：不受限，能照常进行日常生活和各项工作。

Ⅱ级：轻度受限，可进行一般的日常生活和某种职业工作，但参与其他项目活动受限。

Ⅲ级：中度受限，可进行一般的日常生活，但参与某种职业工作或其他项目活动受限。

Ⅳ级：重度受限，日常生活的自理和参与工作的能力均受限。

（2）关节外表现 类风湿血管炎是 RA 关节外表现的病理基础，最典型的皮肤表现为类风湿结节。

1）类风湿结节 见于20%～30%的患者，常提示疾病处于活动期。结节呈类圆形或类椭圆形，大小不一，质硬，如触橡皮感，无压痛，对称性分布于关节隆突部及经常受压部位皮下，如前臂伸面、鹰嘴突附近、足跟腱鞘、枕后粗隆等处，也可累及心脏、胸膜、肺、眼等脏器。

2）类风湿血管炎 关节外损害的病理基础，可见于任何部位，引起中小血管全层性炎症，系统性血管炎少见，多见于 RF 阳性的患者。分为全身性型、末梢动脉型、肺炎型（全身感染型）三类。引起指（趾）坏疽、皮肤溃疡、紫癜等，巩膜炎、巩膜软化、视力下降，肝、脾、淋巴结肿大，肺炎、心内膜炎、心肌炎等。

3）器官系统受累 ①肺：肺间质性病变是最常见肺病变，表现为单侧或双侧渗出性胸腔积液、肺结节样改变、肺动脉高压、Caplan 综合征等。②心脏：任何阶段均可见心脏损害，心包炎最常见，此外有心包积液、心肌及瓣膜结节、心肌炎、冠状动脉炎、主动脉炎等。③消化系统：食欲不振、上腹不适、恶心、腹痛甚至消化道出血，多由药物所致，NSIADs 最多见，少数与 RA 血管炎有关。④肾脏：RA 累及肾脏少见，偶有系膜增生性肾小球肾炎、肾脏淀粉样变和药物性肾损害而表现为持续性蛋白尿。⑤神经系统：感觉型或混合型周围神经病变、多发性单神经炎、颈脊髓神经病、脊髓受压等神经病变，如腕管综合征、双手感觉异常、肌力减退、腱反射亢进、病理反射阳性等。⑥血液系统：贫血与血小板增多，贫血多为正细胞正色素性，少见小细胞低色素性，与 NSIADs 引起胃肠道慢性长期少量出血有关；病情活动时血小板增多，机制尚不明确。贫血与血小板增高程度与病变活动度有关。

2. 体征 ①关节：关节肿胀、压痛、活动范围减少、畸形等。②关节外：累及部位不同而表现不同，如关节隆突和受压部位有皮下橡皮感结节；肺间质性病变引起呼吸深度、频率异常，缺氧、肺部湿啰音等征象；胸膜炎、胸腔积液可出现单侧或双侧下肺部触诊可有胸膜摩擦感、叩诊浊音、听诊呼吸音降低、胸膜摩擦音等；神经系统受累或可出现肌力、肌张力改变、病理征阳性、感觉障碍等；Felty 综合征可见不同程度脾大，甚至巨脾。

（三）心理－社会评估

本病病程迁延、反复发作、久治不愈，患者往往会出现焦虑、忧郁等不良情绪。病情活动会影响关节功能或后期出现关节畸形，导致生活不能自理，丧失劳动力，增加家庭负担，致使患者对生活失去信心。

（四）实验室及其他检查

1. 一般检查

（1）血常规 不同程度贫血，多为正细胞正色素性贫血。血小板升高，特别是在疾病活动期时更为明显。

（2）尿常规 如累及肾脏，可出现蛋白尿、血尿、管型尿等改变。

（3）ESR、CRP 疾病活动期会升高。

2. 免疫学检查

（1）类风湿因子（RF） 约70% RA 患者阳性，亦可见于5%正常人。有 IgM、IgG 及

IgA 等多种类型，临床上主要检测 IgM 型 RF。

（2）抗角蛋白抗体谱　敏感性及特异性高于 RF，有抗核周因子（APF）抗体、抗角蛋白抗体（AKA）、抗聚角蛋白微丝蛋白抗体（AFA）和抗环瓜氨酸肽（CCP）抗体。其中抗 CCP 抗体在 RA 中的敏感性为 70% ~ 80%，特异性达 98% ~ 99%，有助于 RA 早期诊断，尤其是血清 RF 阴性、临床症状不典型的患者。

（3）其他　在疾病急性期和活动期，大多数患者血清中会出现各种类型的免疫复合物，还会有免疫球蛋白、血清补体升高，但少数有血管炎者可出现低补体血症。

3. 关节滑液检查　正常人关节腔内的滑液 ≤3.5ml。RA 患者滑液增多，混浊黄色或黄绿色液体，黏稠度差，黏蛋白凝固不全，滑液中的白细胞明显增多，有核细胞为主。RF 阳性率高于血清，还可做关节液培养、抗 CCP 抗体、抗核抗体等检测，还可协助与痛风相鉴别。

4. 影像学检查

（1）X 线检查　ACR 对 RA 的 X 线分期诊断标准①Ⅰ期：正常或关节周围软组织肿胀、关节端骨质疏松；②Ⅱ期：骨质疏松，有轻度关节面下骨质侵袭或破坏，关节间隙轻度狭窄；③Ⅲ期：关节面下明显的虫蚀样骨质侵袭和破坏，关节间隙明显狭窄，关节半脱位畸形；④Ⅳ期：除上述改变外还合并有关节纤维性或骨性强直。胸部 X 线片可见肺间质病变、胸腔积液、心包积液等。

（2）CT、MRI、超声检查　对肺部病变、早期的滑膜炎病变、关节积液等病变诊断更敏感、更有帮助。

5. 活组织检查　关节滑膜活检虽缺乏特异性，但可用于鉴别诊断；类风湿结节活检典型的病理改变有助于本病的诊断。

6. 遗传标记　如 HLA – DR$_4$ 及 HLA – DR$_1$ 与 RA 密切相关。

知识链接

RA 的诊断及活动度判断

国际通用 1987 年 ACR 修订的 RA 诊断标准，敏感性达 94%，特异性 89%。但对早期、不典型及非活动性的 RA 患者容易漏诊，为此 2009 年 ACR 与欧洲抗风湿病联盟（EULAR）联合制定了新的 RA 诊断标准（见表 9 – 3）。包括关节受累情况、血清学指标、滑膜炎持续时间和急性时相反应物四部分，一定程度上弥补了 1987 年标准的不足。明确诊断 RA 后还需进行活动度判断，以助治疗方案的选择。

1987 年 ACR 修订的 RA 诊断标准如下。

（1）晨僵每天持续 1 小时以上，病程至少 6 周。

（2）有 3 个或 3 个以上的关节炎，至少 6 周。

（3）手关节炎，腕、掌指、近端指间关节肿，至少 6 周。

（4）对称性关节炎，至少 6 周。

（5）有类风湿结节。

（6）手 X 线片改变（至少有骨质疏松和关节间隙的狭窄）。

（7）RF 阳性。

凡符合上述 7 项者为典型的 RA；符合上述 4 项者为肯定的类风湿关节炎；符合上述 3 项者为可能的类风湿关节炎；符合上述标准不足 2 项而具备下列标准 2 项以上者（a. 晨僵；b. 持续的或反复的关节压痛或活动时疼痛至少 6 周；c. 现在或过去曾发生关节肿大；d. 皮下结节；e. 血沉增快或 C 反应蛋白阳性；f. 虹膜炎）为可疑的类风湿关节炎。

表 9－3　ACR/EULAR 2009 年的 RA 诊断标准

得分	0 分	1 分	2 分	3 分	5 分
关节受累	1 个中/大关节	2~10 个中/大关节	1~3 个小关节	4~10 个小关节	>10 个小关节
血清学	RF/抗 CCP 均阴性		RF/抗 CCP 至少有一个阳性，滴度≤3 倍正常高值	RF/抗 CCP 至少有一个阳性，滴度>3 倍正常高值	
滑膜炎时间	<6 周	≥6 周			
急性期反应物	CRP/ESR 正常	CRP 或 ESR 升高			

注：在每一部分中，选取最高分。四个部分所得分数之和>6 分，则确定为 RA；如为 3 或 4~6 分之间为可能 RA；如≤3 或 4 分还没有最后确定。

RA 活动性判断指标：①关节疼痛≥4 个。②晨僵>30 分钟。③ESR≥30mm/h。④CRP 升高。⑤血小板（PLT）增高。⑥不同程度贫血。⑦RF（＋）1：20 以上。⑧血清补体升高。⑨有关节外表现（类风湿结节、发热、贫血、血管炎等）。

【护理诊断/问题】

1. 疼痛：关节痛　与关节滑膜炎及关节肿胀有关。

2. 自理缺陷　与关节肿痛、活动障碍、畸形有关。

3. 预感性悲哀　与疾病可能致残、影响生活质量有关。

【护理目标】

（1）患者病情得到控制，关节肿痛消失或减轻。

（2）患者关节功能改善，无活动受限，生活能部分或完全自理，能完成轻体力工作。患者积极规范地参与康复训练，防止或延缓关节畸形发生。

（3）患者能正确认识患病状态，无不良心理情绪，积极乐观，积极配合治疗护理。

【护理措施】

（一）一般护理

1. 休息与活动　急性期患者应卧床休息，减少体力消耗，避免脏器受损。但需强调，不能绝对卧床休息，以免加重关节活动障碍。

2. 关节护理　气候变冷时注意关节保暖，注意避免潮湿阴冷的环境。急性期限制关节活动，保持关节功能位，以保护关节功能；病情缓解期后，应鼓励患者尽早下床运动，并进行正确合理地功能锻炼，避免关节僵硬和肌肉萎缩。

3. 饮食　给予患者富含蛋白质、维生素的饮食，避免辛辣、刺激性食物。

（二）病情观察

观察记录患者关节疼痛、肿胀、僵硬的性质、部位、持续时间等。有无咳嗽、呼吸困难、胸痛、腹痛、发热等关节外症状，一旦出现，提示病情严重，及时报告并协助医生处理。

（三）协助治疗

治疗原则包括早期治疗、联合用药、个体化方案。治疗目的在于减轻关节炎症反应，抑制病变发展及不可逆骨质破坏，尽可能保护关节和肌肉的功能，最终达到病情完全或部分缓解，最大限度地提高患者生活质量。

1. 一般治疗 可用按摩、蜡疗、红外线物理疗法及外用药缓解关节症状。

2. 药物治疗 常用药物有 NSAIDs、DMARDs、糖皮质激素等。

（1）NSAIDs 用于初发或轻症患者，起效迅速，但不能阻止类风湿关节炎病变的自然病程。因此，NSAIDs 需与 DMARDs 联合使用。常用药物有塞来昔布、美洛昔康。

用药护理 ①告知患者个体差异性大，需服用 1~2 周才能判断其疗效；②胃肠道不良反应及溃疡常见，应餐后用药；③避免两种或两种以上 NSAIDs 同时服用，以免加重不良反应。

（2）DMARDs ①非生物 DMARDs：能够减缓或阻止关节的侵蚀及破坏，诊断后尽早应用。甲氨蝶呤（MTX）为目前国内外治疗的首选药物之一，并作为 RA 联合治疗基本药物；其他如金制剂、青霉胺、硫唑嘌呤、环孢素、柳氮磺吡啶、来氟米特、羟氯喹和氯喹等。②生物 DMARDs：针对细胞因子及靶分子的免疫治疗，如 TNF-α 拮抗剂、IL-1 拮抗剂、IL-6 拮抗剂、CD20 单克隆抗体、细胞毒 T 细胞活化抗原-4 抗体等，它们具有抗炎及防止骨破坏的作用。为增加其疗效和减少不良反应，本类生物制剂宜与 MTX 联合应用。

用药护理 ①MTX：注意不良反应有肝损害、胃肠道反应、脱发、骨髓抑制、口角糜烂、药物性间质性肺炎等不良反应，停药后多能恢复，用药过程中注意监测血常规、肝功能等。②柳氮磺吡啶：注意骨髓抑制、皮疹、肝损害、胃肠道反应等不良反应，由小剂量开始，会减少不良反应，对磺胺过敏者禁用。③抗疟药：羟氯喹和氯喹长期服用损害视力及听力，因此应每 6~12 个月检测一次眼底。④生物制剂：主要的副作用包括注射部位皮疹或输液反应；还会增加感染概率，尤其是结核感染，故使用前应常规进行 PPD 试验，如PPD 试验阳性，应谨慎使用；长期使用生物制剂可能增加淋巴系统肿瘤患病率，应注意监测。

（3）核素药物 云克。由中国核动力研究设计院研制成功的世界首创的高效低毒治疗RA 等疾病的新药，治疗 RA 缓解症状的起效快，不良反应较小。

用药护理 ①本品如发生变色或沉淀，应停止使用。②心功能不全者慎用。③儿童、孕妇及哺乳期妇女禁用。

（4）糖皮质激素 不作为 RA 治疗的首选药物。应用原则为小剂量（10mg/d 以下）、短疗程。必须同时应用 DMARDs，初始阶段联合应用有助控制病情。一般在：①出现类风湿血管炎；②经正规 DMARDs 治疗无效的患者可加用小剂量激素；③作为 RA 的局部关节腔内注射用药物，能有效缓解关节炎症，但 1 年内不能超过 3 次；④重症 RA 患者可用小量激素快速缓解病情，病情控制后减少或缓慢停用激素，称为过渡治疗。

用药护理 详见本章"系统性红斑狼疮患者护理"。

（5）植物药 如雷公藤多苷总苷、白芍总苷、青藤碱等，对治疗 RA 具有一定的疗效。

用药护理 ①用药过程中注意监测药物副作用，如雷公藤总苷对性腺有毒性作用，严重者可导致不孕不育，还有肝毒性、胃肠道反应等；②白芍总苷不良反应相对较少，可致排便次数增多、腹痛、纳差等；③青藤碱有过敏反应，少数患者出现白细胞减少。

3. 免疫治疗 包括口服诱导免疫耐受药及免疫净化。免疫耐受药疗效待定，免疫净化如血浆置换、免疫吸附等疗法，可快速去除血浆中的免疫复合物和过高的免疫球蛋白、自身抗体等，多用于一些难治重症患者。

4. 外科手术治疗 对严重关节功能障碍或畸形是有效的治疗手段，如腕管综合征松解术、肌腱撕裂后修补术、滑膜切除术及关节置换术等。术后滑膜炎仍可复发，需继续服用DMARDs。

（四）心理护理

多与患者及家属沟通，向患者解释本病治疗效果有很大提高，虽不能彻底治愈，但可长期控制。鼓励患者表达自己的感受，理解患者，体贴患者，增强其治疗信心。鼓励患者多参与社交活动，有助于保持情绪稳定，有利于疾病治疗。

（五）健康指导

1. 疾病知识指导 向患者及家属介绍疾病基本知识，帮助患者及家属了解疾病的性质、病程、常见症状和治疗方案。能及时了解病情变化，病情复发时，能及早就医，以免重要脏器受损。定期返院复查。

2. 生活指导 摄入足够营养，避免感染、寒冷、潮湿、过度劳累等各种诱因，注意保暖。掌握关节自我护理措施，强调休息和治疗性锻炼的重要性，养成良好的生活方式和习惯，每天有计划地进行锻炼，增强机体抵抗力，保护关节功能，防止废用。保持心情舒畅、乐观。

3. 用药指导 自觉遵医嘱服药，指导用药方法和注意事项，不要随便停药、换药、增减药量，坚持治疗、减少复发，学会辨别药物副作用，并注意定期监测肝功能、血常规等项目。

目标检测

一、选择题

A1/A2 型题

1. 类风湿关节炎的典型临床特征是

    A. 肢端雷诺氏现象　　　　　　　　B. 游走性关节炎

    C. 皮肤红斑　　　　　　　　　　　D. 大关节炎为主

    E. 慢性对称性小关节炎

2. 类风湿关节炎缓解期的护理要点是

    A. 卧床休息　　　　　　　　　　　B. 密切观察药物不良反应

    C. 关节功能锻炼　　　　　　　　　D. 保持心情愉快

    E. 控制感染

3. 类风湿关节炎最早出现的关节症状是

    A. 晨僵　　　　　　　　　　　　　B. 关节畸形

    C. 关节肿胀　　　　　　　　　　　D. 关节痛

    E. 关节功能障碍

4. 下列哪种疾病最容易引起手关节的畸形

    A. RA   B. SLE

    C. AS   D. 痛风

    E. OA

5. 刘女士，32岁。慢性四肢小关节对称性疼痛肿胀僵硬数年，诊断"类风湿关节炎"，现双手关节呈梭状肿胀、疼痛，"晨僵"明显。下列关于该患者的关节护理，错误的是

    A. 注意姿势，减轻疼痛   B. 预防压疮

    C. 保持关节功能位   D. 保持关节屈曲姿势

    E. 使用支架，避免关节畸形

6. 中年女性，关节痛半年，关节僵硬，双手不能紧握，体检见双手对称性近端指间关节肿胀、压痛。最可能的诊断

    A. 退行性关节炎   B. 痛风

    C. 强直性脊柱炎   D. 类风湿关节炎

    E. 风湿性关节炎

A3/A4型题

(7~9题共用题干)

张女士，65岁，独居。双手腕、掌指、指间关节疼痛、肿胀，时轻时重，持续约25年，诊断为"类风湿关节炎"。护理体检发现患者双手天鹅颈样畸形，饮食起居困难，不能自主完成进食、穿衣、梳头等动作。

7. 考虑患者致病因素不包括

    A. 遗传因素   B. 自身免疫紊乱

    C. 寒冷潮湿环境   D. 疲劳、精神创伤

    E. 日光照射

8. 目前最主要的护理诊断是

    A. 疼痛   B. 自理缺陷

    C. 预感性悲哀   D. 有废用综合征危险

    E. 焦虑

9. 关于健康教育内容，错误的是

    A. 告知疾病的性质、疗程和治疗方案

    B. 坚持按医嘱服药

    C. 绝对卧床休息，由他人料理生活

    D. 避免各种诱发因素

    E. 每日定时做主动运动

二、思考题

女性，39岁，两侧近端指间关节及足关节酸痛3年，加重伴低热、乏力、食欲缺乏半月余。体检见两侧近端指间关节明显梭状肿胀，肘关节鹰嘴突处可触及1米粒大小结节，坚硬如橡皮。心、肺未见异常，肝脾肋下未及。实验室检查：Hb 90g/L，ESR 45mm/h，WBC 8.1×10^9/L，ANA（-）。X线检查：关节周围软组织肿胀，关节腔变窄。

请问：

扫码"练一练"

1. 该患者最可能的临床诊断是什么？还可进一步做哪些检查帮助明确诊断？
2. 有哪些主要护理诊断？
3. 如何合理地为患者进行关节护理？

（王　贞）

扫码"学一学"

第三节　系统性红斑狼疮患者的护理

学习目标

知识要点

掌握系统性红斑狼疮的定义、好发人群、临床表现特点、评估要点、治疗要点、用药护理、皮肤护理、健康教育。

技能要点

1. 正确指导系统性红斑狼疮患者用药注意事项。
2. 能给系统性红斑狼疮患者皮肤损害提供有效的皮肤护理。

系统性红斑狼疮（systemic lupus erythematosus，SLE）是风湿病中极为重要的一种弥漫性结缔组织病。本病有两大临床特征：一是患者血清中会出现以抗核抗体（ANA）为代表的多种自身抗体，二是本病累及全身多个系统。SLE多起病隐匿，发展缓慢，表现复杂多样，几乎所有自身免疫性疾病的临床表现都有可能出现在SLE，因此，SLE被称为自身免疫病的原型。SLE典型临床表现是面部蝶形红斑。病情反复发作，病情缓解和急性发作交替为特点，有内脏损害（如狼疮肾炎、狼疮脑病）者预后较差。

全球各年龄段、各种族均可发生。以年轻女性多见，尤其育龄妇女占90%~95%，发病高峰在20~40岁，男女比为1:（7~10）。本病在我国的患病率为（70~100）/10万，西方国家患病率为（14.6~122）/10万，各种族中以非洲裔美国人患病率最高。

知识链接

"红斑狼疮"名字由来

"红斑狼疮"这一病名是从拉丁文翻译而来。据说狼与狼发生争斗时，常常用锋利的牙齿撕咬对方的面部，从而形成大片的红色瘢痕。1828年，法国皮肤科医生贝特首先报道了这样一个患者：面部出现不规则的水肿性红斑，呈中间凹陷，边缘突起，表面光滑，有时带有鳞屑，与狼争斗时咬伤的面部瘢痕相似，故医学家们把该病形象地称之为"红斑狼疮"。

临床上，常将红斑狼疮分为两种类型：病变仅限于皮肤者称为"盘状红斑狼疮"；有内脏多器官、多系统受累的则称为"系统性红斑狼疮"。持久不愈的盘状红斑狼疮有可能发展为系统性红斑狼疮，而系统性红斑狼疮患者，可以出现盘状狼疮样的皮疹。

【病因及发病机制】

（一）病因

本病病因至今尚未肯定，可能与遗传、性激素、环境、药物等多种因素有关。

1. 遗传 SLE有明显遗传易感性，患者近亲发病率达5%~12%，同卵双生共患率可达23%~69%，远较异卵双生的2%~9%高，且为多基因相互作用的结果。

2. 性激素 SLE患者大多数是育龄妇女，其患病率与同龄男性之比最高达10倍，且妊娠可以诱发本病或加重病情。已有研究证实，无论男性或女性SLE，体内的雌酮羟基化产物水平都较高，可见雌激素与SLE的发病有关。

3. 环境 紫外线、感染、药物、食物等环境因素与SLE有关。

（1）紫外线 日光和紫外光照射能使SLE全身和皮肤症状加重，称为光过敏现象。

（2）感染 某些SLE患者可见麻疹病毒、风疹病毒、腮腺病毒、EB病毒的抗体滴度增高，在狼疮肾炎的内皮细胞内也可见"病毒包涵体"，皮肤、血管内皮、淋巴细胞内也能发现类似的包涵体。

（3）药物及食物 某些药物如肼屈嗪、普鲁卡因胺、异烟肼、氯丙嗪等可引起药物性狼疮，其症状和部分血清学特征与自发SLE相似，停药后症状和自身抗体消失，SLE患者应慎用这些药物。某些食物如芹菜、无花果等因含补骨脂素可增强SLE患者的光过敏现象。此外，烟熏食物、蘑菇等食物因含联胺基团可诱发SLE发病。

（二）发病机制

发病机制不清楚，可能与自身免疫性损伤有关。在遗传、环境因素、雌激素水平等各种因素作用下，机体丧失正常免疫耐受性，辅助性T淋巴细胞（Th细胞）/抑制性T淋巴细胞（Ts细胞）功能失调、B淋巴细胞高度活化而产生多种自身抗体，与体内自身抗原结合形成免疫复合物（IC），沉积在皮肤、关节、小血管、肾小球等部位，在补体参与下引起急慢性炎症及组织坏死。或自身免疫性抗体直接与组织细胞抗原作用，引起细胞破坏，从而导致机体多系统损害。

【病理】

SLE的病理改变以IC沉积为主，引起结缔组织黏液性水肿、纤维蛋白变性和坏死性血管炎，局部出现炎症反应和血管坏死、血栓形成使管腔变窄，导致组织缺血和功能障碍。受损器官的特征性改变包括①狼疮小体（苏木紫小体）：是诊断SLE的特征性依据，为细胞核因抗体作用变性为嗜酸性团块。②"洋葱皮样病变"：小动脉周围显著向心性纤维增生，脾中央动脉最为明显；心瓣膜的结缔组织反复发生纤维蛋白样变性，形成赘生物；心包、心肌、肺、神经系统等亦可累及。③狼疮肾炎（病理改变详见后）。

【护理评估】

（一）健康史评估

询问近亲属中有无SLE患者。起病前有关病因及诱因，如感染、日晒、药物、精神创伤等。了解起病时间、病程和病情变化。询问女性患者月经史、生育史等。

（二）身体评估

1. 症状 SLE起病可急可缓，临床表现各不相同，个体差异性大。

（1）全身症状 早期多数表现为非特异的全身症状，如发热（以低热常见）、全身不适、乏力、体重减轻等。病情常缓解加重交替出现，活动期患者大多数有上述全身症状。发热除提示病情活动，但需除外感染、免疫抑制剂治疗所引起。

（2）皮肤与黏膜 80%的患者有皮肤损害，部分患者为首发症状，常位于暴露部位，多为对称性皮疹，日晒后常加重（光过敏）。①皮肤损害：最典型的皮损为分布于鼻梁及两侧面颊的蝶形红斑，此外5%～15%的患者出现盘状红斑，男性较多见。②脱发：约40%患者脱发，部分患者发病初期仅表现为严重脱发，病情活动时常有弥漫性脱发，头发稀疏、干枯、无光泽，自行折断而形成毛刷样外观（狼疮发）。③雷诺现象：约见于30%患者。④黏膜损害：口腔溃疡，伴轻微疼痛，约见于30%患者。⑤血管炎：浅表皮肤血管炎多见于手足，表现为网状青斑或紫癜样皮损。

（3）肌肉骨骼 约85%患者有关节受累，往往是首发症状。①关节痛：对称性多关节疼痛，部分伴关节肿胀，约半数患者有晨僵，近端指间关节、腕、足（踝）、膝等易受累。②肌痛：50%患者可出现，5%～10%患者有肌炎，肌肉酸痛、无力是常见症状。③关节畸形：仅见少数患者，有10%的患者会出现Jaccoud关节病（雅库关节炎），风湿病反复发作引起手足变形，一般无痛，无活动性炎症，X线多无关节骨破坏、关节腔狭窄及典型的骨质层破坏。④其他：少部分患者有股骨头坏死，原因不确定，可能系糖皮质激素不良反应。

（4）肾 肾脏是SLE最易受累的脏器，几乎所有SLE患者都有肾损害，称狼疮肾炎（lupus nephritis，LN），有临床症状者70%～75%，表现为肾炎或肾病综合征。病理类型需行肾组织活检方可明确（表9-4）。

知识链接

LN 分型

表9-4 2003年INS/RPS（国际肾脏病学会/肾脏病理学会）LN分型

分型	疾病名称	病理改变
Ⅰ型	微小病变性LN	光镜正常，但免疫荧光及电镜可见系膜区免疫复合物沉积
Ⅱ型	系膜增生性LN	光镜下可以看到有任何程度的系膜细胞增生肥大和系膜基质的扩增同时有免疫复合物的沉积。可以在免疫荧光和电镜下看到有肾小球内皮细胞和/或上皮细胞下免疫复合物的散在沉积，但是在光镜下没有发现。
Ⅲ型	局灶性LN	病变累及<50%的肾小球，可呈局灶性、节段性或者球性的毛细血管内或毛细血管外的肾小球肾炎，同时内皮下有免疫复合物的局部沉积。可伴或不伴系膜区的改变
Ⅳ型	弥漫性LN	病变累及>50%的肾小球，可呈弥漫性、节段性或者球性的毛细血管内或毛细血管外的肾小球肾炎，同时内皮下有免疫复合物的弥漫沉积。可伴或不伴系膜区的改变
Ⅴ型	膜性LN	光镜、免疫荧光下或电镜下发现球性或节段性上皮细胞下免疫复合物沉积，可伴或不伴有系膜区的改变
Ⅵ型	晚期硬化性LN	≥90%的肾小球发生硬化，不伴残余的活动性病变

备注：应列出小管萎缩、间质炎症和纤维化的程度（轻、中、重），及动脉硬化或其他血管病变的程度。

（5）心血管 ①心包炎：最常见的心脏受累表现，约见于30%患者，可为纤维蛋白性或渗出性，但心包填塞少见。②心肌损害：约10%患者有心肌损害。③心内膜炎：疣状心内膜炎（Libman-Sack心内膜炎）是SLE的特殊表现之一，脱落可引起栓塞，或并发感染性心内膜炎。④冠状动脉病变：受累少见，表现为心绞痛甚至心肌梗死，除与冠状动脉炎有关外，与 SLE 高发动脉粥样硬化有关。

（6）肺与胸膜　①胸膜炎：常出现胸膜炎，合并双侧中小量胸腔积液。②肺炎：10%左右患者可发生狼疮肺炎，表现为发热、干咳、气促，肺实质损害多为间质性肺炎和肺间质纤维化。③其他：还可出现肺动脉高压、肺梗死，少数病情危重者、伴有肺动脉高压或血管炎。

（7）神经系统　可累及中枢和外周神经系统，又称神经精神狼疮（NP－SLE）。约见于20%患者，是致残或致死的主要原因之一，一旦出现，多提示病情危重。最常见弥漫性中枢神经系统狼疮，表现认知障碍，尤其记忆和推理异常；头痛也很常见，常提示 SLE 复发；严重时可表现为脑血管意外、昏迷、癫痫持续状态等。颅神经及周围神经损害可表现肢体远端感觉或运动障碍。少数患者出现脊髓损伤，表现为截瘫、大小便失禁等。

（8）消化系统　有食欲减退、恶心、呕吐、腹痛、腹胀、腹泻、腹水、肝功异常（转氨酶升高，一般不出现黄疸）等，除与 SLE 有关外，还与继发感染及药物不良反应有关。少见肠系膜血管炎，Budd－Chiari 综合征、蛋白丢失性肠病、胰腺炎、肠梗阻等，往往与 SLE 活动性相关，如未及时诊治，可致坏死、穿孔等。

（9）血液系统　约60%的活动性 SLE 有慢性贫血。白细胞减少常见，粒细胞和淋巴细胞绝对值均减少，是病情活动证据之一。部分患者因血小板减少伴出血倾向。约20%患者有无痛性轻中度淋巴结肿大，以颈部和腋下为多见，活检提示淋巴组织反应性增生，少数为坏死性淋巴结炎。约15%患者有脾大。

（10）眼　眼部受累较普遍，如结膜炎、眼底病变和视神经病变等。病理基础为视网膜血管炎，可致视力下降，如血管炎累及视神经，重者可数日内致盲。

（11）抗磷脂抗体综合征（APS）　多出现在 SLE 的活动期，表现为动脉和（或）静脉血栓形成、习惯性自发性流产、血小板减少和神经精神症状等。

（12）其他　约30%的 SLE 有继发性 SS，部分患者可能在病程中出现腮腺肿大、月经紊乱和闭经、甲状腺功能亢进或低下等疾病。

2. 体征　SLE 体征复杂多样。有弥漫性斑丘疹、盘状红斑等皮肤损害；水肿、胸水、腹水；肝、脾、淋巴结大；关节红肿等；以及系统损害体征。

（三）心理－社会评估

SLE 反复发作、迁延不愈，可累及多个系统；常常出现皮肤黏膜损伤，导致患者外貌发生变化；因关节受累、活动受限影响患者正常生活工作；会导致脏器功能受损，甚至危及生命；因疾病活动或用药可能会影响患者的生育能力。因此，患者常常会出现抑郁、焦虑、自卑、恐惧、社交恐惧症等。同时，还应了解患者及家属对疾病的认识程度，及家属、社会对患者的支持程度等。

（四）实验室及其他检查

1. 一般检查　如血常规、尿常规、肝肾功能、ESR、CRP 可反映相应系统受累及疾病是否活动。

2. 免疫学检查

（1）ANA　对 SLE 的诊断敏感性为95%，特异性相对较低为65%，一般作为 SLE 的筛查指标。

（2）抗 Sm 抗体　SLE 的标记性抗体之一，特异性高达 99%，但敏感性仅 25%，与疾病活动性无明显关系。

（3）抗 ds‑DNA 抗体　特异性 95%，敏感性为 70%，与疾病活动性及预后有关。

（4）C3、C4 和总补体（CH50）　在疾病活动期均可降低。

（5）抗磷脂抗体　与继发性 APS 有关，包括狼疮抗凝物、抗心磷脂抗体、抗磷脂酸抗体和抗磷脂酰丝氨酸抗体、梅毒血清试验假阳性等。

（6）其他　RF、抗 RNP、抗 SSA、抗 SSB、抗组织细胞抗体等也可阳性，但特异性低。

3. 组织病理　皮肤活检和肾活检对于诊断 SLE 也有显著意义，皮肤狼疮带试验阳性和狼疮肾炎表现均有较高的特异性。

4. 影像学　对肺部受累、心脏受累、NP‑SLE 等诊断有帮助。

【护理诊断/问题】

1. 皮肤完整性受损　与 SLE 所致皮肤血管炎性反应等因素有关。

2. 口腔黏膜受损　与 SLE 致口腔溃疡有关。

3. 预感性悲哀　与 SLE 久治不愈、多脏器受累、容貌改变、不孕不育等有关。

4. 潜在并发症：狼疮性脑病、狼疮性肾病、感染等。

【护理目标】

（1）患者皮肤黏膜受损状态得到及时修复，无感染发生。

（2）患者病情控制良好，口腔溃疡逐渐好转。

（3）消除患者抑郁、焦虑心理，使其能积极主动参与社交活动。

（4）患者未发生狼疮性脑病、狼疮性肾病、感染等并发症。

【护理措施】

（一）一般护理

1. 休息与活动　病变活动期尽量卧床休息，缓解期可适当运动，但应避免过度劳累。患者居住环境应清洁舒适、温湿度适宜，避免阳光直射。

2. 饮食　给予高蛋白、高热量、富含维生素、易消化饮食；避免辛辣刺激性食物；忌食芹菜、无花果、烟熏食物、蘑菇等以免诱发光过敏；出现各个系统功能受损，如肾功能不全、心脏受累等，结合受损程度适当调整饮食方案。

3. 高热　给予物理降温或必要的药物退热，出汗较多时应注意保持皮肤清洁干燥，定时更换衣物，加强患者的保暖。

4. 口腔护理　保持口腔清洁，预防感染；有口腔黏膜破损时，每日晨起、睡前、三餐前后用漱口液漱口；有口腔溃疡者漱口后可用制霉菌素甘油、中药冰硼散或锡类散涂敷溃疡部以促进愈合；合并口腔感染者，局部使用有效抗生素。

5. 皮肤护理　①皮肤清洁：每日用清水洗脸，保持面部清洁；洗浴时应使用性质温和的洗面奶及中性浴液，忌用碱性较强的皂液；尽量不用化妆品及油膏，避免接触各种刺激性物品；脱发者不能烫发或使用染发剂。②皮损护理：皮疹或红斑处可遵照医嘱局部涂用药物性软（眼）膏；每日用30℃左右的温水湿敷红斑处，每日 3 次，每次 30 分钟，可促进局部血液循环；合并感染者，遵医嘱使用有效抗生素并做好局部清创换药处理。③皮肤黏膜保护：避免阳光直接照射皮肤，平时外出时要戴遮阳帽或打遮阳伞，穿长袖衣裤，衣物领口要高以防皮肤过多暴露；冬天外出时做好保暖措施，以防止面部皮肤冻伤，减少诱发因素。血小板低的患者易出血，应注意避免外伤，刷牙时用软毛牙刷，勿用手挖鼻腔。

（二）病情观察

观察皮肤黏膜病变分布范围、损害类型及程度、有无合并感染；观察患者关节疼痛的情况；注意监测患者生命体征、体重、意识、瞳孔变化及精神障碍，判断有无脏器受损及受损程度；监测血常规、电解质、肝肾功能等检查结果，及时发现病情变化。

（三）协助治疗

SLE 目前尚不能根治，治疗目的在于控制病情及维持临床缓解。治疗原则是活动且病情重者予以药物控制，病情缓解后接受维持性治疗。

1. 药物治疗

（1）糖皮质激素　有显著的免疫抑制作用，是目前治疗 SLE 的基础药物，特别是重症 SLE 的首选药物。一般选用泼尼松或甲泼尼龙，需鞘内注射时用地塞米松。急性暴发性 SLE，可用大剂量激素冲击疗法，3 天为 1 疗程，如病情需要，1 周后可重复使用，能较快控制 SLE 暴发。

用药护理　①遵医嘱用药：不能擅自增减激素用量。②注意不良反应及副作用：激素可能会导致胃肠道黏膜损害，诱发或加重溃疡病，应饭后服用，必要时加服保护胃黏膜的药物；激素还可能诱发精神病和癫痫，应注意监测，并尽量避免夜间使用以免患者失眠；用药过程中需注意减量应缓慢，以免诱发"反跳现象"；长期使用激素应注意满月脸、向心性肥胖、血糖升高、高血压、诱发感染、股骨头无菌性坏死和骨质疏松等不良反应。

（2）免疫抑制剂　病情危重的 SLE 糖皮质激素联合免疫抑制剂能更好地控制 SLE 活动，减少 SLE 暴发，还能减少激素的需要量。常用药物有环磷酰胺（CTX）或硫唑嘌呤，此外环孢素、抗疟药（氯喹、羟氯喹）、雷公藤总苷等亦可。狼疮肾炎用激素联合 CTX 治疗，会显著减少肾衰竭的发生。硫唑嘌呤适用于中度严重病例、脏器功能恶化缓慢者。抗疟药对轻型患者有效。

用药护理　①CTX：有胃肠道反应、脱发、肝损害、骨髓抑制、出血性膀胱炎等不良反应，用药时应多饮水勤排尿，减少出血性膀胱炎发生率，应定期检查血常规、肝功能，当血白细胞 $<3 \times 10^9/L$ 时，暂停使用，可用环孢素暂时替代。②环孢素：主要不良反应为肾、肝损害，使用期间应予以监测。③硫唑嘌呤：不良反应主要是骨髓抑制、肝损害、胃肠道反应等。④抗疟药、雷公藤总苷：见本章"类风湿关节炎患者的护理"。⑤NSAIDs：主要用于低热、关节炎、浆膜炎、无明显系统损害轻症患者。

（3）其他　静脉注射大剂量免疫球蛋白（IVIG）适用于某些病情严重或（和）并发全身性严重感染者，尤其对重症血小板减少性紫癜有效。生物制剂为 SLE 治疗尤其是难治性复发患者带来了曙光，目前用于临床和临床试验治疗的药物利妥昔单抗。

2. 血浆置换　可以及时迅速有效地清除疾病相关性因子，如抗体、免疫复合物等，有迅速缓解危重患者或经多种治疗无效的患者病情。

3. 造血干细胞移植　为 SLE 治疗提供了崭新前景，但远期疗效尚待确认。

4. 积极治疗并发症　严重的脏器损害会导致不可逆的病变，甚至威胁患者生命，因此 SLE 合并心脏、肺、肾、脑损害时必须积极合理治疗。

5. 并发症护理

（1）感染 合并感染应积极配合医生进行相关检查，明确感染灶。遵照医嘱使用有效抗生素。遵照无菌技术，集中进行各种操作。白细胞极低者避免接触感染患者，减少探视。

（2）狼疮脑病 应严密监测患者精神状况，尽早发现狼疮脑病先兆，及时配合医生处理。狼疮脑病发作时如躁动、抽搐，及时进行脱水降颅压治疗，加强患者安全护理，防止坠床，避免自伤或伤人行为发生。加强用药前后病情监测。

（3）狼疮性肾病 有肾损害往往提示病情危重，患者应卧床休息，注意协助患者及时更换体位，防止压疮发生。有下肢水肿的患者，应抬高下肢，以利于静脉回流，减轻水肿。肾功能不全时，应限制蛋白、水盐的摄入。评估患者尿少程度、水肿部位、范围，以及皮肤状况。严格记录24小时液体出入量，每日定时测量患者体重，了解水肿消长情况。使用利尿剂时应监测患者血清电解质浓度。

（四）心理护理

帮助患者正确认识疾病，告知患者不良情绪能促进疾病的发展。鼓励患者表达心理感受，并耐心解答患者疑问，对患者施以正确有效的心理疏导。多介绍治疗成功的病例，调动了 SLE 患者积极的心理因素，保持良好心理状态，使治疗护理顺利进行，并达到最佳效果。

扫码"看一看"

（五）健康指导

1. 疾病知识指导 介绍疾病基本知识，使患者熟悉疾病的病因、诱因、常见典型症状、治疗护理要点等；指导患者避免疾病诱发因素，学会自我观察病情变化、自我护理；定期返院复诊，起病在半年内者，最好应每月复诊一次，病情稳定后，至少3个月一次；有疾病活动征象时及时就诊。告知患者缓解期才可接种疫苗，尽可能不用活疫苗。

2. 生活指导 劳逸结合，坚持锻炼身体，保持心情舒畅。合理调配饮食，保证全面营养。指导患者学会皮肤护理要点。女性患者注意避孕，不宜口服含雌激素的避孕药，希望生育者应在医生的指导下妊娠。

3. 用药指导 坚持按医嘱服药治疗，不可擅自减药、停药或加量。注意观察药物不良反应。告知患者避免使用可能诱发狼疮的药物，如普鲁卡因胺等。

目标检测

一、选择题

A1／A2 型题

1. SLE 发病高峰人群是

    A. 婴儿　　　　　　　　　　　　　B. 儿童

    C. 少年女性　　　　　　　　　　　D. 育龄妇女

    E. 中老年女性

2. SLE 的主要发病与下列哪种激素有关

    A. 肾上腺素　　　　　　　　　　　B. 雌激素

    C. 胰岛素　　　　　　　　　　　　D. 甲状腺素

E. 催乳素

3. SLE 的皮肤损害最常见部位是

A. 胸部   B. 腹部

C. 手足部   D. 肩背部

E. 暴露部位

4. SLE 脏器损害最常见于

A. 心   B. 肺

C. 肝   D. 脾

E. 肾

5. 患者，女，32 岁，发热、全身关节痛、皮疹、蝶形红斑。为明确诊断首选哪项检查用于筛查

A. 抗核抗体阳性   B. 抗双链 DNA 抗体阳性

C. 抗变性 IgG 抗体阳性   D. γ 球蛋白增高

E. 血沉常增快

6. 某女性患者因全身关节痛、面部蝶形红斑、抗 Sm 抗体（＋），确诊为 SLE。SLE 药物治疗首选

A. 青霉胺   B. 泼尼松

C. 布洛芬   D. 硫唑嘌呤

E. 环磷酰胺

A3/A4 型题

(7~9 题共用题干)

女性，32 岁，面部蝶形红斑、全身多发皮疹，见光后明显，多关节痛，口腔溃疡 2 个月，发热 1 周。ANA（＋），抗 Sm 抗体（＋），抗 SSA 抗体（＋），血尿常规正常，胸片正常，目前无感染证据。

7. 该患者最可能的诊断为

A. 关节结核炎   B. 风湿性关节

C. 化脓性关节炎   D. 系统性红斑狼疮

E. 类风湿关节炎

8. 该患者的护理诊断，下列哪项除外

A. 疼痛   B. 体温升高

C. 皮肤完整性受损   D. 有感染的危险

E. 有废用综合征的危险

9. 以下饮食上应注意禁忌

A. 芹菜、香菜   B. 高蛋白

C. 丰富维生素   D. 易消化

E. 低盐

二、思考题

女性患者，33 岁。间歇性发热、乏力 1 年余，体温 37.6~39.2℃，伴腕、膝关节酸痛 1 个月余，皮肤多发性皮疹。体检：头发稀少，颜面部有水肿性红斑，以鼻翼为中央，对称

分布于两侧面颊部，有鳞屑。口腔有溃疡灶。双手有网状青斑，下肢有紫癜样皮疹。左膝及右腕关节局部红肿、压痛明显，但无畸形。实验室检查：尿蛋白（+），血 WBC 3.7 × 10^9/L，ESR 45mm/h，ANA（+），抗 Sm 抗体（+）。

请问：

1. 该患者最可能患何种疾病？
2. 存在哪些护理问题？
3. 结合病史给患者提供合理的护理措施。

（王 贞）

扫码"练一练"

扫码"学一学"

第四节 干燥综合征患者的护理

学习目标

知识要点

熟悉干燥综合征临床特点、评估要点及护理措施。

技能要点

能给干燥综合征患者提供合理的口腔、眼睛的护理。

干燥综合征（Sjgren's syndrome，SS）属弥漫性结缔组织病，是一种主要累及外分泌腺体的慢性炎症性自身免疫性疾病，又称自身免疫性外分泌腺体上皮细胞炎或自身免疫性外分泌腺病。临床多有唾液腺和泪腺受损、功能下降，表现为口、眼干燥，还会出现其他外分泌腺及器官的受累而出现多系统损害的症状。

本病分为原发性和继发性两类。继发性 SS 可见于 RA、SLE 等疾病；而原发性干燥综合征（PSS）属全球性疾病，患病率 0.5% ~ 1.0%，我国患病率 0.29% ~ 0.77%，老年人患病率可达 3% ~ 4%。本病女性多见，男女比为 1:（9 ~ 20）。发病年龄多在 40 ~ 50 岁。

【病因及发病机制】

（一）病因

病因目前尚不明确，普遍认为与病毒感染、自身免疫、遗传等因素有关。

1. 病毒感染 EB 病毒、巨细胞病毒、人类免疫缺陷病毒等与 SS 有相关性。病毒可通过分子模拟交叉，使易感人群或组织隐藏抗原暴露而成为自身抗原，诱发自身免疫反应。

2. 免疫与遗传 SS 患者家族中本病发病率高于正常人群，但尚未发现明确公认的 HLA 易感基因。

（二）发病机制

SS 的发病及病情进展的主要基础是免疫功能紊乱。发病过程中唾液腺组织的管道上皮细胞起了抗原递呈细胞的作用，细胞识别后，通过细胞因子促使 T、B 细胞增殖、分化为浆细胞，产生大量免疫球蛋白及自身抗体；同时，NK 细胞功能下降，导致机体细胞免疫及体液免疫的异常反应，进一步通过各种细胞因子和炎症介质造成组织损伤。

【病理】

1. 外分泌腺体炎症 造成本病特殊临床表现的基础。主要累及有柱状上皮细胞构成的外分泌腺体，唾液腺和泪腺最易受累。腺体间质有大量淋巴细胞和浆细胞浸润、伴腺泡萎缩及小叶减少、腺管上皮细胞增生、管腔狭窄，甚至阻塞，小唾液腺的上皮细胞则有破坏和萎缩，功能受到严重损害。其他如皮肤、呼吸道黏膜、胃肠道黏膜、阴道黏膜等外分泌腺体，还包括肾小管、胆小管、胰腺管等具有外分泌腺体结构的组织亦有类似病变，最终导致局部导管和腺体丧失其应有的功能。

2. 血管炎 本病的另一个基本病变。小血管壁或血管周炎症细胞浸润，有时管腔出现栓塞导致局部组织供血不足，是并发肾炎、神经病变、皮疹和雷诺现象的病理基础。

【护理评估】

（一）健康史评估

询问亲属中有无 SS 患者，有无其他风湿免疫性疾病。起病前有关病因及诱因。了解起病时间、病程和病情变化。

（二）身体评估

1. 症状 本病起病多隐匿，临床表现多样，但最终均会出现外分泌腺损伤和功能障碍。

（1）局部表现

1）口腔症状　因唾液腺受累，唾液黏蛋白缺少而导致口干燥症。70%~80%患者有口干、烧灼样感觉，严重者因口腔黏膜、牙齿和舌发黏，不能持续说话，讲话时需频频饮水，吞咽干性食物困难。大约 50% 的患者有龋齿增多，牙齿逐渐变黑，继而小片脱落，最终只留残根，称为猖獗性龋齿，是本病的特征之一。部分 PSS 患者有单侧或双侧间歇性腮腺肿痛，多在 10 天左右自行消退，或伴有发热，若持续肿大需警惕恶性淋巴瘤。少数有颌下腺肿大，舌下腺肿大较少。还有舌部疼痛，舌面干、裂，舌乳头萎缩光滑等舌部症状。口腔黏膜可出现溃疡或继发感染。

2）干燥性角、结膜炎　另一主要表现，因泪腺分泌的黏蛋白减少而致。患者常诉双眼干涩，眼睑下磨砂感或烧灼瘙痒感等。双眼发红、视疲劳以及光敏感增加。内眦部有黏稠的丝状分泌物聚集，泪液减少，严重者痛哭无泪。部分患者有眼睑缘反复化脓性感染、结膜炎、角膜炎等。

3）其他　其他外分泌腺受累较少，如上下呼吸道黏膜分泌减少而致鼻干、咽干、气管干燥。汗腺受累会引起皮肤干燥、脱屑和瘙痒等症状。阴道黏膜外分泌腺受累会导致阴道干涩、瘙痒、性交灼痛。

（2）系统表现　患者还可出现全身症状，如乏力、低热等。约有 2/3 患者出现腺外系统性损害。

1）皮肤　病理基础是局部血管炎。特征性表现为紫癜样皮疹，多位于下肢，为米粒大小边界清楚的红色丘疹，压之不褪色，分批出现，每批持续 10 天左右，可自行消退而留有褐色色素沉着。亦可见荨麻疹样皮疹，结节红斑少见。雷诺现象多较轻，不引起指端溃疡或相应组织萎缩。

2）关节肌肉　关节痛常见，70%~80% 患者可出现，10% 患者有一过性关节肿，不严重，且多不出现关节结构的破坏。少部分患者可有肌炎表现。

3）肾 30%～40%患者有肾损害，主要累及远端肾小管而表现为肾小管酸中毒症状，近端肾小管损害少见。小部分患者有较明显的肾小球损害，出现大量蛋白尿、低白蛋白血症，甚至肾功能不全。

4）肺 主要病理改变为肺间质性病变。大部分患者无症状，小气道受累出现干咳，重者有气短。有肺纤维化及重度肺动脉高压者预后不佳，少数患者呼吸衰竭而死亡。

5）消化系统 因消化道外分泌腺受累而致食管黏膜萎缩、萎缩性胃炎及慢性胰腺炎，表现为消化不良等非特异性症状。约20%患者可有肝脏损害，亦有并发自身免疫性肝炎或原发性胆汁性肝硬化。

6）神经系统 约5%患者累及神经系统，以周围神经损害为多见。病理基础为血管炎，表现为偏瘫、横断性脊髓病、单侧感觉缺失、癫痫发作、运动障碍等多灶性、复发性、进行性神经系统疾病。

7）血液系统 可见白细胞减少或（和）血小板减少，血小板显著低下者可有出血现象。SS高发淋巴瘤，发生率是正常人群的44倍左右。

2. 体征 口腔黏膜干燥、发红，舌背丝状乳头萎缩。双眼发红，泪液减少。约2/3患者有腮腺或其他唾液腺肿大。其他系统受累可出现相应体征。

（三）心理－社会评估

SS常常出现皮肤黏膜损伤、口干、眼干甚或猖獗齿，除可导致形象改变外，还可出现多系统损害，患者常出现焦虑、烦躁、焦虑等不良情绪。同时，还应了解患者及家属对疾病的认识程度，及对患者的支持程度等。

（四）实验室及其他检查

1. 一般检查 少部分患者可见轻度贫血、白细胞减少和（或）血小板减少，属非特异性改变。合并肾小管酸中毒者，尿液pH值升高；也可有蛋白尿。ESR增快多见，亦可见CRP升高。

2. 免疫学检查

（1）高丙种球蛋白血症 本病特点之一，可见于90%患者。IgG、IgA、IgM升高，尤以IgG升高明显。

（2）自身抗体 可检测到多种自身抗体。抗SSA、抗SSB阳性率最高，后者是SS的特异性抗体。RF、抗RNP抗体、抗着丝点抗体、抗心磷脂抗体亦可阳性。

3. 眼科、口腔科检查 SS患者可出现以下检查阳性。

（1）泪液滤纸浸湿试验（Schirmer） 不超过5mm/5min为阳性。

（2）角膜染色试验 一侧>10个着色点为阳性。

（3）泪膜破裂时间 不超过10秒为阳性，提示泪液成分不正常。

（4）结膜活检 凡结膜组织中出现灶性淋巴细胞浸润者为异常。

（5）唾液流率 判断5分钟静息唾液流率和刺激唾液流率有无减少，静息唾液流率<0.25ml，刺激唾液流率<1ml为减低。

（6）腮腺造影 X线片显示下列征象为异常：导管走向僵直，部分导管扩大；分支导管颗粒状扩张或小球状扩张，扩张的小球体融合成囊状；腮腺充盈不规则或末端导管存留造影剂增多呈泡状。

（7）同位素测定　静脉注射锝（^{99m}Tc），唾液腺功能降低时，其摄取及排泄锝（^{99m}Tc）的剂量均低于正常。

（8）唇腺活检　根据唇黏膜活检材料将淋巴细胞浸润程度分为 0～Ⅳ级。在 4mm^2 组织切片范围内观察，0 级无淋巴细胞浸润；Ⅰ级有轻度淋巴细胞浸润；Ⅱ级有中度淋巴细胞浸润；Ⅲ级有一个淋巴细胞灶（50 个淋巴细胞为一个浸润灶），Ⅳ级有至少二个淋巴细胞灶。按国内经验，Ⅱ级以上者为异常。

知识链接

SS 的诊断

SS 的诊断需风湿免疫科、眼科和口腔科多科协作，诊断较为困难。结合患者口干燥症、干燥性角膜结膜炎等症状就需考虑本病。国际上曾有多种标准，如哥本哈根标准、欧洲标准、Fox 标准等，直到 2002 年各国专家统一了 SS 的诊断标准（表 9-5）。

表 9-5　2002 年 SS 国际分类标准及其项目具体分类

分类标准	项目具体分类
Ⅰ. 口腔症状：3 项中有 1 项或以上 1. 每日感口干持续 3 个月以上 2. 成年后腮腺反复或持续肿大 3. 吞咽干性食物时需用水帮助	1. 原发性 SS：无任何潜在疾病的情况下，有下述 2 条则可诊断： A. 符合分类标准中 4 条或 4 条以上，但必须含有条目Ⅳ（组织学检查）和（或）条目Ⅵ（自身抗体） b. 条目Ⅲ、Ⅳ、Ⅴ、Ⅵ 4 条中任 3 条阳性
Ⅱ. 眼部症状：3 项中有 1 项或以上 1. 每日不能忍受眼干持续 >3 个月 2. 有反复的砂子进眼或砂磨感觉 3. 每日需用人工泪液 3 次或以上	2. 继发性 SS：患者有潜在的疾病（如任一风湿病），而符合分类标准中的Ⅰ和Ⅱ中任 1 条，同时符合条目Ⅲ、Ⅳ、Ⅴ中任 2 条
Ⅲ. 眼部体征：下述检查任 1 项或以上 1. Schirmer Ⅰ 试验（+）（≤5 mm/5 min） 2. 角膜染色（+）（≥4 van Bijsterveld 计分法）	3. 必须除外：头面颈部放疗史、丙肝病毒感染、艾滋病、淋巴瘤、结节病、格雷夫斯病，抗乙酰胆碱药的应用（如阿托品、莨菪碱、溴丙胺太林、颠茄等）
Ⅳ. 组织学检查：下唇腺病理示淋巴细胞灶≥1 （指 4mm^2 组织内至少有 50 个淋巴细胞聚集于唇腺间质者为 1 灶）	
Ⅴ. 唾液腺受损 下述检查任 1 项或以上 1. 唾液流率（+）（+）（≤1.5 ml/15 min） 2. 腮腺造影（+） 3. 唾液腺同位素检查（+）	
Ⅵ. 自身抗体　抗 SSA 或抗 SSB（+） （双扩散法）	

【护理诊断/问题】

1. 口腔黏膜受损　与唾液腺分泌减少有关。

2. 眼睛干燥　与泪腺分泌减少有关。

3. 皮肤完整性受损　与皮肤干燥及分泌腺受累有关。

【护理目标】

（1）患者口干症状得到改善。

（2）患者眼睛干燥症状得到缓解。

（3）患者皮肤干燥症状得到缓解，无皮肤损害发生。

【护理措施】

（一）一般护理

1. 休息与活动　患者休息环境应温湿度适宜，温度保持在 18～20℃，湿度保持在 50%～60%。生活规律，注意休息，适当锻炼，避免劳逸过度。

2. 饮食　饮食宜清淡多汁、均衡有营养。多食新鲜水果、蔬菜，避免过食甘甜、辛辣、油腻食物。

（二）病情观察

观察患者口干、眼干等多部位外分泌腺受累的症状。判断有无系统受累以及受累程度。肾小管酸中毒者，应注意电解质情况，注意观察有无心律失常。

（三）协助治疗

本病目前尚无根治方法，主要是替代和对症治疗。治疗目的在于改善症状、控制和延缓组织器官损害的进展、预防及控制继发性感染。

1. 一般治疗　使用人工唾液以及人工泪液替代治疗改善症状。

2. 刺激唾液和泪腺的功能　①乙酰胆碱类似物：如毛果芸香碱，可改善口干、眼干症状。②特异性刺激 M_3 受体的药物：西维美林，可促进泪腺和唾液腺分泌增加，能有效解决口干和眼干，是治疗 SS 的新选择，但严重的外分泌腺损害对此治疗不佳。

3. 免疫抑制治疗　①糖皮质激素及免疫抑制剂：合并系统损伤时可考虑使用糖皮质激素，如泼尼松；也可联合使用免疫抑制剂，如甲氨蝶呤。用药原则与 SLE 基本相同。②生物制剂：TNF-α 及 B 淋巴细胞靶向治疗，疗效尚不肯定，前景值得期待。

4. 其他　非甾体类抗炎药可减轻肌肉关节疼痛。干细胞移植尚在试行中，其疗效有待进一步观察。合并淋巴瘤者应积极及时地进行放化疗。

用药护理　①毛果芸香碱最常见的副作用是汗多和胃肠道反应。②糖皮质激素、免疫抑制剂及非甾体类抗炎药用药护理见本章"类风湿性关节炎患者护理"及"系统性红斑狼疮患者的护理"。

5. 对症治疗

（1）口腔损害　忌烟酒，避免使用抗胆碱能药物。多饮水，或以液体湿润口腔。唾液腺的残存功能可以用无糖胶母（口香糖）刺激提高其功能。注意口腔清洁卫生，勤刷牙漱口，餐后一定要清除食物残渣，减少龋齿和口腔继发感染可能。口腔常继发念珠菌感染，可采用制霉菌素等治疗。唾液引流不畅发生化脓性腮腺炎者，应及早使用抗生素，避免脓肿形成。口腔溃疡时可先用 0.9% 氯化钠溶液棉球擦洗局部，再涂擦 5% 甲硝唑，也可经常用金银花、白菊花或乌梅甘草汤等代茶频服或漱洗口腔。

（2）眼睛损害　使用加湿器改善环境，每天滴人工泪液或 0.5% 甲基纤维素缓解眼干的症状，减轻角膜损伤和不适。注意眼部清洁，风天注意戴眼镜，减少感染机会，避免带来痛苦。

（3）皮肤损害　清洗皮肤忌用碱性皂液，多擦涂润肤品。瘙痒严重者可外用中药制剂，不可挠抓皮肤，避免皮肤受损。有皮损者应予以清创换药，感染可适当使用抗生素。有结节性红斑、双下肢皮疹患者应注意神经系统血管炎的发生。

（4）呼吸道损害 适宜的室内湿度可以缓解呼吸道黏膜干燥所致干咳等症状，并可预防感染。对痰黏稠难以咳出的患者可做雾化吸入。必要时可加入抗生素和糜蛋白酶，以控制感染和促进排痰。有呼吸道病变者，可予超声雾化吸入，可清洁气道，排出细小异物，防尘。鼻干燥者用生理盐水滴鼻，避免用油性滴鼻剂，避免吸入性肺炎的发生。当鼻腔干燥不适时，禁止抠鼻，以免引起鼻腔出血。

（5）其他 有阴道干燥瘙痒、性交灼痛，可适当使用润滑剂。注意阴部卫生，避免条件致病菌感染。

（四）心理护理

鼓励患者表达心理感受，多与患者沟通，并施以正确有效的心理辅导。告知患者规范治疗是可以控制病情的，使其保持情绪稳定，避免过度激动或抑郁加重病情。

（五）健康指导

1. 疾病知识指导 介绍疾病基本知识，学会自我观察病情变化、自我护理；定期返院复诊。

2. 生活指导 保持生活规律，保持心情舒畅；清淡饮食，多饮水、多吃水果。

3. 用药指导 按医嘱服药治疗，教会患者如何正确用药，注意观察药物不良反应。

目标检测

一、选择题

A1/A2 型题

1. 原发性干燥综合征的基本病理改变为

  A. 滑膜炎   B. 淋巴管炎

  C. 外分泌腺体炎症和血管炎   D. 泪腺炎与唾液腺炎

  E. 角膜炎

2. 原发性干燥综合征呼吸系统受累最常见的病变是

  A. 胸膜炎   B. 胸腔积液

  C. 肺间质病变   D. 呼吸衰竭

  E. 哮喘

3. 原发性干燥综合征肾损害最常累及

  A. 肾小球   B. 近端肾小管

  C. 肾间质   D. 远端肾小管

  E. 肾盂

4. 43 岁女性，有口干和眼干 4 年，疑为原发性干燥综合征，为明确诊断，下列哪项检查最有意义

  A. 血常规   B. RF

  C. 补体   D. 抗 SSB 和唇腺病理检查

  E. 抗 Sm 抗体

二、思考题

简述干燥综合征口干、眼干的护理要点。

扫码"练一练"

（王　贞）

参考答案

第二章

第一节

1. D　　2. A　　3. E　　4. C　　5. E

第二节

1. A　　2. B　　3. E

第三节

1. D　　2. A

第四节

1. C　　2. D　　3. C　　4. E　　5. E　　6. D　　7. D　　8. B　　9. C　　10. D

11. E　12. C　13. E　14. A　15. D　16. E　17. D　18. B　19. D　20. B

21. A　22. B　23. D　24. C　25. D　26. B　27. C

第五节

1. D　　2. A　　3. D　　4. E　　5. D　　6. C　　7. D　　8. C

第六节

1. C　　2. A　　3. A　　4. E　　5. D　　6. E　　7. D　　8. B　　9. A　　10. C

第七节

1. A　　2. C　　3. D　　4. A　　5. B　　6. C　　7. C　　8. D　　9. B　　10. D

第八节

1. A　　2. C　　3. D　　4. A　　5. B　　6. C　　7. C　　8. D　　9. B　　10. D

第九节

1. E　　2. A　　3. C　　4. E　　5. D

第十节

1. A　　2. A　　3. C　　4. D　　5. A

第十一节

1. C　　2. E　　3. C　　4. A　　5. D　　6. D

第十二节

1. D　　2. A　　3. A　　4. C

第三章

第一节

1. A　　2. C　　3. D　　4. D　　5. D

第二节

1. A　　2. B　　3. B　　4. C　　5. C　　6. D　　7. B　　8. A

第三节

1. B　　2. C　　3. D　　4. B　　5. B　　6. D

第四节

1. E

第五节

1. C　　2. E　　3. A　　4. D

第六节

1. A　　2. E　　3. D

第七节

1. B　　2. E　　3. E　　4. D

第八节

1. A　　2. C　　3. B　　4. E　　5. E　　6. D　　7. D　　8. A　　9. D　　10. A

11. A　　12. D　　13. A　　14. C　　15. D　　16. B　　17. E　　18. E　　19. C　　20. C

21. A　　22. D　　23. C　　24. E　　25. A　　26. E　　27. C

第九节

1. D　　2. E　　3. A　　4. D　　5. A　　6. B　　7. E　　8. C　　9. E　　10. A

11. B　　12. D　　13. A　　14. D　　15. A　　16. B　　17. B　　18. B　　19. B　　20. A

21. E　　22. C　　23. D

第十节

1. D　　2. A　　3. A　　4. E　　5. B　　6. C　　7. B　　8. D　　9. B　　10. A

11. C

第十一节

1. A　　2. C

第四章

第一节

1. E　　2. D　　3. A　　4. E　　5. C　　6. D

第二节

1. C　　2. B　　3. A　　4. C　　5. D　　6. D　　7. E　　8. C　　9. E

第三节

1. A　　2. E　　3. D　　4. E　　5. D　　6. B　　7. C　　8. B　　9. C　　10. B

第四节

1. C　　2. A　　3. C　　4. A　　5. E　　6. E　　7. C　　8. E　　9. D　　10. E

第五节

1. B　　2. A　　3. C　　4. D　　5. C

第六节

1. C　　2. D　　3. A　　4. B　　5. E　　6. C　　7. A　　8. B

第七节

1. A　　2. E　　3. D　　4. E　　5. B　　6. A　　7. E　　8. C

第八节

1. A　　2. C　　3. D　　4. E　　5. D　　6. D　　7. B　　8. E　　9. B　　10. C

第九节

1. A 2. C 3. C 4. D 5. D 6. D 7. D 8. C 9. A 10. D

11. C 12. A 13. D

第十节

1. C 2. D 3. B 4. B 5. A 6. B 7. B 8. C 9. E 10. D

11. E

第五章

第一节

1. B 2. C 3. E 4. C 5. E

第二节

1. C 2. A 3. B 4. B 5. D 6. B 7. C 8. D 9. D 10. B

第三节

1. C 2. B 3. A 4. D 5. B 6. B 7. A 8. E 9. D 10. D

11. B 12. A 13. B 14. D 15. D 16. D 17. A 18. B 19. B 20. A

21. B 22. A 23. B 24. D 25. D 26. A 27. B 28. B 29. D 30. A

31. D

第四节

1. C 2. D 3. C 4. B 5. D 6. D 7. A 8. A 9. A 10. C

11. B 12. B 13. C 14. A 15. E 16. B 17. D 18. B

第五节

1. A 2. B 3. E 4. D 5. B 6. D 7. A 8. B 9. D 10. B

11. B 12. C 13. B 14. D 15. A 16. E 17. B 18. A 19. B 20. B

21. A 22. C

第六节

1. D 2. C 3. A

第七节

1. A 2. C 3. B 4. B

第八节

1. A 2. D 3. A 4. D 5. C

第六章

第一节

1. B 2. D 3. A

第二节

1. B 2. D 3. C 4. D

第三节

1. E 2. B 3. A 4. B

第四节

1. A 2. B 3. A 4. C

第五节
1. B　2. C

第七章

第一节
1. A　2. C　3. B　4. C　5. B

第二节
1. B　2. B　3. B　4. E　5. A　6. A　7. B　8. E　9. A　10. B
11. E　12. C

第三节
1. E　2. A　3. D　4. E　5. A　6. D　7. E　8. D　9. C　10. A

第四节
1. C　2. B　3. A　4. D　5. B

第五节
1. B　2. E　3. C　4. A　5. C　6. D　7. C　8. E　9. C　10. D
11. D　12. B　13. E

第六节
1. C　2. B　3. A　4. B　5. E　6. D　7. B　8. D　9. C

第七节
1. E　2. E　3. E　4. D　5. C　6. A

第八章

第一节
1. C　2. A　3. A　4. C　5. E

第二节
1. B　2. E　3. B　4. D　5. C　6. D　7. B　8. C　9. D　10. B

第三节
1. E　2. D　3. D　4. A　5. A　6. C　7. C　8. E

第四节
1. A　2. D　3. C　4. E　5. D　6. A　7. D

第五节
1. C　2. D　3. E　4. C

第九章

第一节
1. D　2. E　3. C　4. A　5. D

第二节
1. E　2. C　3. D　4. A　5. D　6. D　7. E　8. A　9. C

第三节
1. D　2. B　3. E　4. E　5. A　6. B　7. D　8. E　9. A

第四节
1. C　2. C　3. D　4. D

参考文献

［1］葛均波，徐永健．内科学（8版）［M］．北京：人民卫生出版社，2013．

［2］尤黎明，吴瑛．内科护理学（5版）［M］．北京：人民卫生出版社，2012．

［3］中华人民共和国卫生部．中华人民共和国卫生行业标准（WS383-2012）：支气管哮喘诊断．2012．

［4］陈宽林，沈维青．健康评估［M］．北京：化学工业出版社，2010．

［5］卫生部疾病控制局，高血压联盟（中国），国家心血管病中心．中国高血压防治指南（3版）．2011．

［6］陈新．黄宛临床心电图学（6版）［M］．北京：人民卫生出版社，2010．

［7］中华医学会糖尿病分会．中国2型糖尿病防治指南（2013年版）．2014．

［8］中华医学会心血管病学分会，中华心血管病学杂志编委会．中国心力衰竭诊断和治疗指南．2014．

［9］Anthony S. Fauci, MD CarolA. Langford, MD, MHS. 哈里森风湿病学（译本）［M］．北京：人民卫生出版社，2009．

［10］邝贺龄，胡品津．内科疾病鉴别诊断学（5版）［M］．北京：人民卫生出版社，2007．

［11］万学红，卢雪峰．诊断学（8版）［M］．北京：人民卫生出版社，2013．

［12］陈新谦，金有豫，汤光．新编药物学（16版）［M］．北京：人民卫生出版社，2007．